Kohlhammer *Pflegemanagement*

Die Autoren:

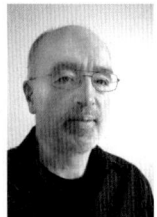

Wolfgang Schäfer ist Stationsleiter einer gastroenterologischen Allgemeinstation des Klinikums der Universität München.
E-Mail: Wolfgang.Schaefer@med.uni-muenchen.de

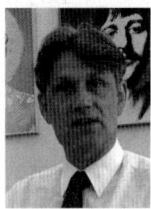

Peter Jacobs ist Pflegedirektor des Klinikums der Universität München.
E-Mail: Peter.Jacobs@med.uni-muenchen.de

Wolfgang Schäfer
Peter Jacobs

Praxisleitfaden Stationsleitung

Handbuch für die stationäre
und ambulante Pflege

3., vollständig
überarbeitete Auflage

Verlag W. Kohlhammer

3., vollständig überarbeitete Auflage 2009
Alle Rechte vorbehalten
© 2002/2009 W. Kohlhammer GmbH Stuttgart
Gesamtherstellung: W. Kohlhammer
Druckerei GmbH + Co. Stuttgart
Printed in Germany

ISBN 978-3-17-020416-4

Eine gut ausgebildete und erfahrene Stationsleitung
ist unschlagbar

Zur leichteren Orientierung im Text:

  Beachte

  Merke

  Definition

  Beispiele

  Gesetzestext

Vorwort zur 3. Auflage

Die 3. Auflage dieses Buchs ist von uns vollständig überarbeitet und entspricht den aktuellen Anforderungen an die Führungsarbeit auf einer Station.

Wenn ein Buch die dritte Auflage erreicht, zeigt dies, dass die Themen offensichtlich auf großes Interesse stoßen und die Bedürfnisse der Leserinnen ansprechen. Nach dem Motto „never change a winning horse" haben wir die bewährte Aufteilung beibehalten. Vieles bleibt bestehen, aber manches muss auch veränderten Rahmenbedingungen und neuen gesetzlichen Vorgaben angepasst werden. Als Beispiel sei hier der Trend zur Auflösung von Einheitstarifverträgen genannt. Neben TVöD, TV-L und AVR existieren immer mehr Hausverträge, so dass sich Stationsleitungen hier gezielt bei ihren Arbeitgebern erkundigen müssen. Wir sagen Ihnen, wonach Sie fragen müssen.

Größere Umstellungen gab es bei den Themen Qualitätssicherung und Dienstplangestaltung (Recht). Die Qualitätssicherung wurde der zeitgemäßen Entwicklung angepasst. Bei dem Kapitel Recht wurde der TVöD als Muster für das Rechtsverständnis der vielen unterschiedlichen Tarifverträge gewählt, um die Thematik nicht unnötig kompliziert darzustellen. Als zusätzliches Thema haben wir die Verantwortung der Stationsleitung im Bereich Hygiene hinzugefügt.

Wir haben bewusst auf eine einheitliche Schreibweise für die Angehörigen des Pflegeberufs verzichtet und wechselweise die gängigen Bezeichnungen Pflegende, Pflegekraft, Krankenschwester/-pfleger sowie Gesundheits- und Krankenpfleger/in verwendet.

Ein Hinweis zu den Abbildungen: Die Algorithmen (Prozessablaufschemata) der Abb. 4 (S. 50), Abb. 8 (S. 133), Abb. 9 (S. 138), Abb. 11 (S. 148) und Abb. 12 (S. 167), die schwarz-weiß und verkleinert im Buch dargestellt sind, können Sie farbig auf der Homepage des Kohlhammer Verlags einsehen: www.kohlhammer.de in der Rubrik „Service" unter „Downloads".

Dieses Buch gibt eine komprimierte Zusammenfassung des umfangreichen Wissens einer Stationsleitung wieder. Je nach Interesse und Notwendigkeit müssen einzelne Frage- oder Problemstellungen im vertieften Studium ergänzt werden. Dazu verweist das Literaturverzeichnis auf entsprechende Veröffentlichungen.

Wolfgang Schäfer   Peter Jacobs

Inhaltsverzeichnis

1 Die Einbindung der Station in das Unternehmen Krankenhaus

Wolfgang Schäfer

Was dem Schwarm nicht nützt, nützt auch der einzelnen Biene nicht.
Marc Aurel

Die Station ist ein fester Bestandteil des Krankenhauses. Das Krankenhaus braucht die Station, um dem Versorgungsauftrag gerecht zu werden und um Geld zu verdienen. Die Station kann die Patienten nur versorgen, wenn das Krankenhaus die Räumlichkeiten, das Personal und das Material zu Verfügung stellt. Diese symbiotische Verknüpfung der Interessen gewährleistet die Existenz eines Krankenhauses.

Versorgungsauftrag der Krankenhäuser

Bedingt durch diese gegenseitige Abhängigkeit kann es bei gegensätzlichen Interessen von Stationspersonal und Krankenhausleitung zu tiefgreifenden Konflikten kommen, die unter Umständen die Existenz eines Krankenhauses bedrohen können.

Das Unternehmen Krankenhaus steht heutzutage unter einem enormen Druck zum wirtschaftlichen Handeln, befindet sich in einer ständigen Konkurrenzsituation mit anderen Krankenhäusern, muss sich laufend einer neuen Gesetzgebung anpassen und wird mit den wachsenden Qualitätsansprüchen der Patienten konfrontiert.

Konkurrenzdruck

Das Pflegepersonal der Station muss den wachsenden Qualitätsansprüchen der Patienten durch professionelle Pflegekonzepte gerecht werden, hat aber weniger Personal zur Verfügung (Aussetzung der Pflegepersonalregelung = PPR), ebenso ein geringeres Budget, muss mehr Patienten pro Jahr versorgen, muss kürzere Liegezeiten kompensieren (gerade in den ersten Tagen sind die Patienten sehr pflegeaufwändig) und betreut eine zunehmende Zahl von Schwerstkranken.

Wachsende Qualitätsansprüche

Der Pflegeberuf, der schon seit jeher zu den physisch und emotional am stärksten belastenden Berufen gehört, ist nun dazu aufgefordert, diesen neuen Anforderungen gerecht zu werden.

Wie gravierend die Veränderungen sind, zeigen uns die Zahlen der bundesdeutschen Krankenhäuser (Quelle: Statistisches Bundesamt):

- Die Kosten der Krankenhäuser für die stationäre Krankenhausbehandlung in Deutschland betrugen im Jahr 2006 rund 58 Milliarden Euro. Gegenüber dem Vorjahr sind die Kosten um 1,3 Milliarden Euro oder 2,3 % gestiegen. Diese Kostensteigerung ist in erster Linie auf die Erhöhung der Sachkosten um 5,9 % zurückzuführen, während die Personalkosten um lediglich 0,6 % gestiegen sind.
- Krankenhausstatistik 2006: Die Auslastung der Krankenhausbetten in Deutschland stieg auf 76,3 % (2005: 74,9 %) an. Die zunehmende Bettenauslastung ist u. a. Folge einer deutlichen Verringerung der Bettenkapazität um 13 000 (– 2,5 %).

• Krankenhausstatistik 2006: Die Zahl der Krankenhäuser hat seit 2005 um 39 abgenommen und liegt bei 2100. Im Vergleich zu 2005 ist die Zahl der vollstationär behandelten Krankenhauspatienten um 283 000 gestiegen, die durchschnittliche Verweildauer lag mit 8,5 Tagen um 2,4 % unter dem Vorjahreswert (8,7 Tage).

Ausführlichere Informationen zu den Zahlen im Gesundheitswesen finden Sie im Anhang 1 (Statistisches Bundesamt, Grunddaten der Krankenhäuser 2007).

Unternehmenskultur Um unter diesen Bedingungen zu bestehen, stellt hoch motiviertes, kreatives und innovatives Personal, das die gemeinsamen Interessen vertritt, eine der wichtigsten Voraussetzungen dar. Dieser Denkansatz wird weiterverfolgt in dem Konzept „Unternehmenskultur", auch geläufig als „Corporate Culture" oder „Corporate Identity". Aber die Bedeutung dieser Begriffe ist tiefgreifender. Es geht hierbei nicht nur um das Miteinander der Mitarbeiter, sondern auch um die Identifizierung mit den Werten und Normen des gesamten Unternehmens, um Sinngebung, positives Auftreten, Engagement, die Integration von unterschiedlichen Interessen und die Bildung eines positiven Betriebsklimas.

Diese Ansprüche sind gewaltig und umso schwerer zu verwirklichen, je größer das Unternehmen ist. (So kann z. B. eine Universitätsklinik, die 2600 Patientenbetten zur Verfügung stellt, an die 9000 Mitarbeiter haben.) Die Einführung einer Unternehmenskultur im Krankenhaus ist deshalb so schwierig, weil eine klare Abgrenzung zwischen den Berufsgruppen besteht, eine strenge Hierarchie herrscht, Machtinteressen Einzelner oder von Gruppen vorherrschen, verschiedene Ideologien der Berufsgruppen bestehen, eine männlich-ärztliche Dominanz und eine weiblich-fürsorgliche Rolle besteht.

Eine Unternehmenskultur kann ebenso keine Dienstanweisung oder ein reines Marketinginstrument sein. Sie muss von den Mitarbeitern verinnerlicht werden, um erfolgreich zu sein. Die Einführung einer Kultur ist ein langwieriger Prozess, der schon in den Zeiten wirtschaftlicher Stabilität beginnen muss, um in schwierigen Zeiten die Existenz des Krankenhauses zu garantieren.

Verantwortung der Pflege Die Pflege, als die zahlenmäßig größte Berufsgruppe im Krankenhaus, muss sich ihrer Verantwortung im Unternehmen bewusst sein: Als eigenständiger und vollwertiger Partner anderer Berufsgruppen kann sie mit Maßnahmen und Strategien zur Entwicklung der Unternehmenskultur beitragen. Ein Erfolg dieser Bemühungen

• stärkt das „Wir-Gefühl" der Pflege im Krankenhaus,
• ermöglicht pflegerische Höchstleistungen,
• schafft einen Innovationspielraum,
• verstärkt das Gefühl, „an etwas Besonderem mitzuarbeiten",
• macht die Umsetzung von hohen Qualitätsansprüchen möglich,
• verringert die Personalfluktuation und
• sichert den Arbeitsplatz.

Die Einbindung einer ambulanten Einrichtung in das soziale Netz

Die wachsende Bedeutung der ambulanten pflegerischen Versorgung hängt mit der zunehmenden Lebenserwartung der Menschen zusammen, die zur Zeit für neugeborene Jungen bei 75,9 und für Mädchen bei 81,5 Jahren liegt. Heute kann ein 60-jähriger Mann noch mit weiteren 20 Jahren rechnen, eine 60-jährige Frau sogar mit 24,1 weiteren Lebensjahren. Gleichzeitig ändern sich die Familienstrukturen und damit verbunden sinkt die Pflegekapazität. Weiterhin zeigt sich eine eindeutige Tendenz von der stationären hin zur ambulanten Pflege aufgrund der damit verbundenen Kostensenkung. Unterstützt wird diese Entwicklung durch die Pflegeversicherung, die diese Entwicklung gezielt fördert und mitfinanziert. Die Einrichtungen und Dienste der Freien Wohlfahrtspflege zählten im Jahr 1970 noch 52 478 und sind im Jahr 2004 auf 98 837 gestiegen. Die Anzahl der dort Beschäftigten stieg im gleichen Zeitraum von 1973 bis 2004 von 464 133 auf 1 414 937. Bei den ambulanten Pflegediensten ist allerdings zu berücksichtigen, dass nur 23,4 % eine Vollzeitstelle besitzen (s. Tab. 1).

Wachsende Bedeutung der ambulanten Pflegeeinrichtungen

Land	Insgesamt	Personal nach Beschäftigungsverhältnis						
		Vollzeitbeschäftigt	über 50 %	Teilzeitbeschäftigt			Sonstige	
				50 % und weniger, aber nicht geringfügig	geringfügig beschäftigt	Praktikant/in, Schüler/in, Auszubildende/r	Helfer/in im freiwilligen sozialen Jahr	Zivildienstleistender
Deutschland	100,0	26,3	31,8	16,4	22,4	1,6	0,3	1,2

Tab. 1: Personal nach Beschäftigungsverhältnis im ambulanten Pflegedienst 12/2005 in % (Quelle: BAGFW, Gesamtstatistik der Einrichtungen der freien Wohlfahrtspflege und Statistisches Bundesamt, Pflegestatistik 2005)

Die Einbindung von ambulanten Pflegediensten in unser soziales Netz ist eine gesetzlich geforderte Leistung zur Sicherung der Ansprüche der Versicherten gemäß § 3, SGB XI. 2005 waren rund 11 000 ambulante Pflegeeinrichtungen in Deutschland tätig. Zu den ambulanten Einrichtungen gehören ambulante Pflegedienste, Familienpflegeeinrichtungen, Dorfhelferinnenstationen, Selbsthilfegruppen und nicht zuletzt die Tagespflegeeinrichtungen. Die ambulanten Einrichtungen werden flächendeckend von freigemeinnützigen, kirchlichen oder privaten Trägern unterhalten. Sie sichern dem alten, kranken oder behinderten Menschen die Möglichkeit, das Leben so lang wie möglich in der gewohnten Umgebung zu führen. Ebenso werden pflegende Angehörige, Nachbarn und Freunde in ihrer Pflegebereitschaft unterstützt. Das Aufgabenspektrum der ambulanten Pflegeeinrichtungen umfasst Grundpflege, medizinische Behandlungspflege und hauswirtschaftliche Versorgung. Die Kosten für Grundpflege und hauswirtschaftliche Versorgung werden zum Teil von den Pflegekassen getragen. Die medizinische Behandlungspflege finanzieren zum Teil die Krankenkassen.

Einbindung von ambulanten Pflegediensten in das soziale Netz gesetzlich verankert

Die ambulanten Dienste stehen heute, genauso wie die Krankenhäuser, unter einem enormen Druck zum wirtschaftlichen Handeln. Die niedrige Vergütung der Einzelleistungen gemäß SGB V und SGB XI lässt nur noch kurze Anwesenheitszeiten bei den Patienten zu – und das bei gleichzeitig

Pflegende aufgrund der Rahmenbedingunen an ihren Leistungsgrenzen

wachsenden Qualitätsansprüchen des Gesetzgebers, der Kostenträger und der Kunden. Unter diesen Bedingungen geraten viele Pflegekräfte an den Rand ihrer persönlichen Leistungsgrenzen sowie an die Grenzen des empfundenen und erlernten Pflegeverständnisses.

Ein Großteil der heute in der ambulanten Pflege versorgten Patienten ist alleinstehend, besteht zu über 80 % aus Frauen und hat keine Verwandten in unmittelbarer Nähe. Viele müssen mit einer gerade am oder über dem Sozialsatz liegenden Altersversorgung auskommen, sodass eine ausreichende ambulante Versorgung, die über Leistungen der Pflegeversicherung hinausgeht, nicht möglich ist, da sie vom Patienten selbst gezahlt werden muss. Die Chance, ergänzende Pflegeleistungen über das Sozialamt nach dem Bundessozialhilfegesetz zu finanzieren, nehmen viele, gerade ältere Patienten nicht wahr, da sie es als „unehrenhaft" empfinden, ein Sozialhilfeempfänger zu sein. Durch die Einführung der Pflegeversicherung hat sich die Situation vieler alter, hilfsbedürftiger Menschen nicht wesentlich verbessert.

Unter diesen Bedingungen eine ambulante oder teilstationäre Einrichtung zu leiten, ist ein Balanceakt zwischen Qualität in der Pflege, Mitarbeiterzufriedenheit und den knappen finanziellen Ressourcen.

1.1 Ethische Prinzipien/Leitbild

Neue Ideen mit alten Werten verbinden

Ethische Prinzipien

> **Ethik:**
> Die Lehre vom sittlichen Wollen und Handeln des Menschen in verschiedenen Lebenssituationen.
> Allgemein gültige, als verbindlich geltende Regeln für das Zusammenleben der Menschen (Normen) und Leitsätze (Maxime) der Lebensführung, die sich aus der Verantwortung gegenüber anderen herleitet.
>
> (Duden. Das Fremdwörterbuch, Band 5, Dudenverlag)

Ethisch-moralische Eigenschaften wichtig für das Berufsleben

Es gibt grundsätzliche menschliche Eigenschaften (ethisch moralische Verhaltensweisen), die völlig unabhängig von Land, Kultur oder Erziehung sind. Diese Eigenschaften sind von elementarer Bedeutung, sie müssen auch im Berufsleben – trotz der dort stattfindenden gravierenden Veränderungen – immer beachtet und gepflegt werden. Kommt man dem nicht nach, können sich auf Dauer die sozialen Bindungen in den sozialen Einrichtungen verändern bis hin zum völligen Systemzusammenbruch. Diese Eigenschaften kommen in den folgenden Zitaten aus dem Buch des Dalai Lama (vgl. Dalai Lama 2002) besonders deutlich heraus:

Menschen, die sich an ethisch moralischen Richtlinien orientieren, sind in der Regel glücklicher als jene, die sie nur wenig beachten. Ethische Prinzipien können Menschen dabei helfen, jenes Glück zu erlangen, nach dem wir alle streben. Es ist die menschliche Geisteshaltung – wie etwa Liebe, Mitgefühl, Geduld, Toleranz, Vergebung, Zufriedenheit, Verantwortungsgefühl – die einen selbst und andere glücklich macht. Sie hilft uns die Not der anderen zu ertragen und ihnen in ihrer Not beizustehen.

Ethisch motivierte Selbstbeherrschung hilft bestehende Probleme zu überwinden.

Jeder Mensch muss die Prinzipien seines ethisch-moralischen Handelns verstehen und durch Übung vertiefen lernen. Wenn wir diese Prinzipien nicht begreifen, wächst die Wahrscheinlichkeit, dass wir uns und anderen schaden.

In der klinischen Ethik in den USA und in Europa haben sich berufsübergreifend vier ethische Prinzipien durchgesetzt:

Autonomie – Gutes tun – nicht schaden – Gerechtigkeit

Autonomie bedeutet hier, dass wir die Selbstbestimmung des Patienten achten und respektieren. Er kann also aufgrund aller Informationen über seine Krankheit frei entscheiden, wie er behandelt werden möchte. Er behält seine Bewegungs- und Meinungsfreiheit. Er hat das Recht auf Achtung seiner Persönlichkeit, unabhängig von seinem physischen und geistigen Zustand.

Autonomie

Gutes tun bedeutet hier,

Gutes tun

- die zum Schutz seiner Gesundheit erforderliche Hilfe anbieten,
- die sichere Unterbringung in der Pflegeinstitution,
- die Respektierung seiner Entscheidungen.

Nicht schaden heißt hier, unnötige Risiken zu vermeiden, niemandem physischen oder psychischen Schaden zuzufügen und Schadenverursacher auszuschalten.

Nicht schaden

Gerechtigkeit meint hier u. a. die gerechte Verteilung von Ressourcen und jedem die angemessene Behandlung zukommen zu lassen.

Gerechtigkeit

Diese vier Prinzipien führen in der Praxis in ihrer reinen Form schnell zu Umsetzungsproblemen. Daher ist es wichtig, diese Prinzipien als Handlungsrichtlinien zu betrachten und immer nach einer bestmöglichen Lösung zu streben, ohne die wesentlichen Aussagen dieser ethischen Prinzipien zu vernachlässigen.

Ethische Prinzipien können in Leitbildern integriert werden, um so den Praxisbezug zu vertiefen.

Das Leitbild

> **Leitbild:** für einzelne Personen, für Gruppen, Schichten oder ganze Gesellschaften als erstrebenswert geltende und im Handeln und bei Entscheidungen tatsächlich Orientierung und Absichten leitende Vorstellung. Leitbilder haben im Vergleich zu Utopien und Idealen einen konkreten und praktisch zumindest partiell erreichbaren Gegenwartsbezug.
>
> (Wörterbuch der Soziologie, Stuttgart 1976, Kröner Verlag)

Leitbilder spiegeln die wesentlichen Inhalte der Unternehmenskultur wider.

Im Leitbild sind die wesentlichen Inhalte der Unternehmenskultur in kurzen, prägnanten Formulierungen niedergeschrieben. Auf der Krankenhausebene können folgende Inhalte thematisiert werden:

- Integration von ethischen Prinzipien, wie Autonomie, Gutes tun, nicht schaden und Gerechtigkeit,
- grundsätzliche Werte im Umgang mit den Patienten und ihren Krankheiten,
- besonders wichtige medizinische Interessensausrichtungen (z. B. Universitätskliniken mit ihrer Ausrichtung an Forschung und Lehre),
- Qualitätsmanagement,
- Kommunikations-, Führungs- und Kooperationskultur,
- interdisziplinäre Zusammenarbeit,
- Fort- und Weiterbildung.

In der ambulanten Pflege sind die unternehmensphilosophische Interessensausrichtungen der ambulanten Träger besonders wichtig: diejenigen der Caritas, der Diakonie, der Johanniter-Unfall-Hilfe, der Arbeiterwohlfahrt, des Roten Kreuzes oder die wirtschaftlichen Interessen privater Träger.

1.1.1 Das Pflegeleitbild

Identifizierung der Mitarbeiter mit dem Leitbild wichtig

Das Pflegeleitbild baut auf dem Inhalt des Unternehmensleitbildes auf. Es integriert diesen und ergänzt ihn durch Inhalte einer eigenständigen und professionellen Pflege. Dabei wird es, je nach Weltanschauung und religiöser Ausrichtung der Krankenhäuser, zu ganz unterschiedlichen Pflegeleitbildern kommen. Das Wichtigste am Pflegeleitbild ist, dass ein Großteil der Mitarbeiter sich mit den hier getroffenen Aussagen identifizieren kann.

Wichtige Inhalte eines Pflegeleitbildes können sein:

- die Aussage über eine geplante und dokumentierte Pflege und deren Umsetzung mithilfe des Pflegeprozesses,
- eine Aussage über die vorherrschende Pflegetheorie und das bestimmende Pflegesystem,
- der Einsatz von Standards und Pflegerichtlinien als Unterstützung bei der Umsetzung des Pflegeprozesses,
- die Verpflichtung zu Fort- und Weiterbildungsmaßnahmen,

- die Kooperationsbereitschaft in der Zusammenarbeit mit anderen Berufgruppen,
- eine Verpflichtung, die Qualität der Arbeit durch pflegewissenschaftliche Erkenntnisse ständig zu verbessern.

1.1.2 Die Funktionen des Pflegeleitbildes

Ein Pflegeleitbild, mit dem sich die Mitarbeiter identifizieren, erfüllt bestimmte Funktionen:

Funktionen

- Die pflegerische Arbeit des Einzelnen bekommt einen tieferen Sinn durch das Verständnis, dass jede dieser Tätigkeiten in einer ganzheitlichen Versorgung eingebettet ist. Hieraus folgt die Erkenntnis, dass durch die gemeinsamc Arbcit cin qualitativ deutlich besseres Arbeitsergebnis möglich ist.
- Es gibt dem Pflegepersonal die nötige Orientierung in einer sich schnell verändernden Umwelt.
- Es stärkt die Position der Pflege. So kann sie als stark und eigenständig auftreten und ihre Interessen dementsprechend vertreten.
- Indem die Aussagen einen visionären Charakter haben, kann damit eine mögliche Zukunft in der pflegerischen Arbeit konstruiert werden.
- Durch eine identische Pflegeauffassung soll eine gleichbleibend hohe Pflegequalität gewährleistet werden.
- Aussagen über ein kooperatives Verhalten gegenüber den anderen Berufsgruppen im Krankenhaus können die interdisziplinäre Zusammenarbeit verbessern.
- Durch den Identifikationsprozess, der im Leitbild angestoßen wird, soll die Motivation des Mitarbeiters gesteigert werden.
- Die Inhalte dienen den Mitarbeitern zur Legitimation, sodass sie sich bei Konflikten auf diese berufen können. Dadurch werden Konflikte abgemildert oder schon im Ansatz verhindert.

- Das Pflegeleitbild unserer Station bildet die ideelle Basis für unser tägliches Handeln. Es zeugt von unseren Absichten und unserer Auffassung und setzt sich eine optimale Pflege zum Wohle der Patienten zum Ziel.
- Wir betrachten den Patienten als Mensch in seiner Ganzheit aus physischen, psychischen und spirituellen Bedürfnissen sowie in seinen sozialen und kulturellen Bezügen lebend.
- Wir respektieren die Würde und das Recht des Patienten auf Zuwendung und Anteilnahme, unabhängig von seinem Geschlecht, seinem Alter, seiner Nationalität, seiner Hautfarbe oder seiner Religion.
- Wir bemühen uns, die Familie des Patienten wenn immer möglich mit in die Betreuung einzubeziehen.
- Wir wollen dem Patienten eine sichere, angenehme Umgebung schaffen, in der Verletzungen und Schaden an Körper und Seele vermieden werden und der Heilungsprozess gefördert wird.
- Wir glauben, dass die Behandlungen der Patienten nur in deren Interesse und zu deren Wohl durchgeführt werden dürfen.

Das Pflegeleitbild einer Kinderabteilung

- Wir bemühen uns um eine vielfältige Kommunikation, die vor allem aus Gesprächen besteht, durch die sich ein Vertrauensverhältnis zum Patienten und seinen Angehörigen entwickeln kann.
- Wir unterstützen Patienten und deren Angehörige in ihrem Bemühen, ihre Selbstständigkeit wiederzuerlangen, damit sie in ihren vertrauten Lebensraum zurückkehren können.
- Wir wollen Patienten und deren Angehörigen helfen, Erkrankungen und Behinderungen zu akzeptieren und mit ihnen zu leben.
- Wir sind überzeugt, dass es wichtig ist, Menschen aller Altersstufen in ihrer letzten Lebensphase individuell zu begleiten und dem Einzelnen ein würdiges Sterben zu ermöglichen.
- Wir glauben, dass wir als Pflegende durch kontinuierliche Fort- und Weiterbildung verpflichtet sind, fachliche Kompetenz zu erlangen.
- Wir bemühen uns, eine individuelle und ganzheitliche Pflege zu planen, durchzuführen, zu dokumentieren und auszuwerten.
- Wir wollen Kollegen und Angehörigen anderer Berufsgruppen mit Glaubwürdigkeit, Ehrlichkeit, Verlässlichkeit und Aufrichtigkeit begegnen.
- Wir glauben, dass eine offene und ehrliche Kommunikation wichtig ist für die persönliche und berufliche Entfaltung des Teams.

Die Schwestern der G9 – Klinikum Großhadern – Juni 1998

Dieses Leitbild ist direkt von den Pflegekräften der Station erstellt. Der Inhalt dieses Stationsleitbildes ist sehr aussagekräftig und als Leitbild für die Pflege geeignet. Ein übergreifendes Leitbild für den gesamten Pflegedienst fördert die Identifizierung mit der Institution Krankenhaus.

Auszug aus den Unternehmensgrundsätzen eines privaten ambulanten Pflegedienstes (Quelle: Ambulanter Pflegedienst Trostberg 2001)

Unsere Patienten und deren Angehörige:

- Unsere Kunden sind die Patienten mit ihren Angehörigen. Maß in unserer Kundenversorgung ist nicht allein die höchstmögliche pflegerische Qualität und Beratung, sondern ebenfalls die stets höfliche, entgegenkommende und korrekte Behandlung unserer Kunden. Der Patient mit seinen Angehörigen und sonstigen Bezugspersonen steht bei unserer Arbeit an erster Stelle. Nur durch zufriedene Kunden kann unser Unternehmen leben.
- Wir vermitteln unseren Patienten aufgrund unserer Qualifikation und unseres Engagements Sicherheit und Geborgenheit. Unser Tun und Auftreten muss so ausgelegt sein, dass sich unsere Patienten stets durch unsere Betreuung wohl fühlen. Sie und ihre Angehörigen bzw. Bezugspersonen erfahren von uns in absolut jeder Situation, die unsere Arbeit betrifft, Hilfe und Fürsorge. Wir beraten und unterstützen sie, wann immer es erforderlich ist.
- Die Pflege und Beratung der Patienten bedeuten bei uns ausschließlich Qualitätsarbeit. Dieser Anspruch basiert neben unserem pflegerischen Können in der prozessorientierten Pflege unter Einbindung aktueller und überprüfbarer Pflege- und Betreuungsstandards.

- Unsere Patienten werden nach ihren individuellen Bedürfnissen gepflegt. Es müssen all ihre Ressourcen und Möglichkeiten für eine aktivierende Pflege in Betracht gezogen und genutzt werden.
- Der Erfolg unserer Arbeit ist der Garant für die Zukunft unseres Unternehmens mit seinem Team. Die Patienten, ihre Weiterempfehlungen sind der Gradmesser unseres Pflege- und Betreuungsniveaus.
- Um die Zielerreichung dieses maßgeblichen Leitsatzes überprüfen zu können, befragt die Unternehmensführung permanent persönlich und schriftlich unsere Kunden und wertet die Ergebnisse aus. Dies ist ein Bestandteil unsere Qualitätsmanagements und garantiert uns eine ständige Orientierung am Kunden.

APD, der Pflegedienst in Trostberg

In den Leitlinien dieses privaten Anbieters für ambulante Pflege wird die Bedeutung des Patienten als „Kunde" hervorgehoben. Qualität der Arbeitsleistung, Kundenzufriedenheit und das Eingehen auf individuelle Bedürfnisse sind hier die Schwerpunkte der pflegerischen Arbeit.

„**Die Johanniter-Unfall-Hilfe e. V. (JUH)** ist ein Werk des Johanniterordens, der seit 900 Jahren die Pflege, Versorgung und die Betreuung von Kranken und Bedürftigen als seine besondere Aufgabe ansieht. Als Fachverband des Diakonischen Werkes verfolgt die JUH im Bewusstsein der Tradition christlicher Nächstenliebe ausschließlich gemeinnützige Zwecke. Die Solidarität mit dem hilfebedürftigen Menschen steht im Mittelpunkt der Arbeit und besitzt höchste Priorität. Mit dieser Zielsetzung betreibt die Johanniter-Unfall-Hilfe zahlreiche Sozialstationen (ambulante Pflegedienste).

Das **Pflegeleitbild** korrespondiert mit dem allgemeinen Leitbild der Johanniter-Unfall-Hilfe e. V. Die Versorgung der Patienten wird durch entsprechend qualifizierte Mitarbeiter und Mitarbeiterinnen erbracht, die ihre Arbeit freundlich, zuverlässig und kompetent durchführen. Sie erweitern durch kontinuierliche Fort- und Weiterbildung ihre Kenntnisse, um ihr fachliches Wissen und soziales Handeln stetig zu verbessern. Das Hilfsangebot setzt in den Bereichen des täglichen Lebens an, die nicht mehr selbstständig bewältigt werden können. Ziel ist die Wiederherstellung und der Erhalt des Wohlbefindens sowie der Selbstbestimmung der Menschen, die unsere Hilfe suchen.

Mit diesem patientenorientierten Pflegeansatz stellt die JUH den Menschen mit seinen persönlichen Bedürfnissen in den Mittelpunkt der Pflege. Durch ein umfassendes Angebot von pflegerischen, seelsorgerischen und hauswirtschaftlichen Dienstleistungen ermöglicht und fördert die JUH die Aufrechterhaltung des eigenen Haushaltes und die Teilhabe am sozialen Umfeld."

Auszug aus dem Pflegeleitbild der ambulanten Pflegedienste der JUH:
„Wir wollen, ... dass unsere Patienten so lange wie möglich in ihrer häuslichen Umgebung bleiben und ein selbstständiges Leben führen können.

Pflegeleitbild für die ambulanten sozialpflegerischen Dienste der Johanniter-Unfall-Hilfe

Ihre Selbstständigkeit soll durch aktivierende Pflege erhalten und gefördert werden.
Hierzu bieten wir an:

- die Unterstützung bei den Aktivitäten des täglichen Lebens bzw. die stellvertretende Übernahme,
- die Mitwirkung bei präventiven, diagnostischen, therapeutischen oder rehabilitativen Maßnahmen,
- die psychosoziale Begleitung und Betreuung in Krisensituationen,
- die Unterstützung von pflegenden Angehörigen.

Die Pflegeleistungen erfolgen auf der Basis einer kontinuierlichen Pflegeplanung und Pflegedokumentation. Alle Pflegemaßnahmen werden in enger Zusammenarbeit mit den Patienten, dem behandelnden Arzt und allen an der Behandlung Mitwirkenden sichergestellt, in regelmäßigen Abständen überprüft und durch eigens ausgebildete und benannte Qualitätsbeauftragte überwacht. Die ambulanten Pflegedienste der JUH in Bayern sind nach der DIN ISO 9001 durch den TÜV Süd zertifiziert.
Da ambulante Hilfen in einem zeitlich vereinbartem Rahmen angeboten werden, werden auch Angehörige und Freunde der Patienten tatkräftig mit Beratung und Hilfestellung unterstützt, damit auch individuelle Patientenbedürfnisse Berücksichtigung finden.
Das Pflegeleitbild wird in regelmäßigen Abständen überprüft und den neusten pflegewissenschaftlichen Erkenntnissen angepasst.

Helfen aus Überzeugung – überzeugend helfen!"
(www.johanniter.de/bayern)

1.1.3 Die Umsetzung auf der Station

Stationsleitung verantwortlich für die Umsetzung des Pflegeleitbildes

Ein bestehendes Pflegeleitbild auf der Station umzusetzen und es mit Leben zu erfüllen, ist eine wichtige Aufgabe für Sie in Ihrer Funktion als Stationsleitung. Die Gefahr, dass ein mit viel Mühe erstelltes und in Fortbildungen ausführlich dargestelltes Pflegeleitbild als bloßer „Papiertiger" im Aktenordner verschwindet, ist sehr groß, da es gerade zu Beginn sehr viel Mühe macht, die Mitarbeiter dazu zu bewegen, das Pflegeleitbild tatsächlich zu praktizieren. Welche Möglichkeiten haben Sie nun, ein Pflegeleitbild auf Ihrer Station einzuführen und es mit Leben zu erfüllen?

- Seien Sie ein Vorbild, indem Sie genau das tun, was Sie von Ihren Mitarbeitern erwarten.
- Setzen Sie die betroffenen Mitarbeiter (besonders Mitarbeiter, die nicht zum Pflegepersonal gehören) über die Einführung des Pflegeleitbildes in Kenntnis und machen Sie sie auf mögliche Konsequenzen in der interdisziplinären Zusammenarbeit aufmerksam.
- In einer stationsinternen Besprechung können Sie alle Aspekte des Pflegeleitbildes und deren praxisnahe Auswirkungen in aller Ausführlichkeit erläutern und mögliche Anwendungsbeispiele aufzeigen.

- Wiederholen Sie diese Besprechungen besonders in der Anfangsphase regelmäßig und reflektieren Sie gemeinsam mit Ihren Mitarbeitern Situationen, die seit der letzten Besprechung aufgetreten sind und die im direkten Bezug zum Pflegeleitbild stehen.
- Achten Sie besonders bei neuen Mitarbeitern darauf, dass diese baldmöglichst die Inhalte des Pflegeleitbildes kennen, damit sie bei ihrer Integration in die Gemeinschaft der Station schnell an Sicherheit gewinnen.
- Tauschen Sie Ihre Erfahrungen mit anderen Stationsleitungen aus, die in der selben Situation wie Sie sind.
- Bei auftretenden Problemen, die nicht zu bewältigen sind, hinterfragen Sie doch ruhig einmal den Inhalt des Pflegeleitbildes und wenden Sie sich damit an die Projektgruppe, die in Ihrem Haus das Pflegeleitbild erstellt hat.
- Hängen Sie Ihr Leitbild als Kunden- bzw. Patientenorientierung im Büro, Stützpunkt oder an einem zentralen Ort zur allgemeinen Kenntnisnahme aus.

1.2 Pflegetheorien und Pflegemodelle

Die Begriffe Pflegetheorie und Pflegemodell werden oft synonym benutzt, lassen sich aber sehr wohl unterscheiden. Laut J. Facett (1984) ist das Modell mehr abstrakt und übergeordnet, die Theorie spezifischer und konkreter auf die Thematik begrenzt. Hier benutze ich verständnishalber den Begriff Pflegetheorien.

Begriffsklärung

Seit ca. 1950 sind mehr als 20 Pflegetheorien publiziert worden. Sie wurden vor allem in den USA entwickelt, da dort zuerst die Pflege an Universitäten gelehrt wurde und damit die Ansprüche an Inhalte der Pflege stiegen. An den amerikanischen und später auch an den in England entwickelten Pflegetheorien orientierten sich viele europäische Länder. Die Entwicklung vom christlichen Dienst aus Nächstenliebe über humanistische Ideale hin zur eigenständigen Pflegewissenschaft ist ein Ausdruck der Professionalisierung in der Pflege. Der Anspruch einer Pflegetheorie ist, die komplexe Realität des Menschen und seiner Umwelt so zu vereinfachen, dass die pflegerelevanten Aspekte hervorgehoben und so zusammengefasst werden, dass eine Anleitung für sinnvolles pflegerisches Handeln entsteht. Folglich definiert eine Pflegetheorie, was Pflege ist, und grenzt damit die Pflege gegenüber den anderen Gesundheitsberufen ab.

Der Inhalt der Pflegetheorien umfasst:

Die Pflegetheorie definiert, was Pflege ist.

- den Verantwortungsbereich der Pflege. Dies betrifft den Patienten, seine Umwelt, die Beziehungen des Patienten zu seiner Umwelt sowie zum Pflegepersonal,
- den Pflegenden selbst,
- die Methoden, mit denen die Pflege durchgeführt werden kann,
- die Zielsetzung der Pflege (Bedeutung von Krankheit und Gesundheit),

- den Zusammenhang der Pflege mit seiner Umwelt (z. B. der Kultur-kreis oder die Art der Institution, in der Pflege praktiziert wird),
- Erkenntnisse aus der Medizin, Soziologie, Psychologie, Pädagogik, Philosophie.

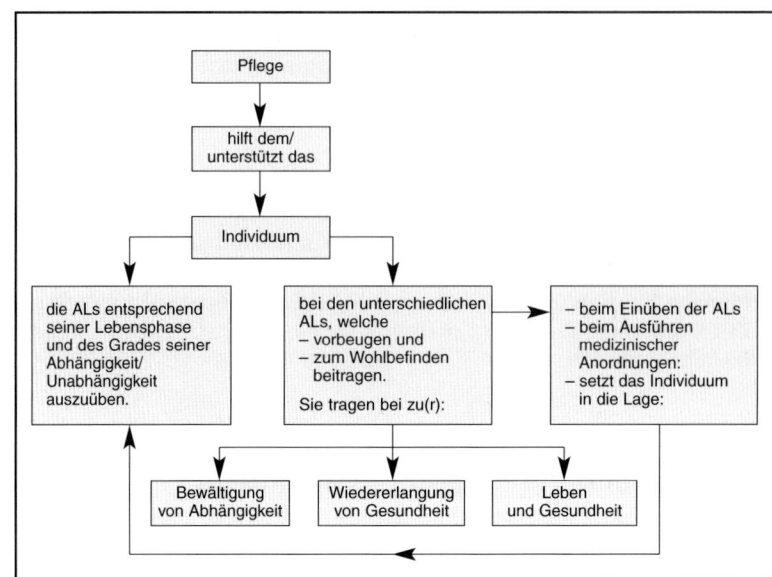

Abb. 1: Das Pflegemodell von Roper, Logan und Tierney (nach Pearson und Vaughan) (Quelle: Mischo-Kelling/ Zeidler: Innere Medizin und Krankenpflege, München 1989, S. 12)

Praktischer Nutzen

Wie kann die Pflegetheorie Ihre Arbeit als Stationsleitung unterstützen?

- Sie hilft Ihnen und Ihrem Personal bei der Einschätzung des Pflegebe-darfs, unterstützt Sie bei der Planung, Ausführung und Bewertung der Pflege, indem sie genaue Richtlinien vorgibt. Dabei lässt sie dem Pflegenden jedoch genügend individuellen Spielraum.
- Sie versucht, die pflegerischen Maßnahmen (Planung und Ziele) mit den Interessen der Patienten zu verbinden.

Die Pflegetheorie soll so aufgebaut sein, dass Personal und Patienten mit dem pflegerischen Vorgehen zufrieden sind.

- Pflegetheorie und Pflegedokumentation (die auf einander aufbauen sollten) bilden zusammen ein logisches Pflegesystem, das auch kom-plizierte Pflegeabläufe gut strukturieren kann.

Literatur zu 1.1 und 1.2

Chinn, L./Kramer, K. (1997): Pflegetheorie. Berlin/Wiesbaden: Ullstein Mosby
Dalai Lama (2002): Das Buch der Menschlichkeit. Bergisch Gladbach: Bastei-Lübbe
Fry, Sara T. (1995): Ethik in der Pflegepraxis. Frankfurt: DBfK e. V.
Grossklaus-Seidel, M. (2002): Ethik im Pflegealltag. Stuttgart: Kohl-hammer
Hellige, B./Holler, G. (1993): Leitfaden zur Neuordnung des Pflege-dienstes. Baden-Baden: Nomos

Kirkevolt, M. (1997): Pflegetheorien. München/Wien/Baltimore: Urban & Schwarzenberg

Sperl, D. (2002): Ethik der Pflege. Stuttgart: Kohlhammer

Wiesemann, Erichsen, Behrendt, Biller-Andorno, Frewer (2003): Pflege und Ethik. Stuttgart: Kohlhammer

Zwierlein, E. (1997): Klinikmanagement. München/Wien/Baltimore: Urban & Schwarzenberg

1.3 Die interdisziplinäre Zusammenarbeit

Eine qualifizierte und erfahrene Stationsleitung, die sich ihrer individuellen Stärken bewusst ist, ist auch in der Lage, Verantwortung zu übernehmen und sich gegen eine fragwürdige Bevormundung zu wehren, indem sie kompetent und selbstbewusst die Interessen der Pflege vertritt.

Die Art der Zusammenarbeit der verschiedenen Berufsgruppen beeinflusst ganz wesentlich die Leistungsfähigkeit des Krankenhauses. Erst die Summe der erbrachten Leistungen gewährleistet eine qualitativ hochwertige Patientenversorgung. Dass man sich heutzutage so intensiv mit den Problemen der interdisziplinären Zusammenarbeit beschäftigt, liegt an den immer knapper werdenden Ressourcen und den steigenden Qualitätsansprüchen im Gesundheitswesen. Durch eine konfliktarme Zusammenarbeit können die personellen Ressourcen besser genutzt werden, dadurch kommt es zu Einsparungen, und die Leistungsfähigkeit des Krankenhauses erhöht sich.

Wachsende Bedeutung der interdisziplinären Zusammenarbeit

Eine intensivierte Zusammenarbeit ist für die Zukunft eines Krankenhauses von wesentlicher Bedeutung, aber die tiefgreifende Problematik der beruflichen Sozialisation darf hierbei nicht unterschätzt werden. Hier sind die Normen und Verhaltensweisen gelernt worden, die die Art und Weise des interdisziplinären Umgangs bestimmen. Nur wenn die verschiedenen Berufsgruppen ein wirkliches Einsehen in die Notwendigkeit der Zusammenarbeit haben, werden Sie diese eingeprägten Verhaltensmuster überwinden.

Problem der unterschiedlichen beruflichen Sozialisation

Sie als Stationsleitung müssen die Einflüsse, die die Zusammenarbeit mit den anderen Berufsgruppen bestimmen, kennen. Hier insbesondere die Zusammenarbeit der Pflege mit den Medizinern und der Verwaltung, da sie mit Abstand die größten Berufsgruppen im Krankenhaus stellen. Nur so können Sie auf der Station Ihre Interessen adäquat vertreten und in Kooperation mit den Ärzten und der Verwaltung eine qualitativ hochwertige Arbeitsleistung bei gleichzeitig knapper werdenden Geldmitteln erreichen.

1.3.1 Die Sozialisation der Ärzte, des Pflegepersonals und des Verwaltungspersonals

Die Leitung eines Krankenhauses besteht in der Regel aus Vertretern der drei wichtigsten Berufsgruppen im Krankenhaus: der Ärzteschaft, der

Pflege und der Verwaltung. Jeder von ihnen hat andere Erfahrungen während seiner beruflichen Laufbahn gemacht. Auf der einen Seite ist es von Vorteil, wenn das unterschiedliche Wissen zusammengeführt wird und eine großes Potenzial an Kenntnissen für die Leitung des Krankenhauses zur Verfügung steht. Auf der anderen Seite besteht aber ein großes Konfliktpotenzial in den unterschiedlichen Auffassungen von Personalführung, Zusammenarbeit und der eigenen Wertigkeit in der Institution Krankenhaus.

Die Sozialisation der Ärzte

Ärzte als Leistungs- und Imageträger des Krankenhauses

Die Ärzte sind die Leistungs- und Imageträger des Krankenhauses. Ihre Ausbildung findet bis zum Physikum in einem erweiterten Schulbetrieb statt. Noten, Lerndisziplin, Konkurrenzverhalten und Leistungsdruck dominieren in dieser Zeit. Nach dem Physikum beginnt die Ausbildung im Krankenhaus. Hier sind dem Studenten klare Karrierewege in der ärztlichen Hierarchie vorgezeichnet: vom Arzt im praktischen Jahr (in der Approbationsverordnung ist seit 2004 die Stelle des AiP nicht mehr vorgesehen) bis zur Position des Chefarztes. Um Karriere im Krankenhaus zu machen, sind fachliches Können, Dienstalter, Durchsetzungsvermögen, an Universitätskliniken zusätzlich die Lehrbefähigung, die Fähigkeit, Geld für die Forschung zu akquirieren, und ein gutes internationales Image die wichtigsten Kriterien, die ein Fortkommen garantieren. Teamfähigkeit und Führungseigenschaften sind nicht unbedingt erforderlich, um befördert zu werden. Die Ärzte können diese Fähigkeiten nur schwer entwickeln, da sie sich einerseits ständig als einzelne Person gegen die Kollegen durchsetzen müssen und andererseits ihr Handlungsspielraum durch die Macht und Autorität des Chefarztes deutlich eingeschränkt wird.

Mangel an Team- und Führungsfähigkeit

So lernt der Mediziner von Anfang an die Spielregeln der Macht, der Autorität und des Individualismus. Mit diesen Mitteln kann er wissenschaftlichen und finanziellen Erfolg erlangen.

Im Krankenhaus treffen die Ärzte nun mit Pflege- und Verwaltungskräften zusammen, die Teamarbeit, Solidarität, Toleranz und Demokratiebewusstsein auf ihrem Berufsweg erfahren haben. Die Ärzte, die sich hauptsächlich mit medizininternen Dingen beschäftigen, dabei aber gleichzeitig auf die Zusammenarbeit mit den anderen Berufsgruppen angewiesen sind, stoßen auf Widerstand, wenn sie die benötigte Hilfe einfach nur „anordnen" und als „Mittel zum Zweck" betrachten. Gerade die Pflegekräfte hinterfragen mit zunehmender Qualifikation und Professionalisierung die „Anordnungen" der Ärzte, bevor sie sie ausführen.

Merkmale des medizinischen Berufsstandes

Weitere Merkmale des medizinischen Berufstandes sind:

- die Dominanz der Männer mit den vorrangigen Eigenschaften von medizinisch-technischem Denken, Dominanz und Durchsetzungsvermögen;
- das Ableisten von überlangen Dienstzeiten. Dabei erwarten sie von den anderen Berufsgruppen die gleiche Arbeitsbereitschaft. Es entsteht unter diesen Bedingungen leicht eine gereizte Atmosphäre;
- ständige Ansprechbarkeit, auch im Privatleben.

Die Mediziner betrachten die Neuorientierung der Pflege in Richtung Professionalisierung mit viel Skepsis, da sie denken, dass die Pflegekräfte die Aufgaben der von ihnen angeordneten Behandlungspflege nicht mehr ausreichend erfüllen. Es fällt den Ärzten schwer, die alleinige Zuständigkeit der Pflegekräfte für die allgemeine Pflege zu akzeptieren. Für sie ist die umfassende Pflegeplanung ein Zeitaufwand, der besser für die spezielle Pflege und für spezielle Wünsche der Ärzte genutzt werden sollte.

Gegenüber der Verwaltung sind die Ärzte eher zwiegespalten. Viele sind der Meinung, dass die Verwaltung Innovationen bremst, aber sie wissen auch, dass nur mit der Verwaltung die Umsetzung von Innovationen möglich ist. Aus dieser Sicht ist die Verwaltung eher ein notwendiges Übel. Abschließend ein Zitat von Elisabeth Noelle-Neumann aus dem Allensbacher Institut für Umfragen auf dem Internisten-Kongress 1999:

„Trotz eines dramatischen Normenwandels in allen gesellschaftlichen Bereichen ist das Ansehen des Arztes unbeirrt wie eine Insel in den Stürmen des Ozeans über die Jahre unverändert geblieben, er genießt immer noch das höchste Sozialprestige aller Berufe. Leider führt das konstante Vertrauen in die Ärzteschaft auch dazu, dass die Mediziner immun gegen massive Kritik und unflexibel für Veränderungen sind." (Der gefühllose Arzt. In: Süddeutsche Zeitung. 21.12.1999)

> *Mediziner betrachten die Professionalisierung der Pflege oft mit Skepsis.*

Die Sozialisation der Pflegekräfte

Die Pflegekräfte gehören neben den Ärzten zu den elitären Berufsgruppen, die patientennahe Tätigkeiten ausführen. Die angehende examinierte Pflegekraft durchläuft eine dreijährige Ausbildung, die anwenderorientiert ist und die die Integration in das bestehende Krankenhaussystem fördert. Ausgebildet werden sie von speziell dafür geschulten Pflegekräften, von Ärzten mit einem Lehrauftrag sowie weiteren Fachdozenten. Dabei ist der Anteil der vom Arzt angeordneten Behandlungspflege relativ hoch. Dieser Teil wird im Gegensatz zur medizinischen Ausbildung recht gründlich gelernt.

Zurzeit verändert sich die Ausbildung der Pflegekräfte, indem sie sich zunehmend professionalisiert. Dies geschieht durch erste Schritte in Richtung Wissenschaft und durch Studiengänge, die diplomierte (bzw. Bachelor/Master) Pflegemanager, -pädagogen und -wissenschaftler hervorbringen. Die Konsequenz aus dieser Veränderung wird eine zunehmende Beteiligung der Pflege an der Versorgung der Patienten sein, die auch vor medizinischem „Territorium" nicht Halt machen wird.

> *Professionalisierung in der Pflege verändert Arbeitsabläufe*

Konflikte zwischen Ärzten und Pflegepersonal entstehen häufig durch ein gesetzlich nicht ausreichend geregeltes Vorgesetztenverhältnis. Auf der einen Seite sind Sie als Stationsleitung für die Dienstplanung, Urlaubsplanung und die Arbeitsorganisation zuständig. Auf der anderen Seite ist der Arzt in medizinischen Belangen der Weisungsbefugte. Der Konflikt kommt dann zum Tragen, wenn der Arzt Arbeiten an das Pflegepersonal delegiert, die rechtlich nicht eindeutig geregelt sind, wie zum Beispiel intravenöse Injektionen oder Blutentnahmen.

Weitere Merkmale des pflegerischen Berufstandes sind:

> *Merkmale des pflegerischen Berufsstandes*

- Eine deutliche quantitative Dominanz von Frauen. Ältere Schwestern haben in ihrer Sozialisation noch Werte von „Dienen" und „Unter-

ordnen" gelernt. Für die Schwestern der jüngeren Generation ist der Pflegeberuf jedoch mehr ein „Job" wie jeder andere auch.
• Kein ausgeprägtes Karrierestreben. In der Pflege ist die Motivation für den Beruf eher prosozial ausgerichtet und nicht karriere- und profitorientiert wie bei den Medizinern.

Das Pflegepersonal erkennt in der Regel die fachliche Kompetenz der Ärzte an. Dagegen werden Gesprächsführung mit Patienten, Organisations- und Führungseigenschaften der Ärzte als unzureichend angesehen. Geld- und Karrierestreben wird eher abgelehnt.

Gegenüber der Verwaltung ist der Pflegedienst, ebenso wie der ärztliche Dienst, eher zwiegespalten. Es herrscht auch hier die Meinung vor, dass die Verwaltung die Einführung von Neuerungen verzögert. Es wird aber auch akzeptiert, dass deren Mithilfe notwendig ist.

Die Sozialisation der Verwaltungskräfte

Die Verwaltung gliedert sich in den einfachen, mittleren, gehobenen und höheren Dienst. Die Verwaltungskräfte durchlaufen eine normale Ausbildung, nur die höheren Dienststellen werden durch Betriebswirtschaftler oder Juristen besetzt.

Dominanz des Verwaltungshandelns

Verwaltungskräfte kennen die bestehenden Hierarchien am besten und sind mit ihnen eng verbunden. Sie lernen in ihrer Ausbildung das Verwaltungshandeln, in dem ein „Fall" immer nach dem gleichen Muster bearbeitet wird: Prüfung der Zuständigkeit und der gesetzlichen Sachlage, Treffen einer Entscheidung und Abschluss in einem Verwaltungsakt. Die genauen Kenntnisse von Gesetzen, Verwaltungsabläufen und betriebswirtschaftlichen Aspekten machen sie zu einem wichtigen Partner für Ärzte und Pflegekräfte.

Werden diese Kompetenzen und die geforderten Regeln des Verwaltungshandelns von den Ärzten und den Pflegekräften nicht anerkannt oder sogar übergangen, entsteht ein tiefgreifendes Konfliktpotenzial.

Merkmale der Verwaltung

Weitere Merkmale der Verwaltung sind:

• Eine klare und differenzierte „Laufbahn". Die Verwaltungskräfte fühlen sich durch diese Beförderungsmöglichkeiten in ihrer Tätigkeit bestätigt.
• Die Verwaltung erhält durch ihre Verwaltungskenntnisse die „Ordnung" im Hause aufrecht.

Die Verwaltung erkennt die Arbeit der Ärzte als Leistungs- und Imageträger des Krankenhauses an, vertritt jedoch die Meinung, dass die Ärzte auf dem verwaltungstechnischen Gebiet zu wenige Kenntnisse besitzen, sodass es hier leicht zu Konflikten kommt.

Kritisch betrachtet die Verwaltung, dass das Pflegepersonal nicht die selbe Kompetenz bei der Kenntnis und Umsetzung von Vorschriften und Gesetzen besitzt, wie es für die Verwaltung ganz selbstverständlich ist.

1.3.2 Regeln der interdisziplinären Zusammenarbeit

Sie als Stationsleitung können die interdisziplinäre Zusammenarbeit gezielt fördern, indem Sie die anderen Berufsgruppen zur Kooperation anregen. Es bieten sich Themen wie Qualitätszirkel, Visiten und gemeinsame Konferenzen an. Beachten Sie dabei:

Regeln für die Zusammenarbeit

- Jede Berufsgruppe soll ihre eigenen Interessen vertreten und Gewinn aus der Zusammenarbeit ziehen.
- Sorgen Sie für Bereitschaft zur Kooperation bei Ihrem eigenen Team.
- Treffen Sie verbindliche Entscheidungen mit den anderen Berufsgruppen, an die sich jeder halten muss.
- Protokollieren Sie gemeinsam erarbeitete Regeln, um deren Verbindlichkeit zu unterstreichen.
- Bestehen Sie auch in der Folge immer auf der Einhaltung der Regeln. Müssen sie inhaltlich überarbeitet werden, dann nur in einer interdisziplinär besetzten Arbeitsgruppe.

Beispiel:
Die Stationsleitung A. ist mit dem Ablauf der ärztlichen Visite nicht zufrieden. Die Pflegekräfte klagen schon lange darüber, bei der Teilnahme an der Visite von den Ärzten nicht genügend beteiligt zu werden. A. organisiert ein Treffen zwischen den Ärzten und dem Pflegepersonal auf Station, um die Zusammenarbeit bei der Visite zu verbessern. A. übernimmt als Initiator die Moderation. Auf dem Treffen stellt jede Berufsgruppe ihre Ansichten über den Ablauf einer Visite dar. Da sowohl Ärzte als auch die Pflegekräfte an einer gemeinsamen Visite interessiert sind, findet man sicher auch eine zufriedenstellende Lösung. Die Visite wird jetzt zukünftig gemeinsam geplant und durchgeführt, und jeder kann seine Interessen wahrnehmen. A. ist mit dem Ergebnis zufrieden und plant nach einem halben Jahr das nächste Treffen, um den Erfolg der Zusammenarbeit zu überprüfen. (Auch wenn dieses Beispiel einfach klingt, so gehört doch viel Durchsetzungsvermögen dazu, seine pflegerischen Interessen gegenüber den Ärzten durchzusetzen. Aber es geht, denn in einfachen Ideen stecken oft die besten Lösungen.)

Literatur

Allgemeine Erklärung der Menschenrechte, Resolution 217A (III) vom 10.12.1948
Ethik und Pflegepraxis, www.sbk-asi.ch, 02.11.2003
Hoefert, H. W. (1997): Führung und Management im Krankenhaus. Göttingen/Bern/Toronto/Seattle: Hogrefe
ICN Ethik Kodex für Pflegende, www.icn.ch, 02.11.2003
Schäfer, W. (1998): Interdisziplinäre Zusammenarbeit im Krankenhaus. In: Die Schwester/Der Pfleger 11

1.3.3 Besonderheiten der interdisziplinären Zusammenarbeit im ambulanten Bereich

Interdisziplinäre Zusammenarbeit besonders in der ambulanten Pflege wichtig

Eine der wichtigsten Aufgaben der ambulanten Pflege ist die Kooperation mit allen Beteiligten, die an der Versorgung der Patienten teilhaben (direkt oder indirekt). Im Krankenhaus arbeiten diese Gruppen in der Regel im selben Haus. In der ambulanten Pflege halten sich alle Beteiligten an verschiedenen Orten auf und sind zum Teil nur schwer erreichbar. Es handelt sich um ganz verschiedene Berufsgruppen und um Menschen mit den unterschiedlichsten Interessen, die das soziale Netz für den Patienten bilden. Dazu gehören: Angehörige, Krankenhäuser (Überleitungspflegekraft), Sozialdienste, Hausärzte, Krankenkassen, Medizinischer Dienst der Krankenkassen (MDK), Sozialamt, Apotheken, Physiotherapeuten, Ergotherapeuten, Logopäden, Selbsthilfegruppen, Vormundschaftsgericht, Hausnotruf, Alten- und Pflegeheime, Sanitätshäuser, Fußpflege, Friseur, Getränkemärkte, Nachbarn, Hausmeister, Pfarrer, Familienpfleger/innen und Essen auf Rädern. Stationsleitungen ambulanter Dienste müssen die Aufgaben, Interessen und Möglichkeiten dieser Gruppen gut kennen, die Kontakte zu ihnen pflegen und mit ihnen zusammenarbeiten. Nur eine vollständige Integration der pflegerischen Leistungen in das bestehende soziale Netz führt zu einem qualitativ hochwertigen Arbeitsergebnis.

Die sehr aufwändigen Aufgaben der interdisziplinären Zusammenarbeit in der ambulanten Pflege zählen zu den nicht abrechenbaren Leistungen. Sie werden aber von der Stationsleitung und ihren Mitarbeitern zusätzlich erledigt, da sonst die ambulante Pflege nicht durchführbar wäre.

1.4   Die Krankenhausfinanzierung

Finanzen haben einen immer größeren Einfluss

Das moderne Krankenhaus hat sich von einer rein sozialen Institution zu einem hoch technisierten Dienstleistungsbetrieb entwickelt. Krankenhäuser stehen heutzutage untereinander in einer Konkurrenzsituation und müssen qualitativ hochwertige Leistungen zu akzeptablen Konditionen erbringen. Handlungskonzepte und Grundsatzentscheidungen, die zum Führen von Krankenhäusern von grundlegender Bedeutung sind, werden insbesondere von finanziellen Erwägungen beeinflusst.

Auf die Frage: „Welche Faktoren haben Einfluss auf die Krankenhausfinanzierung?", antwortet ein STL-Kurs 2005 wie folgt:

- Pflegesatzverhandlungen,
- das jeweilige Einzugsgebiet,
- die Auslastung der Betten,
- Investitionen (Rückstände) und Instandhaltung,
- Technik,
- Spezialisierung des Hauses,

- Versicherungen,
- Spenden und Drittmittel,
- Wettbewerb,
- ambulante Versorgung,
- interne und externe Budgetierung,
- Arbeitszeitgesetz,
- Anteil der Privatpatienten
- gesellschaftliche Trends,
- Politik,
- Anteil der alten Menschen in einer Bevölkerung,
- Anteil der Verdienenden in einer Bevölkerung,
- Gesetzgebung,
- Pharmaindustrie,
- Umlage der Defizite,
- Events,
- Personalkosten,
- Verwaltungskosten,
- Legislative,
- Versorgungsstufe des Krankenhauses,
- Lobbyisten,
- Ausgleichszahlungen (Ostkrankenkassen),
- Anzahl der Arbeitslosen.

Um ein Verständnis der heutigen Krankenhausfinanzierung zu erlangen, ist ein kurzer Rückblick in die deutsche Krankenhausfinanzierung hilfreich.

Das externe Budget (Budget = Haushaltsplan)

Das externe Budget ist das Gesamtbudget des Krankenhauses, das zwischen den Vertragsparteien in den Pflegesatzverhandlungen vereinbart wird.

Duale Finanzierung

- Betriebskosten durch Krankenkassen,
- Investitionskosten durch die öffentliche Hand.

1973–1985 Krankenhausfinanzierungsgesetz – KHG

Zu dieser Zeit galt das Selbstkostendeckungsprinzip. Betriebs- und Behandlungskosten der Krankenhäuser wurden im Nachhinein über die Pflegesätze finanziert.

- Pflegesätze wurden berechnet, indem die Kosten- und Leistungsentwicklung der nächsten Wirtschaftsperiode als Grundlage diente.
- Mehrerlöse wurden zu 75 % abgeschöpft, Mindererlöse zu 75 % ausgeglichen.

1986–1992 Flexible Budgetierung

Das Budget auf der Basis des Vorjahres war „gedeckelt" und durfte nicht stärker ansteigen als die zu erwartende Zunahme der Einnahmen der Krankenkassen.

1993–1995 Gesundheitsstrukturgesetz – GSG/Budgetdeckelung

1996 Ein neues Ver-
gütungssystem

- Einführung von landesweit gleichen Fallpauschalen (FP) und Sonderentgelten (SE). (Heutzutage für ca. 25 % der Krankenhausfälle, die als Basis für den Aufbau der DRG verwendet werden).
- Krankenhausindividuelle Abteilungspflegesätze für ärztliche und pflegerische Leistungen außerhalb von FP und SE.
- Krankenhausindividueller Basispflegesatz für nicht ärztliche oder pflegerisch veranlasste Leistungen.

2004 – Das DRG-System (Diagnosis Related Groups)

> **Merke:**
> Seit 2003 bzw. 2004 gilt das DRG-System (Diagnosis Related Groups), angelehnt an das australische DRG-System (AR-DRG).

Gesetzliche Grundlage § 17b KHG

DRGs sind diagnosebezogene Fallgruppen. Mit diesen kann fast die gesamte Anzahl der Diagnosen zusammengefasst werden. Jeder stationäre Patient (Behandlungsfall) wird **einer** DRG zugeordnet.

Um jeden Fall so einzuordnen, dass er dem tatsächlichen Behandlungsaufwand gerecht wird, müssen Komplexität und Co-Morbiditäten aufgeführt werden. Neben der Hauptdiagnose müssen alle behandlungspflichtigen Nebendiagnosen erfasst werden. Ergänzt werden die Angaben durch die angewendeten Prozeduren (z. B. CT, ERCP, Tracheotomie, Beatmung etc.).

Orientierung am tat-
sächlichen Bedarf

Das DRG-Vergütungssystem soll bewirken, dass sich die Leistungsstrukturen und -kapazitäten am tatsächlichen Bedarf orientieren. Dadurch will der Gesetzesgeber eine erhöhte Wirtschaftlichkeit (damit verbunden ist letztendlich eine kürzere Aufenthaltsdauer) der Krankenhausversorgung erreichen.

Durch intensive Dokumentation soll das Leistungsgeschehen in den Krankenhäusern transparent gemacht und der Vergleich der Krankenhäuser untereinander ermöglicht werden.

> **Merke:**
> Auf Grundlage der oben genannten Faktoren sind DRGs ein Instrument der Qualitätssicherung und des Qualitätsmanagements.

Von dem DRG-Fallpauschalensystem sind die psychiatrischen Einrichtungen aufgrund starker Verweildauerschwankungen bei gleichen Diagnosen ausgenommen.

Ebenfalls ausgenommen sind:

- Investitions- und Instandhaltungskosten,
- Leistungen für ambulante Patienten,
- Leistungen für Lehre und Forschung,
- Leistungen an Dritte (z. B. durch Labor etc.),
- Besetzung des Notarztwagens,
- Personalüberlassung an Dritte,

- ergänzende Leistungsbereiche (z. B. Sozialstationen, Rehabilitation etc.),
- betriebliche Ausbildungsstätten und Ausbildungsvergütungen.

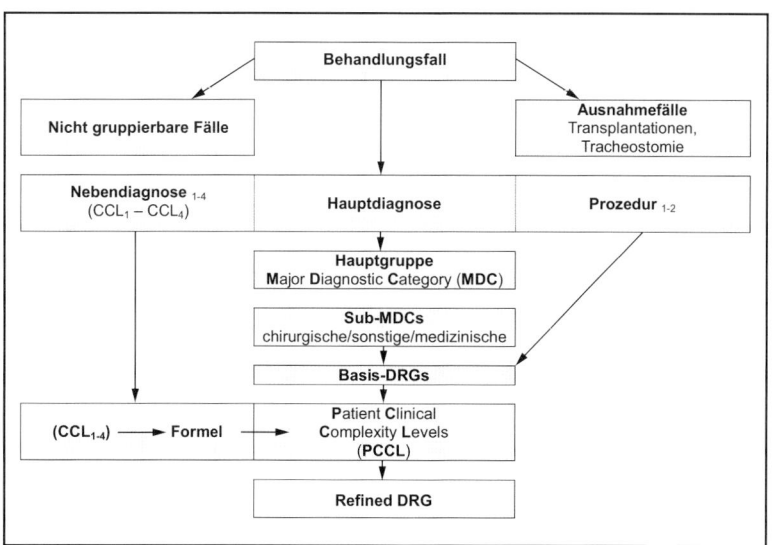

Abb. 2: Die Entstehung einer abrechenbaren DRG

Der Behandlungsfall wird zu einer Refined DRG (refined = „verfeinert"): Dem Behandlungsfall wird Aufgrund der Hauptdiagnose eine Hauptgruppe zugeordnet (MDC). In Australien gibt es 23 organbezogene Hauptgruppen. Jedem MDC wird eine Sub-MDC zugeordnet:

S = **Chirurgisch** (Code 01–39) Wenn unter Benutzung eines OP-Saals operiert wurde.

O = **andere Prozeduren** (Code 40–59) Bei diagnostisch-therapeutischen Eingriffen ohne OP-Saal.

M = **Medizinisch** (Code 60–99) Bei konservativer Behandlung ohne Prozedur.

Code	MDC	Bezeichnung	Sub-MDCs		
9		Nicht klassifizierbar	–	–	–
A	PRE	Ausnahmefälle	S	O	–
B	01	Nervensystem	S	O	M
C	02	Augen	S	O	M
D	03	Ohren, Nase, Mund, Hals	S	–	M
E	04	Atmungsorgane	S	O	M
F	05	Kreislaufsystem	S	O	M
G	06	Verdauungssystem	S	O	M
H	07	Leber, Galle, Pankreas	S	O	M
I	08	Skelett, Muskeln, Bindegewebe	S	–	M

Tab. 2: Die 23 organbezogenen Hauptgruppen des DRG-Systems

Tab. 2: Fortsetzung

Code	MDC	Bezeichnung	Sub-MDCs		
J	09	Haut, Unterhaut-Zellgewebe, Mamma	S	–	M
K	10	Drüsen-, Ernährungs- und Stoffwechselkrankheiten	S	O	M
L	11	Nieren und Harnwege	S	O	M
M	12	Männliche Geschlechtsorgane	S	O	M
N	13	Weibliche Geschlechtsorgane	S	–	M
O	14	Schwangerschaft, Entbindung, Wochenbett	S	O	M
P	15	Affektionen von Neugeborenen und Feten	S	–	M
Q	16	Blut, blutbildende Organe	S	–	M
R	17	Krankheiten des myeloproliferativen Systems und schlecht differenzierte Neubildungen	S	–	M
S	18/S	Infektiöse und parasitäre Erkrankungen (HIV)	S	–	M
T	18/T	Infektiöse und parasitäre Erkrankungen	S	–	M
U	19	Psyche	–	O	M
V	20	Alkohol- und Drogenmissbrauch und dadurch verursachte organische Psychosen	–	–	M
W	21/W	Verletzungen, Vergiftungen, toxische Wirkungen durch Arzneimittel (Polytraumata)	S	–	M
X	21/X	Verletzungen, Vergiftungen, toxische Wirkungen durch Arzneimittel	S	–	M
Y	22	Verbrennungen	S	–	M
Z	23	Faktoren, die den Gesundheitszustand beeinflussen, und andere Kontakte mit der medizinischen Versorgung	S	–	M

Durch die Zuordnung zur Hauptgruppe, die Ergänzung durch die Sub-MDCs und das Einfließen der Prozeduren, erlangen wir die Basis-DRG. Jede Basis-DRG kann in 5 Schweregradgruppen aufgeteilt werden, die Patient Clinical Complexity Levels (**PCCL**). Dazu wurde für Diagnosen bei medizinischen Fällen eine Skala von 0 bis 3, für Diagnosen bei chirurgischen Fällen und bei Neugeborenen eine Skala von 0 bis 4 verwendet.

Tab. 3: Bedeutung der CCL

CCL	Bedeutung
CCL = 0	Keine Begleiterkrankung oder Komplikation
CCL = 1	Leichte Begleiterkrankung oder Komplikation
CCL = 2	Mittlere Begleiterkrankung oder Komplikation
CCL = 3	Schwer wiegende Begleiterkrankung oder Komplikation
CCL = 4	Sehr schwer wiegende Begleiterkrankung oder Komplikation («catastrophic»)

Aus der **Basis-DRG** und dem **PCCL**-Grad ergeben sich **Refined DRGs,** über die der Behandlungsfall abgerechnet werden kann. Die Anzahl der **Basis-DRGs** in Deutschland beträgt im Jahr 2008 laut Fallpauschalen-katalog 604. DRGs insgesamt 1.113. Dazu kommen noch Ergänzende Entgelte nach § 9 Abs. 1 Nr. 2 KHEntgG und nach § 6 Abs. 1 KHEntgG.

Entgeltermittlung

Jeder DRG wird ein **Fallkostengewicht (Costweight)** zugeordnet. Das Fallkostengewicht beinhaltet ärztliche und pflegerische Leistungen so-wie den diagnostischen, therapeutischen und pflegerischen Ressourcen-verbrauch. Als Bezugsgröße gilt die Baserate mit dem Kostengewicht 1,00. Es ergibt sich aus dem Mittelwert aller zugrunde gelegten Behand-lungsfälle. Ein Wert von 1,25 besagt z. B., dass die durchschnittlichen Kosten aller Patienten um 25 % höher sind als die durchschnittlichen Fallkosten insgesamt.

Fallkostengewicht

DRG-Preis = Costweight der DRG x Baserate

Beispiel für einen Grouper: Mithilfe dieser Software wird nach Eingabe sämtlicher Diagnosen, der Entlassungsart, dem Alter und dem Ge-schlecht das bestmöglichste DRG-relevante Entgelt ermittelt.

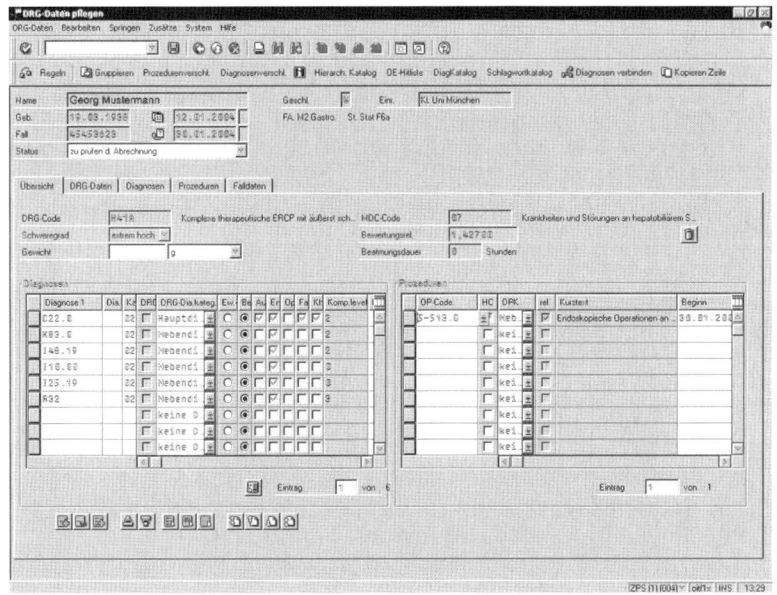

Abb. 3: Ermittlung eines DRG-relevanten Entgelts mithilfe der EDV

Wenn man die Fallkostengewichte aller in einem Krankenhaus behan-delten Fälle addiert (**Casemix**), kann man daraus das durchschnittliche Fallkostengewicht berechnen. Dies ist der **Casemix-Index (CMI)**.

Bei 800 DRGs ergibt sich:

$$CM = CW_1 \times FZ_1 + CW_2 \times FZ_2 + CW_3 \times FZ_3 \ldots\ldots + CW_{800} \times FZ_{800}$$
$$CMI = CM : Gesamtzahl$$

$$Ertrag_{Krankenhaus (KH)} =$$
$$Anzahl_{FälleKH} \times Casemix\text{-}Index_{KH} \times Basispreis_{Land\ oder\ Bund}$$

Umsetzung 2003 und 2004
Seit dem 1. Januar 2003 konnten Krankenhäuser freiwillig nach dem DRG-System abrechnen, um praktische Erfahrungen zu sammeln ohne ein Risiko (da weiterhin krankenhausindividuell abgerechnet wurde) einzugehen. Seit 2004 ist die Umstellung verpflichtend.

2005
Seit 2005 erfolgt die Anpassung des krankenhausindividuellen Punktwerts an einen einheitlichen Punktwert, der sich aus den durchschnittlichen Preisen der landesweiten erfassten DRGs ergibt. Seit 1. Januar 2007 werden alle Leistungen aller Krankenhäuser gleich vergütet.

 Ziel: Gleiche Leistung, gleiche Vergütung, dieselben Kosten!

Stattfindende Veränderungen
- Die vollständige Dokumentation aller Leistungen hat eine existenzielle Bedeutung für das Krankenhaus.
- Krankenhäuser, die unwirtschaftlich arbeiten, müssen mit der Schließung des Hauses rechnen. IST 2006: Von den 2411 Krankenhäusern im Jahr 1991 blieben im Jahr der DRG-Einführung 2004 noch 2166 und reduzierten sich im Jahr 2006 noch einmal auf 2104 Häuser.
- Fusionierungen nehmen zu.
- Die Rechtsform ändert sich. Private Rechtsformen nehmen zu und öffentliche Rechtsformen ab.
- Alle Krankenhäuser eines Landes stehen in direktem Kostenvergleich und müssen eine Kostenanpassung an die Durchschnittskosten akzeptieren. Je nach Krankenhausstruktur hat dies unterschiedliche Auswirkungen.
- Investitionsrückstände der Krankenhäuser, die sich kostentreibend auswirken, können das Haus in den Konkurs treiben.
- Ausgleichszahlungen innerhalb des Hauses (an defizitäre Abteilungen) entfallen.
- Personalkürzungen zum Erhalt der Wirtschaftlichkeit werden vorgenommen.
- Die dem Behandlungsfall zugeordnete Mindest- und Höchstverweildauer nimmt Einfluss auf die Behandlung des Patienten. Die Gefahr, dass multimorbide Langlieger evtl. „aussortiert" werden, ist nicht auszuschließen.
- Überkapazitäten werden reduziert.
- Mangelnde Komplettversorgung.
- Wird ein Patient zu früh entlassen (Risikoentlassungen), kann es vorkommen, dass er nach kurzer Zeit wieder mit der gleichen Erkrankung zurückkommt („Drehtüreffekt"). In diesem Fall kann das Kran-

kenhaus nur dann erneut einen Behandlungsfall abrechnen, wenn die Höchstverweildauer überschritten ist.
- Externes Controlling wird sich etablieren, damit ein Missbrauch bei der DRG-Zuweisung entfällt.
- Die Verweildauer der Patienten sinkt.
- Abnahme der Belegungsquote.
- Zunahme von Kooperationsverträgen zwischen den Krankenhäusern.
- Ambulante Operationen nehmen deutlich zu.
- Verlagerung von traditionellen Krankenhausleistungen in nachfolgende Einrichtungen, wie z. B. Pflegeeinrichtungen.
- Anstieg des Casemix-Index (= durchschnittliche, ökonomische Fallschwere).
- Aus internationalen Vergleichen ist bekannt, dass es nicht zu Einsparungen im Gesundheitswesen kommt (nur zu einer Kostenverschiebung).
- Outsourcing nimmt zu.
- Case-Management, Critical Pathway, Clinical pathways und Überleitungspflege gewinnen an Bedeutung.
- Private Patienten werden wichtiger (finanziell attraktiver).
- Wirtschaftliches Denken wird zum Leitmotiv.
- Individualität des Patienten nimmt ab, die Kundensicht bekommt Vorrang.
- Effizienzsteigerung.

- Pflegetätigkeiten können über die Zuordnung zu pflegerelevanten Nebendiagnosen und Angabe von Prozeduren in der Ermittlung des PCCL einfließen. Da aber in jeder Fallgruppe die pflegerischen Leistungen und die verbrauchten Ressourcen enthalten sind, können nur wenige abrechnungsrelevant verwendet werden. Es ist zu empfehlen, die zu erfassenden PCCL-relevanten pflegerischen Leistungen auf die abrechnungsrelevanten zu beschränken, um unnötige Mehrarbeit zu vermeiden.

Tipps für die Stationsleitungsarbeit

- Einführung von Behandlungsleitlinien (Critical Pathway), um eine gewisse Einheitlichkeit im Hinblick auf die Verweildauer der Patienten zu gewährleisten. Sie als Stationsleitung müssen Abweichungen vom Critical Pathway analysieren und korrigieren.
- Grundsätzlich sollte eine Stationsleitung alle Tätigkeiten, die vom Pflegedienst erbracht werden, aus ökonomischen Gründen hinterfragen:
  - Welche Leistungen wurden erbracht?
  - Aus welchem Grund wurden diese Leistungen erbracht?
  - Welches waren die Behandlungsziele?
  - Welches Ergebnis wurde erreicht?
  - Welche Ressourcen wurden verbraucht?
- Engagieren Sie sich besonders bei der internen Budgetierung (☞ Kap. 1.4.1), um alle Kosten transparent zu machen und ökonomisch sinnvolle Entscheidungen zu treffen.

1.4.1 Die Stationsbudgetierung

Um zu verstehen, wie umfangreich die Ausgaben einer Station sind, lesen Sie die Antworten, die der STL-Kurs 2003 auf die Frage: „Welche Ausgaben hat eine Krankenstation?" gegeben hat:

- Personalkosten
  - Grundgehalt,
  - Ortszuschlag,
  - Urlaubsgeld,
  - Sozialversicherung,
  - Kinderzuschlag,
  - Weihnachtsgeld,
  - Ballungsraumzulage,
  - Ehegattenanteil,
  - Krankengeld,
  - Fachzuschläge,
  - Behindertenzuschlag,
  - Sonderzahlungen,
  - Beiträge für Berufsgenossenschaften,
  - Mutterschutz.
- Fort- und Weiterbildung,
- Verbrauchsmaterialkosten,
- Betriebskosten (Strom, Wasser, Heizung etc.),
- Hotelkosten (Verpflegung und Betten),
- Abfallentsorgung,
- Medikamente,
- Wäscherei,
- Reparatur- und Wartungskosten,
- laborchemische Untersuchungen (Labor),
- Versicherungen (Umlagen des Hauses),
- schlechte Organisation,
- EDV,
- zu wenig Personal,
- Telefon,
- medizinische Geräte,
- Arbeitskleidung,
- Betriebsausflug,
- Transportdienst,
- Ausstattung der Station,
- Verwaltung (hausinterne Umlage),
- Reinigungsdienst,
- interne Leistungsverrechnung (Konsile, Operationen, Narkosen, die von der Klinik nicht selbst geleistet werden können),
- evtl. Miet- oder Pachtkosten (hausinterne Umlage).

Interne Budgetierung

Um die Planung, Umsetzung und Kontrolle von Leistungen und Kosten möglich zu machen, wird unter anderem das betriebswirtschaftlich wichtige Instrument der internen Budgetierung angewandt. Bei der Budgetierung werden Kosten, Leistungen und Erlöse für einen bestimmten Zeitraum geplant. Diese Art der Planung macht es möglich, auch die komplexe Situation des Krankenhauses vorhersehbar zu machen.

Interne Budgetierung

> Auch hier wieder der STL-Kurs 2003: „Warum eine Budgetierung auf der Station durchführen?“:
>
> Pro:
> * Pflege unter wirtschaftlichen Gesichtspunkten,
> * mehr Verantwortung,
> * Entscheidungsfreiheit,
> * Hilfe für Überzeugungsarbeit,
> * Kostentransparenz,
> * bessere Planungsmöglichkeiten.
>
> Contra:
> * keine inkomplette Budgetierung,
> * zu differenzierte Budgetierung (Zeitfaktor),
> * nicht zu kompensierender Arbeitsaufwand,
> * Zuständigkeit liegt bei der Verwaltung.

Mithilfe der internen Budgetierung wird festgelegt:

* wer für das Budget verantwortlich ist,
* für welche Angelegenheiten er verantwortlich ist,
* innerhalb welchen Zeitrahmens er zuständig ist,
* welches wirtschaftliche Ziel erreicht werden muss.

Kosten und Leistungen können nur dort effektiv geplant, umgesetzt und kontrolliert werden, wo sie entstehen. In diesem Falle auf der Station. Für den Einsatz von Personal, Material, Bettenbelegung, Liegedauer und Leistungen sind die Führungskräfte der Station zuständig – der Stationsarzt und die Stationsleitung. Die Kosten und Leistungen der Station sind ein Teilbudget des Gesamtbudgets des Krankenhauses.

Kosten und Leistungen am effektivsten auf der Station kontrollieren und steuern

Bei der internen Budgetierung sind zwei Ansätze möglich:

Methoden

* „Von unten nach oben“; das heißt, um ein Teilbudget zu bilden, werden alle Kosten, Leistungen und Erlöse der Leistungsstelle Station zusammengeführt und fließen in das interne Gesamtbudget ein.
* „Von oben nach unten“; das heißt, das Gesamtbudget wird in Teilbudgets aufgegliedert und den Leistungsstellen zugeordnet.

In der Regel werden beide Ansätze verfolgt. Einmal, um eine Verhandlungsbasis für das externe Budget (= Gesamtbudget, das von den Vertragspartnern in den Pflegesatzverhandlungen vereinbart wird) zu schaffen und dann, um das vereinbarte externe Budget in das interne Budget umzusetzen.

Für Sie als Stationsleitung ist die Budgetierung eine Chance, den allgemeinen Aufrufen wie „Wir müssen sparen", „Man muss Kosten senken", „Es wird zu viel ausgegeben", mit konkreten betriebswirtschaftlichen Ansätzen entgegenzutreten.

Der im Anhang (siehe Anhang 9) aufgeführte Kostenstellenbericht (mit der Software SAP R/3 erstellt), der jederzeit von der Stationsleitung erstellt werden kann, ermöglicht es dem Kostenstellenteam der Station (Stationsarzt und Stationsleitung), einen vollständigen Überblick über die gesamten Kosten der Station zu erhalten und die Entwicklung gegenüber dem Vorjahr zu erkennen. Der hier vorgestellte Kostenstellenbericht ist nur die erste Ebene. Jede einzelne Kostenart (z. B.: Verbandmittel) kann weiter aufgegliedert werden (z. B.: Sterile Kompresse 10 x 10 cm). Auf diese Weise ist es möglich, jede Ausgabe bis ins Detail zu verfolgen.

Der Kostenstellenbericht ist durch eine ABC-Analyse der „Kostenhighlights" zu ergänzen. Als Stationsleitung können Sie am Computer (Programm SAP R/3) sofort eine „Hitliste" der verbrauchten Artikel erstellen. Diese Liste kann so viele Artikel enthalten, wie Sie es möchten. Es besteht die Möglichkeit, die Artikel nach Menge oder Umsatz zu sortieren. Im Anhang 1.4 sind Beispiele aufgeführt, in denen diejenigen Artikel zu sehen sind, die den höchsten Umsatz im beschriebenen Zeitraum hatten. Ein weiteres Mittel, um die entstehenden Kosten transparent zu machen, ist die Erstellung von Leistungskatalogen. Diese zeigen die genauen Preise für eine Untersuchung (Labor oder funktionelle Diagnostik) oder eine Behandlung (Operation) auf. Damit schaffen Sie ein tieferes Verständnis für die Entstehung von Kosten.

Nutzen für die Stationsleitung

Wie können Sie als Stationsleitung nun diese gewonnenen Daten nutzen?

- Sie werden zu einem kompetenten Ansprechpartner in Budgetfragen. Sie können damit die Interessen der Station gegenüber der Leitung des Hauses vertreten und sind so nicht der Willkür von Entscheidungen ausgeliefert.
- Sie werden sich Ihrer finanziellen Verantwortung bewusster. Das heißt, der Arbeitgeber zahlt für eine Pflegekraft 38.347,– € im Jahr und erwartet dafür eine entsprechende Gegenleistung, für deren Erbringung Sie mit verantwortlich sind.
- Spezielle Kostenentwicklungen sind genauestens nachvollziehbar, z. B. bei der Anzahl der Überstunden, dem Einsatz von zusätzlichen Sitzwachen und pflegerischem Verbrauchsmaterial. Hier können Sie als Leitung Kosten sparen, indem Sie zum Beispiel Überstunden des Personals vermeiden, Sitzwachen nur sehr gezielt einsetzen und beim Material auf sparsamen Verbrauch achten. Gegenüber Ihrem Personal können Sie bei diesen Maßnahmen jederzeit mit Zahlen argumentieren.

Budgetfestlegung für das kommende Jahr

Haben Sie nun einen Überblick über Ihre Kosten auf der Station, so folgt die Budgetfestsetzung für das kommende Jahr. In einem gemeinsamen Gespräch zwischen dem Kostenstellenteam der Station und dem Finanzreferat wird eine Budgetkürzung oder Erhöhung festgelegt.

Um den Vorgaben gerecht zu werden, ist es für das Kostenstellenteam der Station wichtig, die Entwicklung im Budgetjahr quartalsweise oder halbjährlich zu kontrollieren, um eventuelle Ausgabenkorrekturen zu veranlassen.

Zur Budgetfestlegung gehört auch eine Planung der Bettenauslastung. Sie als Stationsleitung können hier mit dem Stationsarzt gemeinsam auf die Erreichung dieses Ziels hinarbeiten.

Auch hier wieder der STL-Kurs 2003: „Welche Bedeutung hat die Budgetierung für die Stationsleitung?"

- Erweiterte Kontrollfunktion,
- mehr Konflikte mit dem Team, den Ärzten und der Verwaltung,
- wirtschaftliches Arbeiten ist möglich,
- Stationsabläufe müssen überdacht und neu geplant werden,
- Überforderung durch Komplexität der Budgetierung,
- Aufwertung ihrer Person und Funktion,
- finanzieller Anreiz (Wenn Gewinn wieder in die Investitionen einfließt),
- Veränderung des Berufbildes,
- kompetenter Ansprechpartner.

Meine persönlichen Erfahrungen mit der Budgetierung waren sehr positiv. Wir haben im Kostenstellenteam falsche Kostenzuweisungen für unsere Kostenstelle korrigieren können, durch die spätere Besetzung von Stellen Personalkosten und durch ein anderes Abrechnungsverfahren beim Einsatz von einem sehr teuren Medikament ca. 127.823,– € im Jahr gespart. Sehr positiv habe ich auch die interdisziplinäre Zusammenarbeit empfunden, da diese Einsparungen erst möglich machte.

Die Stationsleitung ist die Kostenstellenverantwortliche für ihren Verantwortungsbereich. Eine ambulante Einrichtung hat kein eigentliches Budget zur Verfügung, sondern muss mit den finanziellen Erfahrungswerten der vergangenen Monate und Jahre arbeiten.

Die Stationsbudgetierung im ambulanten Bereich

Das finanzielle Budget einer Sozialstation ist abhängig von den Ausgaben und Einnahmen. In der Regel muss sie sich finanziell selbst tragen können, um ihre Existenz auf Dauer zu sichern.

Jeder Neukunde, genauso wie jede Kurzzeitpflege, jede Heimaufnahme eines Kunden, jeder Todesfall kann das Betriebsergebnis des laufenden Monats entscheidend verändern, obwohl die Personalkosten und viele Sachkosten gleich bleiben.

Die Leitung einer ambulanten Einrichtung muss vorausschauend kalkulieren, um ihre Station im schwarzen Zahlenbereich zu halten. Ebenso müssen die Mitarbeiter enorm flexibel in der Akzeptanz ihrer wöchentlichen, nie vorhersehbaren Arbeitszeit sein. Daher ist ein Personalmix aus Vollzeit- und Teilzeitbeschäftigten und geringfügig beschäftigten Mitarbeitern entscheidend für den finanziellen Erfolg des ambulanten Pflegedienstes.

Die Leistungskataloge SGB V und SGB XI sind festgeschrieben, lediglich private Zusatzleistungen können frei mit dem Kunden verhandelt werden.

Hier gilt es für jede ambulante Einrichtung, kostendeckende Zusatzleistungskataloge zu erstellen.

Literatur

Deutsche Krankenhausgesellschaft (1995): Grundsatzposition und Hinweise der DKG zur internen Budgetierung. In: Das Krankenhaus. Nr. 1
DKI: Krankenhaus Barometer, Umfrage 2007.
Fischer, W. (2003): Zentrum für Informatik und wirtschaftliche Medizin. CH-9116 Wolfertswil (Schweiz). http://www.fischer-zim.ch/, 3.11.2003
Freymann, H. (1988): Budgetierung und Krankenhausbetriebsführung. Krankenhausökonomie in Wissenschaft und Praxis. Festschrift für Siegfried Eichhorn. Kulmbach: E. C. Baumann
Neubauer, G./Moos, G.: Umsetzung des GSG und Herausforderungen für das Pflegemanagement. BALK-Zeitung. Jubiläumsausgabe zum 20-j. Jubiläum. 5. Jhg./Heft 13/I. Quartal
Peters, J. (2002): DRGs aus der Sicht der Pflege. Notwendigkeit und Grenzen eines Pflegefaktors. Stuttgart: Kohlhammer
Kober, K. (1998): Budgetierung für Führungskräfte in der Krankenpflege. Hannover: Schlütersche

2 Leitungsprofil und Aufgabenbereich

Wolfgang Schäfer

Das heutige Aufgabenprofil einer Stationsleitung ist eindeutig komplexitätsorientiert

Jede Stationsleitung führt und organisiert ihre Station anders. Es gibt unterschiedliche Formen, die der jeweiligen Situation angepasst werden müssen, um erfolgreich zu sein. Die vielfältigen Arbeitsstile sind mit gewissen Anteilen bei jeder Führungsperson vorhanden. Wichtig ist, wie ausgeprägt die jeweiligen Anteile sind und ob sie ins Negative umschlagen. Darin beweist sich die Kompetenz des Einzelnen in seiner Position. Wichtige Grundbedingungen für Ihre Führungskompetenz sind:

Grundbedingungen
für Führungskompetenz

- die eigenen kognitiven und emotionalen Fähigkeiten mit ihren Auswirkungen auf das soziale Umfeld genau zu kennen,
- Leistungsbereitschaft zu besitzen und die Fähigkeit zu haben, die eigenen Grenzen und Stärken Ihrer Leistungsfähigkeit genauestens einzuschätzen,
- die Bereitschaft, Verantwortung für die eigenen Entscheidungen zu übernehmen,
- die Fähigkeit, störende Emotionen zu beherrschen,
- Flexibilität und Innovativität als Grundlage für eine sich schnell wandelnde Arbeitsumwelt,
- Initiative ergreifen zu können,
- Ziele mit Ausdauer zum Erfolg führen zu können,
- andere Mitarbeiter zu verstehen und sie in ihrer Entwicklung zu fördern,
- Konflikte im Team zu erkennen, zu verhandeln und Lösungen zu entwickeln,
- Loyalität gegenüber Ihrem Arbeitgeber in Verbindung mit Integrität und Aufrichtigkeit zu zeigen,
- sich kooperativ zu verhalten, um mit anderen an gemeinsamen Zielen arbeiten zu können,
- bestehende Beziehungen zu pflegen,
- die Fähigkeit, eigenes Wissen verständlich darzustellen,
- die Fähigkeit, zwischen den Betriebszielen und den Mitarbeiterwünschen konstruktive Kompromisse zu finden.

Merke:
Sind Sie als Stationsleitung anerkannt und beliebt, haben Sie besonders für junge Mitarbeiter und Schüler eine Vorbildfunktion. Die Mitarbeiter identifizieren sich mit Ihnen und übernehmen einen Teil Ihrer Einstellungen und Verhaltensweisen. Je länger und intensiver

> die Mitarbeiter mit einer von ihnen anerkannten Stationsleitung zu-
> sammenarbeiten, desto mehr nähern sie sich ihr in ihrer Arbeitsweise
> an.

2.1 Eigenschaften der Stationsleitung und an die Stationsleitung gerichtete Erwartungen

Fachwissen

Sind Sie Leitung geworden aufgrund Ihres überragenden Fachwissens, dann kennen Sie sich in den Bereichen der Pflege am besten aus, haben viel Erfahrung, sind fleißig und zuverlässig.

In der Führungsposition gelingt es Ihnen eventuell nicht, den Schwerpunkt Ihrer Arbeit vom Fachwissen hin zur Führungsarbeit zu verlagern. Sie wollen weiterhin die „Beste" sein und betrachten die Mitarbeiter als Konkurrenten.

Emotionale Kompetenz

Sie kennen Ihre eigenen Gefühle, können sich gut in die Gefühle anderer hineinversetzen und haben die Fähigkeit, mit Ihren eigenen Emotionen und denen der anderen adäquat umzugehen. In der Leitungsfunktion können sich dann Probleme ergeben, wenn Sie Ihre Mitarbeiter zwar gut verstehen, aber die emotionalen Bedürfnisse der einzelnen Mitarbeiter sehr unterschiedlich sind. Dann müssen Sie auch unbefriedigende Kompromisse tolerieren, bei denen Sie mit negativen Gefühlen Ihrer Mitarbeiter konfrontiert werden.

Ordnungssinn

Sie haben als Leitung einen ausgeprägten Ordnungssinn. Sie wollen klare Strukturen und sorgen für Richtlinien, weisen eindeutige Aufgaben zu und regeln Unklarheiten schnell und dauerhaft. Da jeder Mitarbeiter weiß, was er zu tun hat, verläuft die Arbeit in einer ruhigen und sachlichen Atmosphäre, die auch Belastungen standhalten kann. Übertreiben Sie Ihren Hang zur Ordnung und versuchen alles bis ins letzte Detail zu kontrollieren, schränken Sie dadurch den Freiraum und die Entfaltungsmöglichkeiten der Mitarbeiter massiv ein. Diese werden neue Arbeitsplätze suchen, oder wenn sie bleiben, nur noch unmotiviert „Dienst nach Vorschrift" leisten. Ebenfalls kann es bei Ihren Mitarbeitern zu gegenseitigen Schuldzuweisungen kommen, da diese sich absichern wollen.

Kreativität

Sie besitzen einen großen Ideenreichtum und denken, dass grundsätzlich alles zu verbessern ist. Ihre Mitarbeiter haben genug Freiraum, um Ideen einzubringen und sich zu verwirklichen. Auch hier kann Ihr Einfallsreichtum überschießen und dadurch ständige Unruhe und Hektik entstehen. Viele Ideen bleiben auf der Strecke, da kaum Zeit bleibt, die Einfälle umzusetzen. Die Mitarbeiter verlieren schnell die Orientierung, da die Ordnung von gestern schon durch die Ordnung von heute abgelöst ist.

Fürsorglichkeit

Als fürsorgliche Stationsleitung fühlen Sie sich für Ihre Mitarbeiter persönlich verantwortlich. Sie kennen und fördern jeden Einzelnen, vermeiden Ungerechtigkeiten und sind immer für Ihre Mitarbeiter da. Sie sind bei den Pflegekräften in Ihrer Leitungsfunktion anerkannt und akzeptiert. Nachteilig wirkt sich dieses fürsorgliche Verhalten dann aus, wenn Sie **nur noch** das Wohl des Pflegepersonals im Sinn haben. In diesem Fall wollen Sie die Mitarbeiter bei allen dienstlichen und privaten Problemen total betreuen; Sie übernehmen in diesem Fall eine Art Elternvertretung. Ihre anderen Aufgaben können darunter leiden. Ebenfalls kann sich Ihre Fürsorglichkeit stark auf die Probleme und Schicksale Ihrer Patienten beziehen. Es besteht die Gefahr des Helfer-Syndroms (vgl. Schmidbauer 1991).

Wenn Sie Ihre Fürsorglichkeit durch ständiges Herumwandern und Plaudern mit den Mitarbeitern zeigen, dann wird dies eher nachteilig bewertet, da hier die Führungsarbeit nicht zu offensichtlichen Ergebnissen führt. Genauso wird ein ständiger autistischer Rückzug an den Schreibtisch, um Dienstpläne zu erstellen, Computerarbeit zu leisten, schriftliche Arbeiten und Ähnliches zu erledigen, negativ bewertet. Damit ist nicht die notwendige Routinearbeit gemeint, sondern das bewusste Zurückziehen aus der Führungsverantwortung.

Sie sind als Leitung beständig, beobachten und wägen ab, bevor Sie sich auf etwas Neues einlassen. Sie vermitteln den Mitarbeitern Sicherheit und ein stabiles Umfeld, in dem Sie sich entwickeln können. In diesem Umfeld bleiben die Leute über viele Jahre, sammeln Erfahrungen und werden zu guten Mitarbeitern. Beständigkeit wirkt sich dann negativ aus, wenn die Ursache Angst vor dem Loslassen ist und notwendige Veränderungen nicht durchgeführt werden. Die Folge ist Unflexibilität. Mitarbeiter, die gute Ideen haben, werden hier ständig enttäuscht. *(Beständigkeit)*

Sie handeln vorausschauend, verlieren sich nicht im Detail und haben langfristige Ziele vor Augen. Auf dem Weg dorthin rechnen Sie mit Hindernissen, die zu bewältigen sind. Sie lassen Ihren Mitarbeitern genügend Freiraum im Rahmen der Zielerreichung. Schwierig wird es erst dann, wenn die Mitarbeiter die langfristigen Ziele nicht erkennen und kaum zu einer Mitarbeit zu motivieren sind. Die Gefahr besteht, dass Sie die Geduld für diese aufwändige Führungsarbeit verlieren. *(Zukunftsorientierung)*

Sie erwarten, dass Ihre Mitarbeiter Sie aufgrund Ihrer Position in der Hierarchie akzeptieren und dass Sie die Mittel von Autorität und Macht einsetzen dürfen. Sie wollen in der Führungsposition als „Chef" respektiert werden und sind sofort in Ihrer Rolle erkennbar. Das Personal akzeptiert in der Regel diesen Anspruch und zeigt Ihnen gegenüber Anerkennung. Übertreiben Sie Ihre Machtbedürfnisse, indem Sie auch dann Macht ausüben wollen, wenn der direkte Zusammenhang zur Arbeit nicht erkennbar ist, dann geht es Ihnen häufig nur noch darum, immer mehr Macht zu bekommen und niemand Gleichwertigen neben sich zu dulden. Dabei geht es Ihnen oft nicht mehr um die Leitung der Station, sondern nur noch um die Machtposition. *(Machtausübung)*

- **Positives Menschenbild**: Von Ihnen wird ein positives Menschenbild erwartet, gerade in einem Beruf, der sich um das Wohl von kranken Menschen kümmert. Ein positives Menschenbild sieht den Menschen in seiner Ganzheitlichkeit und akzeptiert ihn ohne Wenn und Aber. Menschenverachtende Bemerkungen über Patienten, Pflegekräfte anderer Bereiche, Ausländer usw. werden von den Mitarbeitern in Ihrem Umfeld negativ aufgenommen. *(Weitere Erwartungen an die Stationsleitung)*
- **Beeinflussung von Einstellungen**: Leitung einer Station bedeutet heutzutage mehr als Delegation und Kontrolle, Lob und Kritik. Es gehört auch dazu, dass Sie Mentalitäten und Einstellungen beeinflussen.

- **Sachlichkeit:** Als Leitung müssen Sie auch in kritischen Situationen sachlich und ruhig bleiben. Wenn Sie sich provozieren und in verhängnisvolle lautstarke Diskussionen hineinziehen lassen, verlieren Sie schnell an Autorität.
- **Humor:** Angenehm und hilfreich ist auch eine gesunde Portion Humor. In einer allgemein angespannten Arbeitssituation wirkt Humor recht entspannend.
- **Natürliche Autorität:** Sie besitzen eine natürliche Autorität und sind bereit, diese geltend zu machen.
- **Willen zur Macht:** Sie haben Machtwillen, sind bereit, ihn gegen Widerstand durchzusetzen und übernehmen die Verantwortung für Ihr Handeln.

Ihre notwendigen Eigenschaften und Erwartungen müssen der jeweiligen Stelle und Person individuell angepasst werden. Die hier dargestellten Punkte können nur als Richtschnur dienen. Neben den gezeigten subjektiven Merkmalen können zusätzlich objektive Merkmale (z. B. die Stellenbeschreibung) das Profil und die Merkmale der Leitungsposition verdeutlichen.

> **Merke:**
> Die Führungsqualität einer Stationsleitung erkennt man nicht an ihrem Umgang mit ihresgleichen, sondern am Umgang mit ihren Mitarbeitern.

2.2 Die Stellenbeschreibung der Stationsleitung

Die Stellen- oder Arbeitsplatzbeschreibung ist ein formales Dokument, das den Arbeitsbereich und die Rahmenbedingungen für die Position der Stationsleitung festlegt. Arbeiten, die über diese Beschreibung hinaus gehen, können der Leitung nicht zugewiesen werden.

Für Sie als Stationsleitung ist eine Stellenbeschreibung sehr hilfreich. Sie haben einen klar definierten Aufgabenbereich und müssen keine zusätzlichen Aufgaben bewältigen. Sie können sich gegenüber den Aufgaben der Pflegedienstleitung, den Mitarbeitern und im interdisziplinären Bereich gegenüber den Ärzten und der Verwaltung klar abgrenzen. Da eine Stellenbeschreibung einen verbindlichen Charakter hat, können Sie sich jederzeit darauf berufen.

Hilfreich bei der Einschätzung von Arbeitsaufwand und Belastung

Durch die eindeutige Definition des Aufgabengebiets können Sie schon, bevor Sie die Leitung übernehmen, einen realistischen Eindruck von den Belastungen einer Leitung gewinnen und damit einschätzen, ob Sie genügend Erfahrung und die nötige Qualifikation haben.

Gerade in der ersten Zeit nach der Übernahme der Leitungsfunktion ist die Orientierung sehr schwierig, daher ist auch hier ein Rahmen für die zu bewältigenden Aufgaben eine große Unterstützung. Ohne die formale Stellenbeschreibung ist es schwer, die eigentlichen Führungsaufgaben wahrzunehmen, besonders, wenn Ihre Mitarbeiter die Bedeutung der

Führungsarbeit nicht einschätzen können. Der Pflegedienstleitung wiederum hilft die klare Aufgabenzuteilung bei der objektiven Bewertung Ihrer Leistung in Ihrer Funktion als Stationsleitung.

Dass sich Stellenbeschreibungen in den Krankenhäusern noch nicht im breiten Rahmen durchgesetzt haben, könnte an der Verbindlichkeit einer Beschreibung liegen. Einmal müssen die Krankenhäuser in der heutigen Zeit in immer kürzeren Abständen tiefgreifende strukturelle Veränderungen vornehmen und lehnen deshalb verbindliche Stellenbeschreibungen als zu unflexibel ab. Ein anderer Grund ist die noch viel zu wenig diskutierte Frage der leistungsgerechten Bezahlung, die ja gerade durch die Stellenbeschreibung erst möglich wird.

Im Anhang (siehe 2 und 3) stehen zwei Musterbeschreibungen zur Verfügung.

Wie man einen Führungsprozess zur „Optimierung der Patientenversorgung", der im Rahmen der Qualitätssicherung von mir erstellt wurde, gleichzeitig für eine Stellenbeschreibung nutzen kann, zeigt Abb. 4.

2.3   Die stellvertretende Stationsleitung

Die Position der stellvertretenden Stationsleitung sollte durch einen hoch motivierten, leistungsfähigen und mit Führungskompetenzen ausgestatteten Mitarbeiter besetzt sein. Zwischen Ihnen als Stationsleitung und der Stellvertretung muss ein enges Vertrauensverhältnis bestehen, da in Ihrer Abwesenheit die Station im gleichen Stil weitergeführt werden muss, um die Leistungsfähigkeit zu erhalten. Zwischen den beiden Leitungspersonen muss ein Klima der Offenheit und Ehrlichkeit herrschen. Auf beiden Seiten darf es nicht zu einem Informationsdefizit kommen, damit jeder in einer entsprechenden Situation adäquat reagieren kann.

Akzeptanz durch Leitung unabdingbar

Beispiel:
Die Stationsleitung tritt einen dreiwöchigen Urlaub an. Sie informiert ihre Vertretung umfassend, damit diese auf die Vertretungsaufgabe gut vorbereitet ist. Die Vertretung freut sich über das ihr entgegen gebrachte Vertrauen und ist motiviert, die Vertretung zu übernehmen.

Kompetenzen

Die Stellvertretung muss in Ihrer Abwesenheit die Mitarbeiter der Station so führen, dass ein reibungsloser Arbeitsablauf gewährleistet ist und die Arbeitsergebnisse nicht vom üblichen Stationsstandard abweichen. Dabei verfügt sie über eine weitgehende Entscheidungsfreiheit, die ihr dies ermöglicht.

Erwartungen an die Stellvertretung

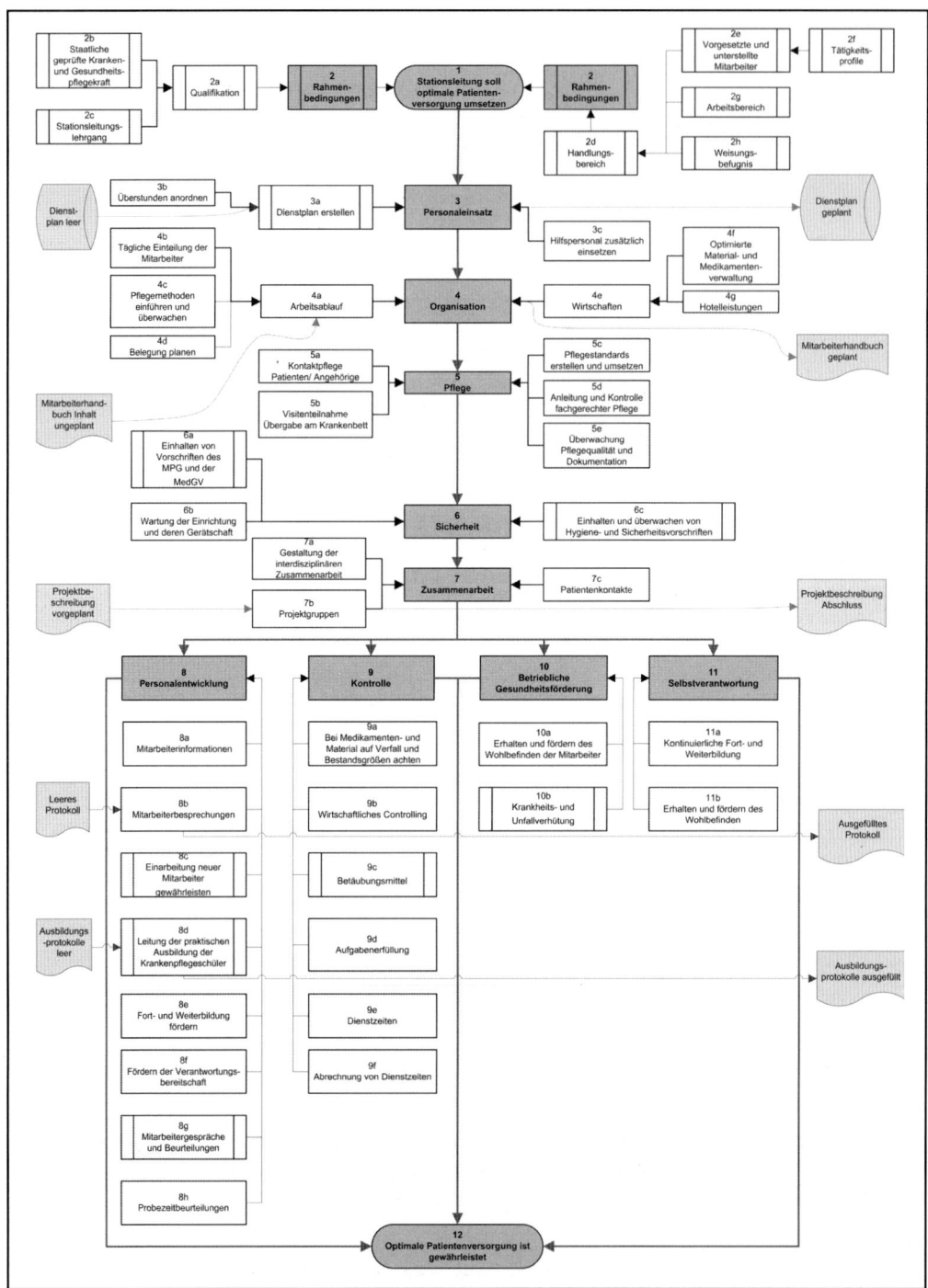

Abb. 4: Prozessbeschreibung ,,Optimierung der Patientenversorgung'' und ,,Stellenbeschreibung''
(www.kohlhammer.de → Service → Downloads)

> **Beispiel:**
> Die Vertretung A. erfährt im Frühdienst, dass der Nachtdienst für die ganze Woche wegen Krankheit ausfällt. A. muss in allen Schichten Umstellungen veranlassen, um einen reibungslosen Tag- und Nachtdienst zu gewährleisten. Sie redet mit den Betroffenen, sucht nach Lösungen, die niemanden allzu sehr verärgern und schafft es schließlich, den Ausfall der Nachtschwester zu kompensieren. Die Stationsleitung, die am nächsten Tag in den Dienst kommt, akzeptiert die Entscheidung ihrer Vertretung und passt sich den Umstellungen an.

Der Handlungsspielraum der Vertretung bezieht sich vor allem auf solche Entscheidungen, die kurzfristig getroffen werden müssen, um die Handlungsfähigkeit der Mitarbeiter nicht zu bremsen. Langfristige Entscheidungen bei der Stationsführung sollten aber immer über die Stationsleitung laufen, da kein akuter Handlungsbedarf besteht.

Handlungsspielraum

> **Beispiel:**
> Die Pflegedienstleitung fragt die Vertretung A., ob die Station im nächsten Monat einen Praktikanten übernehmen kann. A. bittet die Pflegedienstleitung darum, bis zur nächsten Woche zu warten, da dann die Stationsleitung aus dem Urlaub zurückkommt.

Insgesamt ist die Position der Stellvertretung nicht einfach zu bewältigen. Sorgen Sie aus diesem Grund dafür, dass Ihre Vertretung eine Stationsleitungsausbildung erhält, um den Anforderungen gerecht zu werden. Eine gute Vertretung kann sich mit der in dieser Position erbrachten Leistung ein Sprungbrett für die Position der Stationsleitung schaffen.

> **Hinweis:**
> Dem allgemeinen Trend folgend, Hierarchien abzubauen, werden sich wohl in Zukunft die Stationsleitungen von zwei Stationen gegenseitig vertreten!

2.4   Konflikte im Leitungsteam

Nicht immer sind die eingangs erwähnten Voraussetzungen gegeben. Stattdessen kommt es manchmal zu Kommunikationsstörungen und Konflikten im Leitungsteam. Mögliche Ursachen können sein:

Ursachen

- Die Stationsleitung möchte die Station allein führen und gibt deshalb ihr Führungswissen nur ungern preis. Sie geht auf Distanz, verteidigt sich und versucht, alle Probleme im Team selbst zu lösen.
- Die Stellvertretung meint, dass die Stationsleitung schon zu alt sei und versucht sie zu verdrängen. Sie reagiert ihr gegenüber oft aggressiv,

schart andere Unzufriedene um sich und macht Stimmung gegen die Leitung.

- Unterschiedliche Führungsausrichtungen: Wenn die Leitung den kooperativen Führungsstil bevorzugt und die Vertretung eher zum autoritären Verhalten tendiert, kann es zwischen den beiden zu erheblichen Konflikten kommen.

Bewältigung von Konflikten

In allen Fällen leidet die Leistungsfähigkeit des ganzen Teams unter diesen Bedingungen. Um den Konflikt zwischen Ihnen als Leitung und Ihrer Stellvertretung zu lösen, müssen Sie zuerst die Situation analysieren und die Ursachen des Konflikts verstehen. Haben Sie ein umfassendes Verständnis erlangt, folgt ein offenes Gespräch mit Ihrer Vertretung, indem Sie Ihre Erkenntnisse erläutern und Ihrer Vertretung eine ebenso offene Stellungnahme ermöglichen. Die Konfliktlösung kann nur durch beidseitige Zugeständnisse und gemeinsame konstruktive Ideen für eine zukünftige Zusammenarbeit erreicht werden. Sind die Positionen verhärtet und besteht wenig Kompromissbereitschaft, dann muss eine dritte, neutrale Person hinzugezogen werden, die genügend Objektivität für die Beurteilung der Situation bewahren kann.

2.5   Führung auf Probe und Führung auf Zeit

§ 31 und 32 des TVöD führen die Führung auf Probe und Führung auf Zeit neu ein. Dies betrifft Leitungen ab der Entgeltgruppe 10, also z. B. große Intensivstationen, OP, Anästhesie und natürlich Bereichsleitungen.

Im § 31 bietet sich dem Arbeitgeber die Möglichkeit, Führungspositionen als befristetes Arbeitsverhältnis bis zur Gesamtdauer von zwei Jahren zu vereinbaren. Im § 32 können Führungspositionen als befristetes Arbeitsverhältnis bis zur Dauer von vier Jahren vereinbart werden. In den Entgeltgruppen 10 bis 12 ist eine höchstens zweimalige Verlängerung bis zu einer Gesamtdauer von acht Jahren möglich.

Dass man die Führungskompetenz des Mitarbeiters innerhalb eines vernünftigen Zeitraums auf die Probe stellt, ist sicher ein sinnvoller Ansatz. Wie viele inkompetente oder mittelmäßige Stationsleitungen wurden in der Vergangenheit in ihrer Position toleriert, da es kaum rechtliche Mittel gab, sie von ihrer Leitungsfunktion zu entbinden.

Führung auf Zeit ist immer dann sinnvoll, wenn eine Führungsstelle nur für eine begrenzte Zeit benötigt wird.

3 Mitarbeiterführung

Wolfgang Schäfer

Es ist eine Eigenart der Menschen, anderen Menschen zu folgen, und man folgt meistens denen, die am zielstrebigsten sind.

Für die vielschichtige Führungsrealität gibt es keine Patentrezepte; dafür ist die Realität zu komplex, und die Mitarbeiter lassen sich nicht in Schemata pressen. Die Kunst, eine Station zu führen, liegt darin, die Konsequenzen aus seinem eigenen Führungsverhalten bis ins Detail zu durchdenken und sich dann bewusst zu entscheiden.

Bewusste Entscheidung für bestimmten Führungsstil

Der Begriff Mitarbeiterführung im Krankenhaus oder im ambulanten Bereich bedeutet: einen Mitarbeiter oder das ganze Team unter Berücksichtigung der jeweiligen Situation erfolgreich auf gemeinsame Ziele und Werte der Institution bzw. Einrichtung hin zu beeinflussen, ohne die Interessen der einzelnen Gruppenmitglieder zu übergehen.

Als Stationsleitung müssen Sie mindestens ein Drittel Ihrer Arbeitszeit für das Personalmanagement aufwenden. Machen Sie Fehler in der Mitarbeiterführung, dann kann dieser Aufwand schnell auf bis zu zwei Drittel Ihrer Zeit anwachsen. Dabei müssen Sie jeden Tag aufs Neue die unterschiedlichen Mitarbeiterpersönlichkeiten so führen, dass sie eine adäquate Arbeitsleistung erbringen. Wie unterschiedlich die Persönlichkeiten und Interessen Ihrer Mitarbeiter sein können, zeigt Abbildung 5:

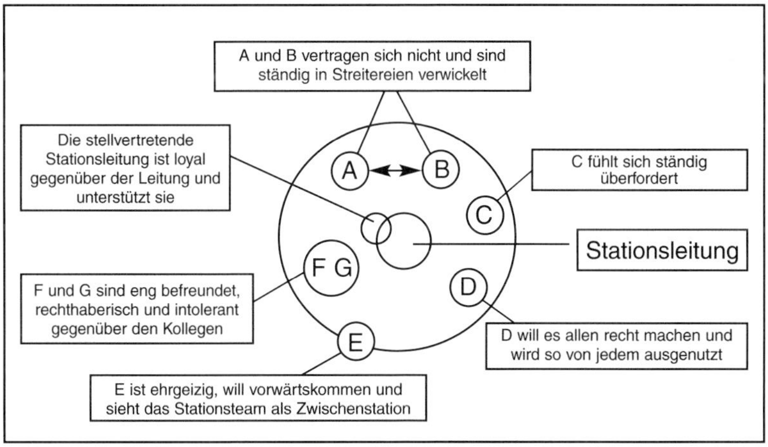

Abb. 5: Positionen der Mitarbeiter im Team

Sie als Stationsleitung haben die Aufgabe und das Recht, klare Forderungen an Ihre Mitarbeiter zu stellen, mit ihnen Vereinbarungen zu treffen und deren Umsetzung zu kontrollieren. Sie haben das Recht auf Erfüllung von Arbeitsverträgen sowie auf die Erbringung der darin vereinbarten

Forderungen an die Mitarbeiter

Leistungen. Bei Nichterfüllung von arbeitsvertraglichen Leistungen, zum Beispiel bei der Einhaltung der Dienstzeit und der Befolgung von dienstlichen Anweisungen, müssen Sie die Pflegekraft damit konfrontieren und eventuell Konsequenzen in die Wege leiten. Sie müssen gegebenenfalls Leistungen von Ihren Mitarbeitern fordern, die diese von sich aus nicht erbringen würden. Das Forderungsverhältnis zwischen Stationsleitung und Pflegekraft ist gleichzeitig Ihre Legitimation als Führungskraft.

Primäre Aufgabe: Führungsarbeit

Als Stationsleitung müssen Sie nicht die beste Pflegekraft sein, sondern Ihre Aufgabe ist es, die Gruppe so zu führen, dass die Arbeitsleistung erhalten beziehungsweise verbessert wird. Allgemeiner gesagt: Ihre eigentliche Aufgabe ist die **Führungsarbeit**, und hier müssen Sie souverän, selbstbewusst, belastbar, entscheidungs- und urteilsfähig sein. So können Sie zum Vorbild für andere Gruppenmitglieder werden, was wiederum den Erfolg der Arbeit positiv beeinflusst. Eine hohe Arbeitsleistung und Arbeitsbereitschaft ist abhängig von Ihren Persönlichkeitsfaktoren, Ihren Verhaltensweisen, Ihrem Fachwissen und Ihrem erzielten Erfolg oder Misserfolg.

Beispiel:
Welche herausragende Bedeutung eine gute Mitarbeiterführung heutzutage hat, kann man an der Verantwortung der Stationsleitung für die Personalkosten erkennen. Eine examinierte Pflegekraft kostet im Jahr ca. 38.347,– €. Sind auf der Station 14 Pflegekräfte, so ergeben sich im Jahr 536.858,– € Personalkosten im Pflegebereich. Wird über die explodierenden Kosten im Gesundheitswesen gesprochen, dann wird immer wieder erwähnt, dass das Pflegepersonal den größten Kostenfaktor in Krankenhäusern darstellt. Sie als Stationsleitung tragen somit auch eine gesellschaftliche Verantwortung und sind verpflichtet, Ihr Personal so zu führen, dass dessen Leistungsbereitschaft und -fähigkeit zunimmt, um die finanziellen Ausgaben für das Personal zu rechtfertigen.

Bestimmungsfaktoren für den Erfolg

Der Erfolg Ihrer Führungsarbeit wird aber auch von anderen Faktoren beeinflusst, z. B. von:

- den Gruppenmitgliedern mit ihren Erfahrungen, ihrem Engagement, ihren Motivationen, ihrer Leistungsbereitschaft, ihren individuellen Zielen und ihren privaten Interessen,
- der verfügbaren Zeit,
- den vorhandenen finanziellen Möglichkeiten,
- der Art und Schwierigkeit der gestellten Aufgaben,
- den räumlichen Gegebenheiten,
- den Beziehungen zu anderen Gruppen,
- der Stellung der Gruppe in der Gesamtorganisation,
- dem Entgelt,
- den Entfaltungsmöglichkeiten,
- den Betriebszielen,
- den organisationsexternen Einflüssen wie Arbeitsmarkt, Konkurrenz und Gesellschaft,
- politischen Entscheidungen.

Besonderheiten der Mitarbeiterführung im ambulanten Bereich

Die Leitung einer ambulanten Einrichtung muss über besonders viel Menschenkenntnis verfügen, da sie, im Gegensatz zu einer Stationsleitung im stationären Bereich, ihre Mitarbeiter nur selten sieht.

In der Regel ist sie morgens zu Tourenbeginn zwischen 6.00 h und 8.00 h nur sehr kurz im Büro. Bei recht unterschiedlichen Tourenendzeiten kann es sein, das sie ihre Mitarbeiter gar nicht sieht. Erschwerend kommen die Pflichten der interdisziplinären Zusammenarbeit hinzu. Die vielen Besuche (☞ Kap. 1.3.3) können dazu führen, dass die Stationsleitung mittags oder zu Beginn der Abendtour nicht immer anwesend ist.

In dieser Situation (speziell dann, wenn eine Stationsleitung bei Touren mitfahren muss) sind regelmäßige Teamsitzungen mit konkreten Zielvereinbarungen besonders wichtig, damit die Leitung die für das Personalmanagement verfügbare Zeit effektiv nutzen kann.

Wichtig: Regelmäßige Kommunikation mit den Mitarbeitern

3.1 Sozialwissenschaftliche Grundlagen für die Praxis

Der Weg zur Vollkommenheit und zu jedem Fortschritt ist fortwährende Selbstkritik.

Kurt Schwitters

Ihre Fähigkeit zur Leitung einer Station entwickelt sich aus dem Spannungsfeld zwischen Emotionalität, Theorie und Praxis. Daher beschäftigen sich die nächsten Kapitel mit Begriffen und Konzepten aus dem psychosozialen Bereich, wie Rolle, Gruppe, Kommunikation, Interaktion, die für das Verständnis der alltäglichen Leitungspraxis im Krankenhaus von Bedeutung sind.

3.1.1 Die soziale Rolle

Die „soziale" Rolle oder kurz „Rolle" ist ein soziologischer Zentralbegriff. Er beschreibt die Erwartungen und Ansprüche einer Gruppe oder der gesamten Gesellschaft an das Verhalten und äußere Erscheinungsbild eines Inhabers einer sozialen Position. Aufgrund dieser Ansprüche bildet sich ein Gefüge von Verhaltensnormen heraus, die die Rechte und Pflichten des Inhabers der sozialen Rolle bestimmen. Die sozialen Verhaltensweisen des Rolleninhabers werden so durch ihre Gleichförmigkeit und Regelmäßigkeit in den Abläufen vorhersehbar. Es bleibt aber immer noch genügend Raum für individuelle Verhaltensweisen, da nicht jede mögliche Situation durch Normen geregelt ist (vgl. Wörterbuch der Soziologie, Kröner Verlag, Stuttgart 1976).

Definition

Der Unterschied zwischen der Person und der sozialen Rolle soll am folgenden Beispiel verdeutlicht werden:

> **Beispiel:**
> Die fünf Personen auf der Station F7 nehmen fünf verschiedene beruflich-soziale Positionen ein. Damit sind der Platz und der Ort bestimmt, den jeder einnimmt.

Tab. 4: Personen und ihre soziale Rolle

Person	Soziale Rolle
Beate Kümmerling	Stationsleitung
Gertrud Halbert	Pflegekraft
Peter Neuling	Krankenpflegeschüler
Hubert Neuner	Krankenpflegehelfer
Dr. Robert Sammer	Stationsarzt

Die Inhaber der sozialen Rolle (die Person) sind jederzeit austauschbar, die Rolle selbst bleibt bestehen.

Rolle der Stationsleitung

Sie haben im Beruf die Rolle der Stationsleitung inne, übernehmen aber auch andere soziale Rollen, wie zum Beispiel zu Hause die eines Ehepartners bzw. Elternteils, die Rolle des Freizeitsportlers oder des Stammtischmitglieds. In jeder Situation sind die Erwartungen an Ihr Verhalten andere. Als Stationsleitung ist Ihre Rolle recht eindeutig, besonders wenn sie durch eine Stellenbeschreibung klar definiert ist. Wie problematisch die Bindung an eine vorgegebene Rolle aber sein kann, zeigt die Rolle der stellvertretenden Stationsleitung.

Rolle der stellvertretenden Stationsleitung

Die soziale Rolle der stellvertretenden Leitung ist genau zwischen Ihnen als Stationsleitung und den Mitarbeitern platziert. Auf der einen Seite muss sie die Interessen des Hauses wahrnehmen und die pflegerische Versorgung der Patienten gewährleisten, auf der anderen Seite ist ihre Distanz zum Team aber nicht so groß wie bei der Stationsleitung. Diese engere Verbundenheit mit dem Team wird dann problematisch, wenn für die anderen Mitarbeiter verbindliche Entscheidungen getroffen werden müssen, da die Stellvertretung in den Augen des Teams nicht die gleiche Autorität wie die Leitung besitzt.

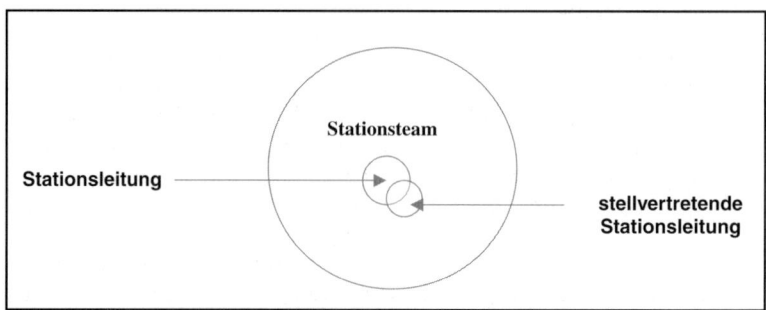

Abb. 6: Position der Stationsleitung und der stellvertretenden Stationsleitung im Team

Rollenkonflikte

Die Erwartungen an Sie als Stationsleitung können je nach Hierarchieebene und Position sehr unterschiedlich sein. Erwartet man vonseiten der Pflegedirektion von Ihnen vor allem die Erfüllung der Leistungsansprüche, so kann die Erwartung des einzelnen Mitarbeiters an Sie ganz anders sein und sogar konträr zu den Erwartungen der Pflegedirektion laufen.

Rollenkonflikte

> **Beispiel:**
> Die Pflegekraft A. bittet Sie als Stationsleitung darum, ihr eine Fortbildung in Kinästhetik zu ermöglichen. A. hat seit längerem Rückenschmerzen und hofft, durch die neue Technik ihren Rücken zu entlasten. Sie unterstützen diese Forderung, da Sie der Meinung sind, dass die Pflegekräfte keine körperlichen Schäden durch die Arbeit erleiden sollten. Als Stationsleitung besitzen Sie aber auch eine Kostenverantwortung und müssen das Verhältnis von Kosten und Nutzen abwägen.
> Die Pflegedienstleitung hat Ihnen vor kurzem gesagt, dass solche Fortbildungen in diesem und im nächsten Jahr aufgrund des schlechten Wirtschaftsergebnisses Ihres Krankenhauses nicht zu finanzieren sind.
> Sie als Führungskraft stecken jetzt in einem Rollenkonflikt, da sie widersprüchlichen Erwartungen an Ihre Rolle ausgesetzt sind. Einmal haben Sie einen **Intrarollenkonflikt**: Sie möchten einerseits nicht, dass A. Schaden erleidet, und haben andererseits ein ausgeprägtes Kostenbewusstsein. Dazu kommt der **Interrollenkonflikt**: Hier treffen Ihre fürsorglichen Interessen gegenüber dem Teammitglied und Ihre Pflichten gegenüber der Pflegedienstleitung aufeinander. Verhindern Sie die Summierung von Rollenkonflikten. So lässt sich eine dauerhafte Überlastung vermeiden.

In einem weiteren realen Beispiel wird deutlich, wie kompliziert die Erwartung an Ihre Rolle als Stationsleitung sein kann und wie schwer es manchmal ist, eine passende Lösung zu finden. Wird ein Rollenkonflikt nicht gelöst, so bleibt er eine dauerhafte Belastung für Sie als Leitung. Summieren sich diese ungelösten Konflikte, so kann sich die Belastung als unerträglich erweisen, und es folgt die innere Kündigung, Resignation oder sogar eine körperliche bzw. psychische Erkrankung, z. B. das Burnout-Syndrom.

> **Beispiel:**
> Unter dem zunehmenden Kostendruck sieht sich die Pflegedirektion gezwungen, auf Ihrer Station eine Pflegestelle zu streichen. Gleichzeitig wird die Liegedauer der Patienten verkürzt, ein höherer Patientendurchgang ist geplant, die Patienten sind zunehmend älter und es kommen mehr Schwerkranke zur Behandlung. Die Ärzte betreiben immer umfangreichere Diagnostik und fordern vom Pflegepersonal mehr Unterstützung ein, da sie ihrem Anspruchsdenken selbst nicht

mehr ausreichend nachkommen können. Die Patienten, durch Medien und Werbung beeinflusst, kommen mit einer hohen Anspruchshaltung in das Krankenhaus und erwarten eine umfassende Betreuung. Sie als Stationsleitung müssen nun den Ansprüchen der Direktion, der Ärzte, der Patienten, des Teams und ihren eigenen Erwartungen nachkommen. Das bedeutet für Sie, eine Leistungs- und Qualitätssteigerung mit weniger Personal in kürzester Zeit durchzuführen. Ihnen selbst ist es besonders wichtig, dass genügend Zeit für die umfassende Patientenversorgung bleibt. Unter diesen Umständen kommt es für Sie zwangsläufig zu einem schweren und belastenden Rollenkonflikt.

Jeder Rollenkonflikt ist individuell zu lösen. Es soll hier nur der Mechanismus des Rollenkonflikts offen gelegt werden, damit Sie als Stationsleitung verstehen, welchen Einflüssen Sie ausgesetzt sein können.

3.1.2 Formelle und informelle Gruppen

Um die gruppendynamischen Prozesse besser zu verstehen, muss man sich die jeweilige Struktur einer Gruppe genauer ansehen. Die Gruppe lässt sich in zwei Arten trennen, in die formelle und die informelle Gruppe. Die formelle Gruppe wird vom Arbeitgeber geplant, aufgestellt und in Ihrer Hierarchiestruktur festgelegt. Dagegen bilden sich informelle Gruppen spontan und ungeplant.

Merkmale einer formellen Gruppe

Auf einer Station arbeiten eine Stationsleitung, eine Stellvertretung und zwölf Pflegende. Die hierarchische Einteilung erfolgte durch die Institution.

Merkmale einer informellen Gruppe

Je länger die Menschen in einer Gruppe interagieren, desto deutlicher prägen sich Verhaltensnormen aus, an die sich alle halten. Drei Pflegekräfte treffen sich regelmäßig, um gemeinsame Freizeitaktivitäten zu unternehmen. Aufgrund ihrer Kontakte untereinander versuchen sie, auch im Dienst häufig zusammen zu sein und bilden so eine informelle Gruppe. Aus dieser Gruppe kann ein informeller Gruppenführer hervorgehen. Zum Beispiel kann eine der drei Pflegekräfte auf Grund ihrer Intelligenz und ihrer sozialen bzw. fachlichen Fähigkeiten von den anderen als informelle Leitung betrachtet werden.

Normenbildung in formellen und informellen Gruppen

Je häufiger die Mitglieder der formellen und informellen Gruppe interagieren und freundschaftlich miteinander umgehen, umso fester gefügt und beständiger wird die einzelne Gruppe. Es kommt zu einer Anpassung an die Verhaltensnormen. Dies sind interne Verhaltensregeln, an die sich die meisten halten, wie zum Beispiel ein gemeinsames Streben nach guten oder mäßigen Arbeitsleistungen oder ein (in)tolerantes Verhalten gegenüber pflegerischem Hilfspersonal. Ebenso wie bei den Verhaltensnormen kommt es zur Anpassung bei Einstellungen, Sympathien, Aktivitäten und Gefühlen.

Beispiel für eine starkes „Wir-Gefühl" in der Gruppe

Die Mitarbeiter der Station A arbeiten schon seit fünf Jahren zusammen. Jeder kennt die Stärken und Schwächen der anderen. Man hat sich aufeinander eingespielt, und die Arbeitsabläufe werden durch die entstandenen Normen geregelt. Als die Station durch Personalnot und gleichzeitige hohe Arbeitsintensität bis aufs Äußerste belastet wurde, gelang es den verbliebenen Pflegekräften, diese Situation zu bewältigen, da die Verhaltensnormen die Arbeitsabläufe klar regelten und Auseinandersetzungen zwischen dem Personal ausblieben.

Sowohl bei formellen als auch bei informellen Gruppen gilt: Wenn sich Gruppennormen herausgebildet haben, wird von den Mitgliedern der Gruppe bei Nicht-Einhaltung dieser Normen ein Gruppenzwang ausgeübt.

> **Beispiel:**
> Die Pflegekraft A. unterbricht nur sehr ungern ihre Schreibtischarbeit, wenn ein Patientenruf ertönt. Auf der Station ist es üblich, dass sich das Pflegepersonal dabei abwechselt. Die Gruppe schafft es mit viel Druck auf A., dass sie sich an diese Regel hält. A. hält dem Gruppendruck nicht stand und passt sich der Gruppennorm an.

Für Sie als Stationsleitung ist es wichtig, diese Gruppenstrukturen zu erkennen, um entsprechend zu reagieren.

Formelle und informelle Rangordnung

Die formelle Rangordnung regelt – bezogen auf das Verhältnis zwischen Stationsleitung und Mitarbeitern – die Rechte und Pflichten jeder Pflegekraft. Dagegen steht die informelle Rangordnung, die nicht von der Institution vorgegeben wird, sondern durch Sympathie und Antipathie entsteht. Die formelle Rangordnung kann in Unordnung geraten, wenn der Einfluss der informellen Gruppe zu stark wird und Sie als Stationsleitung Führungsfehler machen.

Rangordnungen beachten und akzeptieren

> **Beispiel:**
> Innerhalb des gesamten Stationsteams von 15 Personen gibt es eine relativ große informelle Gruppe von sechs Pflegekräften. Eine Pflegekraft aus dieser Gruppe wird aufgrund ihrer umfassenden Sach- und Sozialkompetenz als eigentliche Stationsleitung angesehen. Diese Position festigt sich durch das Verhalten der Stationsleitung, die sich in letzter Zeit sehr aggressiv gegenüber ihren Mitarbeitern verhält.

Als Leitung müssen Sie sowohl die formelle als auch die informelle Rangordnung in der Gruppe kennen, um eine gute Führungsarbeit zu leisten.

> **Merke:**
> Wenn Sie als Stationsleitung die informelle Rangordnung nicht beachten, dann kann dies Ihr ganzes Team sprengen.

3.1.3   Die Gruppenmitglieder

Rollen

Für eine Stationsleitung ist es wichtig, ihre eigene Rolle mit allen ihren individuellen Verhaltensmerkmalen genau zu kennen. Ausgehend vom Verständnis der eigenen Rolle kann sie dazu übergehen, die Rollen der Gruppenmitglieder mit deren Verhaltensmerkmalen zu verstehen, um in den unterschiedlichen Führungssituationen handlungsfähig zu werden. Meine Rolle und meine Persönlichkeitsmerkmale habe ich durch Selbst-, Fremd- und Testanalyse erkannt. Gruppenbefragung und gruppendynamische Fortbildungen haben mir geholfen, meine Wirkung auf andere zu verstehen. Damit ich die Rollen der einzelnen Gruppenmitglieder verstehen konnte, habe ich mit Soziogrammen gearbeitet, die ich in einer entsprechenden Fortbildungsveranstaltung erstellt habe.

Trotz aufwändiger Analysewerkzeuge können Sie aber auch Fehleinschätzungen unterliegen, wenn zum Beispiel eine bestimmte Pflegekraft keine Verhaltenskontinuität zeigt: Einmal wirkt sie sehr ruhig, dann wieder sehr lebendig, einmal ist sie leistungsstark und zeitweise wieder leistungsschwach. Insgesamt jedoch ist eine genaue Einschätzung der Rolle und der Persönlichkeitsmerkmale des einzelnen Mitarbeiters für Sie ein Mittel bei der Personalführung und kann Ihnen besonders in spontan auftretenden schwierigen Situationen helfen, den Mitarbeiter in seinem Verhalten zu bewerten und entsprechend zu reagieren.

Nicht examiniertes Pflegepersonal

Wichtig: Einhaltung der Arbeits- und Kompetenzbereiche

Nicht examiniertes Pflegepersonal, wie zum Beispiel Pflegehelfer, hat klare Arbeits- und Kompetenzbereiche. Diese Bereiche sind gegenüber dem examinierten Personal deutlich eingeschränkt. Dies kann bei den Pflegehelfern zu Minderwertigkeitsgefühlen führen (da sie sich gerne auf gleicher Stufe wie das examinierter Personal sehen), die durch herablassende Verhaltensweisen des examinierten Personals noch verstärkt werden können. Manche kompensieren diese Gefühle, indem sie versuchen, durch Ausführung von anspruchsvollen Arbeiten ihre Stellung aufzuwerten. Dabei maßen sie sich Kompetenzen an, die sie nicht haben und legen damit den Grundstein für Konflikte und Probleme. Sie als Stationsleitung müssen bei den Pflegehelfern die Einhaltung der Kompetenzbereiche konsequent einfordern. Beim examinierten Personal können Sie abwertende Verhaltensweisen gegenüber den Helfern in Einzel- oder Gruppengesprächen ansprechen und die Vorteile der Unterstützung durch Pflegehelfer hervorheben.

In der Arbeitspraxis der kleineren und mittleren Krankenhäuser werden Pflegehelfer oft für anspruchsvollere pflegerische Arbeiten eingesetzt – aus wirtschaftlichen oder anderen Gründen. Mit dieser Tatsache werden Sie als Leitung möglicherweise konfrontiert. Hier sollten Sie eine Veränderung initiieren; loten Sie Ihren Spielraum genau aus und stellen Sie nicht zu übertriebene Forderungen an Ihr Personal und an die Pflegedienstleitung, da Sie sonst mit zu starken Gegenreaktionen rechnen müssen, die Ihre Veränderungsbestrebungen im Keim ersticken werden.

Der ältere Mitarbeiter

Ältere Mitarbeiter haben viel Berufs- und Lebenserfahrung, jüngere mehr Vitalität und oft die Fähigkeit zu Innovationen. Sie als Führungskraft müssen vermeiden, dass es zu einem Generationskonflikt kommt, indem sie einen einfühlsamen Führungsstil pflegen und die altersspezifischen Besonderheiten beachten.

Verhinderung von Generationskonflikten

Die Stärken von älteren Mitarbeitern sind unter anderem Geübtheit (Abhängig von Art und Dauer der Tätigkeit), Erfahrung, Urteilsvermögen, Selbstständigkeit, Verantwortungsbewusstsein, Zuverlässigkeit und Beständigkeit. Abnehmende Fähigkeiten sind körperliche und geistige Beweglichkeit, Seh- und Hörvermögen, Kurzzeitgedächtnis, Erlernen von komplexen Aufgabenstellungen, Widerstandsfähigkeit gegenüber hohen Belastungen.

Mögliche Probleme älterer Mitarbeiter

Die älteren Mitarbeiter stehen kurz vor dem Erreichen ihres Ruhestandes. Einerseits freuen sie sich, dass das anstrengende Arbeitsleben endet, da ihre geistige und körperliche Flexibilität nachlässt. Andererseits ist ihre Karriere beendet, und die neue Situation des bevorstehenden Ruhestandes löst Unsicherheit in ihnen aus. Dieser Zwiespalt kann Konkurrenzängste gegenüber jüngeren, leistungsfähigeren Mitarbeitern entstehen lassen. Sie können dem älteren Mitarbeiter helfen, indem Sie ihm Ihre Anerkennung für vergangene und gegenwärtige Leistung zeigen und ihm nicht abverlangen, nach kurzer Zeit mit einer neuen und komplexen Technologie fertig zu werden (z. B. EDV). Eine Erleichterung kann auch die Anpassung des Arbeitsplatzes und der Art der Belastung an die nachlassenden Fähigkeiten sein, (z. B. kein Nachtdienst mehr, ohne dass hier ein Gefühl der Degradierung entsteht).

Der jüngere Mitarbeiter

Die jüngeren Mitarbeiter treten zu einer Zeit in das Arbeitsleben ein, in der die Suche nach ihrer persönlichen und sozialen Identität noch nicht abgeschlossen ist. Sie fühlen sich dadurch und durch das Unbekannte und Neue ihres Arbeitsplatzes verunsichert. Es ist für sie noch sehr schwer, ein ausgeglichenes Verhältnis zwischen Selbstentfaltung und Pflichterfüllung zu finden. Unter Umständen führt dies zu oppositionellem oder aggressivem Verhalten. Aber auch Strebertum, Faulheit und extreme Gefühlsschwankungen können auftreten. Sie als Leitung können die Integration der jungen Mitarbeiter fördern, indem Sie sie ernst nehmen, sie nicht zu autoritär, aber doch konsequent behandeln und viel Geduld zeigen. Hilfreich ist auch, wenn Sie dem jungen Mitarbeiter die Zusammenhänge in der Berufswelt erklären und die Aufgabe der Pflegekraft auf der Station begründen. Geben Sie ihm genügend Freiraum, damit er seine eigenen Ideen ausprobieren kann. Und vergessen Sie als Stationsleitung nicht: Sie haben eine Vorbildfunktion.

Mögliche Probleme jüngerer Mitarbeiter

Der neue Mitarbeiter

Eine Pflegekraft, die noch nicht in die Gruppe integriert ist, erkennt und akzeptiert die bestehende Hierarchie in der Regel. Sie passt sich den bestehenden Normen nach kurzer Zeit an und versucht, sich einen Rang

Förderung der Integration

in der Gruppe zu verschaffen. Ihre Aufgabe als Leitung ist es, dem neuen Mitarbeiter bei der Integration zu helfen und darauf zu achten, dass die Arbeitsbelastung anfangs nicht zu groß ist.

Neue ausländische Mitarbeiter

Besonders schwer haben es neue ausländische Mitarbeiter. Sie sind durch die fremde Kultur, in der sie jetzt leben, zusätzlich belastet. Hier müssen Sie bei der Gruppe um Verständnis für die besonderen Probleme von Ausländern ersuchen (z. B. Sprache oder im Herkunftsland erlernte Verhaltensweisen, die hier nicht üblich sind).

Mitarbeiterhandbuch

Damit die neuen Mitarbeiter die Organisations- und Arbeitsabläufe der Station kennen lernen, ist die Erstellung eines Mitarbeiterhandbuchs sehr wichtig. Dieses Handbuch wird im Vorfeld mit den Mitarbeitern der Station erarbeitet und gilt als verbindliche Richtlinie für die Arbeitsablauforganisation. Das Handbuch enthält außerdem einen Einarbeitungsnachweis, der die umfassende Einarbeitung dokumentiert (☞ Anhang 6).

Mögliche Probleme mit neuen Mitarbeitern

Als problematisch kann sich die Integration eines neuen Mitarbeiters auch dann erweisen, wenn auf Ihrer Station viele Mitarbeiter mit langjähriger Erfahrung arbeiten, unter denen sich positive und negative Verhaltensnormen fest etabliert haben. Kommt nun ein neuer Mitarbeiter mit eigenen Ideen und Vorstellungen der Arbeitsabläufe in diese Gruppe, so können diese etablierten Normen ein großes Hindernis für ihn werden, da die Gruppe eventuell nicht zu Verhaltensänderungen bereit ist – entweder aus Bequemlichkeit oder purer Ablehnung gegenüber dem Unerfahrenen, „der ja nichts zu sagen hat".

Hier ist es Ihre Aufgabe als Leitung, Gruppenprozesse zu starten, die eine Diskussion und Änderung der Verhaltensweisen ermöglichen, zum Beispiel durch eine von Ihnen moderierte Stationsbesprechung.

Der Gruppenstar

Der **positive Gruppenstar** ist kontaktfreudig, bei ihm wird Rat gesucht, er genießt das Vertrauen der Gruppe, ist gut informiert, und wenn er eine Meinung vertritt, so hat diese meistens einen starken Einfluss auf das Gruppengeschehen. In kritischen Situationen wirkt er ausgleichend und besitzt trotz seines großen Selbstvertrauens kein übertriebenes Geltungsbedürfnis. Hervorstechende Persönlichkeitsmerkmale sind Intelligenz, Freundlichkeit und Hilfsbereitschaft. Sie als Stationsleitung müssen diese Rolle des positiven Gruppenstars anerkennen und ihm die gebührende Wertschätzung entgegenbringen.

Grenzen setzen, um Leistungsfähigkeit der Gruppe nicht zu gefährden

Es gibt aber auch den aufwiegelnden, **negativen Gruppenstar**. Er ist selbstbewusst und rhetorisch begabt. So versucht er mit viel Engagement, die Einheit der Station zu stören oder zu brechen. Er sammelt die Unzufriedenen um sich und versucht sie zu manipulieren, um im Endeffekt seine eigenen Interessen durchzusetzen. Oft ist diesem negativ zu bewertenden Star sein Verhalten gar nicht bewusst, und er fühlt sich absolut im Recht.

> **Beispiel:**
> Der aufwieglerische Gruppenstar möchte gerne Stationsleitung werden. Er denkt, dass er die Station besser leiten kann als der derzeitige Inhaber dieser Funktion. So kritisiert er ständig das Verhalten der Stationsleitung. Dabei schart er alle Unzufrieden um sich und hetzt sie ebenfalls gegen die Stationsleitung auf. Die erzeugte Unruhe führt zu vielen Streitereien, und die Arbeitsleistungen der Gruppe verschlechtern sich.

Als Stationsleitung müssen Sie diesem destruktiven Verhalten klar entgegentreten, um die Erfolge der Stationsarbeit nicht zu gefährden. Ernsthafte Einzelgespräche, Abmahnungen, eventuell eine Versetzung (in Absprache mit der Pflegedienstleitung) müssen als Maßnahmen in Betracht gezogen werden. Eine Führungsschwäche würde hier fatale Auswirkungen auf die Leistungserbringung haben.

Die leistungsstarke Pflegekraft

Die leistungsstarke Pflegekraft ist eine Stütze der Station, sie trägt wesentlich zum Erreichen des Gruppenerfolgs bei. Sie weiß, was sie leistet, und will die ihr zustehende Anerkennung durch die Stationsleitung. Ihre Schwäche ist es, dass sie leistungsschwache Pflegekräfte regelrecht ablehnt.
Hier ist es Ihre Aufgabe als Stationsleitung, die Leistungsfähigkeit des Mitarbeiters durch gezielte Fort- und Weiterbildung zu fördern. Beobachten Sie sein Verhalten genau und machen Sie ihn auf intolerantes Verhalten gegenüber anderen Mitarbeitern aufmerksam, damit er seine Verhaltensweisen rechtzeitig reflektieren und korrigieren kann.

Die leistungsschwache Pflegekraft

Leistungsschwäche kann an Krankheit, vorübergehenden Problemen oder an Ihren Führungsfehlern als Stationsleitung liegen. Prinzipiell darf man davon ausgehen, dass eine grundsätzliche Leistungsbereitschaft bei jedem Menschen besteht. Es gibt aber auch das „Drückebergertum"; eine Pflegekraft, die ständig Pausen macht, früher nach Hause geht und alles das in der Hoffnung, dass Sie als Leitung es nicht merken. Häufig stellen gerade diese Mitarbeiter auch noch unangemessene Forderungen an Sie. Wenn Sie Leistungsschwäche akzeptieren, zeigen Sie Führungsschwäche.

> **Beispiel:**
> Die Pflegekraft bleibt nach der Übergabe sitzen, trinkt Kaffee und raucht, während die anderen Mitarbeiter schon längst arbeiten. Von Ihnen auf diese Situation angesprochen, behauptet sie, dass sie von dem Stress auf der Station völlig erledigt sei und dass Sie endlich für mehr Ruhe sorgen sollten, was ja schließlich Ihre Aufgabe sei.
> Sie als Stationsleitung können dieses Problem lösen, indem Sie die Thematik in einer Stationsbesprechung offen ansprechen. Appellieren

> Sie dabei an das „Miteinander" auf der Station, bei dem jeder den anderen unterstützt, sodass die Arbeitsbelastung gleichmäßig verteilt wird.

Ursachenanalyse

Allgemein sollten Sie in Ihrer Führungsposition die Ursachen für die Leistungsschwäche genau analysieren. Handelt es sich um eine krankheitsbedingte Schwäche, so müssen Sie Rücksicht auf Ihren Mitarbeiter nehmen und ihn bei der Überwindung dieser Schwäche sowohl seelisch als auch physisch unterstützen. Sind Sie jedoch mit einem „Drückeberger" konfrontiert, so müssen Sie konsequent auf die Erfüllung der Leistungserbringung bestehen, da eine Führungsschwäche hier durch den Mitarbeiter sofort ausgenutzt wird.

Der lebhafte Mitarbeiter

Der lebhafte Mitarbeiter ist munter und voller Tatendrang. Meist ist er fröhlich und humorvoll, womit es ihm gelingt, die oft so ernste Arbeitswelt der Station, die von Krankheit und Tod geprägt ist, aufzulockern. Er trägt damit wesentlich zum Gruppenerhalt und -erfolg bei. Sein Einfluss auf die Gruppe ist auch deshalb als positiv zu bewerten, da es ihm in der Regel gelingt, die anderen bei seinen Aktionen mitzureißen.
Die lebhafte Pflegekraft muss nur aufpassen, dass sie nicht zu überschwänglich und unbeherrscht wird und andere Gruppenmitglieder dadurch überfährt.
Sie als Stationsleitung müssen ihre Aufgeschlossenheit, Flexibilität und gruppenerhaltenden Eigenschaften anerkennen. Bei zu überschwänglichem Verhalten müssen Sie sie bremsen und auf den „Boden der Tatsachen" zurückholen. Dabei müssen Sie darauf achten, dass Sie selbst zu Wort kommen, da ein solcher Mitarbeiter sich gern selbst reden hört.

Der ruhige Mitarbeiter

Ruhige Mitarbeiter bewerten das Geschehen um sich herum nicht sofort, sondern denken erst darüber nach und handeln im zweiten Schritt. Sie sind gute Zuhörer.
Es gibt aber auch den „Schüchternen", dem eine Auseinandersetzung mit der harten Realität zu anstrengend oder zu gefährlich erscheint. Ihm fehlt der Mut, seine Meinung kundzutun, da er Angst hat, sich zu blamieren. In extremen Fällen von Zurückgezogenheit kann es zu Verstimmungen oder einer Depression kommen. Ruhige Mitarbeiter brauchen die besondere Aufmerksamkeit der Stationsleitung, weil sie ihre Probleme oft verschweigen.

> **Beispiel:**
> Die Pflegekraft kommt mit dem Tod eines Patienten nicht zurecht. Sie wirkt traurig und niedergeschlagen. Auf die Gesprächsangebote der Kollegen geht sie nicht ein, um ihre Probleme mit dieser in unserem Beruf alltäglichen Situation nicht zugeben zu müssen.

Als Stationsleitung müssen Sie mit diesen Pflegekräften ruhig und sachlich umgehen, da Sie sonst eine innere Opposition hervorrufen. Ihre Argumente sollten fundiert und den Tatsachen entsprechend vorgetragen werden. Wenn Sie bei diesem Mitarbeiter Tendenzen zu übertriebenem Rückzug und damit verbundenem depressiven Verhalten erkennen, dann sollten Sie mit viel Sensibilität auf ihn eingehen. Erkennen Sie die Gründe des Sich-Zurückziehens, dann können Sie ihm konkret Hilfe anbieten, zum Beispiel ein Seminar über „Leben, Tod und Sterben", um bei dem oben genannten Problem zu bleiben.

Der Außenseiter

Die **Randfiguren** sind relativ interesselos, äußern sich weder positiv noch negativ und werden in der Regel von der Gruppe kaum wahrgenommen. Kaum jemand redet mit ihnen mehr als nötig oder unternimmt privat etwas mit ihnen. Sie werden einfach ignoriert.

Das **„schwarze Schaf"** hingegen wird von der Gruppe regelrecht abgelehnt, da es sich aufgrund seines negativen Grundverhaltens nicht an die Gruppennormen anpasst. Beide, die Randfigur und das schwarze Schaf, sind meistens leistungsschwach. Wenn sie in der Gruppe diese Rolle einmal übertragen bekommen haben, ist es sehr schwer für sie, aus dieser Rolle wieder herauszukommen.

Auch hier ist es Ihre Aufgabe, für eine Wiedereingliederung in die Gruppe zu sorgen und die Leistungsbereitschaft des Mitarbeiters zu erhöhen.

Das „schwarze Schaf"

3.2　Führungsstile

Wenn man in die verkehrte Richtung fährt, macht es keinen Sinn, das Tempo zu erhöhen

Um als Stationsleitung erfolgreich zu sein, müssen Sie Ihre Mitarbeiter so führen, dass sie die zu erwartenden Leistungsziele erbringen, haben auf einen geringen Personalwechsel zu achten und müssen die Station für neue Mitarbeiter attraktiv gestalten. Der Führungserfolg wird ganz wesentlich von Ihrem Führungstil beeinflusst.

Ihr Führungsstil ist in der Regel geprägt von

Führungsstil als wesentlicher Bestimmungsfaktor für den Führungserfolg

- Ihrer Wertschätzung und dem Grad Ihres Vertrauens gegenüber Ihren Mitarbeitern,
- dem Grad der Identifikation mit Ihrer Führungsrolle,
- Ihrer Geduld,
- Ihrer Sensibilität,
- Ihrer Kontaktfreudigkeit,
- Ihrem Mut,
- Ihrer Kreativität,
- Ihrem Temperament,
- Ihren Erfahrungen und Kenntnissen,
- dem hausintern üblichen Führungstil und von
- Ihren Vorbildern.

Weiterhin wird Ihr Führungsstil von der Kompetenz und den Persönlichkeitsmerkmalen der Gruppenmitglieder und der jeweiligen Situation abhängen.

Führungsstil: Maß der Kontrolle gegenüber den Mitarbeitern

Der Führungsstil bezieht sich direkt auf das **Maß der ausgeübten Kontrolle** gegenüber Mitarbeitern. Die Palette der Führungsstile reicht von autoritär bis autonom, also von der maximalen bis zur minimalen Kontrolle durch den Vorgesetzten. Als Stationsleitung müssen Sie sich für denjenigen Führungsstil entscheiden, der zu Ihnen, der Gruppe und der Situation passt. Hier ist oft Intuition, Gespür und Erfahrung sehr hilfreich.

Der autoritäre Führungsstil

Überholt, aber in bestimmten Situationen unbedingt erforderlich

Wenn Sie einen autoritären Führungsstil haben, dann schreiben Sie Ihren Mitarbeitern alles vor, ohne sie in die Entscheidungen mit einzubeziehen. Daher sind diese angepasst, ängstlich oder aber verherrlichen Sie unter Umständen, wollen ständig wissen, was sie tun sollen, verlassen sich voll auf Sie als Führungskraft und gehen keine Risiken ein. Die rein autoritäre Führung ist nicht mehr zeitgemäß. Die autoritäre Führungskraft neigt dazu, die Menschen zu unterdrücken und damit einen wachsenden Widerstand – bei zunehmender Aggressivität – zu erzeugen. Offener oder passiver Widerstand verhindert aber ein hohes Leistungsniveau. Als Stationsleitung müssen Sie ein positives, partnerschaftliches Verhältnis zu den Gruppenmitgliedern haben, indem Sie jedes einzelne Gruppenmitglied anerkennen und nicht herabsetzen. Der autoritäre Führungsstil kann jedoch in bestimmten Situationen durchaus notwendig werden. Denken Sie nur an eine Notfallsituation, in der schnell und ohne Diskussion gehandelt werden muss (z. B. bei der Reanimation).

Der patriarchalische Führungsstil

Mitarbeiter sollen überzeugt werden

Wenn Sie einen betont patriarchalischen Führungsstil praktizieren, dann entscheiden zwar Sie alleine, aber Sie versuchen die Mitarbeiter von Ihren Entscheidungen zu überzeugen, bevor Sie sie anordnen. Dieser Führungsstil ist dem autoritären Führungsstil noch sehr ähnlich, belässt er doch dem Mitarbeiter keine Entscheidungsfreiheit. Dieser Führungsstil ist in Situationen vorstellbar, wo Sie als Stationsleitung zum Beispiel Direktionsentscheidungen auf Ihrer Station durchsetzen müssen und sich gleichzeitig um Verständnis für diese Maßnahmen bemühen wollen.

> **Beispiel:**
> Die Direktion hat einen einjährigen Aufnahmestopp für Pflegekräfte angeordnet. Als eine Pflegekraft die Station verlässt, kann diese Stelle erst nach einem Jahr wieder besetzt werden. Die Stationsleitung unterrichtet die Mitarbeiter über diese Situation. Sie erklärt Ihnen die finanzielle Situation und die damit zusammenhängende Existenzbedrohung des Hauses. Die Mitarbeiter, die nun die Bedeutung der Einsparmaßnahmen erkennen, haben Verständnis für diese Situation und sind bereit, die vorübergehende Mehrbelastung zu tragen.

Der beratende Führungsstil

Liegt Ihnen der beratende Führungsstil, dann werden Sie Ihre Mitarbeiter zuerst einmal über die anstehende Entscheidung informieren, sich dann deren Meinungen anhören und erst zu allerletzt Ihre entgültige Entscheidung treffen. Jetzt haben die Mitarbeiter erstmals die Möglichkeit, den Entscheidungsprozess zu beeinflussen, wenn auch nur in einem geringen Maße. Sie sind am Entscheidungsprozess beteiligt.

> **Beispiel:**
> Die Stationsleitung A. will auf der Station die Pflegeplanung verbessern. Um die einzelnen Ablaufschritte besser planen zu können, holt sie sich die Meinungen und Vorschläge ihrer Mitarbeiter ein, bevor sie über den endgültigen Ablauf entscheidet.

Der kooperative Führungsstil

Führen Sie kooperativ, dann überlassen Sie den Mitarbeitern die Entwicklung von Vorschlägen und entscheiden sich dann für eine von Ihnen favorisierte Alternative. Hier steht den Mitarbeitern ein Gestaltungsraum zur Verfügung, der zu einer verstärkten Identifikation mit der späteren Entscheidung führt.

Mitarbeiter entwickeln eigene Vorschläge

> **Beispiel:**
> Die Mitarbeiter der Station möchten die Übergabe im Patientenzimmer vornehmen und entwickeln Vorschläge zur Durchführung dieser Vorgehensweise. Zwei Vorschläge werden der Stationsleitung präsentiert: Die „Pflegevisite" und die „Übergabe am Krankenbett". Die Stationsleitung entscheidet sich für die „Übergabe am Krankenbett", da sie weniger zeitaufwändig ist.

Der delegative Führungsstil

Sie als Stationsleitung beschreiben Ihren Mitarbeitern ein anstehendes Problem, legen einen Entscheidungsspielraum fest und lassen dann die Gruppe Ihrer Mitarbeiter die Entscheidung selbst treffen.

> **Beispiel:**
> Auf der Station A. werden immer wieder alte Menschen, die zum Teil verwirrt und bettflüchtig sind, eingeliefert. Die Stationsleitung möchte die Gefährdung der ihr anvertrauten Personen vermeiden, ohne aber ein ständiges Fixieren der Patienten durchzuführen. Sie erklärt ihren Mitarbeitern die gesetzlichen Bestimmungen, an die sie sich halten müssen, und fordert sie dann auf, nach adäquaten Lösungen zu suchen. Die Gruppe entwickelt ein gutes Betreuungskonzept, an das sich jeder hält, inklusive der Stationsleitung.

Der autonome Führungsstil

Entscheidungen der Gruppe
werden koordiniert

Sind auf der Station viele Mitarbeiter mit langjährigen Erfahrungen, dann ist auch ein autonomer Führungstil möglich. Dabei entscheidet die Gruppe, und die Leitung übernimmt die Funktion des Koordinators.

> **Beispiel:**
> Die Mitarbeiter der Station wollen den Tagesablaufplan verändern. Sie beraten sich, treffen Entscheidungen und stellen einen neuen Ablaufplan für den Frühdienst, Spätdienst und Nachtdienst auf. Die Stationsleitung koordiniert den neuen Tagesablauf mit den Ärzten der Station, bespricht ihn mit den zuständigen Vorgesetzten und achtet auf die Einhaltung der von der Gruppe getroffenen Entscheidungen.

Der Wechsel des Führungsstils von autoritär zu autonom

Wechsel schwierig und
langwierig

In der Übergangszeit vom autoritären zum autonomen Führungsstil sind die Pflegekräfte verunsichert; sie „können" einfach nicht, sind gehemmt, empfinden es als unangenehm, die Konsequenzen aus Fehlentscheidungen selbst zu tragen und benötigen viel Zeit, um Eigenverantwortung zu übernehmen. Aber auch Ihnen als Stationsleitung wird es schwer fallen, von Ihrem autoritären Stil wegzukommen. Dies wird Ihnen leichter fallen, wenn Sie von Ihren Mitarbeitern nicht nur Schlechtes erwarten. Die meisten Mitarbeiter wollen etwas leisten und die Verantwortung für ihr Handeln übernehmen, auch wenn sie etwas Zeit brauchen, um dies zu lernen. Mitarbeiter sind nicht grundsätzlich faul und bequem und werden durch Misstrauen und ständige Kontrollen nur gehemmt.

Ergänzend zum Kontinuum der Führungsstile von autoritär bis autonom, bei dem es um das Maß der Verlagerung der Willensbildung vom Vorgesetzten hin zum Mitarbeiter geht, werden noch andere Stile unterschieden, die in bestimmten Situationen zum Tragen kommen:

Der motivierende Führungsstil

Der motivierende Führungsstil ist bei leistungsschwachen Mitarbeitern angebracht. Im ersten Schritt ist es für Sie hilfreich, genau hinzuschauen, welche Interessen der Mitarbeiter hat, um ihm dann eine Aufgabe zu geben, die seinen Interessen entspricht. Zwingen Sie dem Mitarbeiter die Aufgabe nicht auf, sondern erklären Sie ihm die Lage sachlich und vermitteln Sie ihm, dass Sie eine Minderleistung nicht tolerieren. In dieser Situation muss der Mitarbeiter die Autorität der Stationsleitung spüren, da andernfalls für Sie als Vorgesetzter die Gefahr besteht, ausgenutzt zu werden.

> **Beispiel:**
> Sie als Stationsleitung bieten der Pflegekraft A. die Möglichkeit an, die Schülerbetreuung auf der Station zu übernehmen. Weiter stellen Sie A. eine Ausbildung zum Praxisanleiter in Aussicht. Da A. schon

immer gerne neue Mitarbeiter eingearbeitet hat, wird A. mit neu erwachtem Interesse mitarbeiten und schon bald aktiv zum Gruppenerfolg beitragen.

Der bremsende Führungsstil

Sehr lebhafte Pflegekräfte versuchen oft, die anderen mitzureißen, und bemühen sich, die Arbeit zu „bewältigen". Bei allen ihren Aktivitäten sind sie manchmal kaum zu bremsen und überfahren ihre Kollegen. Manche treten als Besserwisser oder einfach nur frech auf. Um das Arbeitsergebnis der Gruppe nicht zu gefährden, müssen Sie diese lebhaften Mitarbeiter bremsen. Dies sollte in ruhiger und sachlicher Atmosphäre geschehen, um ein weiteres Aufheizen der Stimmung zu vermeiden. Handelt es sich um Personen, die hinter Ihrem Rücken Intrigen spinnen, so sollten Sie ihnen kein Vertrauen mehr schenken und jedes wohlwollende Entgegenkommen vermeiden.

Der aufmunternde Führungsstil

Bei Pflegekräften, die sehr problembeladen sind, müssen Sie als Leitung mit viel Einfühlungsvermögen der Person zuhören, menschliches Verständnis zeigen und ihr Mut zusprechen. Übertriebene Leistungsanforderungen und Kritik schaden jetzt nur.

> **Beispiel:**
> Die Pflegekraft A. ist eine allein erziehende Frau und hat viele Probleme mit den Kindern. Die Stationsleitung spricht mit ihr, zeigt Verständnis und bietet an, nach Rücksprache mit den Kollegen, sie nur wenig im anstrengenden Nachtdienst einzusetzen. A. nimmt dies dankbar an, da sie jetzt ihre privaten Probleme leichter bewältigen kann.

Der aufbauende Führungsstil

Handelt es sich um sehr leistungsstarke Pflegekräfte, die sich jeder Aufgabe gewachsen fühlen, so sollten sie von Ihnen dementsprechend gefördert werden. Hier bietet sich die Stelle der stellvertretenden Stationsleitung an oder im ambulanten Bereich die Stelle des Qualitäts- oder Hygienebeauftragten. Gerade Mitarbeiter mit großen Potenzialen müssen gezielt aufgebaut werden, da sie zu den Leistungsträgern der Station gehören und wesentlich zu pflegerischen Top-Leistungen beitragen können.

Der integrative Führungsstil

Integration ist der Prozess, während dessen sich der Einzelne an die Standards der Gruppe anpasst. Den integrativen Führungsstil setzen Sie bei allen Mitarbeitern ein, die noch nicht nach den Gruppennormen und dem gemeinsamen Ziel des Gruppenerfolgs arbeiten. Das gilt zum Beispiel für neue Mitarbeiter und Außenseiter.

Der neue Mitarbeiter
- Neue Mitarbeiter müssen von Ihnen langsam und behutsam an ihre zukünftige Verantwortung herangeführt werden.
- Machen Sie als Leitung den neuen Mitarbeiter mit den formellen Normen der Station vertraut.
- Stellen Sie ihn dem Team vor und erläutern Sie seine Situation.
- Schenken Sie dem Neuen während der Einarbeitungszeit genügend Aufmerksamkeit und sprechen Sie Schwierigkeiten umgehend an.
- Bei ersten Fehlern zeigen Sie Verständnis und Toleranz. Bei einer Leistungssteigerung können Sie angemessen loben.

Der Außenseiter
- Versuchen Sie, persönliche Gespräche mit dem Außenseiter zu führen und ihn durch integrierende Maßnahmen zu unterstützen.
- Auch einem extrem aggressiven oder depressiven Außenseiter sollten Sie immer eine Tür öffnen, sodass eine Reintegration für ihn möglich wird.
- Gezielte Arbeitsanweisungen sind ebenfalls sehr hilfreich, um die Leistungsbereitschaft von Außenseitern zu verbessern.
- Loben Sie schon bei geringen Leistungsverbesserungen, seien Sie aber umsichtig beim Austeilen von Kritik, damit sich der Außenseiter vor Ihnen nicht wieder verschließt.
- Sachlichkeit, Ruhe, Intuition, Einfühlungsvermögen und Erfahrung werden hier von Ihnen verlangt.

Die individuelle Führung

Die individuelle Führung ist einer der flexibelsten Führungsstile, da man mit ihm auf unterschiedliche Situationen und Rahmenbedingungen reagieren kann. Die individuelle Führung geht von dem Grundgedanken aus, dass jeder Mensch ein eigenständiges Individuum ist. Dieses Individuum will geachtet und geliebt werden, es will auf seine eigene Art arbeiten und ist unter diesen Bedingungen zu Höchstleistungen bereit. Dabei ist das Individuum durchaus bereit, Spielregeln zu akzeptieren, wenn seine Individualität dabei nicht verloren geht.

Die Begriffe Liebe und Achtung sind in dem prosozialen Beruf der Pflege tief verwurzelt. Dass aber diese Liebe und Achtung nicht nur den Patienten zusteht, sondern auch den Kollegen, muss gerade auf der Führungsebene der Pflege stärker berücksichtigt werden, um in einer ungewissen Zukunft erfolgreich zu sein.

Die Führungsaufgabe der Stationsleitung besteht bei der individuellen Führung nicht darin, ihr Personal dazu zu bringen, so zu arbeiten, wie es in der Stellenbeschreibung gefordert wird, sondern sie muss sich bemühen, die Bedingungen an das Personal anzupassen. Sie muss als Leitung jeden Mitarbeiter so einsetzen, dass er seine individuellen Stärken zu Geltung bringen kann und dabei gleichzeitig dem Ganzen dient.

Individuelle Führung zeichnet sich durch einen hohen Grad an Flexibilität aus, sie ist nicht fest an einen Führungsstil gebunden, sondern agiert situativ und orientiert sich an den Ergebnissen. Gerade in einer Zeit, in der sich die Arbeitsverhältnisse ständig verändern und alle vor großen Herausforderungen stehen, ist die Flexibilität von Führungskräften und deren Mitarbeitern eine Garantie für den Erfolg.

Führung – eine ganz natürliche Sache

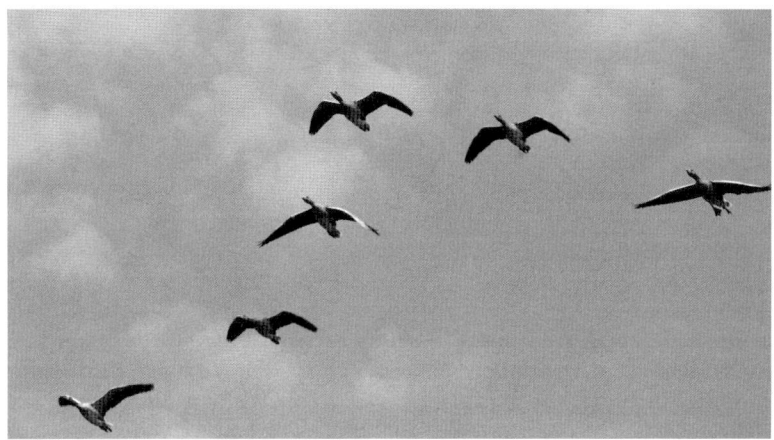

Abb. 7: Der Formationsflug

Dass Führung einem ganz natürlichen Zweck dient, zeigt in einem sehr anschaulichen Beispiel der Formationsflug von Vögeln. Im Formations-flug schlägt das Herz der Vögel, die hinter dem Leitvogel fliegen, deut-lich langsamer, als es im Soloflug schlagen würde. Durch die Aerodyna-mik müssen sie weniger oft mit den Flügeln schlagen und können öfters den Gleitflug nutzen. Sie verbrauchen durch diese ökonomische Flug-weise weniger Energie. Das Fliegen in einer Formation hat auch andere Vorteile. Die Vögel bleiben in Sichtkontakt, können miteinander kom-munizieren und so die optimale Reisegeschwindigkeit für den langen Flug finden. Ist der Leitvogel erschöpft, fällt er kurzfristig zurück, um sich zu erholen. In dieser Zeit übernimmt ein anderer Vogel (Vertretung) seine Position.

Überträgt man dieses Verhalten der Graugänse auf die Führungsarbeit der Stationsleitung, so entdeckt man Gemeinsamkeiten. Die Stationslei-tung trifft viele Entscheidungen allein, sie trägt mehr Verantwortung als die Mitarbeiter und sorgt für den reibungslosen Ablauf des Stationsall-tags. Die Mitarbeiter sind aufgrund dieser Führungsarbeit entlastet, verbrauchen im übertragenen Sinne weniger Energie und arbeiten öko-nomischer. Muss sich die Stationsleitung erholen (Frei), springt die Stell-vertretung ein und übernimmt kurzfristig die Leitung.

3.3 Führungsinstrumente

3.3.1 Die Mitarbeiterbeurteilung

Wenn man einen Menschen richtig beurteilen will, so frage man sich immer: „Möchtest du den zum Vorgesetzten haben?"

Kurt Tucholsky

Wichtiges Führungs-
instrument

Die Mitarbeiterbeurteilung ist ein wichtiges Führungsinstrument. Führen Sie sie in regelmäßigen Zeiträumen mit jedem einzelnen Mitarbeiter durch. Eine gute Beurteilung ist nur mit viel Menschenkenntnis und Erfahrung möglich, damit sie nicht ungerecht wird. Ich beschreibe hier nicht die Beurteilung, die im öffentlichen Verwaltungswesen zu personellen Maßnahmen und tarifrechtlichen Konsequenzen führt, sondern möchte Ihnen zeigen, dass es ein Hilfsmittel bei der Personalführung auf der Station ist.

Zuvor diskrete Beobachtung
des Mitarbeiters

Bevor die Mitarbeiterbeurteilung durchgeführt wird, muss der Mitarbeiter in seinem Arbeitsverhalten längere Zeit diskret von Ihnen beobachtet werden. Dabei sollten Sie möglichst viele verschiedene Situationen mit einbeziehen. So können Sie beispielsweise die Kommunikationsfähigkeit einer Pflegekraft beobachten, während sie mit Patienten, Ärzten, Kollegen und weiteren Personen spricht. Wie geht sie mit ausländischen Patienten oder Kollegen um, wie mit Pflegeschülern, wie mit Hilfskräften oder wie mit älteren bzw. jüngeren Kollegen? Im ambulanten Bereich sollten Sie den Mitarbeiter mindestens zweimal im Jahr auf der Tour begleiten, um seine Arbeitsleistung besser einschätzen zu können.

Da bei vielen Mitarbeitern auf Station die Informationsmenge leicht zu groß und unübersichtlich wird, kann man die Möglichkeit nutzen, sich Notizen zu machen. Dies ist aber nicht unumstritten. Wenn Sie als Stationsleitung mit Namen versehene Beurteilungsbögen führen und bei sich im Schreibtisch aufbewahren, so führen Sie rein rechtlich eine zweite Personalakte, was nicht zulässig ist. Einmal angelegt, gehören diese Beurteilungen in die Personalakte und das mit Kenntnis des beurteilten Mitarbeiters. Kann sich die Stationsleitung die Beurteilungskriterien in der Beobachtungsphase ohne schriftliche Notizen merken, so ist dies am unkompliziertesten. Wird das eigentliche Beurteilungsgespräch schriftlich festgehalten, so muss der Mitarbeiter über den Inhalt informiert und der Beurteilungsbogen in der Personalakte abgeheftet werden, dem Mitarbeiter übergeben oder nach dem Gespräch vernichtet werden. Welche Beurteilungskriterien sind nun von Bedeutung? Wenn sie nicht schon vom Arbeitgeber festgelegt sind, so ist es für Sie hilfreich, eine eigene Auswahl aus der Vielzahl der Beurteilungskriterien zu treffen.

Wichtige Beurteilungskriterien vor dem Gespräch

Beurteilungskriterien

• Fachkenntnisse und Fertigkeiten,
• Verhalten gegenüber Patienten, Kollegen, Ärzten und Vorgesetzten,
• Verhalten in Notfallsituationen,
• Belastbarkeit,

- Pünktlichkeit,
- Kreativität und Innovationsfreudigkeit,
- Kostenbewusstsein,
- Arbeitstempo,
- Organisationsvermögen,
- Verantwortungsgefühl,
- Arbeitsplanung,
- Selbstständigkeit,
- Auffassungsgabe.

Diese Kriterien können Sie beliebig erweitern, denken Sie aber daran, dass sie noch übersichtlich und praktikabel bleiben sollten. Hier gilt: Weniger ist oft mehr.

Einmal haben Sie die Möglichkeit, ein „Schulnotensystem" aufzustellen, also Noten zwischen 1 und 5 zu vergeben.

Auswertung der Beobachtungen

Tab. 5: Bewertung von Mitarbeitern nach dem Schulnotensystem

Note		
1	deutlich über dem Durchschnitt	ist sehr viel besser bei der Bewältigung von gestellten Aufgaben als die anderen Mitarbeiter
2	über dem Durchschnitt	ist besser bei der Bewältigung von gestellten Aufgaben als die anderen Mitarbeiter
3	Durchschnitt	wird den gestellten Aufgaben gerecht
4	unter dem Durchschnitt	erfüllt die gestellten Aufgaben gerade noch
5	deutlich unter dem Durchschnitt	erfüllt die gestellten Aufgaben nicht

Insgesamt ist diese Methodik jedoch zu schematisch, es kommt zur „Schulnotenproblematik" und eventuell zu einer Demotivierung.

Eine neuere Methode, die gewonnenen Beobachtungsdaten zu verwerten, ist ein ausführliches Gespräch mit Ihrem Mitarbeiter über seine Stärken und Schwächen. Ein derartiges Gespräch ist entspannter als ein stark formalisiertes Gespräch; es geht mehr auf die konkreten Arbeitsergebnisse und Arbeitsziele ein, und die individuellen Stärken und Schwächen werden genauer ermittelt.

Mitarbeitergespräch

Kriterien dieses Gesprächs sind:

- keine Noten,
- kein Vergleich von Leistungsprofilen,
- es werden Zielvereinbarungen getroffen.

Wichtige Beurteilungskriterien während des Gesprächs

Setzen Sie die Beobachtungen im Gespräch mit anderen Kriterien fort. Diesmal ist die Beobachtung der Körpersprache ein Steuerungsinstrument für das Gespräch. Es braucht aber viel Erfahrung, um Fehleinschätzungen zu vermeiden, denn es ist sehr schwer, angesichts der Komplexität der Körpersprache einem einzelnen Signal einen konkreten

Sinngehalt zuzuordnen. Die Gefahr der Missdeutung ist sehr groß. Je mehr Sie sich Ihrer eigenen Körpersprache bewusst werden, desto exakter registrieren und interpretieren Sie die Körpersignale anderer.

Nach Ansicht von Anthropologen und Verhaltensforschern ist Körpersprache ein genetisch überlieferter Code, der die menschlichen Beziehungen reguliert, Machtstrukturen aufrecht erhält und die soziale Ordnung festigt.

Körpersprache   Mithilfe der Körpersprache können Sie ohne gesprochene Sprache eine Beziehung zu einem Mitarbeiter aufrechterhalten und steuern. Sie umfasst Körperbewegungen, Gesten, Mimik, Stimme (Tonfall), Haltung und die räumliche Position zueinander. Körpersprache findet sowohl bewusst wie auch unbewusst statt. Die gesprochene Sprache vermittelt vor allem Gedanken, während die Körpersprache in erster Linie Emotionen zum Ausdruck bringt; in der Regel verstärkt die Körpersprache das gesprochene Wort. Bei einem Widerspruch zwischen nonverbaler und verbaler Kommunikation wird der Körpersprache eher das größere Gewicht beigemessen.

Merkmale der Körpersprache im Einzelnen:

Mimik   • **Mimik:** Die Mimik umfasst Gesichtszüge, Augenkontakt und Blickrichtung sowie Kopfbewegungen. In der Mimik zeigt sich das seelische Geschehen Ihres Gegenübers: Gefühle, Stimmungen und Willensregungen.
    – Augenkontakt im Sinne von Kontrollblicken stellt einen wesentlichen Aspekt der erfolgreichen Gesprächsführung dar.
    – Im Gesichtsausdruck Ihres Mitarbeiters werden Sie deutlich sehen, ob ihm Ihre Äußerungen gefallen oder nicht. Gefühle wie zum Beispiel Freude, Trauer, Angst, Zorn, Ekel kommen in der Mimik deutlich zum Ausdruck.
    Im Laufe seines Lebens wird dem Menschen die Signalwirkung seiner eigenen Mimik bewusster, und er kontrolliert sie verstärkt. Blasswerden und besonders die Erweiterung der Pupillen bei starken emotionalen Erregungen sind jedoch nicht zu beherrschen.

Haltung   • **Haltung:**
    – Fröhlichkeit spiegelt sich in einer aufrechten, offenen Haltung, Resignation in einer leicht gebeugten, in sich gekehrten Haltung wider.
    – Eine plötzliche Veränderung der äußeren Haltung zeigt eine plötzliche Veränderung der inneren Haltung.
    – Im Gespräch zwischen Stationsleitung und Mitarbeiter werden Sie als Vorgesetzter mit Ihrer Körperhaltung in der Regel mehr Raum für sich in Anspruch nehmen (sich also offener geben) als Ihr Mitarbeiter, weil sie sich für weniger verletzlich halten.
    – Ein vorgeneigter Oberkörper signalisiert Aufmerksamkeit. Ein Zurücklehnen kann Desinteresse oder Missfallen am Thema andeuten, aber auch einen entspannten Umgang mit der Situation ausdrücken.

Räumliche Position   • **Räumliche Position:** Das zwischenmenschliche Leben findet bei den Menschen in vier Zonen statt: Intimzone (ca. 0,5 m), persönliche Zone (1–1,5 m), soziale Zone (1,5–4 m), öffentliche Zone (über 4 m). Diese Zonen müssen respektiert werden. Für ein Beurteilungsgespräch setzen Sie und der Mitarbeiter sich zum Beispiel an Ihren

Schreibtisch. Der Tisch (Ihre erweiterte Intimzone) steht zwischen Ihnen, und Sie sitzen einander gegenüber. Der Tisch bietet Ihnen die nötige Sachlichkeit und schafft die richtige Distanz (soziale Zone), um ein Gespräch zu führen. Generell kann man sagen, dass ein zu großer Abstand Unsicherheit schafft, weil zu wenig Kontakt möglich ist. Ist der Abstand dagegen zu klein, entsteht ein Gefühl der Beengtheit. Dies führt zu Verunsicherungen und Irritationen.

- **Gestik:** Die Gestik wird zur Untermalung des verbalen Inhaltes benutzt. In der Gebärde der Gliedmaßen, besonders der Hände, können Sie ebenfalls das seelische Geschehen Ihres Gegenübers erkennen. Verkrampfte und schweißnasse Händen weisen auf Nervosität hin. Offene und ruhige Handbewegungen weisen auf Selbstsicherheit hin. Gestik wird in sehr geringem Maße kontrolliert. Deswegen lässt sich der Wahrheitsgehalt der verbalen Aussage durch bewusste Wahrnehmung der Gestik mit hoher Wahrscheinlichkeit abschätzen. Gestik

- **Tonfall:** Der Tonfall ist eine Interpretationshilfe für Worte und Aussagen (z. B. Anordnung oder Frage). Gerade in schwierigen Situationen, wenn Sie jemanden im Beurteilungsgespräch kritisieren müssen, wird Ihr Mitarbeiter mehr auf den Ton hören als auf Ihre Worte – vor allem aber auf die Übereinstimmung von beiden. Unsichere Menschen sprechen eher leise und vorsichtig. Je sicherer jemand ist, desto klarer wird die Aussprache der einzelnen Wörter. Die Interpretation des Tonfalls gibt Ihnen die Möglichkeit, Ihren Gesprächsspielraum besser einzuschätzen. Tonfall

> **Merke:**
> In einem Gespräch sollten Sie immer „Sie selbst" bleiben. Ihre verbale und nonverbale Kommunikation muss im Einklang stehen; nur so wirken Sie überzeugend.

Einflüsse auf die Beurteilung

Bei der Beurteilung des Mitarbeiters ist immer die Gefahr eines Fehlurteils möglich. Was können die Gründe sein?

Wir interpretieren die Ereignisse so, wie wir sie wahrnehmen, und nicht, wie sie tatsächlich sind. Diese subjektiven Wahrnehmungen verknüpfen wir mit unseren fest eingeprägten Vorstellungen (Vorurteilen), die sich auch durch Erfahrungen kaum verändern. Ein einmal aufgrund subjektiver Wahrnehmung gefälltes Urteil wird selbst dann aufrecht erhalten, wenn alles gegen das Urteil spricht. Vorurteile

> **Beispiel:**
> Die Leitung glaubt, dass einige Mitarbeiter der Station zu faul sind, zu viel rauchen, ständig Kaffeepausen machen und nicht ans Telefon gehen. Obwohl nur ein Teil der Pflegekräfte und das auch nur zeitweise zu diesen Verhaltensweisen neigt, ist die Stationsleitung der Meinung, dass dies immer so ist, auch dann noch, wenn sich alle Mitarbeiter bemühen, diese Verhaltensweisen abzulegen.

Sympathie und Antipathie Beziehungen zu anderen Menschen sind immer gefühlsbetont und nie rein sachlich. Man muss wissen, ob man auf der gleichen „Wellenlänge" ist und sich klar darüber werden, welche Auswirkungen dies für die Beurteilung haben kann.

Beurteilen Sie zum Beispiel einen Mitarbeiter, den Sie besonders sympathisch finden, dann werden Sie automatisch versuchen, alle seine Verhaltensweisen in positivem Licht zu sehen, egal wie negativ sich dieses in der Gruppe auswirken kann. Bei einem Mitarbeiter, den Sie unsympathisch finden, werden dessen Verhaltensweisen von Ihnen überwiegend im Sinne Ihrer Antipathie interpretiert. Dieser Mitarbeiter hat es schwer, Ihre Unterstützung durch sachliche Gespräche zu erlangen.

Der Halo-Effekt Der Begriff „Halo-Effekt" kommt aus dem Griechischen (Halo = Mondhof) und bedeutet Überstrahlungseffekt. Der Beurteiler bewertet alle Merkmale, die er selbst hoch einschätzt, zu stark.

> **Beispiel:**
> Die Stationsleitung ist ein sehr ordentlicher Mensch und mag es gar nicht, wenn die Station unaufgeräumt aussieht. Ein Mitarbeiter, der ebenfalls ordentlich ist, wird wahrscheinlich auch in allen anderen Punkten besser bewertet als ein unordentlicher Mitarbeiter. Diese tendenziell zu einseitige Beurteilung beruht auf der menschlichen Eigenschaft der Vereinfachung: **Eine** Verhaltensweise überstrahlt alle anderen.

Der Hierarchie-Effekt Ein Mitarbeiter wird umso besser beurteilt, je höher er in der Rangordnung steht.

Zu milde und zu strenge Beurteilung Die Stationsleitung, die zu milde urteilt, will niemanden verletzen. Sie steht der Gruppe sehr nahe, und es gelingt ihr nicht, Leistungen und Verhaltensweisen objektiv zu beurteilen. Beurteilt sie zu streng, so könnten ihre eigenen Ansprüche an sich und die Mitarbeiter zu hoch liegen.

Äußere Faktoren Diese Faktoren, die außerhalb des Arbeitsablaufs stehen, können sowohl die Leitung als auch den Mitarbeiter beeinflussen. Beispiele können sein: die momentane familiäre Situation, außergewöhnliche Belastungen auf der Station oder gesundheitliche Gründe.

> **Beispiel:**
> Die Stationsleitung führt ein geplantes Beurteilungsgespräch mit der Pflegekraft A. durch. Sie selbst klagt über Migräne und ist sehr gereizt, A. wirkt sehr erschöpft, da zurzeit zwei Kolleginnen schon länger krank sind und sehr viele schwer kranke Patienten zu versorgen sind. Berücksichtigen Sie in dieser Situation nach Möglichkeit die Faktoren oder vereinbaren Sie einen neuen Termin.

Voraussetzungen für ein Mitarbeitergespräch

Rahmenbedingungen nicht unterschätzen Bevor das eigentliche Beurteilungsgespräch durchgeführt wird, müssen noch folgende Rahmenbedingungen geklärt sein:

- Ein ruhiger Raum muss zur Verfügung stehen, damit das Gespräch ungestört geführt werden kann.
- Störungen durch das Telefon oder andere Mitarbeiter sind zu vermeiden (vorherige Information).
- Das Gespräch sollte einen Zeitrahmen von ungefähr einer Stunde bekommen.
- Der Gesprächstermin sollte rechtzeitig und gemeinsam mit dem Mitarbeiter geplant werden.
- Gesprächsthemen und -struktur sind vorher abzusprechen, damit sich beide Gesprächspartner besser auf das Gespräch einstellen können.

Die Durchführung des Gesprächs

Von Anfang an sollten Sie auf einen sachlichen, nicht zu stark emotionalen Gesprächsverlauf achten, um ein produktives Gesprächsergebnis nicht zu gefährden. Ebenso wirken Sie als Gesprächsleiter darauf ein, dass das Gespräch offen und ehrlich geführt wird, um ein gutes Ergebnis zu erzielen. *(Sachliche Atmosphäre)*

Im eigentlichen Beurteilungsgespräch kann der Mitarbeiter mit einer Selbsteinschätzung seiner Leistungsfähigkeit und seiner Verhaltensweisen beginnen. Dabei muss er auch genügend Spielraum für Gesprächsinhalte bekommen, die direkt oder indirekt sein Arbeitsverhalten beeinflussen, wie zum Beispiel familiäre Sorgen, gesundheitliche Probleme oder seine Lebensplanung. Während der Mitarbeiter sich selbst einschätzt und über seine Anliegen spricht, hören Sie als Stationsleitung zu, machen sich gegebenenfalls Notizen und unterbrechen den Mitarbeiter nur, um Verständnisfragen zu stellen. *(Selbsteinschätzung)*

Nachdem der Mitarbeiter mit seiner Selbsteinschätzung fertig ist, übernehmen Sie das Gespräch. Sie gehen auf die Inhalte der Selbsteinschätzung ein und erläutern danach, wie Sie selbst die Leistungen und Verhaltensweisen des Mitarbeiters bewerten. Kommt es hier zu gegensätzlichen Meinungen, so müssen die Gründe sachlich diskutiert werden, um eine annähernde Einigkeit der Meinungen zu erreichen. *(Ihre Beurteilung)*

In dieser Phase des Gesprächs bietet es sich an, den Mitarbeiter gezielt für seine erbrachten Leistungen zu loben. Das Lob muss echt und frei sein; es darf weder manipulativ noch übertrieben wirken und muss einen eindeutigen Bezug zur erbrachten Leistung aufweisen. Wenn Sie dem Mitarbeiter Ihre Anerkennung zeigen, dann gehört zu diesem Verhalten auch Freundlichkeit, Aufmerksamkeit und wirkliches Interesse. *(Lob)*

Haben Sie beide Ihre Ansichten geäußert und dem anderen verständlich gemacht, geht das Gespräch in die nächste Phase über. Gemeinsam versuchen Sie, Lösungen für festgestellte Schwachstellen zu finden und treffen neue Zielvereinbarungen. Zum Schluss des Gesprächs soll dem Mitarbeiter klar sein, wo seine Stärken und Schwächen liegen, wie und in welchem Zeitraum er seine Schwächen zum Positiven hin wandeln kann und welche Aufstiegschancen ihm aufgrund seiner Leistung offen stehen. Nutzen Sie aber auch diese Gelegenheit des offenen Gesprächs, um Ihre eigenen Verhaltensweisen zu reflektieren und bei Bedarf anzupassen, da die Gesprächsinhalte auch Sie selbst betreffen können. *(Vereinbarung von Zielen)*

Praktische Tipps für ein erfolgreiches Gespräch

- Handelt es sich um einen arroganten Mitarbeiter, der versucht, Sie zu provozieren, oder ist er ein notorischer Besserwisser, dann versuchen Sie es mit der Ja-aber-Methode, zum Beispiel: „Wenn Sie das so sehen, dann verstehe ich das, aber..." Dadurch gelingt es Ihnen, den Einwand des Mitarbeiters zuzulassen, Sie reagieren aber trotzdem konfliktfrei und gehen konstruktiv mit diesem Einwand um.
- Ist Ihr Gegenüber sehr nervös und unter Zeitdruck oder gar aggressiv, dann hilft eine klare, kurze und betont sachlich fundierte Argumentation.
- Ist die Pflegekraft eher verunsichert und schüchtern, eröffnen Sie ihr vorsichtig Gesprächsmöglichkeiten, indem Sie auf vertraute Themen eingehen, wie zum Beispiel das Befinden der Kinder oder den letzten Urlaub. Bleiben Sie während des gesamten Gesprächs freundlich und ruhig, überfahren Sie den Mitarbeiter nicht mit komplizierten Argumenten, damit er sich nicht vor Ihnen verschließt.
- Bei einem Mitarbeiter, der besonders schweigsam ist, nicht zu viel reden; eventuell können Sie sogar **gegenschweigen**, um diesen Mitarbeiter aus der Reserve zu locken.
- Hört die Pflegekraft gar nicht mehr auf zu reden, unterbrechen Sie sie zur passenden Zeit und holen sie wieder zum Thema zurück. Das können Sie praktizieren, indem Sie auf die knapp bemessene Zeit hinweisen, ihr sagen, dass der Inhalt ihrer Aussagen sich wiederholt und ihr verständlich machen, dass es wichtig ist, beim Thema zu bleiben, um ein gutes Gesprächsergebnis zu erzielen.

Checkliste für ein Beurteilungsgespräch

Gesprächsvorbereitung
- Beobachtungen (siehe oben) auswerten und für das Gespräch vorbereiten,
- mit dem Mitarbeiter einen Termin vereinbaren,
- einen Raum besorgen, in dem Sie ungestört reden können,
- restliche Mitarbeiter informieren, um Störungen zu vermeiden.

Gesprächsablauf
- Selbstreflexion des Mitarbeiters über sein Leistungs- und Arbeitsverhalten. Ansprechen eigener Anliegen,
- die Leitung spricht über Beobachtungsinhalte und eigene Anliegen,
- Diskussion und Klärung abweichender Sichtweisen,
- gemeinsame Suche nach Lösungen für Schwachstellen und
- Zielvereinbarungen.

Nachbereitung
Wenn dokumentiert werden soll, ist ein Gesprächsprotokoll anzufertigen, dem Mitarbeiter zur Korrektur vorzulegen und in der Original-Personalakte abzulegen.

Positive Auswirkungen auf Leistungsfähigkeit der Mitarbeiter
Das Mitarbeiterbeurteilungsgespräch müssen Sie in regelmäßigen Zeitabständen (ca. alle sechs bis zwölf Monate) führen, um die Motivation, die Leistungsbereitschaft und die Verhaltensweisen Ihrer Mitarbeiter nachhaltig zum Positiven hin zu beeinflussen. Meine eigenen jahrelangen Erfahrungen mit diesen Gesprächen haben in mir die feste Erkenntnis wachsen lassen, dass es zu einem tieferen Vertrauensverhältnis zwischen

den Mitarbeitern und mir gekommen ist, dass die Leistungsbereitschaft der Pflegekräfte auch in kritischen Zeiten stets vorhanden war und dass sich ihre Verhaltensweisen deutlich an die Stationsbedürfnisse angepasst haben.

Rechtliche Grundlagen

Die Rechtsgrundlage für das Beurteilungsgespräch findet sich im **BetrVG** § 82 **Absatz 2** (Betriebsverfassungsgesetz), wonach der Beurteilte die Erörterung seiner Beurteilung verlangen kann. Zu diesem Gespräch kann der Mitarbeiter ein Betriebsratsmitglied hinzuziehen, der im Sinne eines Beraters oder Fürsprechers handelt. Das Betriebsratsmitglied ist zur absoluten Verschwiegenheit über den Inhalt des Gesprächs verpflichtet.

Gesetzliche Grundlage

3.3.2 Das Gespräch zur Feststellung des Qualifizierungsbedarfs

In das jährliche Beurteilungsgespräch sollten Sie das erstmalig im TVöD geforderte Gespräch zur Feststellung des Qualifizierungsbedarfs thematisch mit einbauen. Der Inhalt ergibt sich aus dem folgenden Paragraphen.

Rechtliche Grundlage:

Tarifvertrag für den öffentlichen Dienst (TVöD) vom 13. September 2005 – Auszug

§ 5 Qualifizierung

(1) Ein hohes Qualifikationsniveau und lebenslanges Lernen liegen im gemeinsamen Interesse von Beschäftigten und Arbeitgebern. Qualifizierung dient der Steigerung von Effektivität und Effizienz des öffentlichen Dienstes, der Nachwuchsförderung und der Steigerung von beschäftigungsbezogenen Kompetenzen. Die Tarifvertragsparteien verstehen Qualifizierung auch als Teil der Personalentwicklung.

(3) Qualifizierungsmaßnahmen sind
   a) die Fortentwicklung der fachlichen, methodischen und sozialen Kompetenzen für die übertragenen Tätigkeiten (Erhaltungsqualifizierung),
   b) der Erwerb zusätzlicher Qualifikationen (Fort- und Weiterbildung),
   c) die Qualifizierung zur Arbeitsplatzsicherung (Qualifizierung für eine andere Tätigkeit; Umschulung) und
   d) die Einarbeitung bei oder nach längerer Abwesenheit (Wiedereinstiegsqualifizierung).

(4) Beschäftigte haben – auch in den Fällen des Absatzes 3 Satz 1 Buchst. d – Anspruch auf ein regelmäßiges Gespräch mit der jeweiligen Führungskraft, in dem festgestellt wird, ob und welcher Qualifizierungsbedarf besteht. Dieses Gespräch kann auch als Gruppengespräch geführt werden. Wird nichts anderes geregelt, ist das Gespräch jährlich zu führen.

3.3.3 Das Kritikgespräch

Milde ist besser als Gerechtigkeit.
Luc de Clapiers, Marquis de Vauvenargues

Schwierige Mitarbeiter

Es gibt im Arbeitsalltag auch sehr schwierige Mitarbeiter, die ausgesprochen aggressiv sind, provokant schweigen können, uneinsichtig oder rechthaberisch sind. Sie kommen öfter zu spät, feiern krank, intrigieren und zeigen ein schlechtes Leistungsverhalten. Unter diesen Verhaltensweisen leiden die Kollegen und die Patienten.

Einflüsse auf das Verhalten schwieriger Mitarbeiter

Gesellschaftliche Einflüsse

* Länder mit starker sozialer Absicherung weisen hohe Fehlzeiten auf.
* Durch den Wertewandel in unserer Gesellschaft steht die Arbeit oft nicht mehr im Mittelpunkt des Lebens.
* Das Verhältnis zwischen Leitung und Mitarbeitern hat sich gewandelt: mehr Mitbestimmung, mehr Mitsprache und partnerschaftlich kooperative Zusammenarbeit. Die Stationsleitung muss also mehr diskutieren, mehr verhandeln und sich manchen Mehrheitsentscheidungen anpassen.

Betriebliche Einflüsse

* Mangelnde Übersicht in großen Organisationen. Entscheidungen der Direktion können nicht mehr nachvollzogen werden.
* Durch ein gesteigertes Selbstbewusstsein sind die Mitarbeiter kritischer gegenüber betrieblichen Entscheidungen.
* Die schwierigen gruppendynamischen Probleme, auch bedingt durch Krankheit und Tod auf der Krankenstation, werden von den Pflegekräften nicht immer bewältigt.

Familiäre Einflüsse

* Eine zunehmende Scheidungsrate.
* Der Arbeitsplatzmangel zwingt viele, fern der Heimat zu arbeiten.

Diese Pflegekräfte können Ihren Bemühungen widerstehen, auf kooperativer Ebene gemeinsame Zielsetzungen zu entwickeln. Motivierungsbemühungen und Beurteilungsgespräche führen nicht zum Ziel. Darum müssen Sie zu einer verschärften Gesprächsform greifen: dem Kritikgespräch.

Kriterien für eine gute Kritik

* Das Gespräch müssen Sie in Abwesenheit Dritter führen, aber immer in Anwesenheit des Betroffenen. Sprechen Sie Kritik in Gegenwart Dritter aus, dann zeigen Sie damit wenig Achtung vor der Persönlichkeit des Betroffenen, er wird das Gespräch blockieren, und eine sachliche Kritik ist Ihnen nicht mehr möglich. Äußern Sie die Kritik auch nicht in Abwesenheit des Mitarbeiters, sonst gefährden Sie das Vertrauensverhältnis zwischen Ihnen.
* Kritik sollten Sie sach- und verhaltensbezogen und nicht persönlich anbringen, sonst fühlt sich der Betroffene verletzt und reagiert mit Trotz. Auf diese Weise verschließt sich der Mitarbeiter der Kritik, und Sie können ihn nicht zu einer Verbesserung seines Verhaltens bewegen.
* Sie ist konstruktiv, konkret, direkt, fair und nicht übertrieben. So kann der Mitarbeiter aus dieser Kritik konkrete Schlüsse ziehen und sein Verhalten anpassen.

- Kritik wird freundschaftlich, humorvoll und nicht nachtragend vermittelt. Auf diese Weise zeigen Sie Achtung vor Ihrem Gegenüber, und er fühlt sich ausreichend ernst genommen.
- Kritik darf nicht über eine dritte Person erteilt werden, sonst ist der Betroffene der Meinung, Sie wollten sich drücken, und Sie gefährden dadurch Ihren Führungsstatus.
- Sie sollten alte Fehler nicht zusätzlich mit erwähnen, wenn kein inhaltlicher Zusammenhang mit dem aktuell zu kritisierenden Verhalten besteht. Der Mitarbeiter muss mit einer Kritik abschließen können, indem er sein Verhalten anpasst und in Folge auch nicht mehr darauf angesprochen wird.
- Entmutigen Sie nicht mit Ihrer Kritik, sonst ist der Mitarbeiter nicht motiviert, sein Verhalten zu ändern, denn er glaubt ja, dass sogar sein Vorgesetzter der Meinung ist, er schaffe es nicht.
- Benutzen Sie nicht das Telefon, um Ihren Mitarbeiter zu kritisieren. Am Telefon können Sie seine Reaktionen nicht beurteilen. Außerdem könnte der Mitarbeiter denken, dass sie ein persönliches Gespräch vermeiden wollen. Am Telefon kann man auch nie sicher sein, ob nicht ein Dritter zuhört.
- Nehmen Sie sich ausreichend Zeit für das Gespräch, um eventuelle Missverständnisse zu vermeiden.
- Kritisieren Sie so, wie Sie selbst kritisiert werden möchten.

Gehen Sie nach einer persönlichen und freundlichen Einleitung des Gesprächs immer mehr ins Sachliche über. In diesem sachlichen Teil müssen Sie versuchen, den Sachverhalt zu klären, indem beide Parteien die Möglichkeit bekommen, ihre Position darzustellen. Die Ansicht des Mitarbeiters sollten Sie sich anhören, um den Sachverhalt richtig beurteilen zu können und um zu sehen, ob das Fehlverhalten tatsächlich bei diesem Mitarbeiter liegt.

Der Ablauf eines Kritikgesprächs

Wenn der Mitarbeiter von vornherein eine aggressive Haltung einnimmt, dann obliegt es Ihnen, die hinter den Aussagen des Mitarbeiters stehenden Gefühle zu verbalisieren.

> **Beispiel:**
> Die Pflegekraft, die für ihr aggressives Verhalten unter den Mitarbeitern bekannt ist, beginnt das Gespräch mit dem Satz: „Was soll denn dieses Gespräch, du verstehst ja doch nicht, um was es mir geht!" Die Stationsleitung: „Dich ärgert anscheinend, dass ich dich hier zu einem Gespräch gebeten habe, aber ich möchte deine Verhaltensweisen verstehen können."

Mitarbeiter, die aufsässig sind, können mit Fragetechniken zum sachlichen Gespräch geführt werden.

> **Beispiel:**
> B. beginnt das Gespräch mit dem Satz: „Das Klima auf der Station ist in letzter Zeit deutlich schlechter geworden." Die Leitung antwortet: „Wie meinst du das genau, würdest du mir bitte Beispiele nennen?"

Führen Sie ein Gespräch mit einem besonders schwierigen Gesprächspartner, der provokant schweigt und Sie damit bewusst in Schwierigkeiten bringen will, können Sie ihn eventuell durch Gegenschweigen aus der Reserve locken.

Gelingt es Ihnen, den Sachverhalt weitgehend zu klären und einen eindeutigen Bezug zu diesem Mitarbeiter herzustellen, dann erörtern Sie mit ihm die Konsequenzen aus seinem Fehlverhalten.

Konsequenzen bei dauerhaftem Fehlverhalten

Tritt ein Fehlverhalten erstmals auf, dann genügt es, wenn Sie ein ernsthaftes Gespräch mit dem Mitarbeiter führen. Kommt dieses Verhalten jedoch gehäuft vor, folgt eine schriftliche Abmahnung, und nach einer wiederholten Abmahnung kann auch eine verhaltensbedingte Kündigung des Arbeitsverhältnisses folgen (in Zusammenarbeit mit der Pflegedienstleitung und der Mitarbeitervertretung beziehungsweise mit dem Personalrat ☞ Kapitel 5.6.1). Die möglichen Folgen aus seinem Verhalten sollten Sie Ihrem Mitarbeiter von vornherein klar machen.

Zum Abschluss des Kritikgesprächs sollten Sie Ihrem Mitarbeiter ein positives Bild vermitteln, indem Sie ihm Ihr Vertrauen auf eine weitere positive Zusammenarbeit zeigen.

In der Nachbereitungsphase können Sie darüber nachdenken, was Sie für Ihr zukünftiges Kritikverhalten gelernt haben und welche Fehler Sie zukünftig vermeiden können.

Merke:
Eine berechtigte Kritik nicht zu üben ist ein Führungsfehler!

3.3.4 Das Kündigungsgespräch

Behandeln Sie Mitarbeiter in Kündigungsgesprächen so, wie Sie in der gleichen Situation auch behandelt werden möchten.

Da es in Krankenhäusern, Pflegeeinrichtungen, ambulanten Dienste etc. in der Regel eine hohe Fluktuationsrate gibt, wird Stellenabbau durch Nichtbesetzen der frei gewordenen Stellen umgesetzt.

Die häufigste Art der Kündigung, mit der die Stationsleitung konfrontiert wird, ist die Probezeitkündigung. Die zweite Variante eines Kündigungsgesprächs ergibt sich aus der Situation, wenn der Mitarbeiter kündigt. Dieses Gespräch fängt in der Regel mit der Einleitung an: „Ich muss mal mit dir sprechen". Haben Sie bei der ersten Variante noch genügend Zeit, sich auf dieses Gespräch einzustellen, so werden Sie bei der zweiten Variante keine Gelegenheit für eine Vorbereitung bekommen.

Kündigungsgespräch kein Ersatz für die schriftliche Kündigung

Im Rahmen der Stationsleitungsarbeit werden Sie auch Kündigungsgespräche führen müssen. Die offizielle Kündigung wird in der Regel die Personalabteilung bzw. die Pflegedienstleitung aussprechen. Überlassen Sie die unangenehme Aufgabe des Kündigungsgesprächs nicht der Personalabteilung oder der Pflegedienstleitung. Eine so leidige Botschaft sollte immer der direkte und bisherige Vorgesetzte überbringen. Die schriftliche Kündigung kann das persönliche Gespräch nicht ersetzen.

Zögern Sie nicht damit, das Gespräch zu führen, denn wenn die Entscheidung gefallen ist, dann spricht sie sich schnell herum. Sie als Stationsleitung haben die Aufgabe, in einem Kündigungsgespräch dem Mitarbeiter mitzuteilen, warum er seinen Arbeitsplatz bei Ihnen nicht mehr behalten darf.

> **Beachte:**
> Ein Kündigungsgespräch ist für eine Leitung immer stressig und erfordert ein durchdachtes Vorgehen.

In der ersten Variante wollen Sie den Mitarbeiter über die Beendigung des Arbeitsverhältnisses informieren. Sie wissen, dass die Kündigung unumgänglich (und gerechtfertigt) ist und haben eventuell das Problem, dass Sie den Mitarbeiter als Mensch sehr sympathisch finden. Der Einstieg in das Gespräch ist der wichtigste Teil. Sagen Sie im ersten Satz, worum es geht, und erläutern Sie danach, aus welchen Gründen Sie den Mitarbeiter nicht mehr beschäftigen wollen. Begehen Sie den Fehler, die eigentliche Information nicht klar auszusprechen, so weiß der Mitarbeiter trotz allem sofort, worum es geht. Die Folge ist eine zunehmend aggressive Stimmung. Lassen Sie also den Mitarbeiter nicht unnötig leiden, indem Sie ihn auf die „Folter spannen". Haben Sie den entscheidenden Satz ausgesprochen: „Wir werden das Arbeitsverhältnis mit dir beenden", können Sie ihn wieder aufbauen, indem Sie ihm den konkreten Sachverhalt erläutern. Zeigen Sie ihm seine Chancen auf dem Arbeitsmarkt aufgrund konkret angesprochener Fähigkeiten auf. Bleiben Sie sachlich, lassen Sie es nicht zu einer persönlichen Abrechnung kommen („Du bist unerträglich", „Du warst mir schon die ganze Zeit so unsympathisch" oder „Ja, ich sehe schwarz für dich!")

Seien Sie offen und ehrlich!

Vier Eckpunkte sollten Sie immer beachten:

Vier Eckpunkte

- ein eindeutiger Gesprächsbeginn, der die Fakten klar darstellt,
- eine eindeutige und akzeptable Begründung,
- den Mitarbeiter wieder aufbauen, indem Sie seine konkreten positiven Fähigkeiten herausstellen,
- ein sachbezogenes Gespräch führen.

In der zweiten Variante werden Sie vom Mitarbeiter mit einer Kündigung „überrumpelt". Jetzt heißt es „Zeit gewinnen". Da Sie noch keine Gelegenheit hatten, über den Sachverhalt nachzudenken, sollten Sie versuchen, das Gespräch auf den nächsten Tag zu schieben, um in Ruhe über die Ursachen und Konsequenzen nachzudenken. Vermeiden Sie auf jeden Fall spontane Reaktionen, die Sie eventuell bereuen würden: „Ja, dann geh doch", „Ist mir egal" oder „Gerade jetzt, wo wir doch so wenig Mitarbeiter haben". Gelingt es Ihnen, das Gespräch auf den nächsten Tag zu verschieben, dann sollten Sie mit der nötigen Sachlichkeit vor allem nach den Ursachen der Kündigung fragen.
Oft geschieht eine Kündigung aus einer Unzufriedenheit heraus oder der Absicht „Ich zeige es euch" (bestrafend). Sobald Sie die wahren Gründe der Kündigung kennen, können Sie auch entscheiden, ob Sie den Mitarbeiter halten möchten oder ob Sie ihn gehen lassen wollen. Wenn Sie den

Lassen Sie sich nicht überrumpeln.

Fragen Sie nach dem Grund der Kündigung.

Eindruck haben, der Mitarbeiter will Sie erpressen und er ist nicht zu einer sachlich konstruktiven Problemlösung bereit, dann sollten Sie seine Kündigung auf jeden Fall akzeptieren, da Sie ansonsten auf Dauer erpressbar wären.

Auf jeden Fall müssen Sie umgehend klare Verhältnisse schaffen, da die restlichen Mitarbeiter die Situation genauestens mitverfolgen werden. Treten Ungerechtigkeiten oder Unstimmigkeiten auf, dann wächst die Gefahr von Folgekündigungen.

> **Merke:**
> Kündigungen sind ansteckend!

Um diese Folgekündigungen zu vermeiden, ist es am sinnvollsten, die Mitarbeiter über den Sachverhalt zu informieren, ohne etwas zu verschweigen. Gerüchte und Vermutungen müssen aus der Welt geschafft werden. Eventuell können Sie sich mit dem Mitarbeiter, der gekündigt hat, einigen, wie die Kollegen informiert werden sollen.

3.3.5 Mitarbeiterinformationen

Gezieltes Informations-management

Da das Krankenhaus in der Regel eine große Institution ist, in der zwischen 100 und 9000 Mitarbeiter beschäftigt sind, ist es besonders wichtig, dass Sie als Stationsleitung Ihren Pflegekräften Informationen zukommen lassen. Dabei müssen Sie die Informationsflut sichten und selektieren, damit wichtige Informationen nicht untergehen.

Umfassende Informationen helfen den Mitarbeitern bei ihrer Entscheidungsfindung und ihrem Bedürfnis nach Mitverantwortung, was sie wiederum für ihre Arbeit motiviert. Informationen helfen bei der Vermeidung von Fehlern, schaffen Akzeptanz für unangenehme Maßnahmen der Krankenhausleitung und beseitigen Unsicherheiten aller Art, die durch ein Informationsdefizit entstehen würden.

Sie sollten Ihren Mitarbeitern in Besprechungen (einmal monatlich oder nach Bedarf) mündliche Informationen oder über ein schwarzes Brett schriftliche Informationen zukommen lassen. Sind die Informationen besonders wichtig und sind Rückmeldungen zu erwarten, dann sollten Sie auf jeden Fall die Form der Besprechung wählen.

Werden die Mitarbeiter direkt durch Sie als Stationsleitung informiert, dann sollten Sie Ihre Informationen klar und anschaulich, ausführlich und für jedermann auf der Station verständlich weitergeben, um Missverständnisse zu vermeiden. Wenn Sie nicht ausführlich informieren, müssen Sie damit rechnen, dass es zu Gerüchten und Irrtümern kommen kann.

> **Beispiel:**
> Die Stationsleitung bestellt die Pflegekraft A. ohne Angabe von Gründen am nächsten Tag zu einem Gespräch. A. ist sehr verunsichert und wirkt aggressiv gegenüber den Kollegen und Mitarbeitern. Als das Gespräch stattfindet, erfährt A., dass die Stationsleitung sie nur bitten

wollte, in Zukunft die Schülerbetreuung auf der Station zu übernehmen, da sie mit ihren bisherigen Leistungen sehr zufrieden ist. A. fällt ein Stein vom Herzen, und sie freut sich über die Anerkennung. Fazit: Die Leitung sollte A. das Thema vorher andeuten.

Regeln für die Informationsvermittlung

- Sie als Stationsleitung haben keine Informationsprivilegien.
- Vertrauliche Informationen (z. B. aus den Beurteilungsgesprächen) müssen Sie auch stets vertraulich behandeln, da sich sonst die Vertrauensbasis zu den Mitarbeitern verschlechtert.
- Geben Sie Informationen rechtzeitig an Ihre Mitarbeiter weiter, da sie sonst ihren Informationswert verlieren!
- Werden in einer bestimmten Angelegenheit neue Informationen bekannt, dann ist es wichtig, Ihre Mitarbeiter in einer außerordentlichen Besprechung auf dem Laufenden zu halten.
- Eventuell sollten Sie Ihre Mitarbeiter wiederholt informieren, damit sich die Informationen bei ihnen besser einprägen.
- Verbreiten Sie nie falsche Informationen oder Halbwahrheiten, denn darunter leidet die Glaubwürdigkeit immens. Gegebenenfalls müssen Sie Ihre Informationen sofort berichtigen!

Besonders in schwierigen Situationen, wie zum Beispiel einer Personalreduzierung auf der Station, müssen Sie als Stationsleitung Ihre Mitarbeiter rechtzeitig, umfassend und offen informieren. Sie sollten die Gründe für diese Maßnahme erklären können, um bei den Mitarbeitern Verständnis zu wecken. In diesem Falle können Sie zum Beispiel über im Haus dringend notwendige Einsparungen sprechen.

Es gibt aushängepflichtige Gesetze wie zum Beispiel das Arbeitszeitgesetz, das Mutterschutzgesetz oder das Jugendarbeitsschutzgesetz, die das Krankenhaus aushängen muss, damit sie für alle Mitarbeiter zugänglich sind. Außerdem legt das BetrVG (Betriebsverfassungsgesetz) in den §§ 43, 81, 82, 83 und 110 bestimmte Mindestanforderungen fest.

Rechtliche Aspekte zur Information

3.3.6 Motivation

Wenn du ein Schiff bauen willst, so trommle nicht die Männer zusammen, um Holz zu beschaffen, Werkzeuge vorzubereiten und Aufgaben zu vergeben, sondern lehre die Männer die Sehnsucht nach dem endlosen Meer.

Antoine de Saint-Exupéry

Motivierung ist das absichtsvolle Handeln einer Führungskraft, um das Verhalten ihrer Mitarbeiter in positiver Hinsicht zu beeinflussen. (Dies erreicht sie zum Beispiel, indem sie dem Mitarbeiter bewusst mehr Freiraum beim Arbeiten lässt, damit die Motivation und daraus resultierend die Leistung steigt.) Motivierung durch Sie als Stationsleitung veranlasst die Pflegekräfte auf der Station dazu, sich um ihren Erfolg zu bemühen, ohne dass es dabei zu einem direkten Widerspruch kommt. Motivieren können Sie durch bedrohen, bestrafen, bestechen, belohnen und loben. Motivierung oder Fremdsteuerung ist nicht negativ zu bewerten und soll nicht zum Schaden des Mitarbeiters sein.

Unterschied: Motivierung und Motivation

Im Gegensatz zur Motivierung steht die Motivation. Dies ist die Eigensteuerung des Mitarbeiters, also ein Zustand, der erhöhte Verhaltensbereitschaft zeigt.

Die Motivierung ist ein notwendiges Steuerungsinstrument, ohne das die Stationsleitung in ihrer Führungsarbeit nicht auskommt. Dabei müssen Sie besonders darauf achten, dass Sie ihren Mitarbeitern, während Sie sie motivieren, jederzeit Achtung und Wertschätzung erweisen. Zusätzlich müssen Sie die Leistungsbereitschaft, -fähigkeit und -möglichkeit jedes Einzelnen weitestgehend berücksichtigen.

Generell dürfen Sie davon ausgehen, dass ein Großteil Ihrer Mitarbeiter Leistungsbereitschaft zeigt und den Sinn der Arbeit erkennt. Die Pflege ist in unserer Gesellschaft ein anerkannter Beruf und unterliegt kaum einem gesellschaftlichen Wertewandel, wie es zum Beispiel bei der Rüstungsindustrie der Fall ist. Wenn also das Pflegepersonal seine Leistungsbereitschaft auf der Station verliert, dann ist dies zum Teil auf mangelnde Führungsarbeit der Stationsleitung zurückzuführen. Zum Teil liegen die Ursachen aber auch außerhalb Ihres Bereichs, wie zum Beispiel bei Entscheidungen der Krankenhausleitung, Tarifzuordnungen, Veränderungen in der Gesundheitspolitik oder in der Motivation des Mitarbeiters.

Die Motivation der Mitarbeiter wird von vielen Faktoren beeinflusst:

Einflüsse auf die Motivation

- die Wertschätzung des Pflegeberufs durch Familie und Freunde,
- die eigene Gesundheit,
- der Ruf, den Ihr Krankenhaus/Ihre Station sich erworben hat,
- ethische Fragestellungen (z. B.: Wann und wie darf ein Patient in unserem Krankenhaus sterben?),
- die Art der Zusammenarbeit mit den Ärzten und anderen Berufsgruppen,
- die Frage, ob sich die Zielsetzungen des Hauses noch mit den eigenen vereinbaren lassen (z. B. die zunehmende Kundenorientierung),
- die Möglichkeit, die privaten und beruflichen Werte zu verbinden. Besonders junge Mitarbeiter stellen diesen Anspruch.

Aufgrund dieser Faktoren ist es für Sie als Führungskraft zeitweise sehr schwierig, entgegen diesen Einstellungen zu motivieren. Bleiben Sie jedoch glaubwürdig, ehrlich und menschlich anständig, dann haben Sie noch am ehesten die Möglichkeit, auf die Mitarbeiter einzuwirken. Überlegen Sie, wie Sie motiviert werden möchten und praktizieren Sie es, dann ist der Erfolg am wahrscheinlichsten.

Motivierte Mitarbeiter sind seltener krank.

Die Pflegekräfte, die motiviert und engagiert auf der Station mitarbeiten, erzielen auch die besten Erfolge. In der Regel sind sie selten krank, können konstruktiv mit einer Bewertung ihrer Arbeit umgehen, scheuen keine außergewöhnlichen Arbeitsbelastungen, wie sie auf einer Station immer wieder auftreten, und können ihre privaten Interessen auch einmal hinter die betrieblichen stellen, besonders dann, wenn sie in ihrer Freizeit für eine Kollegin einspringen müssen. Motivierte Pflegekräfte sind relativ leicht zu führen, da sie fast immer bereit sind, die anstehende Arbeit zu bewältigen.

Sie können Ihre Mitarbeiter motivieren, wenn es Ihnen gelingt, deren persönliche Ziele und Bedürfnisse mit den betrieblichen zu verbinden. Wenn Ihnen die Motivierung der Mitarbeiter besonders gut gelingt, dann kann es auch passieren, dass diese bis an den Rand ihrer Leistungsgrenze oder darüber hinaus gehen, was sie aber nicht auf Dauer durchhalten können; dann schlägt ihr Verhalten um und sie werden leichter krank, haben ein Übermüdungsgefühl, und ihre Leistung vermindert sich.

Grenze der Leistungsfähigkeit der Mitarbeiter beachten

Nur 80 % der maximalen Leistungsfähigkeit des Menschen sind über den Willen freizusetzen, die übrigen 20 % sind autonom und werden in Situationen wie Lebensgefahr, Wut oder Zorn freigesetzt. Jeder Mensch hat außerdem ein Gefühl des persönlichen Gleichgewichtszustands seiner Leistungsfähigkeit. Daher ist ein gesundes Mittelmaß an Leistungsbereitschaft auf Dauer am sinnvollsten. Werden diese Punkte von Ihnen als Leitung nicht beachtet und fordern Sie ständig ein hohes Leistungsniveau, dann kann bei den Pflegekräften auch das „Burnout-Syndrom", das anhaltende Gefühl, innerlich „ausgebrannt" zu sein, auftreten.

Schauen wir uns einmal die Bedürfnis-Pyramide nach Maslow an. Sie kann meiner Meinung nach zwar nicht die komplexe Realität erfassen, ist aber hier als Modell hilfreich.

Dieses Konzept geht davon aus, dass, wenn die wesentlichen Bedürfnisse befriedigt sind, es möglich ist, höher stehende Bedürfnisse zu befriedigen.

> 1. Stufe: die Grundbedürfnisse nach Kleidung, Nahrung und Wohnraum
> 2. Stufe: das Bedürfnis nach Sicherheit
> 3. Stufe: das Bedürfnis nach menschlicher Zuwendung
> 4. Stufe: das Bedürfnis nach Anerkennung
> 5. Stufe: das Bedürfnis nach Selbstverwirklichung

Bedürfnispyramide nach Maslow

Die Bedürfnisse der Stufe 1 sind durch den Arbeitsplatz an sich erfüllt. Stufe 2 bis 5 fallen in Ihren Bereich als Stationsleitung.

Ein massive Bedrohung für den Mitarbeiter wäre ein Verlust des Arbeitsplatzes (Stufe 2), darum sollten Sie dies nur ansprechen, wenn es zu schweren Verfehlungen aufseiten des Mitarbeiters kommt.

Pflegekräfte, die am Anfang ihres Berufsleben stehen und noch nicht gelernt haben, mit Krankheit und Tod professionell umzugehen, nehmen die menschliche Zuwendung (Stufe 3) von Ihnen als Stationsleitung gerne entgegen.

Wenn Sie Achtung und Respekt gegenüber Ihren Mitarbeitern zeigen, dann wird das Bedürfnis nach Anerkennung befriedigt (Stufe 4).

Wenn Sie dem Mitarbeiter genügend Freiraum geben, damit er seine Ideen und Vorstellungen in die Arbeit einbringen kann, dann unterstützen Sie damit die Befriedigung des Bedürfnisses nach Selbstverwirklichung (Stufe 5). Die Pflegekraft hat in Folge dieses Freiraums die Möglichkeit, eine interessante Tätigkeit auszuüben, Erfolg zu erleben, Verantwortung zu tragen und ihre Kenntnisse zu vertiefen (Fort- und Weiterbildung).

Sind die Bedürfnisse der Stufen 1 bis 5 bei der Pflegekraft weitgehend befriedigt, so hat der Mitarbeiter die Möglichkeit, ein gesundes Selbstwertgefühl zu entwickeln, und damit ist die Grundlage zu der oben beschriebenen motivierten Pflegekraft geschaffen.

> **Beispiel:**
> Ein Patient, der von der Pflegekraft A. betreut wurde, ist trotz seiner jungen Jahre an seiner bösartigen Krankheit gestorben. A. stand diesem Patienten sehr nahe und ist nun sehr traurig und niedergeschlagen. Die Stationsleitung führt mit A. ein Gespräch, bietet ihren Beistand an und berichtet ihr von ihren eigenen Erfahrungen in diesen Situationen. Dabei achtet und respektiert die Leitung, dass A. traurig und niedergeschlagen ist. Sie spürt auch, dass A. auf ihre Weise mit dem Tod des Patienten fertig werden muss und lässt ihr in der nächsten Zeit genügend Freiraum für ihre Trauerarbeit.

Konkrete Maßnahmen der Stationsleitung zur Mitarbeitermotivierung

- Bei der Vorgabe von Zielen sollten Sie immer darauf achten, dass diese auch erreichbar sind.

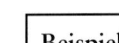

> **Beispiel:**
> Die Leitung spricht mit der Pflegekraft A. über die Verbesserung der Pflegedokumentation. Sie bietet ihr an, sie in den nächsten zwei Wochen bei der Dokumentation zu unterstützen.

- Sprechen Sie Ihre Anerkennung immer gezielt aus.

> **Beispiel:**
> Die Stationsleitung kontrolliert nach vier Wochen die Pflegedokumentation von A. und spricht ein Lob für die vollständige und umfassende Dokumentation, die A. jetzt eigenständig durchführt, aus.

- Erzeugen Sie bei Ihrem Mitarbeiter Verständnis für untergeordnete Tätigkeiten.
- Führen Sie bei grundlegenden Veränderungen Mitarbeiterdiskussionen durch; dadurch fühlen die Mitarbeiter sich ernst genommen, und die Veränderung ist im Endeffekt besser durchdacht.

> **Beispiel:**
> Die Stationsleitung möchte (nach Rücksprache mit der Pflegedienstleitung), dass die i.v.-Injektionen zum Teil vom Pflegepersonal durchgeführt werden. Sie diskutiert auf einer Besprechung das Für und Wider mit den Mitarbeitern, und am Ende kommt es zu einer praktikablen Lösung, die alle mittragen wollen und können.

- Vermeiden Sie eine Unterforderung der Mitarbeiter, da die meisten Menschen bereit sind, Leistungen zu erbringen.

- Führen Sie die Delegation so durch, dass der Mitarbeiter selbstständig agiert. Kontrollen sollten nur in größeren Abständen durchgeführt und dem Mitarbeiter die Gelegenheit gegeben werden, aus seinen Fehlern zu lernen. (Auf der Station muss selbstverständlich gewährleistet sein, dass durch diese Fehler kein Patient zu Schaden kommt.)

> **Beispiel:**
> Die Pflegekraft A. soll die Lagerbestellungen für die Station in nächster Zeit übernehmen. A. bestellt am Anfang manchmal zu viele Artikel oder sie vergisst, Artikel zu bestellen. Mit der Zeit lernt sie jedoch, das Material in sinnvollen Mengen zu bestellen und möglichst nichts zu vergessen.

Es gibt Faktoren, die ebenfalls einen starken Einfluss auf die Motivation der Mitarbeiter haben, die jedoch von Ihnen als Führungskraft kaum oder gar nicht beeinflusst werden können. Dabei handelt es sich um das allgemeine Betriebsklima des Hauses, die Arbeitsbedingungen, die Sozialleistungen, das Arbeitsentgelt und die Krankenhauspolitik.

Motivation und Stationsklima

Zu einem allgemein verbesserten Betriebsklima können Sie beitragen, indem Sie für ein gutes Stationsklima sorgen. Dieses basiert auf den menschlichen Beziehungen zwischen der Leitung und ihren Mitarbeitern sowie zwischen den Pflegekräften.

Einen besonders intensiven Einfluss können Sie auf neue Mitarbeiter nehmen, indem Sie sie sorgfältig einarbeiten und indem Sie versuchen, sie baldmöglichst in das Team zu integrieren. Sollte sich jedoch in der Probezeit herausstellen, dass diese zu viel Unruhe in das Team bringen, dann müssen Sie auch ernsthaft überlegen, ob Sie das Arbeitsverhältnis weiter fortsetzen wollen.

Das Stationsklima können Sie auch verbessern, indem Sie alle gleich gerecht und fair behandeln, regelmäßige Beurteilungsgespräche führen und bei spürbarer Verschlechterung des Klimas sofort nach den Ursachen forschen und dann adäquat handeln. Oft stellt sich heraus, dass ein einzelner Mitarbeiter, der wegen einer bestimmten Angelegenheit, die nur ihn betrifft, unzufrieden ist, lauthals verkündet: „In letzter Zeit hat sich das Stationsklima deutlich verschlechtert!"

> **Beispiel:**
> Die Pflegekraft A. möchte einen Nebenjob annehmen. Die Stationsleitung lehnt in Absprache mit der PDL dieses Anliegen ab, da sie der Meinung ist, dass A. durch die Mehrbelastung ihre eigentliche Arbeitsleistung nicht mehr vollständig erbringen kann. Obwohl die Leitung A. die Gründe für die Ablehnung ausführlich erklärte, ist A. „stinksauer". A. erzählt von da an jedem, dass das Klima auf Station sich doch deutlich verschlechtert habe, was eine allgemeine Verunsicherung bewirkt. Die Stationsleitung handelt und droht A. in einem ernsten Gespräch, dass A. eine Abmahnung wegen Störung des Betriebsfriedens erhalten wird, wenn sie ihr Verhalten nicht ändert.

Demotivierendes
Führungsverhalten

Zum Abschluss des Themas „Motivieren" möchte ich noch auf demotivierendes Verhalten eingehen.

- Wenn es Ihnen als Stationsleitung beim Führen nicht wirklich um die Ihnen anvertrauten Mitarbeiter geht, sondern um Ihre Führungsqualität, Ihr Image als Führungskraft und um Ihre Souveränität bei der Kontrolle der Pflegekräfte, dann verhalten Sie sich für Ihre Mitarbeiter im besonderen Maße demotivierend, da die Mitarbeiter spüren, dass es Ihnen bei Ihrer Arbeit nur um die persönliche Profilierung geht und nicht um das von Ihnen geführte Team.
- Unterstellen Sie Ihren Mitarbeitern Lustlosigkeit beim Arbeiten, dann kann sich diese Lustlosigkeit tatsächlich einstellen, da dies nach Ansicht der Mitarbeiter von Ihnen ja erwartet wird. Dies ist das Phänomen der „Self-fulfilling prophecy".

> **Beispiel:**
> Die Stationsleitung traut ihrer Vertretung nur ein begrenztes Maß an Führungskompetenz zu und gibt ihr das auch deutlich zu verstehen. Die Vertretung, die gerne in eine Leitungsposition aufsteigen wollte, glaubt jetzt ebenfalls, dass sie für die Leitungsfunktion aufgrund mangelnder Führungskompetenz nicht geeignet ist. Aus diesem Grund stellt sie ihr Bemühen um eine Leitungsstelle ein, ist aber sehr enttäuscht.

- Besitzen Sie als Leitung eine zwanghafte Ordnungsliebe und sind Sie ein Genauigkeitsfanatiker, dann lähmen Sie mit Ihrem Verhalten die kreative und lebendige Zusammenarbeit.

> **Beispiel:**
> Pflegekraft A. wird während der ganzen Schicht von der Stationsleitung regelmäßig zum Aufräumen ihres Arbeitsplatz aufgefordert. So sehr sich A. auch bemüht, die Leitung sieht immer noch Unordnung auf der Station. Da A. den Erwartungen der Leitung nie gerecht werden kann, hat sie kaum noch Lust zu arbeiten und will kündigen.

3.3.7 Zielvereinbarungen

Ein Mensch, der sich ernsthaft ein Ziel gesetzt hat, wird es auch erreichen.
Benjamin Disraeli

Erreichbare Ziele formulieren

Am Anfang des Organisationsprozesses stehen die Gesamtziele eines Krankenhauses. Diese werden von der Direktion vorgegeben. Ziele sind genaue Vorgaben dessen, was erreicht werden soll. Gesamtziele sind sehr weit gefasst und lassen so genügend Spielraum bei der Umsetzung. Als Stationsleitung müssen Sie diese institutionellen Ziele kennen, sodass die Teilziele, die Sie setzen, erfüllt werden können.

Die Station hat die Möglichkeit, mit speziellen Teilzielen zu arbeiten, die mit den Gesamtzielen der Direktion übereinstimmen. Sie als Stationsleitung vereinbaren gemeinsam mit Ihren Mitarbeitern diese Teilziele. Achten Sie darauf, dass die Ziele

- akzeptabel,
- in absehbarer Zeit erreichbar,
- klar und einfach strukturiert,
- attraktiv gestaltet sind.

Wichtig ist dabei, dass auch wirklich alle Betroffenen informiert sind. Geben Sie den Mitarbeitern genügend Spielraum, der es ihnen erlaubt, in einem eigenen Entscheidungs- und Verantwortungsbereich zu arbeiten, um damit die Motivation für die Zielerreichung zu erhöhen.

Sie als Führungskraft müssen die Umsetzung der Ziele kontrollieren und sie bei Bedarf mit den Mitarbeitern an die Erfordernisse anpassen. Weichen die Mitarbeiter zu sehr von der gemeinsam vereinbarten Zielsetzung ab, dann müssen Sie auf der Einhaltung der Zielvereinbarungen bestehen bzw. die Gründe herausfinden, warum die Mitarbeiter von der Zielvereinbarung abweichen.

Umsetzung der Zielvereinbarung kontrollieren

Gehen Sie die Umsetzung der Teilziele mit dieser Methodik an, dann gewährleisten Sie, dass es zu einer höheren Leistungsbereitschaft, einer verbesserten Motivation und zu mehr Arbeitszufriedenheit innerhalb des Teams kommt.

> **Beispiel:**
> Sie besprechen mit den Mitarbeitern, wie die pflegerische Versorgung der Patienten und die dazugehörige Dokumentation innerhalb des nächsten halben Jahres verbessert werden kann. Sie vereinbaren mit ihnen, dass die Bereiche in größerer Eigenverantwortung der einzelnen Pflegekraft geführt werden sollen. Während der nächsten sechs Monate mischen Sie sich kaum in die Bereiche ein, stehen aber jederzeit mit Rat den Mitarbeitern zur Seite. Sie kontrollieren in Abständen, ob die in der Dokumentation geplanten Pflegemaßnahmen vollständig durchgeführt werden und besprechen auftretende Probleme in einem sachlichen und ruhigen Ton mit der verantwortlichen Pflegekraft. Nach einem halben Jahr ist eine deutliche Verbesserung der Patientenversorgung und der Dokumentation festzustellen. Die gewachsene Eigenverantwortung empfinden die Pflegekräfte zwar als eine zusätzliche Belastung, sind aber insgesamt zufriedener, da sie eigenständiger arbeiten können.

Welches sind aber nun die möglichen Gründe für das Scheitern einer Zielvereinbarung? Einmal besteht die Möglichkeit, dass Sie als Stationsleitung die Zielvereinbarung als Druckmittel missbrauchen. In diesem Fall geht es dann nur um Schuldfragen, und es wird keine konstruktive Diskussion um Verbesserungen und zukünftige Maßnahmen geführt.

Gründe für die Nichterreichung von Zielen

Weitere Ursachen sind zu viele, zu schwer erreichbare oder zu unklare Ziele oder aber mangelnde Überzeugung, zu wenig Beratung und zu wenig Hilfe Ihrerseits.

Der Erfolg ist dagegen so gut wie gewährleistet, wenn Denken, Wollen, Fühlen und Handeln übereinstimmen.

3.3.8 Delegation

Die Fesseln der Gewohnheit sind meist so fein, dass man sie gar nicht spürt. Doch wenn man sie dann spürt, sind sie schon so stark, dass sie sich nicht mehr zerreißen lassen.

Samuel Johnson

Delegation als Voraussetzung für Führungsarbeit

Wenn Sie sich entschlossen haben, die Leitung der Station zu übernehmen, müssen Sie einen Teil der Routine-, Detail- und Spezialistenaufgaben auf die anderen Pflegekräfte übertragen (delegieren), um sich auf die Führungsarbeit zu konzentrieren. Wenn Sie als Führungskraft nicht delegieren, sind Sie schnell überarbeitet, und Ihre Arbeitsleistung wird deutlich nachlassen. Indem Sie Befugnisse und Kompetenzen delegieren, geben Sie den Mitarbeitern die Möglichkeit, Entscheidungen und Handlungen zu koppeln.

Delegierbare Aufgaben

Delegiert werden kann:

- jedes Ziel und die damit verbundenen Aufgaben, die von den Mitarbeitern erreicht und ausgeführt werden können,
- die Kompetenz, die zur Zielerreichung nötig ist,
- die Verantwortung, die dem Ziel und der Kompetenz entspricht.
- Routinearbeit (Patientenversorgung, Dokumentation, Übergabe usw.),
- Spezialaufgaben, z. B. der Einsatz eines neuen medizinischen Geräts oder die Übernahme der Praxisanleitertätigkeit für Pflegeschüler.

Bekommt ein Mitarbeiter von Ihnen eine Aufgabe, aber nicht die entsprechende Kompetenz und Verantwortung übertragen, so delegieren Sie nicht, sondern schieben diese Aufgabe lediglich ab.

Für den Mitarbeiter bedeutet die Übertragung von Aufgaben eine Aufwertung seiner selbst. Er kann jetzt eigenständig, verantwortlich und engagiert arbeiten.

Vergessen Sie aber nicht, dass, auch wenn Sie eine Tätigkeit delegiert haben, die letzte Verantwortung weiterhin bei Ihnen liegt.

Nicht delegierbare Aufgaben

Nicht alles kann delegiert werden, vor allem nicht Ihre Verantwortung für alle stationsinternen Arbeitsprozesse.

- Auswahl, Beurteilung und Förderung von Mitarbeitern,
- Festlegung von Zielvereinbarungen,
- Organisation,
- Koordinierung,
- Motivierung von Mitarbeitern,
- Setzung von Entscheidungsrahmen und Freiräumen für Mitarbeiter,
- Kontrolle von Arbeitsabläufen,
- Kontrolle der Erreichung von Zielvereinbarungen.

Die Schwierigkeit zu delegieren

Bei Führungspersonen besteht häufig die Angst vor einem „Machtverlust", der durch die Abgabe von Aufgaben entstehen könnte. Dabei ist die Delegation von Aufgaben an Mitarbeiter, die die Arbeiten ebenso gut oder sogar besser versehen, vielmehr ein Zeichen von Führungsstärke, ohne dass dabei ein Autoritätsverlust auftritt.

Oft überlassen Leitungen ihren Mitarbeitern nicht genügend Freiraum und Entscheidungsfreiheit, da sie zu viel Angst vor möglichen Fehlern haben. Wenn Sie als Leitung Ihren Mitarbeitern nicht die Möglichkeit geben, Fehler zu machen (wobei Sie die Mitarbeiter keinesfalls unbeaufsichtigt lassen dürfen, da keine schwer wiegenden Fehler gemacht werden dürfen, die zum Schaden des Patienten führen könnten), dann können sich diese auch nicht genügend qualifizieren. Unterschätzen Sie dabei nicht die Fähigkeiten Ihrer Mitarbeiter, eigenständig zu arbeiten und zu entscheiden. Dabei müssen Sie auch zulassen, dass Ihre Mitarbeiter eigene Wege beschreiten, um Aufgaben durchzuführen.

Entscheidend ist die Kontrollfunktion, die Sie als Leitung ausüben. Sie müssen die Arbeitsprozesse beobachten, das Ergebnis kontrollieren und eventuell gezielt eingreifen. Dieser Prozess bleibt für Ihre Mitarbeiter oft unsichtbar, sodass diese Ihre Arbeitsleistung in der Führungsarbeit nicht erkennen. Die daraus resultierende fehlende Bestätigung dieser Leistung durch Ihre Mitarbeiter kann sich frustrierend auf Sie auswirken. Aber gerade die Bewältigung dieser Umstände gehört zur eigentlichen Leitungsverantwortung. *(Randnotiz: Entscheidend: Kontrollfunktion)*

Ein weiteres Problem ergibt sich aus der vorherrschenden „pro-sozialen" Einstellung von Pflegekräften: Es fällt Ihnen als Leitung schwer, Ihre Mitarbeiter zu sehr zu belasten. Dabei dürfen Sie aber nicht vergessen, dass Sie mit unfähigen Mitarbeitern, die sich nicht genügend qualifizieren können, auch nicht weiterkommen. *(Randnotiz: Mögliche Probleme)*

Weitere Probleme beim Delegieren ergeben sich aus der Gewohnheit, Arbeitsweisen beizubehalten bzw. Aufgaben, die Sie selbst gerne machen (z. B. die direkte Pflege am Krankenbett, Teilnahme an Visiten usw.) ungern abzugeben, denn damit vernachlässigen Sie Ihre eigene Führungsarbeit.

Haben Sie die Verantwortung für eine bestimmte Aufgabe einmal an einen Mitarbeiter delegiert, sollten Sie ihm diese nicht willkürlich wieder entziehen, sondern nur, wenn eine eindeutige Überlastung oder Überforderung auftritt.

Auch Sie als Leitungsperson müssen sich zunächst in der Delegation von Aufgaben üben und Fehler machen dürfen, aus denen Sie lernen können. Es braucht Erfahrung, bis Sie den Aufwand und die Belastung der Aufgaben richtig einschätzen können. *(Randnotiz: Delegieren muss man lernen)*

Insgesamt ist das Loslassen von anerzogenen Normen, Gewohnheiten und Ängsten sehr schwer. Dies wird besonders deutlich, wenn man die Stationsleitung gerade erst übernommen hat.

Folgen der Delegation

Positiv:

- Sie hat mehr Spielraum für die eigentliche Führungsarbeit.
- Ihre Mitarbeiter sind aufgrund der vermehrten Eigenständigkeit zufriedener. *(Randnotiz: Folgen für die Stationsleitung)*

Problematisch:

- Die Leitung hat keine direkte Kontrolle über die delegierten Aufgaben, muss aber trotzdem die Verantwortung tragen. Dies ist besonders in solchen Situationen bedeutsam, die weit reichende rechtliche Konsequenzen haben können, z. B. wenn eine Pflegeschülerin allein eine Schicht leiten soll und in Notfallsituationen nicht adäquat reagieren kann.
- Sie muss zum Teil viel Zeit aufwenden, um die zu delegierenden Tätigkeiten zu erklären.
- Es müssen auch Tätigkeiten abgegeben werden, die von der Leitung eigentlich gerne gemacht werden, wie zum Beispiel die direkte pflegerische Versorgung eines Patienten.
- Die Leitung gibt Arbeiten ab, die sie selbst eigentlich besser machen kann.
- Bei der Führungskraft kann sich ein Gefühl von Kontrollverlust entwickeln.

Positiv:

Folgen für den Mitarbeiter
- Sein Wissen vermehrt sich.
- Sein Verantwortungsbewusstsein wird gestärkt.
- Er kann eigenständiger arbeiten und ist deshalb zufriedener.

Problematisch:

- Es kann eine Angst vor der neuen Situation entstehen, verbunden mit der Befürchtung, der übertragenen Aufgabe nicht gerecht zu werden und zu versagen (Versagensängste).
- Angst vor Fehlern und deren Konsequenzen.

3.3.9 Zeitmanagement

Einst hatten wir Zeit! Ich weiß nicht, wer sie uns genommen hat.
Ich weiß nicht, wessen Sklaven wir sind.
Wir leben wie die Ameisen, drüben im Abendland.

Max Frisch

Zeitmangel
Der Zeitdruck in unserem Wirtschaftssystem wächst ständig und gehört schon zum normalen Empfinden der Menschen. Fruchtbare Zeitformen wie langsame Produktivität, Warten, Abschalten und Innehalten gehen immer mehr verloren. Permanente Geschäftigkeit ist die neue Leitlinie, um die Anerkennung in der Gesellschaft zu erlangen.
Zeitmangel ist im Besonderen im Stationsalltag deutlich zu spüren. Die gesellschaftliche Tendenz, in derselben Zeit immer mehr zu leisten, zwingt auch Sie als Stationsleitung dazu, Ihre Zeitstrukturierungsfähigkeiten zu verbessern, damit ein reibungsloser Arbeitsablauf gewährleistet ist. Der vermehrt empfundene Zeitmangel hängt damit zusammen, dass die Arbeitsbelastung der Mitarbeiter zugenommen hat. Die Pflegekräfte spüren diese zusätzliche Belastung in der Regel sehr deutlich, sie

werden mit der Zeit nervös, reizbar, aggressiv und machen leichter Fehler. Die Mitarbeiter können diesen Arbeitsdruck eine Zeit lang mittragen, müssen aber auf Dauer wieder entlastet werden, damit sie auch langfristig eine kontinuierliche und qualitativ hochwertige Arbeitsleistung erbringen können.

Wo finden sich also die vielen kleinen und großen „Zeitfresser" auf der Station?

Die Mitarbeiter brauchen viel Zeit, um sich ständig benötigte Informationen zu besorgen. Sie müssen dieses Problem erkennen und nach einer Lösung suchen, die Zeit einspart, und dann mit der Umsetzung Ihres Konzepts beginnen. Hier nun einige typische Zeitfresser:

- **Telefonnummern müssen aus einem Haus-Telefonbuch herausgesucht werden.**
  Abhilfe: Anlegen einer Telefonnummern-Übersicht mit den am häufigsten benutzten Telefonnummern (am besten als WORD®-Dokument mithilfe der Tabellenfunktion; laufend aktualisieren!).
- **Untersuchungsvorbereitungen und Nachsorge stehen in einer völlig veralteten und unvollständigen Verfahrensliste.** Informationen werden daher von anderen Kollegen oder der untersuchenden Funktionseinheit erfragt.
  Abhilfe: Die Verfahrensliste aktualisieren und ständig auf dem Laufenden halten. Am besten WORD®-Dokumente benutzen. Eventuell bei der Pflegedienstleitung anregen, ob diese Informationen nicht zentral zur Verfügung gestellt werden können, zum Beispiel mithilfe des Intranets.
- **Konflikte innerhalb des Teams werden nicht verarbeitet, und es kommt zu unkooperativem Verhalten** Es wird häufig gestritten, und die Pflegekräfte sind dadurch von ihrer Arbeit abgelenkt.
  Abhilfe: Kontinuierliche Führungsarbeit wie z. B. Konfliktgespräche mit Einzelnen oder der Gruppe.
- **Die interdisziplinäre Zusammenarbeit mit den Ärzten und Funktionseinheiten ist sehr schwierig,** und ständige Auseinandersetzungen kosten viel Zeit.
  Abhilfe: Kontinuierliche Führungsarbeit wie z. B. gemeinsame Arbeitsablaufoptimierung.
- **Hang zum Perfektionismus:** Die Perfektionisten streben oft nach Zielen, die nicht oder nur mit großem Aufwand erreichbar sind. Da die Ziele für den perfektionistischen Mitarbeiter so schwer erreichbar sind, bleibt auch häufig das Erfolgserlebnis aus, was auf Dauer sehr unbefriedigend für ihn ist, er fühlt sich gestresst und hat im Endeffekt weniger Erfolg als weniger perfektionistische Pflegekräfte.
  Abhilfe: Sie als Führungskraft können dem Perfektionisten durch Gespräche dabei helfen, sich realistische, konkrete Ziele zu setzen, mehr Vertrauen in die eigenen Fähigkeiten zu gewinnen, am Schichtende vor allem auf die positiven Dinge zu schauen und auch mal Fehler zuzulassen. So erreichen Sie, dass der Mitarbeiter innerlich freier wird und im Endeffekt mehr Zeit für seine Arbeit zur Verfügung hat.
- **Nicht „Nein" sagen können:** Vielen Pflegekräften, die ja in einem helfenden Beruf tätig sind, fällt es oft schwer, bei Bitten von Patienten, Ärzten oder Kollegen „Nein" zu sagen, auch wenn sie selbst genügend

Typische „Zeitfresser"

zu tun haben. Dagegen fordern sie interessanterweise nur selten Hilfe für sich selbst an. Diese Mitarbeiter machen ständig Überstunden, sind chronisch überfordert und können nur schwer Prioritäten setzen. *Abhilfe:* Sie haben auch hier die Möglichkeit, durch sachliche Gespräche dem Mitarbeiter seine Situation zu verdeutlichen, ihn zu ermutigen, auch mal eine Bitte um Hilfe abzulehnen (immer die Dringlichkeit beachten!), um dann zu sehen, welche Konsequenzen sich ergeben und ob Sie diese bewältigen können. Diese Pflegekräfte müssen eventuell von Ihnen eine Zeit lang intensiv begleitet werden, um ihnen Mut für neue Verhaltensweisen zu machen.

- **Keine klaren Arbeitsziele vorhanden:** Mitarbeiter, die ziellos arbeiten, neigen dazu, in der Hektik den Überblick zu verlieren, sind leicht irritiert, demotiviert, vergeuden Energie und Zeit.
  Abhilfe: Sie können den Mitarbeitern helfen, klare Ziele zu setzen. Eine genaue Zieldefinition ermöglicht es ihnen, aus der Fülle der täglichen Arbeiten diejenigen herauszufiltern, die für einen reibungslosen Arbeitsablauf unerlässlich sind.

> **Beispiel:**
> Die Pflegekraft A. ist beim Waschen eines Patienten. Durch die Rufanlage bekommt sie mit, dass das Telefon läutet und niemand abnimmt. Sie unterbricht ihre Arbeit und geht in den Stützpunkt zum Telefon. Da diese Situation häufiger auftritt, ist A. darüber verärgert, da sie ihre Arbeit ständig unterbrechen muss. Die Stationsleitung spricht mit A. und empfiehlt ihr, das Telefon doch einfach läuten zu lassen und erst einmal die Versorgung des Patienten zu beenden. Außerdem organisiert die Leitung den Arbeitsablauf auf Station so, dass eine Pflegekraft für das Telefon zuständig ist, während die anderen die Patienten versorgen. A. hat gelernt, dass die Patientenversorgung Vorrang hat und ist seit diesem Zeitpunkt wieder wesentlich zufriedener.

- **Nicht delegieren können:** Delegieren bedeutet die Abgabe von selbstständig zu lösenden Aufgaben an nachgeordnete Personen. Bei Pflegekräften sind dies zum Beispiel Pflegeschüler, Zivildienstleistende oder Praktikanten (☞ Kapitel 4.4.2 bis 4.4.4 sowie Kapitel 5.7.5). Delegierte Aufgaben müssen den Fähigkeiten und Fertigkeiten der ausführenden Personen entsprechen und brauchen nur in Abständen kontrolliert zu werden. Mitarbeiter, die delegieren können, verlieren dadurch nicht an Autorität oder müssen keine Konkurrenzängste entwickeln, denn die Pflegekräfte, denen Aufgaben zur selbstständigen Erledigung übertragen werden, fühlen sich anerkannt und akzeptiert. Verantwortung, die einmal übergeben ist, sollte auch nicht sofort wieder zurückgenommen werden und wenn, dann nur bei deutlicher Überlastung der Betroffenen.
- **Demotivierte Mitarbeiter:** Sie arbeiten oft „nach Vorschrift", sind lustlos und antriebsarm.
- **Pflegekräfte, die gegen die innere Uhr arbeiten:** Sie betrachten Zeitvergeudung als Sünde und Nichtstun als verboten. Dabei beachten sie

nicht, dass die Leistungsfähigkeit des Körpers sich im Laufe des Tages ändert und dass dies wiederum bei jedem Menschen unterschiedlich verläuft. Nach anstrengenden Arbeitstagen mit Höchstbelastungen fordert der Körper Ruhe ein, um sein inneres Gleichgewicht wieder zu finden. Aufputschmittel wie Kaffee oder Tee helfen nur kurzfristig; danach ist die Erschöpfung umso tiefer. Wer seinen Körper ständig überfordert, muss damit rechnen, nach einer gewissen Zeit ein ständiges Gefühl des „Ausgebranntseins" zu haben.
Abhilfe: Sie müssen diese Tendenzen der ständigen Überforderung bei Ihren Mitarbeitern erkennen und ihnen entgegenwirken. Dies können Sie tun, indem Sie die Pflegekräfte über die Mechanismen der Leistungskurve und des Biorhythmus aufklären. Ebenso müssen Sie darauf achten, die Mitarbeiter in den Erholungs- und Ruhephasen nicht zu überfordern.

- **Ständige Störungen:** Die häufigsten Störungen auf der Station sind das Telefon, Besucher und Ärzte. Eine Datenerhebung auf meiner Station ergab, dass während der Frühschicht durchschnittlich ca. 100 Anrufe über zwei Telefone das Personal bei der Arbeit unterbrachen. Diese Störungen bremsen Aktivitäten, sie unterbrechen die Mitarbeiter in ihrer Konzentration und zwingen sie zu einem erneuten Anlauf, um sich wieder in ihre Arbeit zu vertiefen.
Abhilfe: Es ist für Sie relativ schwierig, auf derartige Störungen Einfluss zu nehmen. Als sehr hilfreich hat sich der Einsatz einer Stationsassistentin erwiesen. Sie übernimmt in der Frühschicht die Telefonate, organisiert die Untersuchungen oder redet gegebenenfalls mit Besuchern.

Zum Abschluss dieses Kapitels ein persönlicher Rat an Sie als Stationsleitung: Lassen Sie sich nicht von der Hektik des Alltags vereinnahmen; auch Ihre Kapazitäten sind begrenzt. Stärke liegt in der Ruhe.

3.3.10 Führen durch Feiern

Dass Feiern ein Mittel der Führung ist, scheint auf den ersten Blick gar nicht so offensichtlich zu sein. Traditionell gehört die Feier mit dem Personal mehr in den Freizeit- als in den Arbeitsbereich. Auf welche Art und Weise wird nun im Krankenhaus oder auf der Station gefeiert?

- **Die Weihnachtsfeier:** Sie wird im offiziellen Rahmen im Hause durchgeführt. Es gibt ein festes Rahmenprogramm, wie zum Beispiel Festreden durch Führungskräfte, Musik (in der Regel klassisch) und ein abschließendes Essen. Von den Mitarbeitern wird der Besuch dieser Feste vielfach als Pflicht empfunden. Sie sind daher in der Regel recht stimmungsarm.   *Offizielle Feiern*
- **Das Sommerfest:** Es findet idealerweise bei schönem Wetter im Patientengarten und mit wenig Rahmenprogramm statt. Bei Musik und gutem Buffet entwickelt sich in der Regel eine angenehme Atmosphäre. Die Mitarbeiter können hier vom Arbeitsalltag entspannen, in aller Ruhe gute Gespräche führen und die Beziehungen zu anderen Kollegen auffrischen.

- **Der Betriebsausflug:** Auch hier bestimmt in der Regel ein Rahmenprogramm den Ablauf, z. B. bei einem Wandertag: gemeinsame Busfahrt, Wanderung und abschließendes Essen. Die Mitarbeiter haben Gelegenheit zu Gesprächen, und so mancher Kontakt wird geknüpft.

Der offizielle Charakter solcher Feiern erlaubt es den Mitarbeitern nur zum geringen Teil, ihre beruflich-soziale Rolle abzulegen.

Ergänzend zu den offiziellen Feiern des Hauses stehen die Feiern der Station, die Sie als Stationsleitung organisieren und damit auch bewusst als Führungsmittel einsetzen können:

Stationsfeiern

Lassen Sie bei der Art der Feier die Mitarbeiter mitbestimmen, oder delegieren Sie die Organisation der Feier und bieten Sie Ihre Unterstützung bei der Realisierung an. Je mehr sich die Mitarbeiter mit der Feier identifizieren, desto lockerer und schöner wird sie werden. Gelingt durch gute Organisation eine Feier in angenehmer Atmosphäre, so können die Mitarbeiter der Station ihre beruflich-soziale Rolle weitgehend ablegen, ohne an Ansehen zu verlieren. So mancher Konflikt, der sich im Arbeitsalltag schon lange hinzog, kommt hier zu einem unkomplizierten Abschluss. Im besten Fall wird sich verziehen, und neue Beziehungen werden aufgebaut. Die Mitarbeiter haben die Gelegenheit, sich auch privat besser kennen zu lernen, was in der Hektik des Arbeitsalltags so nicht möglich ist. Durch das intensivere Kennenlernen während der Feier können die Mitarbeiter die Verhaltensweisen ihrer Kollegen während der Arbeit besser nachvollziehen und haben dadurch mehr Verständnis füreinander.

Stationsfeiern als Führungsinstrument

Sie als Stationsleitung können Feiern bewusst organisieren, um Konflikte zu lösen, mehr Verständnis füreinander zu finden, Spass zu haben und nicht alles so bitterernst zu sehen, zur Entspannung und um das Zusammenwachsen Ihrer Mitarbeiter zu fördern. Um allen Ihren Mitarbeiter die Gelegenheit zum Feiern zu geben, organisieren Sie für die Station eine Vertretung (am besten von der Nachbarstation), wobei Sie nicht vergessen sollten, diese auf Ihrem Dienstplan zu vermerken und die Pflegedienstleitung darüber zu informieren.

Welche Feste bieten sich an?

Weihnachtsfeier: Suchen Sie für die Weihnachtsfeier einen Platz mit angenehmer Atmosphäre aus. Musik und eine Möglichkeit zum Tanzen kann sehr schön sein. Halten Sie ruhig eine kleine Rede; die Mitarbeiter erwarten es von Ihnen. Hier können Sie sich noch einmal für die erbrachten Leistungen Ihrer Mitarbeiter bedanken. Seien Sie nicht zu förmlich, sondern genießen auch Sie eine schöne Feier.

Betriebsausflug: Melden Sie den Ausflug bei Ihrer Pflegedienstleitung an, sodass er offiziell ist und als Arbeitstag gilt. Machen Sie die Meldung schriftlich, rechtzeitig, unter Angabe des Ausflugsziels, des geplanten Datums, des benutzten Fahrzeugs und der Dauer des Ausflugs. Ist alles organisiert, dann genießen Sie mit Ihren Mitarbeitern den Ausflug.

Tipps für stationsinterne Feiern

- Missbrauchen Sie keine Informationen, die Sie beim Feiern über Ihre Mitarbeiter erhalten haben. Dadurch gefährden Sie das Vertrauensverhältnis, und zukünftige Feiern sind nur schwer in einer angenehmen Atmosphäre zu gestalten.
- Legen Sie Ihre soziale Rolle als Stationsleitung während der Feier ruhig einmal ab und genießen Sie die Feier.

- Nutzen Sie die Gelegenheit, auch die interdisziplinäre Zusammenarbeit mit den Ärzten zu verbessern.
- Auch wenn der Organisationsaufwand für eine Feier hoch ist, bedenken Sie: Es lohnt sich, und Sie müssen ja nicht alles allein machen.

3.4 Sonstige Führungssituationen

3.4.1 Führung und Institutionsinteressen

Sie als Stationsleitung müssen bei der Führung der Mitarbeiter die Interessen der Institution Krankenhaus vertreten. Das Krankenhaus von heute muss mit einer Vielfalt von Problemen fertig werden, die den Arbeitsplatz grundlegend verändern. Im ambulanten Bereich müssen die Leitideen der unterschiedlichen Einrichtungen berücksichtigt werden – ob christliche Leitsätze bei den karitativen Organisationen oder Unternehmensgrundsätze bei den privaten Anbietern.

Stationsleitung muss Interessen der Organisation vertreten

Solche Veränderungen sind:

- zunehmender Wettbewerb,
- steigende Bedürfnisse der Patienten,
- Wertewandel bei den Mitarbeitern (Abnahme von Verhaltensweisen wie Gehorsamkeit, Selbstbeherrschung, Fügsamkeit auf der einen Seite und Zunahme von Selbstentfaltungsmerkmalen wie Gleichbehandlung, Spass, Kreativität und Selbstverwirklichung auf der anderen Seite),
- immer schnellere Zunahme des medizinischen Wissens und dementsprechender Fortbildungsbedarf,
- die zunehmende Forderung nach Kosteneinsparung, Effektivierung von Arbeitsabläufen, Qualitätssteigerung und Einsatz von Innovationen,
- Einsatz von Informationstechnologien (Multimedia, Intranet und Internet).

Wandel im Krankenhausbereich

Um diesen Problemen gerecht zu werden, muss die Direktion Konsequenzen ziehen.

- Vom Personal wird eine Veränderung der Mentalität und der Verhaltensweisen gegenüber dem „Kunden" Patient erwartet.
- Sie als Stationsleitung werden Mentor und Coach.
- Jede Stationsleitung soll ein Unternehmen innerhalb des Unternehmens werden – mit einem Höchstmaß an Selbstverantwortung (Stationsbudgetierung).
- Das Krankenhaus/die ambulante Pflegeeinrichtung soll zu einer „lernenden Organisation" werden.
- Eigenverantwortung und Entfaltungsmöglichkeiten aller Mitarbeiter sollen gefördert werden.

Folgen des Wandels

Um diese Ziele umzusetzen, ist ein tiefgreifender Wandel in den Einstellungen, Verhaltensweisen und Strukturen notwendig. Dies ist nur durch professionelle Krankenhaus- und Mitarbeiterführung möglich.

Professionelle Führung von Mitarbeitern bedeutet für Sie, diese durch Ihre Begeisterung anzustecken, sie zu loben und ihnen zu helfen, ihnen zuzuhören, sie zu informieren und mit ihnen zu reden, Zielvereinbarungen zu treffen und zur Selbstreflexion anzuregen.

Die Krankenhausleitung erwartet von Ihnen in dieser Umbruchsituation, dass Sie:

Konsequenzen für die Stationsleitung

- selbstverantwortlich und pragmatisch handeln,
- schnelle Entscheidungen treffen und vorrangige Dinge schnell umsetzen,
- Prioritäten setzen können,
- Mut zeigen,
- Veränderungen als Chance und die Krise als Herausforderung betrachten.

Berücksichtigung aller Belange

Sie müssen in Ihrer professionellen Mitarbeiterführung die Anforderungen des Unternehmens berücksichtigen, indem Sie zum Motor und Multiplikator für die Veränderungen werden. Dabei dürfen Sie jedoch nicht einer Überbewertung von Zahlen und Bilanzen verfallen, denn der Erfolg jeder Maßnahme ist nur über die Mitarbeiter zu erreichen, und diese haben ihre menschlichen Probleme, Emotionen, Stimmungen und eigenen Interessen.

3.4.2 Die Führung eines Vorstellungsgesprächs

Wenn Sie einen neuen Mitarbeiter bekommen, so wird dieser im Krankenhaus in der Regel von der Pflegedienstleitung ausgesucht und vorbeurteilt sein. Die letzte Entscheidung über die Einstellung der Pflegekraft sollte aber bei Ihnen als Stationsleitung liegen, denn Sie führen die Station und sind damit für das Leistungs- und Arbeitsverhalten der Mitarbeiter verantwortlich. In vielen ambulanten Stationen kommen die Bewerbungen dagegen direkt zu Ihnen.

Vor dem Gespräch sollten Sie die Bewerberunterlagen analysieren. Im Gespräch können Sie sich dann einen persönlichen Eindruck verschaffen.

Vorbereitung des Gesprächs

Damit Sie im Vorstellungsgespräch alle Informationen erhalten, die Sie für eine Einstellung benötigen, müssen Sie sich vorbereiten.

Folgende Punkte sind dabei zu beachten: Die Stationsleitung sollte

- eine klare Vorstellung des Anforderungsprofils haben,
- die schriftlichen Unterlagen analysieren und Unstimmigkeiten innerhalb der Unterlagen notieren,
- ein Mitarbeiter-Handbuch bereitlegen,
- das Gespräch so planen, dass wenige Störungen auftreten.

Gestaltung des Vorstellungsgesprächs

Das Gespräch kann frei verlaufen, damit die Atmosphäre ungezwungener ist und der Bewerber eventuell vorhandene Hemmungen überwindet. Wenn es standardisiert ist (mit genauer Themenvorgabe und mit vorbestimmten Inhalten), wird die Stimmung angespannter sein. Eine mittlere Variante wäre ein strukturiertes Gespräch (mit einem bestimmten Gesprächsrahmen, aber freiem Gesprächsverlauf und freien Inhalten).

Allgemein:

- Ermitteln Sie durch Fragen die fachlichen Qualitäten des Bewerbers.
- Vermitteln Sie ihm ein klares Anforderungsprofil des Arbeitsplatzes.
- Händigen Sie ihm das Mitarbeiter-Handbuch aus.
- Zeigen Sie dem Bewerber die Räumlichkeiten und stellen Sie ihn dem Personal vor.
- Geben Sie dem Bewerber die Gelegenheit, seine eigenen Erwartungen und Wünsche an den Arbeitsplatz zu erläutern.

Im Detail:

- Begrüßung und gegenseitige Vorstellung.
- Vorstellung der Station (Rundgang) und des Personals, damit der Bewerber seine Aufregung ablegen kann und ein Bild von der Stationsatmosphäre bekommt.
- Es folgt das Gespräch in einem ruhigen Raum.
- Der Bildungsgang des Bewerbers wird geklärt und die berufliche Laufbahn besprochen.
- Darstellung der Wünsche und Erwartungen vonseiten des Bewerbers und vonseiten der Station.
- Gegenseitige Beantwortung weiterer Fragen.

Mögliche Fragen an den Bewerber (Diese müssen vom Bewerber nicht beantwortet werden, aber auch die Nichtbeantwortung beinhaltet eine Aussage – Will er etwas verschweigen?)

Anlegen einer Checkliste für das Gespräch

- Warum interessieren Sie sich für unser Krankenhaus und/oder unsere Station?
- Sind Sie neu in dieser Stadt?
- Welche Fort- und Weiterbildung haben Sie bisher gemacht?
- Sind Sie bereit, hier an Fort- und Weiterbildungsmaßnahmen teilzunehmen?
- Wo liegen Ihre Stärken und Schwächen?
- Was hat Ihnen an Ihrer letzten Stelle gefallen und was nicht?
- Warum möchten Sie die Stelle wechseln?
- Wie lange möchten Sie bei uns bleiben?
- Wie sehen Sie Ihre berufliche Karriere bei uns?
- Lesen Sie Fachliteratur?

Analysieren Sie Ihr Gespräch und besprechen Sie das Ergebnis mit Ihren Vertretungen. Haben Sie sich entschieden, dann besprechen Sie Ihre Entscheidung mit der Pflegedienstleitung. Diese wird dann endgültig über die Einstellung entscheiden.

Nachbearbeitung: Gesprächsanalyse

3.4.3 Der Umgang mit Konflikten

Wer sich ärgert, büßt die Sünden anderer Leute.

Konrad Adenauer

Man spricht von einem Konflikt, wenn zwei Elemente gleichzeitig gegensätzlich und unvereinbar sind. Konflikte werden von Menschen als

Konflikte müssen gelöst werden.

Störung, als belastend, als tendenziell eskalierend empfunden und erzeugen bei ihnen einen Lösungsdruck, wollen also bewältigt werden. Konfliktbewältigung bedeutet auch, mit Gefühlswidersprüchen fertig zu werden. Hat der Mensch gelernt, Belastungen auszuhalten, so kann er auch leichter Konflikte lösen, indem er seine Ängste überwindet und seinen Ärger kontrolliert.

Konflikte auf der Station sind als ein alltägliches Ereignis zu betrachten, müssen jedoch nach einem bestimmten Zeitraum bearbeitet und gelöst werden, damit sie das Leistungs- und Arbeitsverhalten der Mitarbeiter auf Dauer nicht negativ beeinflussen. Konflikte entstehen zum Beispiel mit den anderen Berufsgruppen oder innerhalb des Pflegeteams. Konflikte, die das Stationsklima und die Leistungsfähigkeit der Pflegekräfte anhaltend stören, müssen mit Ihrer Hilfe als Stationsleitung in ihren Ursachen erkannt und gelöst werden.

Verborgene Konflikte | Im Gegensatz zu offenen Konflikten, die durch Angriffslustigkeit und offenen Widerstand der Mitarbeiter gekennzeichnet sind, gibt es auch die verborgenen Konflikte, die wesentlich schwieriger zu erkennen sind. Sie können sich in folgenden Verhaltensweisen äußern:

- Es besteht eine Atmosphäre des gegenseitigen Misstrauens.
- Es fehlt an kooperativem Verhalten.
- Im Dienst wird nur noch das Notwendigste gemacht.
- Fehler werden bei den anderen gesucht.

Konfliktanalyse und -lösung | Erkennen Sie den Konflikt, müssen Sie nach den Gründen suchen, indem Sie unter anderem mit allen Beteiligten sprechen, um deren Positionen kennen zu lernen. Ihre Position als Außenstehender hilft Ihnen bei der nüchternen Analyse der Ursachen des Konflikts, wenn Sie daran nicht beteiligt sind. Nachdem Sie die Konfliktzusammenhänge analysiert haben und wissen, ob eine oder mehrere Personen an dem Konflikt beteiligt sind, folgt im nächsten Schritt die Suche nach einer **sachlichen** Konfliktlösung. Die eigentliche Bewältigung des Konflikts bleibt jedoch bei den Betroffenen. Sie können lediglich bei der Lösungssuche helfen.

Handelt es sich um den inneren Konflikt einer einzelnen Pflegekraft, dann kann es sich um einen Motivkonflikt handeln. Hierbei wägt der Mitarbeiter die Vorteile und Nachteile von verschiedenen Handlungsweisen ab. Dabei entsteht der schädigende Aspekt des Konflikts erst, wenn die Pflegekraft zu keiner Lösung kommt.

Beispiel:
Auf der Station wird die Elektronische Datenverarbeitung eingeführt. Die Pflegekraft A., die in ein paar Jahren ihr Rentenalter erreichen wird, hat schwere Bedenken: Sie hat noch nie vor einem Computer gesessen und traut sich eine Arbeit an dem Gerät nicht mehr zu. A. überlegt, ob sie nicht auf einen anderen Arbeitsplatz ohne EDV wechseln soll, obwohl sie gerne auf dieser Station arbeitet. Auch nach langem Überlegen kommt sie zu keiner Entscheidung und fühlt sich schon bald demotiviert, resigniert und hat weniger Lust, zur Arbeit zu kommen. In diesem Fall besteht außerdem die Gefahr, dass A. mit ihrer Unlust andere ansteckt und so die Einführung der EDV er-

schweren kann. Wie können Sie als Leitung diesen Konflikt lösen? Das Problem, nämlich die Einführung von EDV, können Sie nicht beseitigen. Sie können den Konflikt aber neutralisieren, indem Sie A. eine besonders intensive Einarbeitung in die EDV ermöglichen, denn auch ältere Mitarbeiter sind durchaus lernfähig, wenn es auch in manchen Situationen länger dauert. Hätten Sie diesen inneren Konflikt der Pflegekraft A. rechtzeitig erkannt, dann hätten Sie ihn schon im Vorfeld vermeiden können, indem Sie A. gefragt hätten, ob sie mit einer besonders intensiven Einarbeitung einverstanden wäre. Dabei sollten Sie A. auch ausführlich darüber informieren, warum EDV auf der Station in nächster Zeit ein wichtiges Hilfsmittel für alle sein wird.

Betrifft der Konflikt mehrere Pflegekräfte, so können Sie hier zwischen der sachlichen und der persönlichen Ebene unterscheiden.
Auf der Sachebene gibt es Ziel- und Beurteilungskonflikte.

Beim Zielkonflikt wird das mögliche Ergebnis unterschiedlich bewertet.   Zielkonflikt

Beispiel:
Die Stationsleitung will nach langen Jahren der Funktionspflege jetzt die Gruppenpflege einführen und diskutiert dies mit den Mitarbeitern. Die Pflegekräfte sind über die Konsequenzen, die die Einführung der Gruppenpflege hat, sehr unterschiedlicher Meinung.
Sie können dieses Problem lösen, indem Sie zur sachlichen Diskussion anregen und damit die Mitarbeiter dazu bringen, ihre Sichtweisen zu erweitern. Dann können Sie ihnen anbieten, eine halbjährige Testphase durchzuführen, um hinterher noch einmal über die entstandenen Erfahrungswerte zu diskutieren. Eine dritte Lösungsmöglichkeit wäre die Institutionalisierung, indem Sie Ihren Mitarbeitern erklären, dass zurzeit alle Stationen auf die Gruppenpflege umgestellt werden, da die Pflegedirektion entschieden hat, ein modernes Pflegekonzept im Hause zu praktizieren.

Im Beurteilungskonflikt sind sich alle über das Ziel einig, aber nicht über   Beurteilungskonflikt
die Methoden zur Zielerreichung.

Beispiel:
Die Pflegekräfte sehen die Notwendigkeit der Einführung der Gruppenpflege. Die einen meinen aber, man sollte gleich eine vollständige Umstellung der Funktionspflege auf die Gruppenpflege versuchen, die andere Gruppe ist der Meinung, dass man noch Teile der Funktionspflege erhalten sollte.
Sie als Stationsleitung lösen diesen Konflikt, indem Sie noch einmal allen das Konzept der Gruppenpflege genau erklären. Erläutern Sie die Vor- und Nachteile und regen Sie die Mitarbeiter zum Erfahrungsaustausch an, wenn Pflegekräfte dabei sind, die schon früher in der Gruppenpflege gearbeitet haben. So kann die mögliche Konfliktursache, ein unterschiedlicher Informationsstand, behoben werden.

Konflikte auf der
Sachebene lösen

Lassen sich die Konflikte auf der Sachebene noch relativ einfach lösen, so sind die Beziehungskonflikte auf der persönlichen Ebene für Sie als Führungskraft schon wesentlich schwerer zu lösen. Sobald der persönliche Konflikt das Stationsklima beeinflusst und die Leistungsbereitschaft der Mitarbeiter nachlässt, müssen Sie handeln. Äußere Anzeichen können sein: unkooperatives Verhalten, „schlechtmachen" der Kollegen und unkonzentriertes Arbeitsverhalten, da der Konflikt von der Arbeit ablenkt.

Sie können diese Konflikte lösen, indem Sie zuerst einmal mit jedem Einzelnen sprechen, dabei Respekt, Achtung und Verständnis für die Problematik zeigen und vor allem versuchen, den Konflikt zu versachlichen.

Beziehungskonflikte entstehen besonders leicht, wenn es zu Übergriffen in den Kompetenzbereich eines Mitarbeiters kommt und die Betroffenen sich nicht akzeptiert und anerkannt fühlen.

> **Beispiel:**
> Die Pflegekräfte A. und B. streiten sich schon seit Wochen bei jeder Gelegenheit. A. ist eine sehr erfahrene Mitarbeiterin, B. hat vor einem halben Jahr ihre Ausbildung beendet. A. versucht dauernd, B. zu bevormunden, was B. sehr verärgert.
> Sie als Leitung versuchen, sich in die Situation der beiden Pflegekräfte hineinzuversetzen, um die Ursachen des Konflikts zu verstehen. In den Gesprächen mit den beiden Kontrahenten versuchen Sie Verständnis für die Position des jeweils anderen zu erzeugen, um damit die Versachlichung des Problems zu bewirken. Je offener und sachlicher Sie die Ursachen des Konflikts ansprechen, desto eher besteht die Möglichkeit für eine erneute kooperative Zusammenarbeit zwischen A. und B.

Konflikte mit mehreren
Beteiligten

Wird durch einen Konflikt das Stationsteam in zwei Lager gespalten, ist es für Sie komplizierter. Das Vorgehen ist ähnlich wie beim Zweierkonflikt, nur müssen Sie eventuell in einem großen Kreis den Konflikt moderieren. Zur Vorbereitung dieser Auseinandersetzung sollten Sie alle Fakten kennen und mehrere Lösungsvorschläge erarbeitet haben. Kommt es zu Kompromissen und gemeinsamen Lösungen, so werden diese schriftlich festgehalten. Sachlichkeit hat hier oberstes Gebot. Gelingt es Ihnen nicht, diese sachliche Atmosphäre zu wahren, dann bleibt Ihnen immer noch die Möglichkeit, die Diskussion zu verlassen, um den Gruppenmitgliedern zu demonstrieren, dass Sie versucht haben, eine für alle annehmbare Lösung zu suchen, aber nicht akzeptieren, wenn die Diskussion eskaliert. Eine weitere Möglichkeit besteht in der Hinzuziehung eines neutralen Moderators, da Sie unter Umständen selbst von dem Konflikt betroffen sind.

Wertekonflikte

Um Wertekonflikte zu beurteilen, müssen Sie zuerst Ihr eigenes Wertesystem kennen. Menschliches Verhalten wird von einem inneren Wertesystem bestimmt. An diesem Wertesystem orientiert sich der Mensch bei seiner Einschätzung dessen, was richtig und was falsch ist. In diesem System gibt es Werte, die wichtiger sind als andere. Obwohl die Hierarchie des Systems relativ stabil ist, kann es sich durch Erfahrungen verändern.

> **Definition:** Werte bestimmen maßgeblich die Motive des Handelns. Für Entstehung, Inhalt und Entwicklung von Werten sind die Zusammenhänge und Auseinandersetzungen zwischen den äußeren Lebensverhältnissen, dem triebhaft-subjektiven, spontan erlebten und den soziologisch bereits vorgegebenen kulturellen Werten entscheidend. (Wörterbuch der Soziologie, Kröner, Stuttgart 1976)

Sein eigenes Wertesystem zu kennen, ist besonders für Sie als Führungsperson wichtig, damit Sie verstehen, welche Einflüsse Ihre Entscheidungen und die Ihrer Mitarbeiter beeinflussen. Denn bei unterschiedlichen Wertesystemen entstehen Wertekonflikte.

> **Beispiel:**
> Die Stationsleitung bewertet Organisation, Fortbildung und Qualitätsarbeit als die wichtigsten Punkte, um eine hohe Mitarbeiterzufriedenheit zu erreichen. Die Mitarbeiter sind im Gegensatz dazu dann besonders zufrieden, wenn sie ausreichend Zeit bei der Patientenbetreuung haben, mit netten Kollegen zusammenarbeiten und weitgehend eigenständig arbeiten. Hier besteht also ein Gegensatz zu den Wertvorstellungen der Stationsleitung.

Im Beruf der Pflege besteht ein Wertesystem, das von dieser Berufsgruppe geschätzt und gepflegt wird (☞ Kap. 1.1). Dieses Wertesystem wird während der Ausbildung und der Pflegepraxis erlernt und mit dem persönlichen Wertesystem verknüpft. Welche ethischen Werte, Prinzipien und Grundsätze haben einen besonders hohen Stellenwert im Beruf der Pflege?

Das Wertesystem der Pflege

- Achtung vor dem Leben, der Würde und den Grundrechten des Menschen,
- Nächstenliebe,
- Fürsorglichkeit; Bewahren des Patienten vor Schaden,
- Vertraulichkeit bei persönlichen Informationen des Patienten,
- Nicht-Diskriminierung des Patienten aufgrund seiner wie auch immer gearteten Andersartigkeit,
- Professionalität,
- vorrangige Verantwortung für Pflegebedürftige,
- Veatch und Fry (1987, zit. n. Frey 1995: 26 ff.) vertreten fünf Grundsätze für die pflegerische Berufsausbildung:
  1. Wohltätigkeit (Gutes tun und Leiden verhüten),
  2. Gerechtigkeit (bedürfnisentsprechende und faire Verteilung der Pflegeleistungen),
  3. Autonomie (persönliche Freiheit zur Selbstbestimmung),
  4. Aufrichtigkeit (wahrhaftiges, respektvolles und vertrauensvolles Handeln),
  5. Loyalität (Pflicht, seinen eigenen Verpflichtungen treu zu bleiben).

Wichtig: Unterscheidung zwischen geltendem Recht und moralischen Normen

Für Sie als Leitung ist es wichtig, dass Sie, um unnötige Wertekonflikte zu vermeiden, die Wertesysteme Ihrer Mitarbeiter akzeptieren, solange sie nicht gegen die Rechte des Patienten und die pflegerischen Versorgungspflichten verstoßen. Gerade beim Thema Recht müssen Sie als Leitungsperson zwischen tatsächlich geltendem Recht und moralischen Normen unterscheiden können. Wenn zum Beispiel ein Patient Anspruch auf sein moralisches Recht, „sterben zu dürfen, wann er es will" erhebt, andererseits aber das geltende Recht untersagt, die Hilfestellung bei der Beatmung oder künstlichen Ernährung einzustellen, so müssen Sie als Stationsleitung dem geltenden Recht den Vorrang geben.

Entscheidungsmodell für Wertekonflikte

Um Wertekonflikte zu erkennen und zu einer durchdachten Entscheidung zu kommen, ist das folgende Entscheidungsmodell hilfreich (Fry 1995):

- In welchem Kontext treten die Wertekonflikte auf?
- Welche Bedeutung haben die Werte für die Beteiligten?
- Welche Bedeutung haben die Konflikte für die Beteiligten?
- Was ist zu tun?

Beispiel:
Eine ungeliebte stellvertretende Stationsleitung.

1. In welchem Kontext treten die Wertekonflikte auf?
Die stellvertretende Stationsleitung A. hat diese Funktion neu übernommen. Sie wurde ausgewählt, da sie am längsten auf der Station arbeitet. Sie ist in dieser Position befristet eingestellt worden, um zu sehen, ob sie dieser Aufgabe gerecht wird. Im Gegensatz zur allgemein anerkannten Stationsleitung führt A. die Station in Abwesenheit der Leitung sehr autoritär, lässt den Mitarbeitern kaum persönlichen Spielraum, kritisiert die Mitarbeiter offen und sieht ihre eigenen Fehler nicht ein. Einige Mitarbeiter sind aus diesem Grund sehr verärgert und wollen die Stationsleitung bitten, A. nicht weiter in der Position der stellvertretenden Stationsleitung einzusetzen.

2. Welche Bedeutung haben die Werte für die Beteiligten?
A. hält es für richtig, dass sie als dienstälteste Schwester in diese Position vorrückt. Die Position an sich ist ihr wichtiger als die damit verbundenen Führungsverpflichtungen, wie zum Beispiel ein gutes Arbeitsklima. Dass andere Kollegen verärgert über sie sind, ist für sie nicht so wichtig, solange die Patientenversorgung gewährleistet ist. Den Mitarbeitern sind dagegen ein respektvolles Verhalten ihnen gegenüber, eine Berücksichtigung ihrer Bedürfnisse und ein gutes Arbeitsklima wichtig. Daher akzeptieren sie A. nicht und wollen, dass sie die Funktion der stellvertretenden Stationsleitung abgibt.

3. Welche Bedeutung haben die Konflikte für die Beteiligten?
Die Differenzen zwischen A. und den Mitarbeitern können zur Folge haben, dass die Mitarbeiter ihre Arbeit nur noch ungern machen und damit die Qualität der Arbeitsergebnisse abnimmt. Die eigenen Beziehungsprobleme der Pflegekräfte werden wichtiger als die Patientenversorgung. Es kann ebenso passieren, dass die Stationsleitung ihren Mitarbeitern nicht glaubt und sie als Unruhestifter sieht.

4. Was ist zu tun?
Das kooperative und gute Arbeitsklima muss erhalten werden, um weiterhin hochwertige Pflegeleistungen zu erzielen. Die Mitarbeiter sollten in dieser Situation das direkte Gespräch mit A. suchen, um ihre Bedenken und Ansichten offen mit ihr zu besprechen. Gerade am Anfang ist es für eine Führungskraft schwer, die Unterstützung des Personals zu erlangen, denn wenn sie auch eine erfahrene Pflegekraft ist, so hat sie doch noch keine Führungserfahrung. Daher muss die Stationsleitung A. helfen, in ihre Position hineinzuwachsen.

3.5   Die Reflexion der eigenen Führungseigenschaften

Ihr Führungsstil als Stationsleitung hängt zu einem Großteil von Ihrer Persönlichkeit ab. Daher sollten Sie Ihre Verhaltensweisen kennen.

Selbstreflexion hilfreich zur Einschätzung der Mitarbeiter

Oft unterliegen Vorgesetzte einem falschen Selbstbild. Umfragen besagen, dass 80 % der Führungskräfte meinen, dass ihre Mitarbeiter sie für kooperativ halten, tatsächlich jedoch bezeichnen 70 % der Mitarbeiter ihre Vorgesetzten als mehr oder weniger autoritär.
Eine bessere Selbsteinschätzung können Sie auf verschiedenen Wegen erreichen: durch Selbstanalyse, Fremdanalyse oder Testanalyse. Zudem gibt es die Möglichkeit der Verhaltensanalyse mithilfe von Videoaufzeichnungen. Weitere Möglichkeiten bieten Befragungen der Gruppenmitglieder oder Erkenntnisse aus gruppendynamischen Fortbildungen. Aus folgenden Gründen verzichten Führungskräfte häufig darauf, derartige Analysen vorzunehmen: aus Angst, etwas Negatives über sich zu erfahren; sie behaupten, keine Zeit zu haben, oder vertreten die Meinung, schon perfekt zu sein.
Fragen, die Sie sich immer wieder stellen können, um über Ihr Führungsverhalten nachzudenken:

Checkliste zur Analyse des eigenen Führungsverhaltens

- Wie verhalte ich mich?
- Wie wirke ich auf die anderen?
- Was mache ich gut, was mache ich schlecht?
- Beachte ich die Vorgaben der Direktion?
- Richte ich mich nach den stationsinternen und externen Arbeitsrichtlinien?
- Verlange ich zu viel oder zu wenig Leistung von den Mitarbeitern?
- Welche Dinge könnte man noch verändern?
- Bin ich beliebt oder unbeliebt bei den Mitarbeitern?
- Werde ich akzeptiert von den Mitarbeitern, den Ärzten und der Pflegedienstleitung?
- Bin ich zu kritisch?
- Bin ich zu streng oder zu gütig?

Als Stationsleitung habe ich mich schon oft gefragt, ob meine Art, die Station zu führen, richtig ist oder ob ich hier einen falschen Weg eingeschlagen habe. Gerade wenn ich etwas Neues ausprobierte, hatte ich viele Zweifel. Aber auch, wenn ich dabei Fehler machte, so konnte ich doch aus diesen lernen und meine Führungsfähigkeiten ausbauen.

Methoden zur Analyse — Hier die Mittel, die ich genutzt habe, um über meine Führungseigenschaften nachzudenken:

- intensive Gespräche und Erfahrungsaustausch mit der Pflegedienstleitung, die mir immer den Spielraum für eigene Entscheidungen, auch mit der Möglichkeit, Fehler zu machen, überließ,
- ständige und intensive Gespräche, besonders vor schwierigen Entscheidungen, mit meinen beiden Vertretungen, die immer zu einer offenen und konstruktiven Kritik bereit waren; Erfahrungsaustausch mit anderen Stationsleitungen; Rückmeldungen über mein Verhalten im Rahmen der Beurteilungsgespräche; Rückmeldungen von Patienten, aus denen ich erkennen konnte, ob das von mir geführte Personal zum Wohle des Patienten arbeitete,
- intensive Fort- und Weiterbildung zum Thema Führungsverhalten,
- meine Ausbildung zur Stationsleitung und Pflegedienstleitung (die mir hier besonders geholfen hat),
- das Erreichen von Leistungszielen, geringe Mitarbeiterfluktuation und normale Fehlzeiten als relativ objektive Kriterien eines erfolgreichen Führungsverhaltens.

Supervision — Eine weitere Möglichkeit ist die Supervisionsarbeit mit einem ausgebildeten Supervisor. Hier wird die tägliche Führungsarbeit zusammen mit dem Supervisor analysiert und über alternative Verhaltensweisen nachgedacht.

3.6 Betriebliche Gesundheitsförderung

„Gesundheit ist der Zustand des vollständigen körperlichen, geistigen und sozialen Wohlbefindens und nicht nur des Freiseins von Krankheiten und Gebrechen."

(Nach der Weltgesundheitsorganisation (WHO) 1946)

Ziele — Betriebliche Gesundheitsförderung bedeutet einerseits aktive Krankheits- und Unfallverhütung, andererseits Erhalt und Förderung des Wohlbefindens der Mitarbeiter. Man will damit erreichen, dass der Arbeitnehmer bei bestmöglichem Befinden seine volle Arbeitskraft dem Betrieb zur Verfügung stellen kann. Folglich dient konsequent eingesetzte Gesundheitsförderung beiden Seiten, sowohl dem Arbeitnehmer als auch dem Arbeitgeber.

Eine neue Studie, die sich auf den Daten der Deutschen Rentenversicherung stützt (MAP-Report), zeigt, dass das Risiko, erwerbsunfähig zu werden, bei Krankenschwestern besonders hoch liegt, bei 41,25 %. Damit liegt dieser Beruf nach den Dachdeckern mit 52,39 % an zweiter Stelle der gefährlichsten Berufe in Deutschland – also ein hochriskanter Beruf. Im Gegensatz dazu liegt das Risiko der Ärzte bei nur 4,11 % (SZ, 9.6.2008 „Krankenschwestern leben riskant – Ärzte nicht"). Diese Daten zeigen, wie wichtig die betriebliche Gesundheitsförderung für das Pflegepersonal ist.

Zum Thema der Gesundheitsförderung gehören neben technischen Aspekten auch Fragen der Arbeitsorganisation, soziale Beziehungen, Umwelteinflüsse (Lärm, Luft, Licht) oder psychische Belastungsfaktoren wie Mobbing.

Um die Risikobereiche eines Unternehmens zu analysieren und aus den Erkenntnissen Konsequenzen im Sinne der Gesundheitsförderung zu ziehen, sind besonders die betriebsbezogenen Datenquellen der Krankenkassen zur Arbeitsunfähigkeit heranzuziehen, innerbetriebliche Gefährdungsanalysen, Arbeitsplatzbeschreibungen, Unfallanzeigen, Begehungen, Daten der Berufsgenossenschaften, Mitarbeiterbefragungen, Messergebnisse und Erfahrungswissen der Betroffenen.

Risikobereiche

Im Krankenhaus muss besonders beachten werden:

Problem	Abhilfe durch das Haus bzw. durch die Stationsleitung
Verletzungsgefahr durch defekte medizinische Geräte, Pflegehilfsmittel oder Einrichtungsgegenstände.	• Vom Gebrauch ausschließen, sofort reparieren lassen.
Rückenprobleme, die durch falsch eingerichtete Bildschirmarbeitsplätze oder durch die Arbeit mit dem Patienten entstehen.	• Schaffung von ergonomischen Arbeitsplätzen nach DIN EN ISO 9241. • Präventionsprogramme, wie z. B. „Rückenschule". • Ausbildung des Personals in rückenschonenden Arbeitsweisen, wie z. B. „Kinästhetik". • Einsatz von entlastenden Pflegehilfsmitteln.
Einsatz von elektrischen Geräten.	• Regelmäßige Überprüfungen nach dem MPG und der MPBetreibV. • Regelmäßige Überprüfung aller elektrischen Geräte und Einrichtungen durch Fachpersonal. • Niemals defekte Geräte verwenden.
Einsatz von Gefahrenstoffen, wie Lösungsmittel, medizinische Gase, Zytostatika etc.	• Regelmäßige Fortbildungen über den Umgang mit Gefahrenstoffen (Gefahrenstoffverordnung). • Einsatz von Schutzeinrichtungen (besonders bei der Verwendung von Zytostatika). • Gefahrlose Entsorgung von Gefahrenstoffen.
Mobbing (Prozess der systematischen Erniedrigung eines anderen Menschen). (Die Gefahr zum Mobbingopfer im Gesundheitswesen zu werden, ist laut dem Frankfurter Psychologen Prof. D. Zapf um das 7-fache erhöht.)	• Aufklärungsarbeit zum Thema Mobbing. • Stationsleitungen haben hier die Pflicht, diese Prozesse sofort zu unterbinden und evtl. mithilfe von Vorgesetzten oder dem Personalrat dem Betroffenen sozialen Beistand zu leisten. • Mobbing darf nicht als strategisches Instrument zum Personalabbau missbraucht werden! • Erstellung einer Betriebsvereinbarung zum Thema „Mobbing".

Tab. 6: Risikobereiche im Unternehmen Krankenhaus

Tab. 6: Fortsetzung

Problem	Abhilfe durch das Haus bzw. durch die Stationsleitung
Schlafstörungen, Verdauungsprobleme, Verspannungen, Magenschmerzen, Rückenprobleme, Stress, Ärger, Nervosität, Angst, Konzentrationsschwäche, Motivationsrückgang, chronische Ermüdung und Erschöpfung.	• Nachtarbeit gleichmäßig unter den Mitarbeitern verteilen und Rücksicht auf die Einsatzfähigkeit des Einzelnen nehmen. • Schaffung von ergonomischen Grundlagen bezüglich psychischer Arbeitsbelastung nach DIN EN ISO 10075. • Fortbildungen zur Stressbewältigung. • Gute Arbeitsorganisation, z. B. Abwechslungsreichtum, Autonomie des Mitarbeiters beachten, Monotonie der Arbeitsabläufe vermeiden. • Adäquater Führungsstil. • Übermäßige Kontrollen vermeiden. • Mitarbeiter mitbestimmen lassen. • Leistungen anerkennen. • Für ein gutes Betriebsklima sorgen. • Tatsächliche Über- und Unterforderung vermeiden. • Soziale Isolation der Mitarbeiter vermeiden. • Unangemessenen Zeitdruck vermeiden. • Ernährungsberatung.
Übertragung von Krankheiten	• Auf die Einhaltung einschlägiger Hygienevorschriften achten.
Überlange Arbeitszeiten	• Vorschriften des Arbeitszeitgesetzes sind zu beachten.
Brand- und Katastrophengefahr	• Fortbildung im Sinne der einschlägigen Vorschriften. • Ständige Auslage der einschlägige Vorschriften.

Die gesetzliche Grundlage der betrieblichen Gesundheitsförderung findet sich in den EU-Richtlinien zum Arbeits- und Gesundheitsschutz und ihrer Umsetzung in das deutsche **Arbeitsschutzgesetz (ArbSchG) vom 07.08.1996** wieder.

Die wichtigsten Paragraphen sind:

§ 1 Zielsetzung und Anwendungsbereich (1) Dieses Gesetz dient dazu, Sicherheit und Gesundheitsschutz der Beschäftigten bei der Arbeit durch Maßnahmen des Arbeitsschutzes zu sichern und zu verbessern. Es gilt in allen Tätigkeitsbereichen.
[...]

§ 2 Begriffsbestimmungen (1) Maßnahmen des Arbeitsschutzes im Sinne dieses Gesetzes sind Maßnahmen zur Verhütung von Unfällen bei der Arbeit und arbeitsbedingten Gesundheitsgefahren einschließlich Maßnahmen der menschengerechten Gestaltung der Arbeit.
[...]

§ 3 Grundpflichten des Arbeitgebers (1) Der Arbeitgeber ist verpflichtet, die erforderlichen Maßnahmen des Arbeitsschutzes unter Berücksichtigung der Umstände zu treffen, die Sicherheit und Gesundheit der Beschäftigten bei der Arbeit beeinflussen. Er hat die

Maßnahmen auf ihre Wirksamkeit zu überprüfen und erforderlichenfalls sich ändernden Gegebenheiten anzupassen. Dabei hat er eine
Verbesserung von Sicherheit und Gesundheitsschutz der Beschäftigten anzustreben.

[...]

§ 4 **Allgemeine Grundsätze** Der Arbeitgeber hat bei Maßnahmen des
Arbeitsschutzes von folgenden allgemeinen Grundsätzen auszugehen:

1. Die Arbeit ist so zu gestalten, dass eine Gefährdung für Leben und
   Gesundheit möglichst vermieden und die verbleibende Gefährdung möglichst gering gehalten wird;
2. Gefahren sind an ihrer Quelle zu bekämpfen;
3. bei den Maßnahmen sind der Stand von Technik, Arbeitsmedizin
   und Hygiene sowie sonstige gesicherte arbeitswissenschaftliche
   Erkenntnisse zu berücksichtigen;
4. Maßnahmen sind mit dem Ziel zu planen, Technik, Arbeitsorganisation, sonstige Arbeitsbedingungen, soziale Beziehungen und
   Einfluss der Umwelt auf den Arbeitsplatz sachgerecht zu verknüpfen;
5. individuelle Schutzmaßnahmen sind nachrangig zu anderen Maßnahmen;
6. spezielle Gefahren für besonders schutzbedürftige Beschäftigten-
   gruppen sind zu berücksichtigen;
7. den Beschäftigten sind geeignete Anweisungen zu erteilen;
8. mittelbar oder unmittelbar geschlechtsspezifisch wirkende Regelungen sind nur zulässig, wenn dies aus biologischen Gründen
   zwingend geboten ist.

§ 12 **Unterweisung** (1) Der Arbeitgeber hat die Beschäftigten über
Sicherheit und Gesundheitsschutz bei der Arbeit während ihrer Arbeitszeit ausreichend und angemessen zu unterweisen. Die Unterweisung umfasst Anweisungen und Erläuterungen, die eigens auf den
Arbeitsplatz oder den Aufgabenbereich der Beschäftigten ausgerichtet sind. Die Unterweisung muss bei der Einstellung, bei Veränderungen im Aufgabenbereich, der Einführung neuer Arbeitsmittel oder
einer neuen Technologie vor Aufnahme der Tätigkeit der Beschäftigten erfolgen. Die Unterweisung muss an die Gefährdungsentwicklung
angepasst sein und erforderlichenfalls regelmäßig wiederholt werden.

[...]

§ 13 **Verantwortliche Personen** (1) Verantwortlich für die Erfüllung
der sich aus diesem Abschnitt ergebenden Pflichten sind neben dem
Arbeitgeber 1. sein gesetzlicher Vertreter,

[...]

(Anmerkung des Autors: Sie als Stationsleitung!)

§ 15 **Pflichten der Beschäftigten** (1) Die Beschäftigten sind verpflichtet, nach ihren Möglichkeiten sowie gemäß der Unterweisung und
Weisung des Arbeitgebers für ihre Sicherheit und Gesundheit bei der

> Arbeit Sorge zu tragen. Entsprechend Satz 1 haben die Beschäftigten auch für die Sicherheit und Gesundheit der Personen zu sorgen, die von ihren Handlungen oder Unterlassungen bei der Arbeit betroffen sind.
>
> [...]
>
> **§ 16 Besondere Unterstützungspflichten** (1) Die Beschäftigten haben dem Arbeitgeber oder dem zuständigen Vorgesetzten jede von ihnen festgestellte unmittelbare erhebliche Gefahr für die Sicherheit und Gesundheit sowie jeden an den Schutzsystemen festgestellten Defekt unverzüglich zu melden.
>
> [...]
>
> Zu beachten sind auch die Bußgeldvorschriften (§ 25) und Strafvorschriften (§ 26).

Ergänzend zum ArbSchG kommen die Gesetze des **Sozialgesetzbuchs V § 20 Prävention und Selbsthilfe** und **Sozialgesetzbuch VII § 13 bis 14** (Prävention) zur Geltung.

Belastbarkeit schwer einzuschätzen

Als Stationsleitung ist es häufig sehr schwierig (gerade bei den psychosozialen Faktoren), die Belastbarkeit des einzelnen Mitarbeiters richtig einzuschätzen. Es ist viel Erfahrung notwendig, um die Grenzen zwischen Bequemlichkeit und Überlastung zu erkennen. Jeder Mitarbeiter hat seine eigenen Belastungsgrenzen bei der Übernahme komplexer Aufgaben, der Bewältigung der Arbeitsmenge, der Übernahme von Verantwortung oder dem Umgang mit Zeitdruck. Grundsätzlich sollte Arbeit machbar, zumutbar, erträglich und persönlichkeitsfördernd sein und nicht schädigen. Belastungsspitzen gehören dabei zum Arbeitsalltag. Deren Bewältigung kann bei entsprechendem Lob Stolz und Freude erzeugen.

3.7 Die dunkle Seite der Leitungsfunktion

Wir brauchen jemand, zu dem wir aufsehen können oder dem wir die Schuld geben können.

Manfred F. R. Kets de Vries

Hohe Verantwortung

Der Anspruch an Ihre Arbeit als Stationsleitung ist sehr hoch. Sie müssen auf der einen Seite die Gruppe führen, Sie müssen die Interessen des Krankenhauses vertreten und die Verantwortung für die Betreuung von kranken und sterbenden Patienten tragen. Die wichtigste Aufgabe einer Krankenstation ist es, Patienten bei ihrer Genesung zu helfen und sie zu begleiten, wenn ihr Leben zu Ende geht. So ist auch für Sie das Ziel ihrer ganzen Führungsarbeit das Wohl der Patienten. Um dieses Ziel zu erreichen, müssen Sie dieses Interesse gegenüber ihren Mitarbeitern, den

Vorgesetzten und Ärzten vertreten. Das bedeutet auch, dass Sie Druck von oben, von unten und von der Seite (Ärzte/im ambulanten Bereich von den Krankenkassen) ausgesetzt sind. Der Patient kann seine Interessen hingegen nur schwer wahrnehmen, denn er ist das schwächste Glied auf der Station; er ist schwach und krank, im neuen sozialen Umfeld der Station oft verunsichert und auf die Hilfe der Pflegekräfte und Ärzte angewiesen.

Nicht jede Leitung wird diesen hohen Ansprüchen gerecht. Führungsarbeit kann auch krank machen.

Warum streben Menschen nach Leitungspositionen, die sie dann krank machen?

Gründe für das Streben nach Leitungspositionen

- **Die Flucht nach oben:** Da gibt es einmal die Angst, von gleichrangigen Kollegen „untergebuttert" zu werden; solche Führungskräfte haben eine besondere Angst, gedemütigt und klein gemacht zu werden, oft in Folge einer traumatischen Kindheit, in der sie ein ungeliebtes Kind waren. In der Leitungsfunktion können sie die Menschen mehr auf Distanz halten. Hier besitzen sie mehr Macht, mehr Autonomie und Überlegenheit. Missbrauchen sie nun ihre Machtposition, indem sie besonders autoritär auftreten, dann werden sie zu einer ungeliebten Führungskraft. In dieser Position spüren sie die „Einsamkeit der Führungskraft", und Einsamkeit kann krank machen.

- **Auswahlkriterien der Institution:** Die Institution befördert bevorzugt zwei Charaktere in die Leitungsfunktion. Zum einen den dynamischen, aktiven Menschen mit geringer Fähigkeit zur Selbstreflexion und zum anderen den sachorientierten, fleißigen und organisationsbezogenen Mitarbeiter, der wenig mit den eigenen Gefühlen und denen seiner Mitarbeiter anfangen kann. Für die Stationsleitung reichen heute aber weder Dynamik noch Sachkenntnisse allein aus; die fehlende zwischenmenschliche Kompetenz macht sich jetzt besonders bemerkbar. In der Leitungsfunktion werden diese Mitarbeiter dann schnell unbeliebt, da sie versuchen, den Entfaltungs- und Entscheidungsraum ihrer Mitarbeiter zu begrenzen. Sie wollen über alles informiert sein, wollen an allen Entscheidungen beteiligt sein und leben nach dem Motto „Wissen ist Macht". Dazu kommt, dass sie wiederum solche Mitarbeiter fördern, die ein ähnliches Verhalten zeigen, und damit wird ein Teufelskreis in Gang gesetzt. Den Status des ungeliebten Chefs zu haben ist auf Dauer für die Leitung sehr belastend.

- **Macht ausüben:** Im Krankenhaus wird eine Stationsleitung nur ungern davon sprechen, dass sie nach Macht, also nach Anerkennung, Prestige und Status strebt. Macht kann man auch mit anderen Worten ausdrücken: führen, Einfluss nehmen oder Verantwortung tragen. Macht ausüben bedeutet, dass man seinen Willen auch gegen den Widerstand anderer durchsetzen will. Macht wird ausgeübt durch Belohnungen, wie z. B. Lob, durch Bestrafung wie bei arbeitsrechtlichen Konsequenzen, durch den offiziellen Status, durch emotionale Stärke, durch Besitzverhältnisse oder durch Rhetorik. Wer Macht ausübt, muss viel Zeit aufwenden, sich durchsetzen und hat eine Tendenz zur Einsamkeit. Macht ausüben bedeutet also, ständige Auseinandersetzungen auszuhalten und keine andauernden Schwächen zu zeigen. Diese Form des dauerhaften Stresses kann zu psychosomatischen Erkrankungen führen, man denke nur an den Stressulkus.

- **Die Führungsrealität:** Es gibt Mitarbeiter, die ständig behaupteten, dass sie den Posten der Stationsleitung besser ausfüllen würden als der derzeitige Stelleninhaber, und die dann, wenn sie tatsächlich in diese Funktion kommen, dieselbe Ohnmacht und Hilflosigkeit wie die Vorgänger empfinden. Es fällt dieser Leitung oft schwer, dies zuzugeben (nicht einmal vor sich selbst). Leitungskräfte, die längere Zeit erleben, dass sie die Dinge nicht in der Weise beeinflussen können, wie sie sich das vorstellen, werden leicht depressiv, neigen zum Alkoholmissbrauch, werden zunehmend aggressiv und bekommen Schlafstörungen. Sie sind besonders anfällig für das „Burn-out-Syndrom".
- **Angst vor den Mitarbeitern:** Dass es die Angst der Mitarbeiter vor der Stationsleitung gibt, ist hinlänglich bekannt, aber die Stationsleitung kann auch Angst vor ihren Mitarbeitern haben. Dies ist insbesondere dann der Fall, wenn diese aktiven oder passiven Widerstand leisten und damit ein Gefühl von Kontrollverlust bei der Leitung erzeugen. Verbünden sie sich noch dazu in Gruppen, dann wirken sie noch beängstigender auf die Leitung. Eine weitere Angst der Stationsleitung kann durch die Vorstellung entstehen, dass die Pflegekräfte mehr Fachwissen besitzen als sie selbst. Außerdem werden Ängste durch die Frage, ob sie von den Mitarbeitern gemocht und anerkannt werden, ausgelöst. Die angesprochenen Ängste können die Leitung in die Isolation drängen und erheblich belasten.

Literatur

Arbeitsschutz im Internet: www.bma.de; www.baua.de; www.sozialnetz-hessen.de

Arie, J. G. van der Arend (1998): Pflegeethik. Wiesbaden: Ullstein Medical

Bernhard, L./Walsh, M. (1997): Leiten und Führen in der Pflege. Berlin/Wiesbaden: Ullstein Mosby

Birkenbihl, V. F. (1997): Signale des Körpers. Körpersprache verstehen. 12. Aufl. Landsberg am Lech: mvg

Fry, S. T. (1995): Ethik in der Pflegepraxis. Anleitung für ethische Entscheidungsfindungen. DBfK. ICN. Frankfurt: Druckerei Heinrich

Hartfield, G. (1976): Wörterbuch der Soziologie. 2. Aufl. Stuttgart: Kröner

Hesse, J./Schrader, H. C. (1994): Die Neurosen der Chefs. Frankfurt: Eichborn

Hoefert, H. W. (1997): Führung und Management im Krankenhaus. Göttingen/Bern/Toronto/Seattle: Hogrefe

Hornung, R./Lächler, J. (1986): Psychologisches und soziologisches Grundwissen für Krankenpflegeberufe. Ein praktisches Lehrbuch. 5. Aufl. München/Weinheim: Psychologie Verlags Union

Ibelgaufts, R. (1997): Körpersprache wahrnehmen, deuten und anwenden. Augsburg. Augustus

Kellner, H. (1999): Sind Sie eine gute Führungskraft? Was Mitarbeiter und Unternehmen wirklich erwarten. Frankfurt/New York: Campus

Molcho, S. (1988): Körpersprache als Dialog. München: Mosaik

Rahn, H. J. (1992): Führung von Gruppen. Arbeitshefte Führungspsychologie. 2. Aufl. Heidelberg: Sauer

Rentrop, N. (1994): Praxishandbuch Personal. Bonn: Norman Rentrop

Rosenstiel, L.v./Regnet, E./Domsch, M. E. (1999): Führung von Mitarbeitern. Handbuch für erfolgreiches Personalmanagement. 4. Aufl. Stuttgart.: Schaeffer-Poeschl Verlag, 1999

Schäfer, W. (1996): Das Zwischengespräch. In: Die Schwester/Der Pfleger 5, S. 466

Sprenger, R. K. (2000): Aufstand des Individuums. Warum wir Führung komplett neu denken müssen. Frankfurt/Main: Campus

Sprenger, R. K. (1992): Mythos Motivation. Wege aus der Sackgasse. 4. Aufl. Frankfurt/New York: Campus

Stroebe, R. W. (1999): Grundlagen der Führung. Arbeitshefte Führungspsychologie. 10. Aufl. Heidelberg: Sauer

4 Stationsorganisation

Wolfgang Schäfer

Ordnung = Die Tochter der Überlegung.

Georg Christoph Lichtenberg

4.1 Arbeitsorganisation – Pflegesysteme

> **Definition:** Ein System dient dazu, in einer komplexen und sich schnell verändernden Umwelt, durch Vereinfachung eine Möglichkeit des kontinuierlichen Handelns, des Erlebens und des Sich-Entscheidens zu schaffen (vgl. „Systemtheorie", Wörterbuch der Soziologie, 1976).

Pflegesysteme sind Organisationsformen, die den Arbeitsablauf in der Pflege bestimmen. Sie können qualitativ hochwertige Arbeitsergebnisse über einen längeren Zeitraum gewährleisten und dem Pflegepersonal und den Patienten durch die Kontinuität der Abläufe ein Gefühl der Sicherheit vermitteln.

Aktuelle Rahmenbedingungen verlangen Höchstmaß an Flexibilität.

Eine Organisationsform kann aber auch starr und unflexibel werden. Die heutige Gesellschaft lebt in einer Zeit, in der sich die Erkenntnisse und die daraus resultierenden Veränderungen in immer kürzeren Zeitabständen auf die bestehenden Systeme auswirken. Wer nicht anpassungsfähig ist, wer an Gewohnheiten allzu sehr festhält, wer nicht ständig Höchstleistungen erbringt oder wer einfach versagt, wird in dieser Gesellschaft häufig an den Rand gedrückt.

Auch die Pflegesysteme unterliegen heute tiefgreifenden Veränderungen. Sie versuchen sich anzupassen, sich den neuen Anforderungen zu stellen, um dabei sowohl den qualitativen als auch den wirtschaftlichen Erfordernissen gerecht zu werden.

Die Veränderung der Pflegesysteme zeigt Tabelle 7.

1860	Pflege als Arbeit (ohne Ausbildung)	Funktionelle Pflege
1865 – 1930	Pflege als Beruf (Ausbildung im Entstehen)	Individuelle Pflege
1930 – 1960	Pflege als anerkannter Beruf (Ausbildung obligatorisch)	Patientenzentrierte Pflege (Zimmersystem)
1960 – 1990	Pflege als Profession (Ausbildung in der Entwicklung)	Gruppenpflege (Mischsystem)
1990 – 2000	Pflege als eigenständige Profession (Ausbildung in Neukonzeption)	Primary Nursing (Bezugspflege in voller Verantwortlichkeit)

Tab. 7: Entwicklung der Pflegesysteme (Quelle: Soins Infirmiers 2/92, S. 53)

Zwei Pflegesysteme, die sich im Laufe der Zeit durchgesetzt haben, möchte ich im Folgenden in der zeitlichen Folge ihres Auftretens beschreiben.

4.1.1 Die Funktionspflege

Die Funktionspflege basiert auf den Prinzipien des Taylorismus. Der Taylorismus geht davon aus, dass die Aufteilung der Arbeit die Qualität der Arbeitsergebnisse verbessert, da der Spezialist seine wenigen Handgriffe besser beherrscht als jemand, der zusammenhängende Aufgaben komplett durchführt.

Gute Arbeitsergebnisse durch Spezialisierung

In diesem Pflegesystem werden die pflegerischen Aufgaben so unterteilt, dass sie von unterschiedlich qualifizierten Pflegepersonen durchgeführt werden können. So machen zum Beispiel Pflegehelfer alle Betten und die examinierten Pflegekräfte führen die Behandlungspflege durch.
Sie als Stationsleitung sind in der Position des Vorgesetzten, der den gesamten Arbeitsablauf bestimmt. Sie delegieren in diesem System Verantwortung und Autorität.
Der Vorteil der Funktionspflege liegt in ihrer Übersichtlichkeit und in der Möglichkeit, dass Sie jeden nach seiner Qualifikation einsetzen können. Der Nachteil dieses Systems besteht in der Aufteilung der Arbeiten. Der Patient kann keine Beziehung zu *einer* Pflegeperson entwickeln, da ihn immer mehrere Pflegekräfte versorgen, die sich dann auch noch *nur* für ihren Aufgabenbereich zuständig fühlen. Auf Dauer ist die Funktionspflege für den Patienten eher negativ zu bewerten, da er keine vertrauensvolle Beziehung zu einer Pflegeperson aufbauen kann und seine Bedürfnisse dem Pflegesystem unterordnen muss. Beim Pflegepersonal wiederum entsteht Unzufriedenheit, da für Kommunikation und ganzheitliche Pflege kaum Zeit ist und die Pflegenden ihr erlerntes Wissensspektrum und ihre Handlungskompetenzen nicht im vollen Umfang einsetzen können. Die Konsequenz ist eine deutlich einschränkte Arbeitsmotivation der Pflegepersonen mit der Tendenz zur inneren Kündigung.

Funktionspflege widerspricht ganzheitlicher Pflege

Als Stationsleitung haben Sie einen hohen Organisationsaufwand, da jeder ständig zu Ihnen kommt, um sich Arbeitsaufträge zu holen. Sie müssen die Verantwortungsübernahme mit Ihrem Pflegepersonal jeden

Tag neu aushandeln. Dadurch haben Sie wenig Zeit für die eigentliche Führungsarbeit (Mitarbeitergespräche, Qualitätsentwicklung usw.). Die Funktionspflege wird heute dort angewandt, wo Personalnot besteht oder wirtschaftliche Ressourcen knapp sind, wie in kleinen Krankenhäusern und Pflegeheimen.

4.1.2 Die patientenorientierte Ganzheitspflege

Individuelle Betreuung des Patienten im Vordergrund

Bei der ganzheitlichen Pflege steht die individuelle Betreuung des Patienten im Vordergrund. In diesem System versorgt die Pflegekraft den Patienten umfassend, wird für ihn zu einer Bezugsperson, hilft ihm Ängste abzubauen und Vertrauen aufzubauen. Bedürfnisse, Probleme und Wünsche des Patienten werden gezielter berücksichtigt.

Zur ganzheitlichen Pflege gehört – aufbauend auf einem Pflegemodell – die Pflegeanamnese, die Pflegeplanung mit der Erstellung von Pflegezielen, die Pflegedokumentation und die Auswertung der geplanten Pflegeziele.

Pflegepersonen können in einem ganzheitlichen Pflegesystem ihr erlerntes Wissensspektrum und ihre Handlungskompetenzen im vollen Umfang einsetzen. Daraus kann sich wiederum eine vertrauensvolle Beziehung zum Patienten entwickeln. Beide Seiten sind wesentlich zufriedener, die Arbeitsmotivation der Pflegekräfte steigt und in Folge kommt es zu einer besseren Versorgung der Patienten.

Zunahme der emotionalen Belastung

Ein Problem der ganzheitlichen Versorgung entsteht durch die Zunahme von Verantwortung und emotionaler Belastung aufgrund des intensivierten Patientenkontakts. Eine Pflegekraft kann dadurch überfordert werden, denn menschliches Leid aus unmittelbarer Nähe zu erfahren braucht viel Stärke. Je enger der Patientenkontakt für die Pflegekraft wird, desto wichtiger, aber auch umso schwerer ist es, eine professionelle Distanz zu wahren. Gerade hier wird von Ihnen als Stationsleitung erwartet, dass Sie bei der Zuweisung der Patienten an die einzelnen Bereiche auf Können, Erfahrung, Wissen und Gefühle Ihrer Pflegekräfte aufbauen.

Ein weiteres Problem der ganzheitlichen Pflege entsteht aus der Zusammenarbeit mit den Medizinern und ihrer technisierten Hochleistungsmedizin, da in der Praxis der ärztliche und pflegerische Verantwortungsbereich nicht klar zu trennen ist. In dem ganzheitlichen Pflegesystem erkennt das Pflegepersonal die Bedürfnisse der Patienten und die daraus resultierenden pflegerischen Aufgaben. Auf dieser Basis werden ärztliche Anordnungen abgewogen und hinterfragt, was den interdisziplinären Konflikt verschärfen kann. Hier müssen beide Gruppen eine partnerschaftliche Zusammenarbeit anstreben, um durch die Umgestaltung der Pflege keine Rückschritte bei der Patientenversorgung zu machen.

Die ganzheitliche patientenorientierte Pflege lässt sich in Gruppen-, Bereichs- und Zimmerpflege einteilen. Hier benutze ich für alle diese Varianten nur das Wort Gruppenpflege, da die Organisationsstruktur sich sehr ähnelt. Ergänzt wird die Gruppenpflege durch ein amerikanisches Pflegesystem, das in Deutschland erst langsam unter dem Namen Bezugspflege Fuß fasst: Primary Nursing.

In der Gruppenpflege wird die Station je nach Größe und Personal in verschiedene Gruppen aufgeteilt. Entscheidend ist die Eigenverantwortlichkeit der Gruppen bei der pflegerischen Versorgung der Patienten. Sie als Stationsleitung legen die Verantwortlichkeit Ihres Personals fest. Sie bestimmen, welche examinierte Pflegekraft den Bereich führt, welches pflegerische Hilfspersonal der Gruppe zugeteilt wird, und Sie entscheiden auch mit bei der Verteilung von neuen Patienten auf die einzelnen Gruppen. Haben Sie die Verantwortung verteilt, überlassen Sie den Gruppenleitungen die Entscheidungen bei der Versorgung der Patienten, auch wenn es Ihnen schwer fällt. Vertrauen Sie auf Ihre Entscheidungen, die Sie zuvor bei der Delegation der Verantwortung getroffen haben, und vertrauen Sie Ihrem Personal. Wenn bei der Pflege Fehler gemacht werden, dann unterstützen Sie die Teams, ohne in den autoritären Führungsstil der Funktionspflege zurückzufallen. Rückmeldungen über die Arbeitsleistungen der Gruppe bekommen Sie direkt von der Gruppenleitung.

Gruppenpflege

Um ihrer Verantwortung in der eigenständigen Arbeit gerecht zu werden, besteht bei den Pflegekräften die Tendenz, sich selbst zu überfordern. Als Stationsleitung haben Sie hier eine Fürsorgepflicht und müssen bei der Zuweisung der Arbeit auf die Gesundheit Ihrer Mitarbeiter Rücksicht nehmen.

Primary Nursing ist in den 60er-Jahren in den USA entstanden. Bei diesem System will man noch mehr Verantwortung auf eine Pflegeperson übertragen als bei der Gruppenpflege. In der Gruppenpflege hört die Verantwortung nach Ablauf einer Schicht auf. Beim Primary Nursing geht die Verantwortung weiter: täglich 24 Stunden, sieben Tage die Woche lang. In dieser Zeit hat ein und dieselbe Pflegeperson die umfassende Verantwortung für den ihr zugeteilten Patienten.

Primary Nursing

Konkret heißt das: Die examinierte Pflegekraft macht die Patientenanamnese, plant die Pflege, führt sie durch und dokumentiert sie, überprüft die Erreichung der Pflegeziele und koordiniert die Entlassung.

Da die Pflegeperson aber nicht 24 Stunden täglich im Dienst ist, gibt es eine Vertretungsschwester. Diese führt die von der Primary Nurse geplante Pflege durch, dokumentiert sie und verändert nur in Notfällen die geplanten Pflegemaßnahmen.

Sie als Stationsleitung haben in diesem System die Aufgabe, die Patienten auf die Primary Nurses zu verteilen und dabei Rücksicht auf die Bedürfnisse des Patienten und die Fähigkeiten der Primary Nurses zu nehmen. Sie übertragen ihr die volle Autorität und stehen ihr nur bei Problemen, die sie nicht selbst bewältigen kann, zur Verfügung.

Der Vorteil dieses Pflegesystems liegt in der gesteigerten Zufriedenheit sowohl des Patienten als auch der Pflegeperson. Die Pflegekraft kennt „ihren" Patienten genau, sorgt für einen kontinuierlichen Ablauf der Pflege und ist kompetenter Ansprechpartner für alle Mitglieder des Stationsteams (Pflegekräfte, Ärzte, Krankengymnasten usw.). Dieses System entspricht am ehesten dem in den Pflegeschulen gelehrten Pflegemodell der ganzheitlichen und patientenorientierten Pflege.

In der umfassenden Verantwortung liegt aber auch die Problematik. Die Belastung durch den Patienten kann hier noch höher sein als in der Gruppenpflege, sodass eine ausreichende Einarbeitungszeit sehr wichtig ist.

Kritische Anmerkung
zu den Pflegesystemen

Da mit zunehmender Patientenorientierung und Ganzheitlichkeit der Pflege der Personalbedarf steigt und der Arbeitsaufwand für die Implementierung enorm ist (Fortbildung, Abstimmung mit den anderen Berufsgruppen des Teams), muss das System der patientenorientierten Ganzheitlichkeit in Zeiten von knappen finanziellen Ressourcen hinterfragt werden. Auf der einen Seite steht die durch die zunehmende Professionalisierung gewonnene Qualität der pflegerischen Leistungen und die höhere Arbeitsmotivation der Pflegenden durch mehr Autonomie. Auf der anderen Seite ist die Pflegepersonalregelung (PPR), die den Personalbedarf der tatsächlich erbrachten pflegerischen Leistung anpassen sollte, vom Gesetzgeber wieder ausgesetzt worden, da sie sich als nicht bezahlbar erwiesen hatte. In den Pflegeschulen wird jedoch weiter nach Pflegemodellen der ganzheitlichen Pflege gelehrt. Es folgt der nicht ausbleibende Konflikt zwischen Theorie und Praxis, denn je weniger Personal (besonders qualifiziertes) der Station zur Verfügung steht, desto schwerer ist es, den theoretischen Ansprüchen der ganzheitlichen Pflege gerecht zu werden.

Sie als Stationsleitung müssen nun diese Umstände berücksichtigen. Das Management fordert Sparsamkeit (weniger Personal) bei gesteigerter Qualität der pflegerischen Leistungen, das Personal will seine Ansprüche von Autonomie und umfassender Pflege verwirklichen, und die Mediziner erwarten ausreichende Hilfe bei der Behandlungspflege. Für Sie bedeutet das, ständig auf einem schmalen Grat zu wandeln, indem Sie improvisieren, die Aufgabenverteilung immer wieder neu überdenken und zumindest die Verwirklichung der ganzheitlichen und patientenorientierten Pflege anstreben.

Pflegesysteme in der
ambulanten Pflege

Pflegesysteme wie Gruppenpflege oder Primary Nursing finden wir in der ambulanten Pflege selten. Die Bezugspflege ist die Regel, das heißt, jede Tour wird möglichst immer von derselben Pflegekraft gefahren. Hierbei sind längere Krankheitsausfälle und Urlaubszeiten ein großes Problem.

Kommt es zu Reibungspunkten, wenn sich Patient und Pflegekraft nicht sonderlich mögen, dann ist es schwierig, die Touren kurzfristig so umzuschreiben, dass zwischendurch eine andere Pflegekraft den Patienten übernimmt.

Ebenso tritt nach einiger Zeit eine gewisse Betriebsblindheit in Bezug auf Langzeitpatienten auf, da Anregungen und Verbesserungsvorschläge von Kollegen aufgrund der Organisationsstruktur nur selten gemacht werden können. Je mehr Pflegekräfte eine Tour fahren können, umso besser können Sie als Stationsleitung diese Situationen klären.

Es gibt Kunden, die auf eine bestimmte Pflegekraft fixiert sind. Solange die Sympathie auf Gegenseitigkeit beruht und keine Überforderung eintritt, ist der „Dauereinsatz" problemlos. Hier und da führen allzu enge Beziehungen jedoch zur Überbelastung einer Pflegekraft, da sie sich verpflichtet fühlt, aus „alter Freundschaft" weitaus mehr zu tun als vereinbart ist. In dieser Situation werden Patienten nicht selten zu freundlichen Erpressern. So werden gelegentlich auch die Mitglieder der Gruppe gegeneinander ausgespielt, nach dem Motto: „Ach, die Schwester Soundso nimmt sich immer noch Zeit, mir das und das zu machen ..."

Dieses kostet Zeit und damit Geld, das meist nicht zur Verfügung steht.

Umso wichtiger ist ein Pflegesystem, das eine kollegiale Kontrolle ermöglicht. Im Interesse eines Fortbestands der ambulanten Einrichtung
müssen bei den niedrigen Entgelten die zu erbringenden Leistungen
konkret benannt, zeitlich definiert und im jeweiligen Pflegesystem un-
terzubringen sein.

Literatur

Bischoffsberger, I.: Wie Bezugspflege funktioniert. In: Krankenpflege
(Schweiz). Solothurn, Nr. 2, 1992
Büssing, A./Glaser, J.: Bereichspflege. Analyse und Bewertung ganzheit-
licher Pflegestrukturen. Bericht aus dem Lehrstuhl für Psychologie der
TU München. Bericht Nr. 25, 1996
Büssing, A./Glaser, J.: Prozessanalyse der Einführung eines ganzheitli-
chen Pflegesystems zum Abbau der arbeitsbelastenden und qualitätsein-
schränkenden Auswirkungen von Funktionspflege. Bericht aus dem
Lehrstuhl für Psychologie der TU München. Bericht Nr. 28, 1996
Kellnhauser, E.: Primary Nursing. Ein neues Pflegemodell. In: Die
Schwester/Der Pfleger. 9, 1994
Müggler, E: Ich bin Krankenschwester und für die Pflege verantwortlich.
In: Krankenpflege (Schweiz). Solothurn, Nr. 2, 1992

4.2 Planung der Arbeitsabläufe, Informationsmanagement und Dokumentation

4.2.1 Leitung einer Stationsbesprechung

Um einen reibungslosen Stationsablauf zu gewährleisten und anstehende
Probleme, die das ganze Team betreffen, zu erörtern, müssen Sie als
Stationsleitung regelmäßige Besprechungen mit Ihren Mitarbeitern
durchführen. Eine Besprechung wird dann durchgeführt, wenn sie sinn-
voll und notwendig ist, denn Besprechungen bedeuten einen großen
Zeitaufwand und kosten daher viel Geld (Personalkosten).

- Information und Diskussion über anstehende wichtige Veränderungen,
  die alle betreffen, wie zum Beispiel ein drohender Einstellungsstopp,
  Umbaumaßnahmen auf der Station oder personelle Veränderungen,
- Entscheidungen, die mit dem Team erarbeitet und beschlossen werden
  müssen.

Gründe für eine
Besprechung

Beispiel:
Die Stationsleitung möchte auf der Station die Übergabe am Krankenbett einführen. Sie führt eine Besprechung durch, in der sie die
Vorteile dieser Übergabe erläutert und danach das Team auffordert,
die Möglichkeiten der Umsetzung zu diskutieren. Aus dem Team
kommen sehr viele gute Anregungen, es werden aber auch Bedenken
geäußert. Nachdem das Für und Wider diskutiert ist und keine neuen

> Fakten dazu kommen, vereinbart die Leitung mit der Gruppe eine zweimonatige Probezeit für das Projekt, um dann endgültig über eine Etablierung des Übergabekonzepts zu sprechen.

Teamentscheidungen sind auf Dauer stabiler, da sie von allen gemeinsam getroffen und getragen werden. Bei autoritären Entscheidungen leidet schnell die Motivation der Mitarbeiter. Aber nicht jede Entscheidung muss im Team getroffen werden: Wenn eine Vorgabe der Direktion besteht, die Entscheidung nicht das ganze Team betrifft und daher Einzelgespräche ausreichen oder das Problem nicht für eine Diskussion geeignet ist, dann kann die Stationsleitung die Entscheidung allein oder auch in ihrem Führungsteam treffen.

Sie als Führungskraft müssen die Besprechung vorbereiten, klare Ziele setzen und die Diskussion auf das Ziel hin lenken, um eine erfolgreiche Besprechung durchführen zu können.

Checkliste zur Vorbereitung
- Klare Formulierung des Besprechungsthemas. Bekanntgabe der Tagesordnung.
- Konkrete Zielsetzung für die Besprechung. Dazu formulieren Sie am besten die einzelnen Problemstellungen in Form von Fragen: Welche Ergebnisse werden erwartet? Wie lange soll die Problemerörterung dauern? Wie sieht das Minimalziel aus? Mit welchen Einwänden muss gerechnet werden? Kenne ich die Einwürfe der Mitarbeiter?
- Wer muss an der Besprechung teilnehmen? Bei einer Problemstellung, die nur examinierte Pflegekräfte betrifft, wie zum Beispiel i.v.-Injektionen, müssen keine pflegerischen Hilfskräfte teilnehmen.
- Eventuell Informationsmaterial und Unterlagen vorbereiten.
- Protokollführer planen.
- Können möglichst viele an der Besprechung teilnehmen? Liegt der Termin günstig?
  - Besprechungstermin (Datum, Uhrzeit) rechtzeitig bekannt geben.
  - Außendienst organisieren, um Störungen zu vermeiden.

Ablauf
- Am Anfang der Besprechung führen Sie in die anstehenden Themen ein und erläutern die Zielsetzungen.
- In der nächsten Phase führen Sie die Analyse der gegenwärtigen Situation mit den Mitarbeitern durch, dann erörtern Sie die Probleme und suchen gemeinsam nach Lösungsmöglichkeiten. Sie sollten praktikable, einfache, finanziell machbare und von der Mehrheit der Mitarbeiter am ehesten akzeptierte Lösungen suchen.
- In der letzten Phase der Besprechung planen Sie zusammen mit den Mitarbeitern die Umsetzung der gemeinsam gefundenen Lösung. Wer ist wofür zuständig? Wer muss informiert werden? Welche Kontrollen müssen bei der Realisierung durchgeführt werden? Mit welchen Hindernissen muss gerechnet werden?
- Zuletzt legen Sie einen Termin für eine abschließende Beurteilung und Entscheidung (nach einer Testphase) fest.
- Während der Besprechung müssen Sie erkennen, wann einzelne Punkte abgehandelt sind und dann zur nächsten Besprechungsphase übergehen. Länger als 90 Minuten sollte die Besprechung nicht dauern, da in diesem Zeitrahmen noch die meiste Übereinstimmung herrscht und nach dieser Zeit die Konzentration nachlässt.

Damit die Besprechung reibungslos abläuft, sollten Sie Regeln aufstellen:

- Es sollten nicht mehrere Teilnehmer zur gleichen Zeit reden.
- Jeder fasst seinen Beitrag möglichst kurz, verständlich und ohne unnütze Wiederholungen.
- Beiträge müssen in einer sachlichen Form präsentiert werden.
- Die Beiträge müssen konstruktiv sein und zur Lösung des anstehenden Problems beitragen.
- Jeder bekommt die Möglichkeit, sich zu äußern.

Regeln

Leider verlaufen nicht alle Besprechungen reibungslos. Sie müssen mit Störungen rechnen, um adäquat darauf reagieren zu können.

- Ein Mitarbeiter provoziert, sucht Streit und ist nicht kooperativ. Sie können hier nur Ruhe und Sachlichkeit bewahren. Sie können dieses Verhalten entweder direkt ansprechen oder aber Kommentare überhören.
- Ein anderer Mitarbeiter weiß alles besser und versucht ständig, seine Meinung durchzusetzen. Hier können Sie die Äußerungen unterbrechen oder widerlegen, damit auch die anderen zu Wort kommen.
- Mitarbeiter, die eher schweigsam sind, zeigen oft durch ihre Körpersprache an, wenn sie zu einem Kommentar bereit sind. Beobachten Sie dies, dann können Sie den betreffenden Mitarbeiter zu einer Äußerung auffordern.
- Es gibt auch arrogante Mitarbeiter, die andere gern verspotten. Hier besteht die Möglichkeit, dass Sie sie zur Sachlichkeit auffordern und um klare Lösungsvorschläge bitten.
- Ein weiterer schwieriger Gesprächsteilnehmer ist derjenige, der versucht, durch schlaue Fragen das Gespräch zu boykottieren und seine eigenen Interessen durchzusetzen. Hier können Sie die Situation wieder direkt ansprechen oder ihn bitten, seine Fragen zu präzisieren und für die anderen verständlich zu machen.

Mögliche Störungen

- Manipulieren Sie das Gespräch nicht, sondern steuern Sie es.
- Motivieren Sie die Mitarbeiter zur Diskussion, indem Sie ihre Beiträge loben, sie in ihren Ansichten bestärken und sie um weitere Vorschläge und Ergänzungen bitten.
- Nehmen Sie Einwände der Mitarbeiter immer ernst und beantworten Sie sie sachlich. Vergessen Sie keine Einwände in der Diskussion.
- Bei Unklarheiten kann der Mitarbeiter von Ihnen um nochmalige und klare Erläuterung gebeten werden.
- Verlieren Sie das Thema nicht aus den Augen und führen Sie das Gespräch wieder dahin zurück.
- Kommt die Diskussion nicht voran, kann eine kurze Pause sehr hilfreich sein.
- Während des Gesprächs bietet es sich an, dass Sie kurze inhaltliche Zusammenfassungen machen.

Tipps für die Verbesserung des Besprechungsverlaufs

Ist das Teamgespräch beendet, werden die Ergebnisse im Protokoll festgehalten und jedem zugänglich gemacht, damit auch nicht anwesende Mitarbeiter sich informieren können. (Die Namen der Abwesenden sollten im Protokoll schriftlich festgehalten werden.)

4.2.2 Das Stationshandbuch

Wichtigstes Hilfsmittel bei
der Stationsorganisation

Das Mitarbeiterhandbuch ist für Sie als Stationsleitung das wichtigste Hilfsmittel für die Stationsorganisation.

Das Handbuch können Sie in einer Arbeitsgruppe mit den Mitarbeitern Ihrer Station erstellen. Es ist zu empfehlen, dass Sie die Inhalte im jährlichen Abstand aktualisieren, um Neuerungen und Veränderungen zu erfassen.

Das Stationshandbuch hat mehrere Funktionen:

Funktionen

- Es beinhaltet einen Strukturstandard, indem es die Organisation der Station beschreibt.
- Es ist eine Arbeitsablaufrichtlinie zur Sicherung der Prozessqualität.
- Es regelt den Arbeitsablauf auf der Station verbindlich für alle Mitarbeiter.
- Es dient als Informationsquelle für alle, die an der Organisationsstruktur der Station interessiert sind (Schüler, Praktikanten usw.).
- Es regelt die Aufgabenbereiche der Stationsassistentin und der Stationshilfe.
- Es dient zur Einarbeitung neuer Mitarbeiter und gleichzeitig als Checkliste und Nachweis für eine umfassende Einarbeitung.

Das Stationshandbuch ist für Ihre Organisation ein „Muss"; es sichert die Qualität der pflegerischen Arbeit auf der Station, schreibt verbindliche Rahmenbedingungen vor und ist gleichzeitig ein Nachweis der pflegerischen Leistungserbringung.

Im Anhang finden Sie ein Muster eines Mitarbeiterhandbuchs mit den wichtigsten Aspekten, das Ihnen als Grundlage für die Erstellung eines eigenen Handbuchs dienen kann (siehe Anhang 6).

4.3 Qualitätssicherung

Das Thema Qualitäts-
sicherung hat stark an
Bedeutung gewonnen.

Das zentrale Thema der letzten Jahre ist die Kostensenkung im Gesundheitswesen, die mit Personal- und Bettenabbau, kürzeren Liegezeiten der Patienten bei einer gleichzeitig erhöhten Zahl von Schwerkranken in der stationären Behandlung und einer Zunahme der Anzahl der behandelten Patienten verbunden war. Damit sich die Qualität der Dienstleistungen im Gesundheitswesen unter diesen Umständen nicht verschlechtert, hat das Thema Qualitätssicherung stark an Bedeutung gewonnen.

Die Grundlage für die Qualitätssicherung bildet zum einen die Verpflichtung gegenüber der Weltgesundheitsorganisation (WHO), die schon 1980 alle Mitgliedsstaaten aufforderte, Verfahren zur effektiven Qualitätssicherung zu entwickeln und anzuwenden. Zweitens die gesetzliche Verpflichtung an die Krankenhäuser, sich an qualitätssichernden Maßnahmen zu beteiligen. Festgelegt wurde dies 1989 im Sozialgesetzbuch (SGB) V, § 137 in Verbindung mit § 108.

Gesetzliche Grundlage

Die gesetzliche Grundlage für die Qualitätssicherung in stationären und ambulanten Pflegeeinrichtungen bilden die §§ 113–115 im SGB XI.

Aus dieser Gesetzesgrundlage ergibt sich für den Pflegedienst die Verpflichtung, sich an der Qualitätssicherung zu beteiligen. Fast noch wichtiger ist hier das Berufsethos der Pflege, das die Pflegekräfte gegenüber den Patienten verpflichtet, eine bestmögliche pflegerische Versorgung zu gewährleisten.

Eine bestmögliche pflegerische Versorgung ist die weitestgehende Übereinstimmung zwischen den Zielen des Gesundheitswesens und der tatsächlich geleisteten Pflege unter wirtschaftlichem Einsatz von Leistungen und Mitteln (frei nach Donabedian [1968] und Willams [1978]).

Die Pflege achtet bei ihrer Arbeit schon lange auf Qualität. Hier ein paar Beispiele für die Ansätze in der Qualitätssicherung: *Bisherige Ansätze*

- Führung einer Pflegedokumentation,
- Einführung patientenorientierter Pflegesysteme,
- Durchführung einer Dienstübergabe,
- Einrichtung und Durchführung von Fort- und Weiterbildungsmaßnahmen,
- Stellenbeschreibungen,
- Einführung von Pflegestandards und Pflegerichtlinien,
- Einsatz der Pflegeprozess-Methode.

4.3.1 Qualitätsbegriffe

Bei der Qualität unterscheidet man die drei Ebenen der Struktur-, Prozess- und Ergebnisqualität, die in entsprechenden Standards festgelegt werden.

In der **Strukturqualität** werden die Rahmenbedingungen, die für die   *Strukturqualität*
Erbringung von Pflegeleistungen notwendig sind, beschrieben, wie zum Beispiel Fort- und Weiterbildungsmöglichkeiten; räumliche und materielle Ressourcen; Qualität und Quantität des verfügbaren Personals (Strukturstandards).

> **Beispiel für einen Strukturmangel in der stationären Pflege:**
> Eine ältere Patientin, die aufgrund eines Oberschenkelhalsbruchs bettlägerig ist, kommt nicht an den Patientenruf, da er zu weit entfernt aufgehängt ist, und muss sich durch lautes Rufen bemerkbar machen.

> **Beispiel für einen Strukturmangel in der ambulanten Pflege:**
> Während der Tour wird die Versorgung eines Patienten vergessen. Der Patient ruft im Büro der Sozialstation an und meldet das Versäumnis. Da die Pflegekraft, die die Tour fährt, nicht mit einem Handy ausgestattet ist, kann sie unter Umständen erst nach Beendigung der Tour im Büro über den Fehler informiert werden und muss noch einmal losfahren.

In der **Prozessqualität** geht es um das eigentliche pflegerische Arbeiten.   *Prozessqualität*
Die Prozessqualität beruht auf der Annahme, dass man die bestmögli-

chen Ergebnisse nur dann erreicht, wenn die Versorgung durch festgelegte Abläufe (Prozessstandards) nachvollziehbar und nachprüfbar ist und dabei dem aktuellen Kenntnisstand in der Pflege entspricht.

Beispiel für einen Prozessmangel in der stationären Pflege:
Der bettlägerige Patient A. muss nach einer nuklearmedizinischen Untersuchung noch zwei Stunden auf den Rücktransport zu seiner Station warten.

Beispiel für einen Prozessmangel in der ambulanten Pflege:
Da die Absprachen unter den Pflegekräften nicht eindeutig sind, wird ein Patient je nach Pflegekraft einen Tag am Waschbecken in seinem Bad, am nächsten Tag im Bett und am dritten Tag mit einer Waschschüssel auf der Bettkante gewaschen.

Ergebnisqualität

Die **Ergebnisqualität** zeigt uns, ob die erbrachten Leistungen tatsächlich das gewünschte Ergebnis erbracht haben. Das Ergebnis ist nicht immer leicht zu überprüfen, da das Ziel, die Verbesserung des Krankheitszustands (Ergebnisstandards), nicht immer objektiv zu messen ist.
Was heutzutage in den Krankenhäusern noch nicht in ausreichendem Maße umgesetzt wird, ist ein systematisches und umfassendes **Qualitätssicherungskonzept.** Unter dem bestehenden Kostendruck scheuen die Häuser die hohen Investitionskosten, die in den ersten Jahren der Einführung der Qualitätssicherung notwendig sind.

Qualitätsmanagement

Dies beginnt mit der Einsetzung eines **Qualitätsmanagements**, welches die Qualitätssicherung im Krankenhaus einführt, betreut und kontrolliert. Konkret ist dies eine interdisziplinär besetzte **Qualitätssicherungskommission**, die von einem **Qualitätssicherungbeauftragten** geleitet wird und die qualitätssichernden Maßnahmen im Hause initiiert, koordiniert und deren Umsetzung unterstützt und fördert. Außerdem informiert sie die Krankenhausleitung und führt Ergebniskontrollen durch (z. B. mittels Patientenbefragungen).

4.3.2 Standards und Richtlinien

Sie sollen Arbeitsprozesse erleichtern und Ergebnisse verbessern.

Im Rahmen der Qualitätssicherung unterstützen Standards und Richtlinien die Zielerreichung durch eine klare Definition von Tätigkeiten und Verantwortungen. Sie sollen die Arbeitsabläufe erleichtern und eine Überprüfung des Ergebnisses gewährleisten. Standards und Richtlinien sollten genügend Spielraum zwischen einem definierten Minimal- und Idealanspruch bieten, um sich den Ansprüchen an einen realen Arbeitsablauf flexibel anzupassen.
Für Sie als Stationsleitung ist der Einsatz von Standards und Richtlinien dann sinnvoll, wenn Ihr Personal in schwierigen oder seltenen Pflegesituationen die richtige Entscheidung treffen muss und dabei gezielte Unterstützung braucht. Daher ist es Ihre Aufgabe, Richtlinien oder Standards gemeinsam mit Ihren Mitarbeitern rechtzeitig zu erstellen oder

bestehende zu überarbeiten. Die hierbei zu erarbeitenden Handlungsalternativen müssen auf den neuesten pflegewissenschaftlichen Erkenntnissen beruhen und regelmäßig aktualisiert werden.

Es gibt heutzutage in vielen Krankenhäusern allgemein verbindliche Standards oder Richtlinien; diese müssen aber, um eine echte Handlungsalternative anzubieten, den Anforderungen auf Ihrer Station angepasst werden.

Für die Erstellung von Standards und Richtlinien ist ein ausreichender Literaturbestand auf der Station unabdingbar, um bei offenen Fragen jederzeit nachschlagen zu können. Lesen und Diskussionen sind ein professioneller Aspekt der Pflege.

Folgende Inhalte gehören in Pflegestandards (vgl. http://de.wikipedia. org/wiki/Pflegestandard):

Inhalte

- Notwendig vorliegende Informationen wie Problemstellungen durch/ von/für den Patienten, evtl. auch die Pflegekategorie/-stufe. Zu berücksichtigen sind ebenso persönliche Ressourcen der Patienten.
- Pflegesituation, in der sie Anwendung finden (z. B. Pflegediagnose, DRG-Fallgruppe, Krankheit-Gesundheit, Diagnosen, Therapieprogramm; Kooperation mit anderen Gruppen).
- Der Name des Standards muss klar die zu erfolgende Maßnahme umschreiben – er sollte keine unverständliche oder missverständliche Abkürzung, aber auch kein unverbindlicher Oberbegriff (zu allgemein) sein.
- Erforderliche Voraussetzungen beim Pflegepersonal: Qualifikationen, Anzahl u. ä.
- Vorbereitungsschritte: Informationen, persönliche Vorbereitung, Material, Raum, zu pflegende Person, Absprachen im Team.
- Wesentliche Punkte der Durchführung: Ablauf, einzelne Schritte, Einbeziehung der Patienten, evtl. wichtige Fragen, Handgriffe.
- Abschlussarbeiten und Nachbetreuung.
- Mögliche Komplikationen, auf die man vorbereitet sein muss.
- Zusätzlich hilfreich sind die folgenden Punkte:
- Hinweise zur Pflegedokumentation, Weiterleitung von Befundmaterial u. ä.
- Vorgehen bei Nachbestellungen.
- Zeitaufwand (Zeitrahmen, Minimum/Maximum – keine unrealistische Zeitvorgaben).
- In Kraft gesetzt: wer/wann; beabsichtigte erneute Überprüfung dieses Pflegestandards.

- Wenn die Qualität der pflegerischen Arbeit durch den Einsatz von Standards und Richtlinien tatsächlich verbessert werden kann,
- zur Kontrolle, zum Nachweis und zur Beurteilung von pflegerischen Arbeitsleistungen,
- als Grundlage für die von Ihnen durchgeführte Mitarbeiterbeurteilung,
- in konfliktbeladenen Situationen, um das bestehende Konfliktpotenzial zu entschärfen,
- um den Theorie-Praxis-Transfer von pflegerischem Wissen zu verbessern,

Wann sind Standards und Richtlinien sinnvoll?

- wenn es zu viele Handlungsalternativen gibt, wie zum Beispiel bei der Dekubitusprophylaxe,
- wenn sie Pflegemaßnahmen ausschließen müssen, die objektiv falsch sind, zum Beispiel „Eisen und Föhnen" als Dekubitusprophylaxe,
- bei der Anwendung von technischen Geräten (in der Regel auf der Basis der Betriebsanleitung der Herstellerfirma),
- zur Arbeitsablauforganisation.

Expertenstandards

Aufgrund von internationalen und nationalen Bemühungen etablieren sich in den bundesdeutschen Krankenhäusern Expertenstandards. In diesen Standards wird sowohl internationales als auch nationales Fachwissen für die tägliche Praxisarbeit zugänglich gemacht. So können qualitativ hochwertige und bewährte Pflegeleistungen die Pflegepraxis verbessern.

- „Expertenstandards sind als ein Instrument zu verstehen, mit deren Hilfe die Qualität von Leistungen definiert, eingeführt und bewertet werden kann und das Auskunft darüber gibt, welche Verantwortung die Berufsgruppe gegenüber der Gesellschaft, den Pflegebedürftigen, dem Gesetzgeber wie auch gegenüber ihren einzelnen Mitgliedern übernimmt. Die zentralen Funktionen von Expertenstandards in der Pflege sind daher:
- Berufliche Aufgaben und Verantwortungen zu definieren,
- Innovationen in Gang zu setzen,
- eine evidenzbasierte Berufspraxis, berufliche Identität und Beweglichkeit zu fördern und
- Grundlage für einen konstruktiven Dialog über Qualitätsfragen mit anderen Gesundheitsberufen zu sein.

Pflegestandards sind also – zusammenfassend gesagt – ein professionell abgestimmtes Leistungsniveau, das den Bedürfnissen der damit angesprochenen Bevölkerung angepasst ist und Kriterien zur Erfolgskontrolle der Pflege einschließt. Standards geben die Zielsetzung komplexer pflegerischer Aufgaben, sowie Handlungsspielräume und Handlungsalternativen vor und eignen sich für Pflegeprobleme mit erheblichem Einschätzungsbedarf und Pflegehandlungen mit hohem Interaktionsanteil" (www.dnqp.de).

Folgende Expertenstandards sind bereits erschienen:

- Dekubitusprophylaxe in der Pflege (2004),
- Entlassungsmanagement in der Pflege (2004),
- Schmerzmanagement in der Pflege (2005),
- Sturzprophylaxe in der Pflege (2006),
- Förderung der Harnkontinenz in der Pflege (2007),
- Pflege von Menschen mit chronischen Wunden (2008).

Geplant und voraussichtlich 2009 veröffentlicht wird der Expertenstandard „Bedürfnis- und bedarfsgerechte Nahrungs- und Flüssigkeitsaufnahme bei pflegebedürftigen Menschen".

4.3.3 Qualitätszirkel

Im Bereich des Qualitätsmanagements ordnen sich die Qualitätszirkel ein, die entweder berufsintern oder interdisziplinär arbeiten. Qualitätszirkel können Arbeitsbedingungen und -strukturen in begrenztem Umfang zum Positiven hin verändern. Sie als Stationsleitung können mit Ihren Mitarbeitern einen Qualitätszirkel bilden, eventuell unter Hinzuziehung von externen Beratern, um problembezogene Fragen zu erörtern, praktikable Verbesserungsvorschläge und Ideen zu erarbeiten und umzusetzen.

Ziel: Verbesserung der Arbeitsergebnisse

- Das Treffen müssen Sie inhaltlich vorbereiten. Sie können aber auch die Vorbereitung an den Qualitätsbeauftragten delegieren.
- Bis zum Abschluss eines selbst gestellten Themas wiederholen Sie das Treffen im regelmäßigem Rhythmus.
- Setzen Sie Rahmenbedingungen für den Ablauf der Diskussion (inhaltliche Gestaltungsfreiheit; jeder soll seinen Beitrag leisten können; Vereinbarung von Zielen; Verbindlichkeit von Beschlüssen).
- Beziehen Sie eventuell eine in Qualitätssicherung ausgebildete Pflegekraft als externen Berater mit ein.
- Entwickeln Sie Struktur-, Prozess- und Ergebnisstandards, damit der Implementierungsprozess kontrollierbar und korrigierbar wird.
- Achten Sie während der Umsetzung eines vom Qualitätszirkel erarbeiteten Konzepts auf die Erreichung der Struktur-, Prozess- und Ergebnisqualität.
- Betrachten Sie die Qualitätssicherung als einen kontinuierlichen Prozess und gehen Sie jeweils nur ein Thema an.
- Führen Sie eine Teilnahmepflicht ein.

Einführung eines Qualitätszirkels auf der Station

Diese authentischen Beispiele werden im Folgenden sehr ausführlich dargestellt. Hier zeigt sich jedoch sehr deutlich, wie gute Qualitätszirkelarbeit aussehen kann. Denn erst durch das Detail überzeugt Qualitätsarbeit. Hieraus wird auch ersichtlich, wie die Stationsleitung mithilfe des Qualitätszirkels einen wirksamen Einfluss auf die Mitarbeiter nehmen kann. Die Beispiele entsprechen in ihrer Darstellung den modernen Anforderungen der Qualitätssicherung, um den Leistungsnachweis für Zertifizierungen zu erbringen.

Drei Beispiele für Qualitätszirkelarbeit

Beispiel 1
Dieser Standard wurde von uns in Form einer Prozessbeschreibung erstellt. Er wurde interdisziplinär erarbeitet. Er ist in seinem Umfang als Leistungsnachweis für Zertifizierungen geeignet. Er gehört inhaltlich zu den Kernprozessen meiner Station.
(Erstellt von Patrick Benedikt Storch, Wundexperte; Wolfgang Schäfer, STL); Fabian Heupel, MPG-Beauftrager der Station. Beratend: Nikolaus Weber und Fr. Krauss-Pfeiffer (beide Qualitätsberater). Verantwortlich: Frau Fr. Sabine Steinbrucker, Stabsstelle Qualitäts- und Risikomanagement).

Stationärer Bereich: Kernprozess Wundversorgung auf Normalstation

Allgemeines:
Die Versorgung von Wunden wie z. B. dem Dekubitus oder dem Ulkus ist nicht nur den chirurgischen Stationen vorbehalten. Internistische Stationen stehen ebenfalls hin und wieder vor der Frage, wie man er-

folgreich in den Heilungsprozess chronischer Wunden eingreifen kann, um das Wohl des Patienten zu fördern und damit dessen Lebensqualität zu steigern. Daneben steigen ständig die Anforderungen (Gesetze, Qualitätsmanagement, usw.) an die Pflegekräfte hinsichtlich der Patientenversorgung. Auf Normalstation kommen wir in unregelmäßigen Abständen mit Wunden unterschiedlichster Ätiologie (Dekubitus, Ulcus cruris, Wunddehiszenz etc.) in Kontakt. Daher fehlt hier eine gewisse Routine, um eine optimale Wundversorgung im Sinne des modernen Wundmanagements durchzuführen. Häufig ist unklar, welche Abteilungen einzubeziehen sind, um den Heilungsverlauf voranzutreiben bzw. Komplikationen schnellstmöglich zu erkennen und zu behandeln. Da es im Moment keinen Prozess gibt, der die Wundversorgung standardisiert, fällt auf, dass je nach Pflegekraft unterschiedliche Therapiekonzepte bezüglich Wundauflagen und VW-Intervallen Anwendung finden. Weiter ist zu beobachten, dass bei ständigem Therapiewechsel, beim Nichteinhalten der Verbandsintervalle und bei unadäquaten Wundauflagen eine Wundheilung viel langsamer eintritt bzw. sogar stagnieren kann. Dies bedeutet für den Patienten längere stationäre Aufenthalte und/oder Behandlungsdauer, was zu einer erhöhten psychischen Belastung führt. Meist resultiert daraus eine mangelnde Compliance, die aber für einen positiven Heilungsverlauf unerlässlich ist. Eine fehlende Mitarbeit kann sich zum Beispiel in unregelmäßigen Besuchen beim Hausarzt oder im Nichteinhalten von Diäten bei bestehendem Diabetes widerspiegeln.

Ziel:

In der Praxis zeigt sich, dass Patienten motiviert sind und die Therapie unterstützen, wenn in absehbarer Zeit eine Verbesserung der Wundverhältnisse zu erkennen ist oder eine rasche Entlassung mit Anbindung an eine häusliche Versorgung ansteht. Der gleiche Effekt ist beim behandelnden Pflegepersonal zu beobachten, wenn sich eine Wunde verschließt oder sich zumindest ein positiver Verlauf abzeichnet. Dies kann nur erreicht werden wenn alle an der Wundversorgung beteiligten Personen (Patienten, Angehörige, Pflegekräfte, Ärzte etc.) an einem Strang ziehen. Ziel dieser Prozessbeschreibung ist mit moderner, adäquater Wundversorgung und einer professionellen sowie reibungslosen Zusammenarbeit auf allen Ebenen den Heilungsprozess voranzutreiben. Darüberhinaus sollen die daran mitwirkenden Personen motiviert werden, um die Wundversorgung auf Station zu optimieren.

Teilnehmer am Qualitätszirkel:

- Stationsleitung, Wundexperte, examinierte Pflegekräfte
- externe Beratung durch Qualitätsberater und Leitung Qualitäts- und Riskmanagement
- informiert werden: die Pflegedienstleitung, Stationsärzte, Chirurgische Poliklinik und die zuständigen Oberärzte.

Überprüfung:

- Wer?
  - Leitung Qualitäts- und Riskmanagement,
  - Qualitätsberater,
  - Stationsleitung.

- Wann?
  - Jährlich

Funktion:
Die Prozessbeschreibung dient der Optimierung der Wundversorgung.

> **Definition einer Wunde:**
> Unterbrechung des Zusammenhangs von Körpergeweben mit oder ohne Substanzverlust, die durch mechanische Verletzung oder physikalisch bedingte Zellschädigung verursacht wird.
> (Pschyrembel; 260. Auflage; de Gruyter)

Von einer chronischen Wunde wird in der Fachliteratur dann gesprochen, wenn innerhalb von vier bis zwölf Wochen nach Wundentstehung – abhängig von Wundart und Risikofaktoren – trotz fachgerechter Therapie keine Heilungstendenzen ersichtlich sind.

Mitgeltende Dokumente:
Pflegeverlegungsbericht, Sturzprotokoll, Wunddokumentationsbogen, Expertenstandards „Schmerzmanagement", „Sturzprophylaxe", „Dekubitusprophylaxe" und „Pflege von Menschen mit chronischen Wunden".

Nutzer:
Gesundheits- und Krankenpfleger, -schüler

Prozessübersicht:
Ausgehend von der Wunde eines Patienten gliedert sich die Prozessbeschreibung in 7 Bereiche, um die Wunde im Sinne des modernen Wundmanagements zu versorgen:

Bereich 1: Maßnahmen bei akuten Verletzungen,
Bereich 2: Wundanalyse,
Bereich 3: Schmerzmanagement,
Bereich 4: Therapieplanung,
Bereich 5: Wundbehandlung,
Bereich 6: Wunddokumentation,
Bereich 7: Entlassung.

Anhang:

Abb. 8: Prozessbeschreibung zur Optimierung der Wundversorgung auf einer Normalstation (www.kohlhammer.de → Service → Downloads)

1	Prozessart	Kernprozess
2	Prozessname	Wundversorgung auf Station F7
3	Prozesseigentümer	Patrick Storch, Wundexperte Station F7/MED 2
4	Prozesskunde	Alle beteiligten Berufsgruppen, Patient, Pflegeschüler
5	Prozessauslöser	Wunde des Patienten
6	Prozessexperten	Ärzte, Pflegekräfte der F7 und der CPA
7	Prozessbenutzer	Pflegepersonal auf Station F7 und Pflegeschüler
8	Prozessziel	Kompetente, adäquate Versorgung von akuten und chronischen Wunden. Der Prozess wird zur Einarbeitung von neuen Mitarbeitern und Pflegeschülern herangezogen.

Legende der Autoformen:

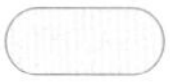 (Prozessauslöser-Form)	Prozessauslöser	ist entweder Schnittstelle oder Ereignis, nie Aktivität
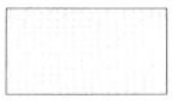 (Rechteck-Form)	Tätigkeit, Aktivität	
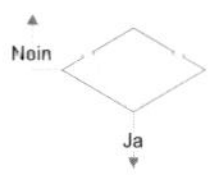 (Raute-Form) Nein / Ja	Entscheidung durch befugte Personen	Ja → weiter im Prozess Nein → zurück/oder zum Ende (wenn möglich Rückschritte „links" vom Prozess; wenn ein anderer Weg aus dem „Nein" folgt „rechts" vom Prozess)
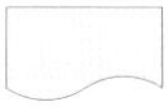 (Dokument-Form)	Dokument, Formular, Checkliste, Bericht, Nachweis	Links: eingehendes Dokument 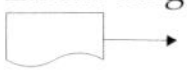 Rechts: ausgehendes Dokument 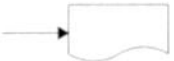
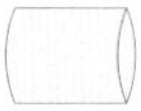 (Zylinder-Form)	EDV-technische Qualitätsaufzeichnung	
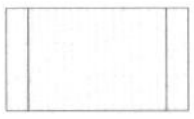 (Schnittstellen-Form)	Schnittstelle zu einem anderen Prozess	
(Kreis-Form)	Übergang auf die nächste Seite	Innerhalb des Diagramms wird der Seitenwechsel mit Großbuchstaben markiert (siehe Beispieldiagramm)
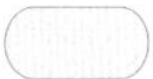 (Ende-Form)	Ende des Prozesses	

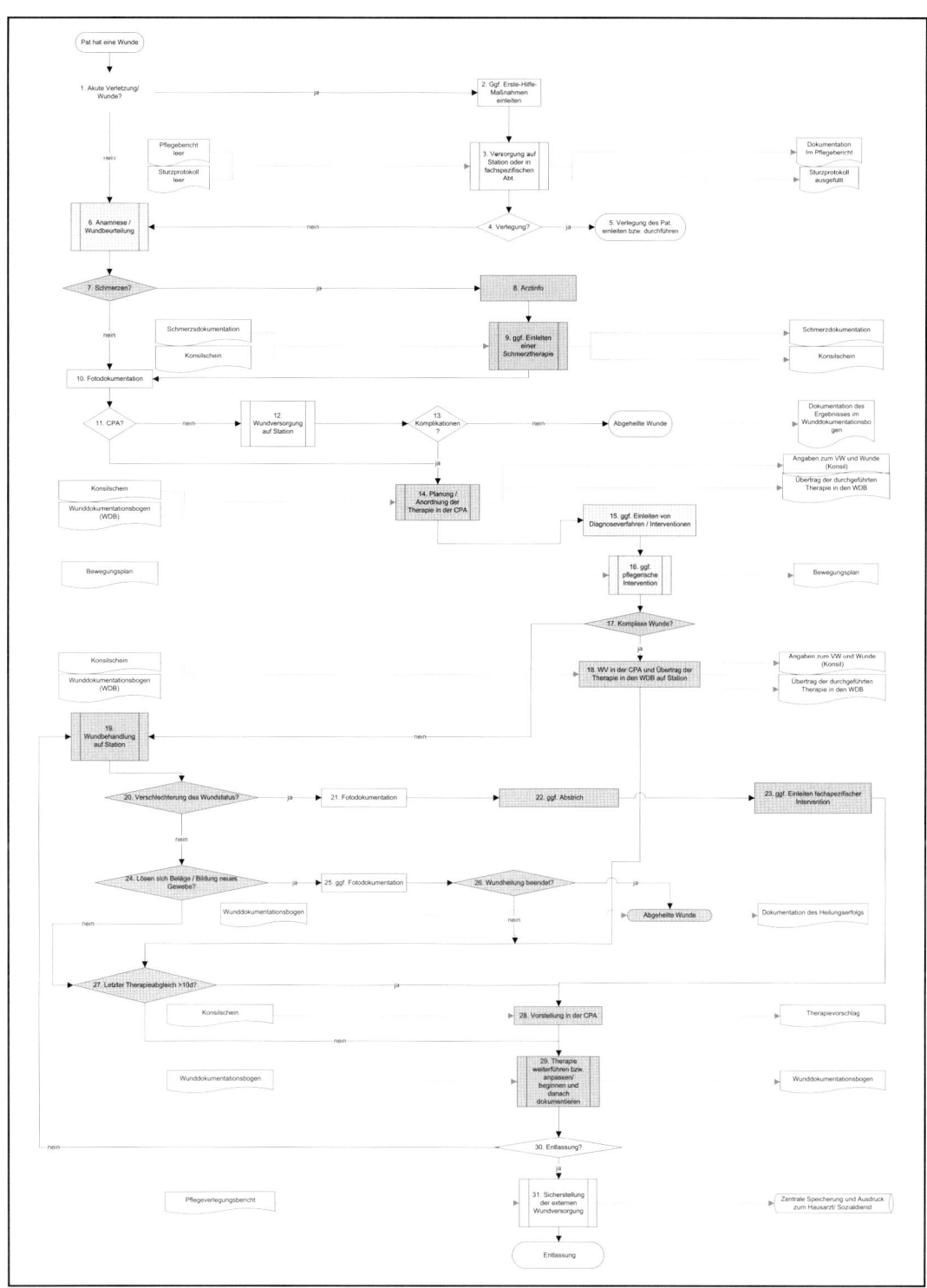

N	V	I	D	Bemerkung
1	A,PP	PP↔ A→ Pat	A, PP	Patient hat gemäß Definition (vgl. Pschyrembel) eine Wunde (Bsp. Hautabriss) bzw. eine Verletzung davongetragen. Abklärung ob es sich um eine akute Verletzung handelt und ob Erste-Hilfe-Maßnahmen von Nöten sind.
2	A, PP	PP↔A→ Pat	A, PP	Bei auftretenden Komplikationen (Schock, Blutverlust etc.) werden EHM ergriffen.
3	A, PP	PP↔ A → FSA PP, A → Pat	PP	Entscheidung wo/wie die Wunde versorgt werden soll bzw. welche Therapie notwendig ist (Bsp. Dekubitus 1°) und ob zusätzliche Untersuchungen notwendig sind. Hinsichtlich der Ätiologie greifen die ES „Sturzprophylaxe" oder „Dekubitusprophylaxe". Danach Dokumentation der Geschehnisse.
4	A	A → PP, FSA A → Pat	A	Entscheidung ob eine Verlegung zur spezifischen Wundversorgung notwendig ist.
5	A, PP	PP, A → FSA PP, A → Pat	A,PP	Verlegung des Patienten durchführen bzw. einleiten.
6	A, PP, WE	PP , WE↔ A	A, PP, WE	Nähere Informationen über Durchführung siehe ES „Pflege von Menschen mit chronischen Wunden".
7	A, PP	Pat → PP, A	A, PP	Gezieltes Erfragen von vorhandenen Schmerzen anhand der Schmerzskala..
8	A	Pat → PP → A	PP	Info an den Arzt wegen einer evtl. Schmerztherapie
9	A	A →Pat, PP, SAmb SAmb → A, PP	A, SAmb	Zur Ermittlung und Behandlung von Schmerzen siehe die ES „Schmerzmanagement" und „Pflege von Menschen mit chronischen Wunden".
10	PP	PP → Pat, A, WE	PP	Fotodokumentation findet auf Normalstation zur besseren Beurteilung des Heilungserfolgs (Vorher-Nachher-Effekt) mittels Digitalkamera statt. Das Foto wird als Dokument zum Wunddokumentationsbogen geheftet.
11	A, PP, WE	PP, WE↔ A	A, PP, WE	Sollte die CPA an der Wundversorgung einbezogen werden?
12	A, PP	PP → Pat	PP	Bei komplikationslosen Wunden (Bsp. Hautabriss) findet die Versorgung auf Station nach den Richtlinien statt.
13	A, PP; WE	A ↔ PP, WE PP, A → Pat	A, PP, WE	Treten bei Wunden Komplikationen auf, die einer fachspezifischen Intervention oder eines Vorstellens in der CPA benötigen?
14	CPA	CPA→A, PP, WE, Pat	CPA	Aufstellung des Therapieplans gemäß des ES „ Pflege von Menschen mit chronischen Wunden" in der CPA.
15	A	A → PP, Pat, FSA	PP. FSA	Einleiten von Maßnahmen, um Risikofaktoren/Komplikationen zu minimieren/zu behandeln.
16	A, PP	A, PP → Pat	PP	Bei z. B. mechanischer Belastung von Wunden (Dekubiti) können pflegerische Interventionen wie regelmäßige Lagerung notwendig sein. Hier würde z. B. der ES „Dekubitusprophylaxe" bzw. „Pflege von Menschen mit chronischen Wunden" greifen.
17	CPA	CPA → PP, Pat, A	CPA	Bei komplexen Verbandwechseln (z. B. VAC-Therapie) findet dieser in der CPA statt.
18	CPA	CPA → PP, A, Pat	CPA, PP	
19	A, PP, WE	A, PP, WE → Pat	PP, WE	Wundbehandlung gemäß des ES „ Pflege von Menschen mit chronischen Wunden".
20	A, PP, WE	A ↔ PP, WE A, PP, WE → Pat	A, PP, WE	Beurteilung des Wundstatus: Verbesserung bzw. Verschlechterung (Taschenbildung, Infektionen, Nekrosen, etc.)?
21	PP	PP → Pat, A	PP	Siehe Nr.10
22	A, PP	PP ↔ A A, PP → Pat	PP	Nach Arztanordnung wird ein Abstrich getätigt.
23	A	A → PP,Pat, FSA	A	
24	A, PP, WE	PP ↔ A PP, A → Pat	PP, WE	
25	PP	PP → A, Pat	PP	Siehe Nr. 10
26	A,PP, WE	PP, WE ↔ A A, PP, WE → Pat	PP, WE	Die Wunde/der Hautdefekt ist vollständig epithelisiert und bedarf keine weiteren Verbandswechseln. Mit Abschlussfoto wird der Wunddokumentationsbogen in die Patientenakte abgeheftet.
27	A, PP	PP ↔ A	A, PP	Liegt die letzte Evaluierung der Therapie durch die CPA länger als 10 Tage zurück?
28	A, PP	PP, A → Pat, CPA	CPA	Bei schlechten Wundverhältnissen bzw. zum Therapieabgleich ist eine Vorstellung in der CPA notwendig.
29	A,PP, WE CPA	CPA → PP, WE A PP, WE, A → Pat	PP, WE	Gemäß des ES „Pflege von Menschen mit chronischen Wunden" findet die Wunddokumentation statt.
30	A	A → Pat, PP, CPA	A	Ist eine Entlassung absehbar bzw. geplant?
31	A, PP, SA		A, PP, SA	Gemäß der ES „Entlassungsmanagement" und „Pflege von Menschen mit chron. Wunden" findet eine Sicherstellung der externen Wundversorgung statt hinsichtlich der Lebensqualität und des gesundheitsbezogenen Selbstmanagements. Beteiligt daran sind alle an der Wundversorgung beteiligten Berufsgruppen (Hausarzt, ambulanter Pflegedienst), Sozialarbeiter und natürlich der Patient mit seinen Angehörigen.

N = Nummer **V** = Wer ist verantwortlich? **I** = Wer informiert wen? **D** = Wer führt durch?

A Arzt, Ärztin		**SAmb** Schmerzambulanz	
CPA chirurgische Poliklinik A		**SA** Sozialarbeiter	
ES Expertenstandard		**WE** Wundexperte	
FSA Fachspezifische Abteilungen			
Pat. Patient			
PP Pflegepersonal			

Wundanalyse — Schmerzmanagement

Therapieplanung/CPA

Wundbehandlung

Wunddokumentation

Entlassung

benutzte Abkürzungen:
Abt. Abteilung   WV Wiedervorstellung
VW Verbandswechsel   WDB Wunddokumentationsbogen
d Tage   EHM Erste-Hilfe-Maßnahmen

Kopf- und Fußzeile
Im Kopfteil werden Datum, Namen, Nummer des Prozesses, Revisionsnummer, Ort und Berufsgruppe vermerkt.
Im Fußteil werden die Namen des Erstellers, des Prüfers und des Freigebenden vermerkt. Dateiname und Seitenzahlangabe
vervollständigen die Fußzeile

Beispiel 2

Dieser Standard wurde von mir in Form einer Prozessbeschreibung erstellt. Er wurde interdisziplinär erarbeitet und ist in seinem Umfang als Leistungsnachweis für Zertifizierungen geeignet. Er gehört inhaltlich zu den Kernprozessen meiner Station.

(Erstellt von Wolfgang Schäfer (STL), Beratend: Nikolaus Weber (Qualitätsberater) und Stationsärzte. Verantwortlich: Frau Fr. Sabine Steinbrucker, Stabsstelle Qualitäts- und Risikomanagement)

Allgemeines:

Die Versorgung von Lebertransplantationspatienten bedarf in jeder zeitlichen Phase einer sehr speziellen und komplexen Vorgehensweise. Wohl sind uns viele Probleme von anderen Krankheiten her bekannt, aber in dieser Häufung, Komplexität und Einmaligkeit kommen sie besonders in der Versorgung von Lebertransplantationspatienten vor. Um diese Komplexität zu strukturieren und zu einem handlungsfähigen Leitfaden auszubauen, haben die Ärzte der MED Klinik II der Universität München-Großhadern ein Kapitel im ärztlichen Handbuch verfasst, welches die Vorgehensweise standardisiert. Ergänzend haben die Stationsleitungen eine Pflegerichtlinie für die Versorgung von LTX-Patienten erstellt. Nach mehrjähriger Anpassung der Inhalte sind die Richtlinien inzwischen praxisnah und machen die Beteiligten auf einem hohen Niveau handlungsfähig. Schnelle Interventionen, eine gezielte Dokumentation und eine deutliche Qualitätssteigerung der Versorgung war die Konsequenz.

Ziele:

Die Schwerpunkte vor der Transplantation liegen in der Aufrechterhaltung eines bestmöglichen Allgemeinzustands, der Verhinderung von Komplikationen und dem Aufbau einer vertraulichen Beziehung, die dem Patienten die Transplantation erleichtert. Am Tag der Transplantation liegt der Schwerpunkt in dem reibungslosen und schnellen Ablauf der Transplantationsvorbereitung und der Begleitung in den OP. Nach der Transplantation und dem Intensivaufenthalt haben sich die Schwerpunkte zum Teil verschoben. Besonders wichtig: Anpassung der Medikamente, postoperative Komplikationen auffangen, Infektionen therapieren bzw. vermeiden, dem Patienten helfen, seine Kräfte wieder zu entfalten, Ernährungsberatung und das Erlernen von Vorsichtsmaßnahmen, die ein Lebertransplantationspatient treffen sollte, damit sein neues Organ lange erhalten bleibt.

Funktion:

Die Prozessbeschreibung unterstützt die Koordination aller medizinischen und therapeutischen Maßnahmen, die ständige Beobachtung und Anpassung dieser Maßnahmen.

Risikobereich:

Besonders gefordert ist das Personal bei akuten und insbesondere bei chronischen Abstoßungsreaktionen. Hier steht besonders die medizinische, pflegerische und psychische Betreuung im Vordergrund.

Stationärer Bereich: Kernprozess Vor- und Nachsorge einer Lebertransplantation (LTX) auf Normalstation

Patientensicherheit:
Die Versorgung von Lebertransplantationspatienten ist ein eigenes und spezielles Thema. Das Personal benötigt spezifische Kenntnisse und Erfahrungen, um die bestmögliche Versorgung zu gewährleisten.

Mitgeltende Dokumente:
Interner Klinikleitfaden MED Klinik und Poliklinik, LTX-Pflegestandard, Mitarbeiterhandbuch Pflege, Hygienerichtlinien der Hygieneabteilung und Kostvorgaben der Ernährungsmedizin.

Einarbeitung neuer Mitarbeiter:
Oben genannte Dokumente werden für die gezielte Einarbeitung neuer Mitarbeiter genutzt.

Nutzer:
Medizin- und Pflegepersonal der Station, Medizinstudenten, Pflegeschüler, Hausärzte

Verbesserungspotential:
Schnittstellenbereiche zum OP, zur Intensivstation, Medizinischen Poliklinik, Hausarzt, Häuser der Anschlussheilbehandlung können hier ansetzen, um parallel laufende Abläufe zu verstehen.

Prozessübersicht:
Die Prozessübersicht enthält die Daten, die für den Prozess charakteristisch sind und die Richtung für die Weiterentwicklung des Prozesses in die Zukunft vorgeben. Sie bildet die Gegenwart, aber auch immer die Zukunft ab.

Normalstation

1	Prozessname	Vor- und Nachsorge einer LTX auf Normalstation
2	Prozesseigentümer	Wolfgang Schäfer STL Station F7 MED II
3	Prozessauslöser	Erkrankung des Patienten
4	Prozesskunde	Alle im Prozess aufgeführten Schnittstellen, Mitarbeiter, Hausärzte, Pflegeschüler
5	Prozessexperten	Ärzte, Pflegekräfte
6	Prozessbenutzer	Medizin- und Pflegepersonal der Station, Medizinstudenten, Pflegeschüler, Hausärzte
7	Prozessziel	Inhalte der Prozessbeschreibung stimmen mit der Realität überein, ein kontinuierlicher Verbesserungsprozess ist gewährleistet bzw. identifiziert

Abb. 9: Prozessbeschreibung der Vor- und Nachsorge einer Lebertransplantation auf Normalstation (www.kohlhammer.de → Service → Downloads)

Legende der Autoformen:

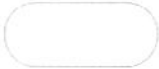	Prozessauslöser	ist entweder Schnittstelle oder Ereignis, nie Aktivität
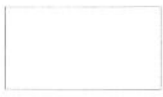	Tätigkeit, Aktivität	
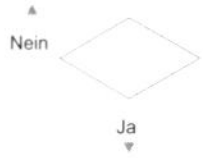 Nein / Ja	Entscheidung durch befugte Personen	Ja → weiter im Prozess Nein → zurück/oder zum Ende (wenn möglich Rückschritte „links" vom Prozess; wenn ein anderer Weg aus dem „Nein" folgt „rechts" vom Prozess)
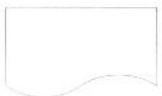	Dokument, Formular, Checkliste, Bericht, Nachweis	Links: eingehendes Dokument Rechts: ausgehendes Dokument
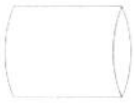	EDV-technische Qualitätsaufzeichnung	
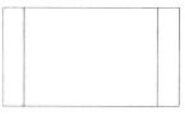	Schnittstelle zu einem anderen Prozess	
	Übergang auf die nächste Seite	Innerhalb des Diagramms wird der Seitenwechsel mit Großbuchstaben markiert (siehe Beispieldiagramm)
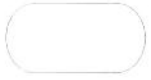	Ende des Prozesses	

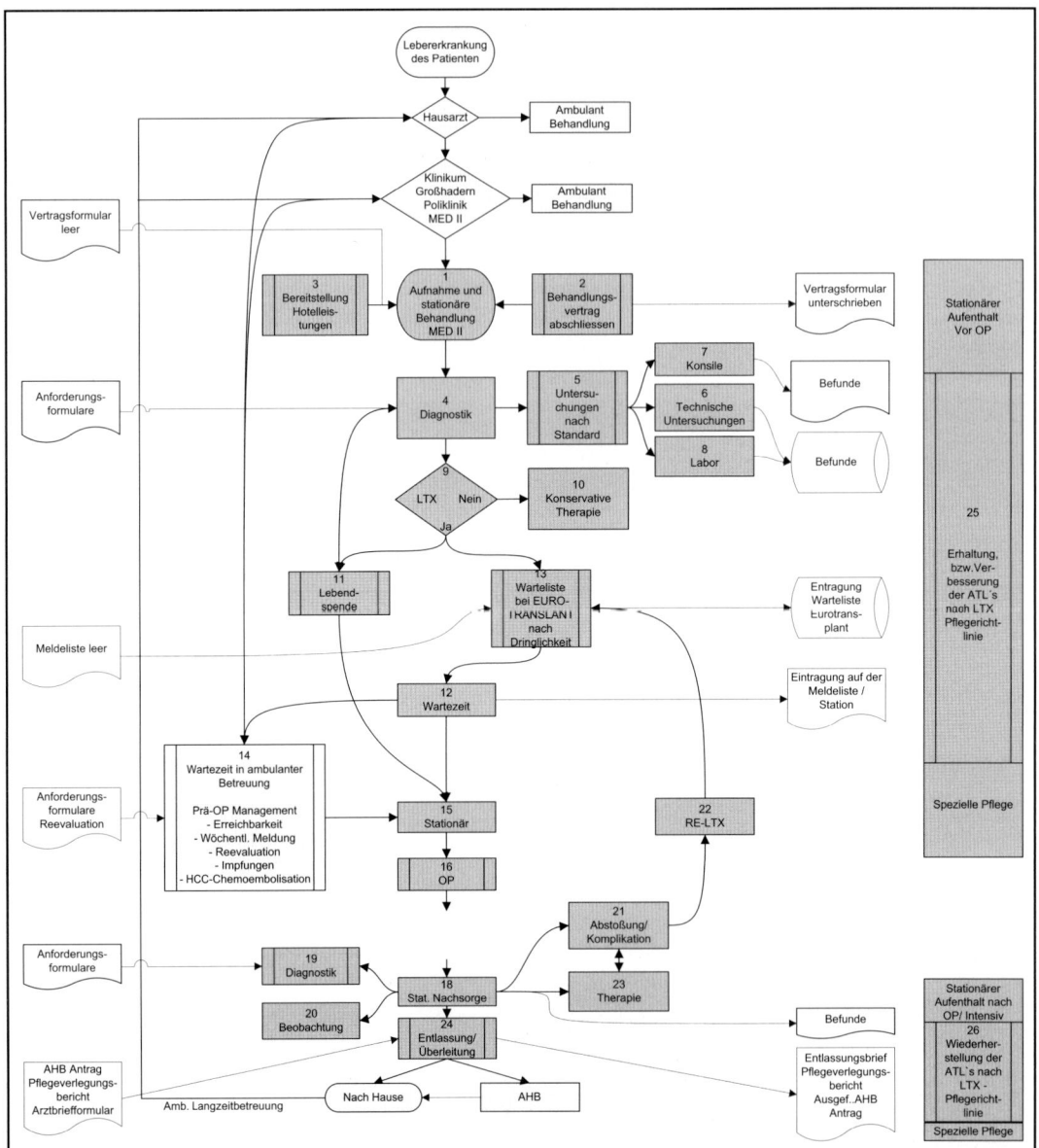

N	V	I	D	Bemerkung
1	A	A→PP	PP	Patient kommt zur Abklärung einer LTX-Indikation
2	KT,	VA → Pat.	VA	Differenzierung nach Art der Krankenversicherung
3	KT	VA → Pat.	VA	Unterbringung nach Art der Krankenversicherung
4	A	A,PP → Pat.	A,PP	Untersuchungsstandards nach Interner Klinikleitfaden MED Klinik und Poliklinik
5	A	A→PP	A,PP	Untersuchungsstandards nach Interner Klinikleitfaden MED Klinik und Poliklinik
6	A	A→ RTA, PP	A, PP, RTA	
7	A	A →PP	A,PP	
8	A	A →PP	A,PP, MTA	
9	A	A →Pat.	A	Entscheidung auf der interdisziplinär besetzten Transplantationskonferenz
10	A	A→Pat.	A,PP	
11	A	A→Pat., A→Sp	A	Abklärung einer möglichen Lebendspende mit allen Betroffenen
12	A	A→PP	A,PP	Längere Wartezeiten sind möglich, bei gleichzeitiger Verschlechterung des Zustands
13	A	A→ET A→Pat.	A	Eingruppierung nach Dringlichkeit. Es gelten die Einordnungskriterien von Eurotransplant.
14	A	A→PP A→ Pat.	A,PP, Pat.	Prä-Op Management nach dem interner Klinikleitfaden MED Klinik und Poliklinik
15	A	A→PP	A,PP	Längere Wartezeiten sind möglich, bei gleichzeitiger Verschlechterung des Zustands
16	A	A→ Pat.	A,PP	Anwendung des OP Vorbereitungsstandard für LTX
17	A	A→PP	A,PP	Nur in der akuten Prä-OP Phase
18	A	A→PP A→ Pat.	A,PP	Einzelzimmer, erweiterte hygienische Rahmenbedingungen, LTX-Aufbaukost
19	A	A→PP	A.PP	
20	A, PP	A→PP PP→A	A,PP	Genauste Beobachtung. Veränderungen sofort weitergeben und unmittelbar handeln
21	A	A→PP A →Pat	A	Besonders intensive psychische Betreuung kann notwendig werden
22	A	A →Pat	A	Besonders intensive psychische Betreuung kann notwendig werden
23	A	A→PP A→Pat	A,PP	
24	A	A,PP,SA → Pat	A,PP, SA	
25	A, SL	A→PP,Pat. PP→ A, Pat.	PP	Da die Pflege eines LTX Patienten vor OP sehr speziell ist, wird die Pflege nach dem LTX-Pflegestandard (vor OP) durchgeführt
26	A, SL	A→PP,Pat. PP→ A, Pat.	PP	Da die Pflege eines LTX Patienten sehr speziell ist, wird die Pflege nach dem LTX-Pflegestandard (nach OP) durchgeführt

N = Nummer **V** = Wer ist verantwortlich? **I** = Wer informiert wen? **D** = Wer führt durch

A	Arzt, Ärztin	**VA**	Verwaltungsangestellter
PP	Pflegepersonal	**Pat.**	Patient
SL	Stationsleitung	**Sp**	Spender
SA	Sozialarbeiter	**ET**	Eurotransplant

Grüne Bereich sind im ambulanten oder nachstationären Bereich gültig
Gelbe Bereich sind im stationären Bereich
Rote Bereiche ist der Risikobereich
Lila Bereich ist der Dokumentationsbereich

Benutzte Kürzel:

AHB – Anschlussheilbehandlung
ATL – Aktivität des täglichen Lebens
HCC – Hepatocelluläres Carcinom
LTX – Lebertransplantation
MED – Medizinische Klinik
OP – Operation

Kopf- und Fußzeile

Im Kopfteil werden Datum, Namen, Nummer des Prozesses, Revisionsnummer, Ort und Berufsgruppe vermerkt. Im Fußteil werden die Namen des Erstellers, des Prüfers und des Freigebenden vermerkt. Dateiname und Seitenzahlangabe vervollständigen die Fußzeile

Beispiel 3

Bereich:
Sozialstation mit 10 Mitarbeitern

Problembeschreibung:
Es kommt immer wieder zu Zeitverlusten, da den Mitarbeitern bei den Patientenbesuchen Arbeitsmaterialien fehlen.

- Kleinere Verletzungen können nicht sofort versorgt werden, da entsprechendes Verbandmaterial fehlt.
- Bei plötzlich auftretendem Unwohlsein können die Vitalwerte nicht sofort kontrolliert werden, da ein RR-Gerät und ein Blutzuckermessgerät fehlt.
- Die Dokumentation kann nicht vervollständigt werden, da neue Blätter fehlen.

Zielsetzung:
- Schnelle, optimale Versorgung der Patienten, besonders in Notfallsituationen.
- Erstellung eines Standards: Festgelegter Inhalt einer Pflegetasche, der jederzeit zur Verfügung steht.

Teilnehmer am Qualitätszirkel:
Alle examinierten Pflegekräfte der Station

Methodische Vorgehensweise:
Analyse der Problemsituationen, die aufgrund von fehlendem Material bei der Versorgung von Patienten entsteht.

Erarbeitung von Vorschlägen:
Festlegung des Inhalts der Pflegetaschen.

Maßnahmen:
- Einkauf geeigneter Pflegetaschen
- Beschaffung der Pflegeutensilien
- Erstellen eines Inhaltsstandards:
  - RR-Gerät,
  - Blutzuckermessgerät inkl. Sticks und Lanzetten,
  - Fieberthermometer,
  - Maßband,
  - flüssige Seife/Tempo,
  - Traubenzucker,
  - Klemme für Dauerkatheter,
  - Verbandschere,
  - Oleotüll, 1 Platte,
  - je 2 Spritzen à 2 und à 10 ml,
  - Kanülen zur intramuskulären und subkutanen Injektion,
  - Desinfektionsspray,
  - 2 x 2 Kompressen 10 x 10 cm,
  - 2 Elastomullbinden à 8 cm,
  - 30 cm Mefix Pflaster (Breite 20 cm),
  - 3 Paar Einmalhandschuhe mittlere Größe,
  - Händedesinfektionsmittel,

- Ersatzformulare für die Dokumentationsmappen,
- Notizblock, Schreibutensilien,
- Handy,
- Tagebuch mit allen wichtigen Telefonnummern,
- Stadtplan,
- Schlüsseltasche oder Karabiner,
- Taschenlampe.
- Aushändigung einer Tasche an jeden examinierten Mitarbeiter gegen Unterschrift.

Überprüfung:
- Wer?
  - Jeder Mitarbeiter ist für den Inhalt selbst verantwortlich, übernimmt auch selbstständig das Auffüllen und überprüft die Verfalldaten.
- Wann?
  - Vor Beginn der Tour.
- Wie?
  - Inhaltskontrolle nach den Inhaltsstandards.

Ergebnis:
Da immer, auch in unerwarteten Situationen, das entsprechende Pflegematerial bereitliegt, kommt es zu deutlichen Zeiteinsparungen, und es kann schnell und adäquat reagiert werden.

Ressourcen:
Ca. 10 Stunden.

Vorteile eines Qualitätszirkels
- Die Qualitätsarbeit motiviert Ihre Mitarbeiter, da sie Ihre Ideen zur Verbesserung einbringen können, sich dann in Folge in einem hohen Maße damit identifizieren und letztendlich bessere Arbeitsergebnisse erreichen.
- Die Qualitätsarbeit „vor Ort" kann zu schnelleren, besseren und flexibleren Arbeitskonzepten auf Ihrer Station führen, als wenn „von oben" her mit wenig Sachkenntnis entschieden wird. Entscheidungswege werden verkürzt, Kommunikationsprobleme verringert und strukturell bedingte Verkrustungen abgebaut.
- Sie können effektive Qualitätssicherung betreiben.
- Berufliche Anerkennung durch qualitativ hochwertige Leistungen.
- Sie können Ihre Station mit mehr Eigenständigkeit und vergrößertem Entscheidungsspielraum leiten. In der Folge erreichen Sie mehr Qualität bei den Arbeitsergebnissen und können Mittel und Leistungen ökonomischer einsetzen.

Vorteile eines Qualitätszirkels

4.3.4 Pflegeprozess und -planung als Garant für Pflegequalität

Die Pflegeprozess-Methode entstand mit den Pflegetheorien in den 50er-Jahren in den USA. In den Theorien wird eine Aussage darüber getroffen, wie die Pflege der Patienten eingeschätzt wird, wie sie geplant werden soll und wann und wie die Pflegemaßnahmen bewertet werden sollen.

Pflegeprozess-Methode Voraussetzung für ganzheitliche Pflege

In der Pflegeprozess-Methode sollen die theoretischen Vorstellungen der ganzheitlichen Pflege verwirklicht werden, indem man die emotionalen, sozialen, psychischen, physischen und wirtschaftlichen Bedürfnisse des Patienten berücksichtigt.

Im Pflegeprozess werden die Ressourcen der Patienten ermittelt, die Pflegeprobleme definiert, die Pflegeziele beschrieben, Maßnahmen geplant, durchgeführt und das Ergebnis bewertet. Ist das Ergebnis nicht zufriedenstellend, dann beginnt der Prozess von vorne und es kommt zu einer Neuanpassung an die Bedürfnisse des Patienten. Dieser Regelkreis garantiert die bestmögliche pflegerische Versorgung des Patienten im Sinne der Qualitätssicherung und belegt gleichzeitig die pflegerische Leistung.

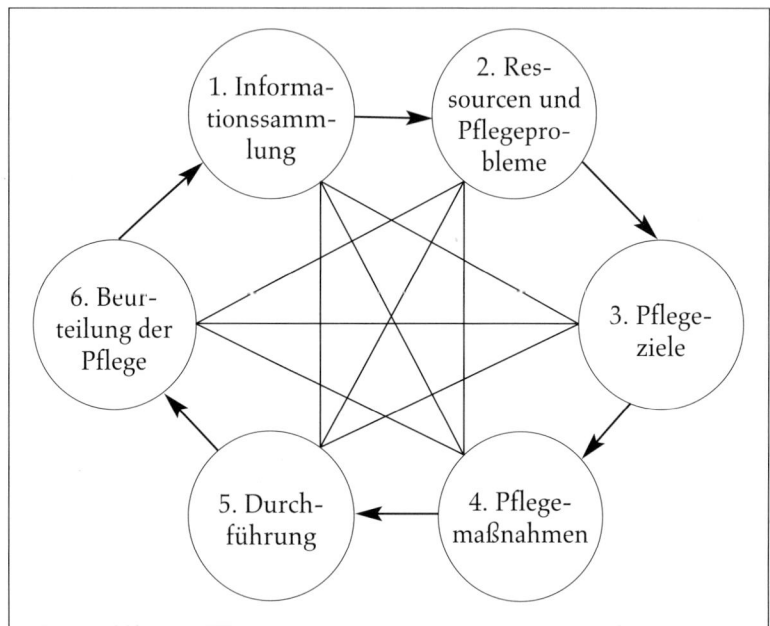

Abb. 10: Die sechs Schritte des Pflegeprozesses (Henke 2006, S. 19)

Dieser Nachweis der geplanten und notwendigen Pflege geschieht täglich mithilfe der Pflege-Personalregelung (PPR). Die Pflegeplanung wird in schriftlicher Form durchgeführt, um jederzeit notwendige pflegerische Leistungen gegenüber dem Kostenträger nachweisen zu können. Ursprünglich diente die PPR unter anderem dazu, den Arbeitsaufwand der Pflege über eine festgelegte Methode zu ermitteln und dementsprechend mehr oder weniger Personal einzusetzen. Da aber offensichtlich wurde, wie groß der tatsächliche Personalbedarf im Pflegebereich ist, wurde die PPR vom Gesetzgeber ausgesetzt, da der Mehrbedarf an Personal nicht zu finanzieren war. Die Krankenhäuser benutzen jedoch das Instrumentarium der PPR weiter, da sie keine Alternative haben, um den Personalbedarf zu bestimmen. So wird zumindest weiterhin dokumentiert, wie hoch die Arbeitsleistung der Pflege tatsächlich ist.

Sie als Stationsleitung sind für den Einsatz und den Ablauf des Pflegeprozesses verantwortlich. Sie müssen die Qualität der Pflegeplanung bei Ihren Mitarbeitern stichpunktartig kontrollieren und bei Bedarf mithilfe des Qualitätszirkels eine Verbesserung anstreben.

Führen Sie außerdem eine regelmäßige Statistik über Ihren Personalbedarf nach PPR, um jederzeit belegen zu können, wie hoch Ihr Personalbedarf und das Leistungsniveau auf der Station ist. (Die Zahlen können Sie entweder selbst über EDV ermitteln, wenn die Eingruppierungen der Patienten über EDV erfolgen, oder Sie bitten die Pflegedienstleitung um die entsprechenden Daten.)

4.3.5 Pflegequalität in der ambulanten Pflege

Die Pflegequalität in der ambulanten Pflege wird ganz wesentlich durch das kostendeckende Preis-Leistungs-System beeinflusst. Über die mit den Kostenträgern vereinbarten Gebührensätze hinaus ist im Regelfall nichts abrechenbar. Wie weit dieser Einfluss geht, zeigt das folgende Beispiel:

> **Beispiel:**
> Eine examinierte Pflegekraft erhält für eine Medikamentenabgabe und eine Blutdruckkontrolle zusammen 2,30 € sowie die Anfahrtspauschale von 4,35 €.
> Um die Kosten für eine examinierte Pflegekraft zu erwirtschaften, die je nach Lohnsteuerklasse, Familienstand und Alter ca. 41,– € Stundenlohn erhält (Durchschnittspersonalstundenkosten 36,– €/Sachkostenanteil von 5,– €), müsste diese examinierte Pflegekraft in einer Stunde acht Patienten besuchen und bei jedem von ihnen durch die Medikamentenabgabe und eine Blutdruckkontrolle 5,– € erwirtschaften.
> Das heißt: 60 Minuten geteilt durch acht Patienten gleich 7,5 Minuten. Die Pflegekraft hätte für Anfahrt, Parkplatzsuche, Zuweg, Medikamentenabgabe, Blutdruckmessung und Dokumentation sowie Rückweg zum Auto 7,5 Minuten Zeit.

Um die notwendigen pflegerischen Leistungen zu planen, durchzuführen und zu kontrollieren, setzt die ambulante Pflege die Pflegeplanung ein, die kurz und spezifisch gestaltet wird.

Pflegeplanung

> **Beispiel aus der Behandlungspflege:**
> Problem: Ein Patient leidet unter Hypertonie. Er ist nach einem Herzinfarkt vor einem Jahr Reinfarkt-gefährdet. Lebt alleine, hat keine Familie.
> **Ressourcen:** Patient versorgt sich selbstständig, erkennt aber seine Grenzen innerhalb der Selbstversorgung und fordert entsprechende Hilfe an.
> **Problem:** Der Patient ist nicht in der Lage, selbstständig Blutdruck zu messen und entsprechende Maßnahmen zu ergreifen.
>
> **Maßnahmen:**
> * 2 x täglich morgens und mittags/abends RR-Kontrolle durch Pflegekraft.
> * RR-Werte unter 170/90: keine weiteren Maßnahmen, Medikamenteneinnahme wie verordnet.

> • Bei RR-Werten über 180/90 bis 220/110 folgendes Bedarfsmedikament (z. B. Norvasc® 5 mg, 1 Tbl.):
> • Bei RR-Werten über 220/110: sofort Hausarzt unter folgender Handynummer anrufen: _____
>
> Ziel: Vermeidung von Schäden durch zu hohe Blutdruckwerte.

Die Pflegeplanung sagt aber noch nicht genügend über die Qualität der Pflege aus. Ebenso wichtig ist die Qualifikation der einzelnen Pflegekraft, die eine hohe persönliche Kompetenz besitzen muss. Neben der Durchführung der notwendigen Pflege muss sie in der Kürze der Hausbesuchszeit Interesse am Patienten und seinen Belangen zeigen (nicht selten sind diese Hausbesuche der einzige Außenkontakt) und wichtige Informationen über den Allgemeinzustand sammeln.

Qualitätssicherung bei Ressourcenknappheit

Sowohl bei der Grund- und Behandlungspflege als auch bei der hauswirtschaftlichen Versorgung ist gerade aufgrund der knappen zeitlichen und finanziellen Ressourcen und den gleichzeitig bestehenden Ansprüchen an eine hohe Qualität der Arbeitsergebnisse eine engmaschige Überprüfung der Pflegeplanung und Pflegequalität durch die Stationsleitung unbedingt erforderlich.

Hier sagt die Pflegeplanung oft schon vieles über die Pflegequalität aus. Je genauer die Probleme beschrieben, die Ressourcen erfasst und die Maßnahmen dokumentiert werden, umso einfacher lässt sich die Qualität der Pflege für die Stationsleitung nachvollziehen.

> **Beispiel:**
> **Grundpflege:** Patient A. möchte am Waschbecken in seinem Bad gewaschen werden, was mithilfe seines Toilettenstuhles auch möglich ist. Beim An- und Auskleiden hilft er gut mit (Vorsicht, das rechte Handgelenk ist nach einer Handgelenksfraktur vor zwei Jahren nicht vollständig beweglich!).
> **Ressourcen:** Patient A. kann sich allein und gründlich im Sitzen Gesicht, Hals, Arme, Brust und den vorderen Intimbereich waschen.
> **Problem:** Patient A. kann sich nicht allein den Rücken, das Gesäß und die Beine waschen.
> **Maßnahmen:** Patient A. wird vom Bett mit dem Toilettenstuhl zum Waschbecken gefahren. Die Ehefrau hat bereits die Waschutensilien und das warme Wasser im Waschbecken vorbereitet.
> Patient A. das Schlafanzugoberteil ausziehen und an den Haken an der Badtür innen hängen. Dienstag und Samstag in den Wäschekorb neben der Wanne.
> Den Waschlappen für „oben" über die rechte Hand ziehen. Er wäscht sich jetzt allein, benötigt dafür ca. fünf Minuten. Anschließend nimmt er sein Handtuch und trocknet sich ab. Während er sich vorne abtrocknet, den Rücken aktivierend waschen und abtrocknen (Basale Stimulation). Oberkörper anziehen helfen, die Ehefrau legt die Kleidung auf dem Badewannenrand bereit.
> Danach Patient A. beim Aufstehen vom Toilettenstuhl leichte Hilfestellung geben.

Aktivierend waschen, Gesäß und Beine abtrocknen. Dann setzt sich Herr A. wieder hin und lässt sich die Füße waschen. Nach dem Abtrocknen beide Beine mit bereitstehender Körperlotion einreiben. **Ziel:** Erhaltung der Ressourcen. Pflege der Körperteile, die vom Patient nicht versorgt werden können. Kontrolle des Hautzustands und des Allgemeinbefindens. Verletzungen vermeiden, die durch körperliche Schwäche zustande kommen können.

Im ambulanten Pflegebereich gibt es zwei Dokumentationssysteme: die Patientenakte im Büro und die Dokumappe vor Ort beim Patienten.

Dokumentation

Die Pflegeplanung sollte als Original beim Patienten vorort sein, damit jeder Mitarbeiter damit arbeiten kann. Jedoch sollte eine Fotokopie in der Stationsakte abgelegt sein, um bei Rückfragen durch die Kostenträger oder bei den Touren- bzw. Dienstbesprechungen zur Überprüfung zur Hand zu sein. Wenn die Pflegeplanung gelesen wird, sollte sie ein genaues Bild vom Hilfebedarf des Kunden aufzeigen.

Zur Überprüfung der Pflegequalität eignet sich in der ambulanten Pflege besonders die Pflegevisite: Die Stationsleitung besucht in regelmäßigen Abständen (Terminabsprache) die Patienten (mit der zuständigen Pflegekraft) und bespricht mit dem Patienten und den Angehörigen die aktuelle Situation, überprüft die Behandlungspflegeergebnisse, hält Defizite fest und teilt die Ergebnisse der Pflegevisiten in der nächsten Dienstbesprechung mit. Ebenso dokumentiert sie den Termin und das Ergebnis der Pflegevisite im Dokumentationssystem beim Patienten. Dem Medizinischen Dienst der Krankenkassen gegenüber kann so bei seiner Überprüfung des Pflegedienstes gemäß § 114 SGB XI bereits Qualitätssicherung nachgewiesen werden.

Pflegevisite zur Überprüfung der Qualität

Literatur

Bartholomeyczik, S. (1995): Pflegestandards kritisch betrachtet. In: Die Schwester/Der Pfleger. 10

Becker, S. A./Wunderer, E./Schultz-Gambard, J. (1998): Muslimische Patienten. Ein Leitfaden zur internationalen Verständigung in Krankenhaus und Praxis. München/Bern/Wien/New York: Zuckerschwerdt

Broschüre des Bundesministeriums für Gesundheit in Österreich. Carinthia.

Hauke, E.: Leitfaden zur Qualitätssicherung im Krankenhaus. Hinweise für die praktische Anwendung.

Hellige, B./Holler, G. (1993): Leitfaden zur Neuordnung des Pflegedienstes. Baden-Baden: Nomos

Henke, F. (2006): Pflegeplanung nach dem Pflegeprozess. 3. Aufl. Stuttgart: Kohlhammer

Lugton, J. (1995): Kommunikation mit Sterbenden und ihren Angehörigen. Berlin/Wiesbaden: Ullstein Mosby

Neuberger, J. (1995): Die Pflege Sterbender unterschiedlicher Glaubensrichtungen. Berlin/Wiesbaden: Ullstein Mosby

Ullrich, L./Lamers-Abdella, A. (1995): Pflegestandards und Dokumentation. In: Die Schwester/Der Pfleger

4.4 Qualifizierter Einsatz der Mitarbeiter

4.4.1 Praxisanleiter zur Schülerausbildung

Die heutige Jugend ist von Grund auf verdorben, sie ist böse, gottlos und faul. Sie wird niemals so sein wie die Jugend vorher, und es wird ihr niemals gelingen, unsere Kultur zu erhalten.
Aufschrift einer 3000 Jahre alten babylonischen Tontafel

Verantwortlich für praktische Ausbildung

Sie als Stationsleitung und die examinierten Pflegekräfte auf der Station sind für die praktische Ausbildung der bei Ihnen eingesetzten Schüler verantwortlich. Sie sind es, die es den Schülern ermöglichen sollen, die theoretischen Kenntnisse in die Praxis umzusetzen. Pflegeschüler müssen während ihrer Ausbildung sehr häufig den Arbeitsplatz wechseln. Sie lernen die Stationen der verschiedenen Fachgebiete, die operativen Bereiche, die Intensivstationen und die ambulanten Einrichtungen kennen. Jedes Mal, wenn sie in einem neuen Bereich anfangen, müssen sie die Mitarbeiter, die Arbeits- und Ablauforganisation und die internen Spielregeln neu erlernen. Während dieser drei Jahre des ständigen Arbeitsplatzwechsels und den immer wieder eingeschobenen Schulblöcken sind sie einer nicht zu unterschätzenden Belastung ausgesetzt. Viele verlieren während ihrer Ausbildung die Motivation und haben schon die „innere Kündigung" in sich.

Warum verlieren die Schüler ihre Motivation?

Zum einen stellt der Konflikt zwischen Theorie und Praxis noch immer einen besonders schwer wiegenden Punkt dar. Die Schüler sehen, dass die von ihnen erlernten theoretischen Kenntnisse nur selten zu 100 % in der Praxis umgesetzt werden können. Ein weiterer Punkt ist der häufige Wechsel der Einsatzbereiche. Jedes Mal ein neues Team für ca. sechs bis zehn Wochen und manchmal Einsätze, bei denen sie kaum etwas lernen und nur als billige Arbeitskraft betrachtet werden. Ihre Aufgabe als Leitung besteht darin, den Praxiseinsatz des Schülers zu planen und den Ablauf zu überwachen, sodass die Motivation der Schüler nicht abnimmt, sondern gesteigert wird. Als Leitung können und sollen Sie nicht die unmittelbare Verantwortung für diese Ausbildung übernehmen. Bewährt hat sich der Einsatz von Praxisanleitern. „... Zur Praxisanleitung geeignet sind Personen mit einer Erlaubnis nach § 1 Abs. 1 Nr. 1 oder 2 des Krankenpflegegesetzes, die über eine Berufserfahrung von mindestens 2 Jahren sowie eine berufspädagogische Zusatzqualifikation im Umfang von mindestens 200 Stunden verfügen ... (§ 2 Abs. 2 KrPflAPrV). Bei der Auswahl der Praxisanleiter sollten Sie darauf achten, dass sie möglichst nur solche Pflegekräfte auswählen, die nicht in einer Leitungsfunktion sind (stellvertretende Stationsleitung), um auch anderen Mitarbeitern die Möglichkeit einer Qualifizierung anzubieten. Für eine Station ist ein Praxisanleiter notwendig, um eine bestmögliche Schülerausbildung zu gewährleisten. Sie müssen weiterhin die Arbeit der Praxisanleiter begleiten und stichpunktartig die Erreichung der vereinbarten Leistungsziele überprüfen. „Die Schulen stellen die Praxisbegleitung ... sicher. Aufgabe der Lehrkräfte ... ist es, die Schülerinnen und Schüler ... zu betreuen und die für die Praxisanleitung zuständigen Fachkräfte zu beraten. ... regelmäßige persönliche Anwesenheit ..." (§ 2

Abs. 3 KrPflAPrV). Damit es zu einer gezielten und verbindlichen Ausbildung der Schüler kommt, ist es sinnvoll, wenn Sie mit den Praxisanleitern eine Tätigkeitsbeschreibung erstellen, die die Leistungsziele klar
definiert. Hier ein Beispiel einer Tätigkeitsbeschreibung von meiner
Station:

Tätigkeitsprofil für Praxisanleiter

* Arbeitsgebiet: Station F7   Tätigkeiten von Praxis-
* Qualifikation: Krankenschwester/Krankenpfleger, 2-jährige Berufser-   anleitern
  fahrung, Ausbildung zum Praxisanleiter
* Aufgaben: Die praktische Ausbildung der Pflegeschüler/innen gewährleisten (mit Unterstützung der Stationsleitung und der Lehrkräfte)
* Erstgespräch führen (vorher Stationshandbuch aushändigen)
  - die Aufgaben und Ziele der Station vorstellen
  - den Wissensstand des Schülers ermitteln
  - die Wünsche und Erwartungen des Schülers erfragen
  - eigene Erwartungen an den Schüler äußern
  - eine grobe Planung der Einarbeitungsphase vornehmen
  - das Zwischengespräch planen
  - Dokumentation im Lernangebotsbogen/Tätigkeitsbogen
* Schüler dem Stationspersonal vorstellen
* Begleitung des Schülers/der Schülerin zu Beginn des Einsatzes (14 Tage)
* Zwischengespräch durchführen
  - Selbsteinschätzung des Schülers (Arbeitsverhalten/Sozialverhalten)
  - Beurteilung von Arbeitsverhalten, Lernverhalten und Sozialverhal-
    ten des Schülers
  - bestehende Probleme besprechen und Lösungen suchen/Perspekti-
    ven aufzeigen
  - Bewerten und Loben von erbrachten Leistungen
* fachkundige und gezielte Pflegetätigkeiten vermitteln, laufend und
  später bedarfsweise kontrollieren und im Tätigkeitskatalog/Lernan-
  gebotsbogen dokumentieren
* Pflegedokumentation erläutern und Eintragungen kontrollieren
* Vertiefung der vorhandenen theoretischen Kenntnisse und prakti-
  schen Vorerfahrungen des Schülers durch die Stationspraxis
* Schülern beibringen, Prioritäten zu setzen
* eigenverantwortliches Arbeiten des Schülers fördern
* Schülern die Teilnahme an Untersuchungen ermöglichen
* Teilnahme an praktischen Prüfungen auf Station
* Abschlussgespräch durchführen. Vorher mit dem Pflegeteam den Be-
  urteilungsbogen erstellen
  - Gesamteinsatz bewerten und Perspektiven für eine weitere Entwick-
    lung eröffnen
  - Beurteilungsbogen aushändigen und besprechen
  - Bewerten und Loben von erbrachten Leistungen
* eigenes Wissen laufend aktualisieren
* regelmäßige Teilnahme am Praxisanleitertreffen
* Tätigkeits-/Lernangebotsbogen abschließend überprüfen und aushän-
  digen.

Abb. 11: Praktischer Einsatz
von Pflegeschülern
auf Allgemeinstation
(www.kohlhammer.de
→ Service → Downloads)

\multicolumn{3}{l}{Praktischer Einsatz von Pflegeschülern auf Allgemeinstation}		
1	Prozessart	Führungsprozess
2	Prozessname	Schülereinsatz auf Normalstation
3	Prozesseigentümer	Kathrin Frank/Olivera Vrbljanac – Praxisanleiterinnen F7 Wolfgang Schäfer – Stationsleitung F7
4	Prozesskunde	Pflegeschüler
5	Prozessauslöser	Einsatz von Pflegeschülern/Schule
6	Prozessexperten	Praxisanleiter/STL der Station
7	Prozessbenutzer	Praxisanleiter, Pflegepersonal und Schüler der Gesundheits- und Pflege auf Station F7
8	Prozessziel	Individuelle Lernbegleitung der Pflegeschüler entsprechen dem Ausbildungsjahr b.z.w. -stand

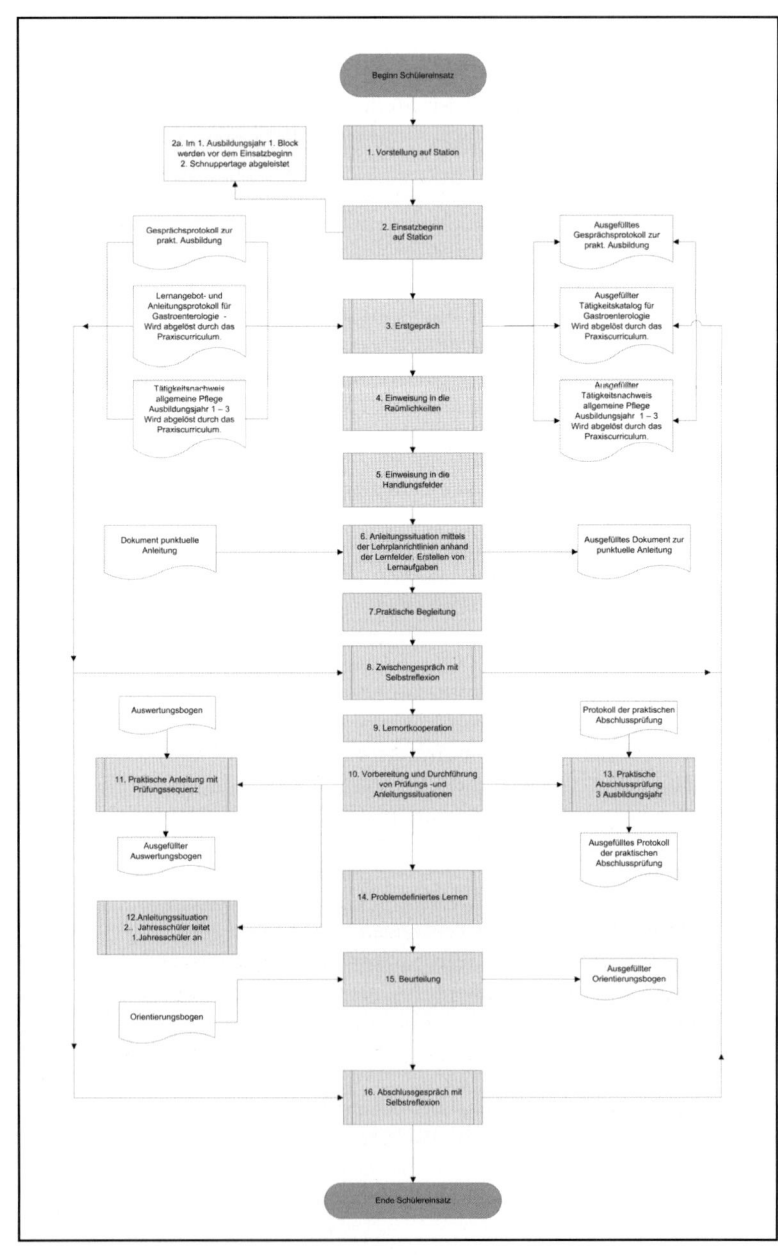

N	V	I	D	Bemerkung
1	P A / S	PA→S	PA/S	Eine Woche vor Einsatzbeginn Einsatzplan besprechen, Dienstzeiten mitteilen und Schülerhandbuch austeilen. Information bekommt der Schüler in der Einführungswoche der Schule
2	P A	PA→S	PA/S	Gegenseitiges Vorstellen im Team, Rahmenbedingungen für das Erstgespräch schaffen
2a	P A	PA→S	S2/S	Schwerpunkt kennenlernen der Mitarbeiter. Erste Einblicke in die Stationsabläufe. Einweisung erfolgt nach Möglichkeit durch Schüler 2. Ausbildungsjahr (ehemalig F7).
3	P A / S	PA→S	PA/S	Mögliche Gesprächsinhalte sind in den Protokollen vorgegeben, Tätigkeitsnachweise (Werden abgelöst durch das Praxiscurriculum) werden von den Schülern laufend aktualisiert. Erste Erkenntnisse und Einschätzungen des Wissenstandes. Vereinbarung von Lernzielen.
4	P A	PA→S	PA/S	Siehe auch Schülerhandbuch F7 - Stationsgrundriss
5	P A	PA→S	PA/S	Siehe auch Schülerhandbuch F7 – FD/SD/ND Abläufe. Überprüfung der praktischen und theoretischen Kenntnisstandes unter Berücksichtigung der Lernfelder. Berücksichtigt werden die Tätigkeitsnachweise 1-3 Lehrjahr und das „Lernangebot und Anleitungsprotokoll fachspezifische Pflege Gastroenterologie"
6	P A	PA→S/KS/K P	PA/S/ KS/KP	Arbeitssituationen mittels der Lehrplanrichtlinien. Siehe: Praxiscurriculum und http://www.bibb.de/redaktion/krankenpflege/krankenpflege/schule/lernfelder/lernfeld_index.htm
7	L K	LK→S	LK	2x pro Einsatz im 3. Ausbildungsjahr
8	P A	PA→S	PA/S	Leitfaden für Reflexionsgespräch verwenden. Vorher die Meinungen des Teams einholen und Rahmenbedingungen schaffen. Reflexionsgespräch siehe KrPflAPrV §15 Abs.1. Neue und angepasste Zielformulierungen und Planung weiterer Vorgehensweisen anhand der Stärken und Schwächen.
9	L K	LK→ STL/PA	LK/ST L/PA	Lehrkraft berät PA. Informationsgespräch mit STL und PA. Praxisanleitertreffen 1-2 mal pro Jahr.
10	L K / P A	LK/PA→S	LK/PA /S	In Zusammenarbeit mit der Pflegeschule. Lehrerin für Pflege auf Station anwesend.
11	L K / P A	LK/PA→S	LK/PA /S	In Zusammenarbeit mit der Pflegeschule. Lehrerin für Pflege auf Station anwesend.
12	L K / P A	LK/PA→S/S2	LK/PA /S/S2	In Zusammenarbeit mit der Pflegeschule. Benotung des 2. Jahresschülers.
13	L K / P A	LK/PA→S	LK/PA /S	In Zusammenarbeit mit der Pflegeschule. Lehrerin für Pflege auf Station anwesend. Laut KrPflAPrV §15 müssen mindestens eine Lehrerin für Pflege und ein Praxisanleiter mit Weiterbildung bei der Prüfung anwesend sein. Datum der Prüfung wird vorher festgelegt. Es findet ein Vor- und ein Nachgespräch statt.
14	P A	PA→S/KS/K P	PA/S/ KS/KP	Problemdefiniertes Lernen (Handlungsorientiert, exemplarisch, fachübergreifend, selbstgesteuert und lernkooperativ) um Defizite im Kenntnisstand auszugleichen.
15	P A	PA→KS/KP	PA/KS /KP	Beurteilung wird im Team besprochen und erarbeitet.
16	P A	PA→S	PA/S	Rahmenbedingungen schaffen. Leitfaden für Reflexionsgespräch verwenden (Eigenreflexion beachten, siehe KrPflAPrV §15 Abs.1.). Erreichte Ziele werden im Tätigkeitsnachweis festgehalten

N = Nummer V = Wer ist verantwortlich? I = Wer informiert wen? D = Wer führt durch?

benutzte Abkürzungen:	PA = Praxisanleiter	KS=Krankenschwester
	LK = Lehrkraft für Pflege	KP=Krankenpfleger
	S = Schüler	STL = Stationsleitung
	S2 = Schüler 2. Ausbildungsjahr	
	KrPflAPrV = Ausbildungs- und Prüfungsverordnung für die Berufe in der Krankenpflege	

Der Lernangebotsbogen

Der Lernangebotsbogen ist ein speziell für diesen Einsatzbereich, in diesem Fall Medizinische Klinik II, erarbeiteter Katalog, der das Lernangebot der Klinik beschreibt.

Beispiel für einen Lernangebotsbogen, der in Zusammenarbeit mit Stationsleitungen und Praxisanleitern der Gastroenterologie und der Krankenpflegeschule erstellt wurde:

Lernangebotsbogen

Lernangebot und Anleitungsprotokoll

Fachspezifische Pflege Innere Medizin/Gastroenterologie

Station: ___ , Stationsleitung:

Schüler/In:	Praxisanleiter/in:	Einsatzzeitraum:	Planung: Z= Zusehen A= Anleiten S= selbstständig durchführen	Durchführung: Z= Zusehen A= Angeleitet S= selbstständig durchführt

Lernangebot	Vorkenntnisse Unterricht A= Arzt P= Pflege	Planung	Z Dat. Hz.	A Dat. Hz.	S Dat. Hz.
1.0 Pflege von Patienten mit Magenerkrankungen					
Pflege von Patienten mit Gastritis, Ulkuskrankheit					
Beobachtung von: Aufstoßen, Blähungen, Völlegefühl, Schmerzen, Teerstühle					
Information des Patienten über: Kostaufbau, Einnahme kleiner Mahlzeiten					
Information des Patienten über: Einnahme von Antazida					
2.0 Pflege von Patienten mit Darmerkrankungen					
2.1 Pflege eines Patienten mit Morbus Crohn, Colitis ulcerosa					
Kontrolle und Überwachung von: Temperatur, Gewicht					
Beobachtung des Stuhls auf: Konsistenz, Häufigkeit, Schleim- und Blutbeimengung					
Dokumentation im Stuhl-Überwachungsbogen					
Anleitung des Patienten zur Stuhlbeobachtung und Dokumentation					
Hautpflege im Analbereich					
Rektale Medikamentenverabreichung					
Anleitung des Patienten zur Selbstverabreichung von Klysmen					

Lernangebot	Vorkennt-nisse Unterricht A= Arzt P= Pflege	Pla-nung	Z Dat. Hz.	A Dat. Hz.	S Dat. Hz.
Besondere Gesprächsbereitschaft zeigen					
Akutes Stadium: Nahrungskarenz Parenterale Ernährung Kostaufbau					
2.2 Pflege eines Patienten mit Divertikulitis					
Beobachtung von: Schmerzen/Temperatur					
Kontrolle des Stuhls auf: Blut- und Schleimbeimengung					
Akutes Stadium: Nahrungskarenz Parenterale Ernährung Kostaufbau					
3.0 Pflege von Patienten mit Gallen- und Gallengangserkrankungen					
3.1 Pflege von Patienten mit Gallen-steinleiden					
Beobachtung auf: Druck- und Völlegefühl im rechten Oberbauch, Schmerzen, Gelbfärbung der Haut und Schleim-haut, Juckreiz der Haut und Schleim-haut acholischen Stuhl, bierfarbenen Urin Temperaturanstieg					
Information des Patienten über: die Einnahme kleiner, fettarmer Mahl-zeiten					
Juckreizbehandlung der Haut mit nicht austrocknenden Salben lt. An-ordnung					
Anzeichen einer Gallenkolik erkennen					
Schmerzlinderung medikamentös lt. Arztanordnung physikalisch durch feuchte Wärme					
3.2 Pflege eines Patienten mit Cholezystitis					

Lernangebot	Vorkenntnisse Unterricht A= Arzt P= Pflege	Planung	Z Dat. Hz.	A Dat. Hz.	S Dat. Hz.
Beobachtung auf: Übelkeit, Brechreiz, Darmtätigkeit Schmerzen mit Bauchdeckenspannung (Peritonitis/Perforation) gürtelförmig, bis in den Rücken ausstrahlende Schmerzen (beginnende Pankreatitis)					
Nahrungskarenz – Parenterale Ernährung Medikamentöse Schmerzbehandlung					
3.3 Pflege eines Patients mit Gallenblasenkarzinom					
Beobachtung von: Schmerzen Völlegefühl, Übelkeit, Brechreiz, Obstipation					
Beobachtung eines zunehmenden Kräfteverfalls und sich schleichend entwickelnden Ikterus					
Juckreizbehandlung der Haut mit Salben lt. Anordnung					
Information des Patienten über: die Einnahme fettarmer Mahlzeiten					
4.0 Pflege von Patients mit Pankreaserkrankung					
Pflege eines Patienten mit akuter Pankreatitis					
Kontrolle und Überwachung von: Temperatur, Puls, RR, BZ Ausscheidung, Übelkeit, Erbrechen, Schmerzen					
Nahrungskarenz					
Parenterale Ernährung Kostaufbau					
Magen- oder Duodenalablaufsonde					
5.0 Pflege von Patients mit Lebererkrankungen					
5.1 Pflege eines Patienten mit Leberzirrhose					

Lernangebot	Vorkennt-nisse Unterricht A= Arzt P= Pflege	Pla-nung	Z Dat. Hz.	A Dat. Hz.	S Dat. Hz.
Beobachtung auf: Körperliche Veränderungen Hautveränderungen Bewusstseinsveränderungen Ausscheidungsveränderungen					
Überwachung der Ein- und Ausfuhr Flüssigkeitsbilanzierung Gewichtskontrolle					
Information des Patienten über eiweißarme und natriumarme Kost Alkoholverbot					
Pflege der sehr trockenen und juckenden Haut					
5.2 Pflege eines Patienten mit Hepatitis					
Beobachtung der Stuhlausscheidung: Aussehen, Häufigkeit, Menge					
Beobachtung der: Urinausscheidung: Urinfarbe Haut: Farbe, Juckreiz Skleren: Gelbfärbung					
Kontrolle und Überwachung der/des: Temperatur; Flüssigkeitsbilanz Schmerzen im rechten Oberbauch Bewusstseinszustandes					
Einhaltung der Hygienemaßnahmen und -regeln (bei invasiven Untersu-chungen Personal informieren) Patienten über Hygienemaßnahmen informieren					
5.3 Pflege eines Patienten vor/nach Lebertransplantation					
Präoperative Vorbereitung siehe „Standard zur Lebertransplantation"					
Postoperative Pflege nach Übernahme von der Intensivstation:					
Beobachtung und Kontrolle von:					
Puls, RR, Temp., Atmung, BZ Bewusstsein, Schmerzen, Ödeme, Aszites, Körpergewicht, Stuhlausscheidung, Urinausscheidung					

Lernangebot	Vorkennt-nisse Unterricht A= Arzt P= Pflege	Pla-nung	Z Dat. Hz.	A Dat. Hz.	S Dat. Hz.
Beobachtung und Kontrolle von Haut und Schleimhaut auf Ikterus					
Vermeidung von Infektionen durch: Umkehrisolation Darmdekontamination Anleitung und Information des Patienten und der Angehörigen					
Medikamente: Einnahme und exakte Dosierung beachten Überwachung der Medikamenten-wirkung und Nebenwirkung					
Information des Patienten über: Transplantationskost					
6.0 Pflege von Patienten vor/nach diagnostischen oder therapeuti-schen Eingriffen					
Koloskopie					
Gastroskopie					
ERCP					
ERCP und Papillotomie					
Leberbiopsie					
ESWL bei Gallensteinleiden					
Aszites-Punktion					
7.0 Vertiefung in das Fachgebiet					
Zusehen bei einer endoskopischen Untersuchung					
Zusehen bei einer ESWL-Behandlung					
8.0 Im Zeitraum dieses praktischen Einsatzes wurden zusätzlich Pa-tienten mit folgenden Erkrankun-gen gepflegt:					
Erstellt von Sr. K. Marsteiner, Sr. A. Gufler, Sr. K. Frank, Sr. A. Lindinger, Sr. C. Henkelmann, Sr. R. Grimm, Sr. D. Schmökel, Pfl. W. Schäfer, Sr. S. Fleischer, Sr. E. Fruhsdorfer, Sr. W. Köppel					

Dazu ergänzend Gesprächschecklisten für das Erst-, Zwischen- und Endgespräch mit den Schülern. Die Gespräche werden von Ihnen oder den Mentoren durchgeführt.

Praxisanleiter in der ambulanten Pflege

Praxisanleiter in der ambulanten Pflege wären eine wünschenswerte Einrichtung, sie sind zur Zeit jedoch nur in größeren Einrichtungen finanzierbar.

4.4.2 Geplanter Einsatz von Schülern

Schüler brauchen Orientierung, damit sie im Labyrinth der Möglichkeiten nicht verloren gehen

Die Checklisten wurden in Zusammenarbeit zwischen der Praxisanleiterin Sr. A. Lindinger und mir in der Funktion der Stationsleitung erstellt.

Checkliste für das Erstgespräch mit Schülern

- Vor dem Gespräch das Mitarbeiter-Handbuch aushändigen und lesen lassen,
- bisherige praktische Erfahrungen und Ausbildungsstand durchsprechen:
    - Lernangebot und Erwartungen der Station durchsprechen,
    - speziellen Lernangebotsbogen durchsprechen (Bogen muss vorher vom Schüler ausgefüllt sein/Vorkenntnisse aus dem Unterricht müssen transparent sein),
    - den Tätigkeitsnachweis kontrollieren, um die Vorkenntnisse des Schülers zu kennen, dann gemeinsam mit dem Schüler Zielsetzungen vereinbaren für noch nicht gelernte Tätigkeiten und für die Vertiefung von Tätigkeiten,
    - beide Bögen müssen im Laufe des Einsatzes vom Schüler geführt werden,
    - Verhaltenserwartungen an den Schüler: Pünktlichkeit, saubere Dienstkleidung und persönliche Hygiene ansprechen,
    - Rahmen der Eigenständigkeit je nach Ausbildungsstand besprechen,
    - Umgang miteinander: Offenheit, Ehrlichkeit, rechtzeitiges Ansprechen von Problemen,
- Arbeiten absprechen, die regelmäßig selbstständig durchgeführt werden sollen,
- Erwartungen des Schülers besprechen,
- spezielle Erwartungen an das Fachgebiet besprechen,
- Erwartungen an das Stationsteam besprechen,
- Termin für das Zwischengespräch vereinbaren.

Checkliste für das Erstgespräch

Checkliste für das Zwischengespräch mit Schülern

- Lernangebotsbogen und den Tätigkeitsnachweis vor dem Gespräch überprüfen,
- Besprechung des Lernangebots der Station mithilfe der beiden Bögen:
    - erneute Zielvereinbarung für die zweite Einsatzhälfte,
    - Begleitung von Untersuchungen planen,

Checkliste für das Zwischengespräch

- Probleme des Schülers mit der Station besprechen:
  - fachliche und personelle Probleme,
  - Problemlösungen anbieten und gemeinsame Ziele vereinbaren,
- Probleme der Station mit dem Schüler besprechen:
  - Probleme mit Beispielen belegen,
  - Anregung für alternative Verhaltensweisen geben,
- Hervorhebung von guten Leistungen des Schülers:
  - Loben mit gezielten Beispielen,
- Wünsche des Schülers an die Station:
  - Verbesserungsvorschläge anhören und mögliche Umsetzung planen,
- Gespräch beenden, indem dem Schüler Vertrauen in seine Leistungs-fähigkeit entgegengebracht wird.

Checkliste für das Endgespräch mit Schülern

Checkliste für das Endgespräch

- Vor der Beurteilung den Lernangebotsbogen und den Tätigkeitsnach-weis kontrollieren.
- Vor dem Gespräch Beurteilung des Leistungs- und Arbeitsverhaltens durch eine Gruppe von Pflegekräften:
  - Beurteilungsbogen ausfüllen, Notengebung,
  - Fehltage eintragen,
  - Unterschriften,
  - Schüler ist nicht anwesend.
- Beurteilungsbogen aushändigen, lesen lassen und besprechen,
- Beurteilungen mit Beispielen belegen (besonders wichtig bei proble-matischer Beurteilung),
- Anregungen zur Verbesserung des Arbeits- und Leistungsverhaltens des Stationsteams erfragen,
  - Umsetzung von guten Anregungen planen,
- Verabschieden und noch einmal die besonderen Stärken des Schülers hervorheben.

Wichtige Punkte, die bei Schülern beachtet werden müssen

Besonderheiten beim Einsatz und Ausbildung der Schüler

- Bei Schülern, die unter 18 Jahre sind, das Jugendarbeitsschutzgesetz beachten.
- Den Schülern nur Tätigkeiten übertragen, die der Ausbildung förder-lich sind und sie nicht als billige Arbeitskräfte missbrauchen. Verstöße können als Ordnungswidrigkeit geahndet werden (§ 99 Abs. 1 Nr. 3 BBiG).
- Nur solche Arbeiten delegieren, die den Fähigkeiten, Fertigkeiten und dem Ausbildungsstand des Schülers entsprechen. Ein Schüler kann und darf **nicht allein** eine Station oder einen Bereich betreuen, auch wenn er im dritten Ausbildungsjahr ist.
- Neben der sachlichen Ausbildung muss die charakterliche Ausbildung gefördert werden, wie Ordnungssinn, Pünktlichkeit, Zuverlässigkeit, Ehrlichkeit, Verschwiegenheit und Toleranz gegenüber anderen.
- Zu den Pflichten der Schüler gehört: den Anweisungen der Pflegekräfte im Rahmen des Einsatzes zu folgen, sorgfältig mit medizinischen Ge-räten und Material umzugehen und die Schweigepflicht einzuhalten.

- Die abschließende Beurteilung des Einsatzes objektiv und ehrlich mit mindestens drei Pflegekräften durchführen. Bei schlechter Benotung Beispiele anführen. Eine gute Benotung, die nicht den Leistungen des Schülers entspricht, hilft diesem **nicht** in seiner Entwicklung.

Eine gute und gezielte Schülerbetreuung mithilfe der Praxisanleiter ist ein bewährtes Konzept, Sie als Stationsleitung von dieser Aufgabe zu entlasten und die Qualität der Ausbildung zu steigern; eine Investition in die Zukunft der Pflege, die sich lohnt.

Der Einsatz von Schülern im ambulanten Dienst

Der Einsatz von Schülern im ambulanten Dienst ist eine zeitweise schwierige Angelegenheit.

Einsatz und Betreuung im ambulanten Bereich

Die Einsatzzeit pro Patient ist genau kalkuliert, die Anleitung eines Schülers kann die Einsatzzeit verdoppeln, da Erklärungen, Einweisungen und das Überprüfen der praktischen Erfahrungen des Schülers sehr viel Zeit in Anspruch nehmen. Falls es aus Anleitungsgründen zu Verspätungen kommt, kann eine Tourenänderung nötig werden, um Ärger mit Patienten zu vermeiden.

Ein nicht zu unterschätzendes Problem können die Patienten selbst sein. Nicht wenige sind fremden Personen gegenüber sehr misstrauisch, möchten bei der Pflege keine „Beobachter".

Es braucht viel Einfühlungsvermögen vonseiten der Pflegekräfte, die Situation zu erklären, die Kunden um Mithilfe zu bitten, denn sie werden im privaten Bereich gepflegt und können Schüleranleitung ablehnen.

Schüler dürfen nicht allein eingesetzt werden. Die Ausnahme sind Schüler im dritten Ausbildungsjahr. Diese können nach ausreichender Einarbeitung eine selbstständige Tour mit **leichten** pflegerischen Aufgaben erhalten.

4.4.3 Der Einsatz von Teilzeitkräften

Gerade im Pflegeberuf mit seinem hohen Frauenanteil gibt es viele Pflegekräfte, die in Teilzeit arbeiten wollen. Es sind in der Regel Mütter, die sich um ihre Kinder und den Haushalt kümmern müssen, aber auch zum Familieneinkommen beitragen wollen oder müssen. Sie können in der Regel nur zu bestimmten Zeiten arbeiten, vormittags, wenn die Kinder im Kindergarten oder in der Schule sind, der Ehemann zu Hause ist, oder als Dauernachtwache. Meistens handelt es sich dabei um Frauen, die schon einige Jahre Berufserfahrung haben.

Ihre Aufgabe als Stationsleitung ist es, der Teilzeitkraft dabei zu helfen, ein vollwertiges Teammitglied zu werden. Da die Teilzeitkräfte besonders wegen der Betreuung ihrer Kinder nur zu bestimmten Zeiten arbeiten können und damit scheinbare Privilegien gegenüber den Vollzeitkräften haben, müssen Sie sich um ein Klima der Toleranz bemühen. (Es gibt auch Vollzeitkräfte mit Kindern, oft allein erziehende Mütter, die viele Dienstplanwünsche haben. Auch hier müssen Sie für eine tolerante Atmosphäre sorgen.)

Das Recht des Arbeitnehmers auf Teilzeitarbeit ist im Teilzeit- und Befristungsgesetz (TzBfG) geregelt.

Vorteile des Einsatzes von Teilzeitkräften

Vorteile
- In der Regel können Teilzeitkräfte mehr Energie und Engagement in ihre Arbeitszeit investieren, da diese Tätigkeit für sie eine angenehme Abwechslung zu den häuslichen Pflichten bedeutet.
- Teilzeitkräfte sind in der Regel für vieles offen, sehr engagiert und können Verantwortung tragen; Mütter vor allem aufgrund ihrer familiären Erfahrungen.
- Teilzeitkräfte bringen mit ihrem Enthusiasmus oft neuen Schwung in den eingefahrenen Alltag der Station.

Beispiel:
Die Pflegekraft A., Mutter von zwei Kindern, arbeitet zu 50 % auf der Station. Sie hat vorher schon einige Jahre in dem Beruf gearbeitet und somit viel Berufserfahrung. A. geht sehr gerne zur Arbeit, da sie in dieser Zeit ihre häusliche Verantwortung ablegen kann. A. steckt mit ihrer Stimmung die anderen Pflegekräfte an, hat gute Ideen und sorgt so dafür, dass das Arbeits- und Leistungsverhalten der Mitarbeiter verbessert wird.

Nachteile des Einsatzes von Teilzeitkräften

Nachteile
- Sie sind oft nicht sehr flexibel einsetzbar.
- Sie fühlen sich zeitweise nicht als vollwertige Teammitglieder, da sie zu wenig informiert werden, bei Teamentscheidungen außen vor bleiben oder einfach als Hilfskraft betrachtet werden.
- Je weniger Zeit sie auf Station sind, desto schwieriger wird die Integration in das Team.
- Erfahrene Teilzeitkräfte und junge Pflegekräfte passen möglicherweise schlecht zusammen in ein Team, da ihre sozialen und privaten Interessen zu unterschiedlich sind.
- Ältere Teilzeitkräfte neigen dazu, unterfordert zu sein, wenn man ihnen nicht genug Verantwortung überträgt.

Beispiel:
Die Pflegekraft B., die wegen ihrer Kinder nur auf der 400,00-€-Basis arbeiten kann, fühlt sich während ihrer Einsätze auf der Station oft sehr unwohl. Man setzt sie eher wie eine Hilfskraft ein, informiert sie kaum über die Stationsereignisse und ignoriert sie mehr, als dass man sie wahrnimmt.

Ihre Aufgaben als Leitung beim Führen von Teilzeitkräften

Besonderheiten
- Sie müssen die Teilzeitkraft genauso behandeln wie die Vollzeitkraft, indem Sie sie umfassend informieren, regelmäßige Beurteilungs- und Zielsetzungsgespräche mit ihr führen und sie an Teamentscheidungen beteiligen.
- Die Einarbeitung muss genauso umfangreich sein wie bei den anderen Mitarbeitern.

- Die Fortbildung der Teilzeitkräfte müssen Sie unterstützen.
- Sie sollten zusammen mit der Teilzeitkraft immer wieder versuchen, die privaten Angelegenheiten mit der Arbeit abzustimmen.
- Sie müssen den anderen Teammitgliedern die besondere Situation der Teilzeitkräfte erklären und um Verständnis bitten.
- Der Einsatz der Teilzeitkraft muss so erfolgen, dass sie entsprechend ihrer Erfahrung eigenverantwortlich arbeiten kann.
- Die Teilzeitkraft muss sich darüber klar werden, ob sie neben ihren sonstigen Verpflichtungen den Anforderungen des Teilzeitarbeitsplatzes gerecht werden kann.
- Der Arbeitsplatz muss eventuell an die Teilzeitkraft angepasst werden.

> **Beispiel:**
> Die Pflegekraft A. kann aufgrund ihrer Kinder nur in der Zeit von 8 bis 12 Uhr arbeiten. Die Stationsleitung setzt sie daraufhin als Stationsassistentin ein, die sich am Vormittag um alle Untersuchungstermine kümmert, Telefonanrufe entgegennimmt usw. Es wurde eine genaue Tätigkeitsbeschreibung angefertigt. A. war mit dieser Lösung sehr zufrieden.

Ich selbst habe viele Jahre mit Teilzeitkräften gearbeitet, in der Regel mit vier Halbtagsstellen bei 14 Planstellen. Meine Erfahrungen waren nur positiv; die Teilzeitkräfte wirkten immer sehr engagiert, arbeiteten sehr verantwortlich, hatten kaum Fehlzeiten und haben viel zum Leistungsergebnis der Station beigetragen. Wenn man in die Zukunft schaut, dann wird es sicher neue Arbeitszeitmodelle geben. Man kann auf Dauer nicht teures Personal vorhalten, wenn dieses nicht genügend ausgelastet ist. Dann werden Arbeitszeitmodelle wie die kapazitätsorientierte Arbeitszeit, kurz KAPOVAZ, eingesetzt werden. Das bedeutet, dass man eine Arbeitskraft nur noch dann einsetzt, wenn sie benötigt wird. Wobei allerdings zu beachten ist, dass innerhalb eines halben Jahres auch die Hälfte der vereinbarten Arbeitszeit eingebracht werden muss. Auch dies ist eine Art von Teilzeitarbeit. Wer schon vorher Erfahrungen im Einsatz von Teilzeitkräften gemacht hat, wird sich bei dieser Umstellung nicht so schwer tun.

Gute Integration wichtig

4.4.4 Der Einsatz von pflegerischem Hilfspersonal

Auf den Stationen werden neben dem examinierten Personal auch Zivildienstleistende, Pflegehelfer, Praktikanten, Sitzwachen und ehrenamtliche Helfer als pflegerisches Hilfspersonal eingesetzt. Im Gegensatz zu den Schülern ist deren Einsatz nicht von ihrer Schulausbildung abhängig, sondern muss entweder durch Tätigkeitsbeschreibungen oder Ausschlussbeschreibungen geregelt werden. Gibt es hier keine allgemeinen Regeln, die für das ganze Haus gelten, dann müssen diese von Ihnen als Stationsleitung verfasst werden, da sie im Rahmen Ihrer Organisationsverantwortung dafür zuständig sind. Führt zum Beispiel ein Zivildienstleistender Tätigkeiten mit Ihrem stillschweigendem Einverständ-

Einsatzbereiche genau klären

nis aus, die er aufgrund seiner fehlenden Ausbildung nicht leisten kann, und es kommt infolgedessen zu einem Schaden, dann werden Sie als Stationsleitung mit zur Verantwortung gezogen.

Beispiel für eine Richtlinienbeschreibung

Beispiel einer Richtlinien-beschreibung

Richtlinien für den Einsatz von Pflegehilfskräften ohne Ausbildung nach dem Krankenpflegegesetz. Für den Einsatz von Pflegehilfskräften im Stationsdienst gelten folgende Richtlinien:
Pflegehilfskräfte werden nur unter Aufsicht und auf Anweisung von qualifizierten Pflegenden eingesetzt. (Um dies sicherzustellen, sollte die Stationsleitung regelmäßige, stichpunktartige Kontrollen durchführen.)

Pflegehilfskräfte dürfen folgende Tätigkeiten bzw. Maßnahmen nicht übernehmen:

- Umgang mit Medikamenten (einschließlich Vorbereitung und Abgabe an Patienten),
- Grund- und behandlungspflegerische Maßnahmen dürfen nur in Absprache mit dem qualifizierten Pflegepersonal sowie unter dessen Aufsicht und Verantwortung durchgeführt werden,
- Verabreichung von Injektionen (i.v.; i.m.; s.c.; in die Infusionsleitung),
- Funktionssicherheitsüberprüfungen nach MPBetreibV (Medizinprodukte-Betreiberverordnung),
- Vorbereitung von Infusionen und jeglicher Umgang mit Blut und Blutbestandteilen,
- Blutentnahmen,
- Legen von Sonden und Kathetern,
- Umgang mit Betäubungsmitteln,
- Dokumentation von patientenbezogenen Daten,
- Verabreichung von Kost und Flüssigkeit bei Patienten mit Schluckstörungen,
- Entgegennahme ärztlicher Verordnungen,
- Überwachung von Patienten,
- Erteilen von Auskünften über Patienten,
- Medikamentenbestellungen,
- Transporte ohne qualifiziertes Pflegepersonal von prämedizierten Patienten zum Operationssaal bzw. Abholung von Patienten aus dem Aufwachraum,
- eigenständiges Betreuen einer Station oder eines Bereichs.

Tätigkeiten, die nicht durch examiniertes Personal ausgeführt werden müssen:

- pflegerische und medizinische Materialien auffüllen und bestellen,
- Verbrauchsgüter auf Verfall kontrollieren,
- Versand von Anforderungen mit der Rohrpost und Botengänge im Hause,
- Reinigungs- und Desinfektionsarbeiten (Wenn Hilfskräfte diese Arbeiten übernehmen, müssen sie das Hygieneverhalten und den Umgang mit Desinfektionsmitteln erlernen, um die Patienten nicht durch Hygienefehler und falschen Umgang mit Desinfektionsmitteln zu gefährden.),

- Fotokopierarbeiten,
- Aufgaben, die nicht die Patientensicherheit betreffen, können unter Aufsicht des examinierten Personals an pflegerisches Hilfspersonal delegiert werden.

Sie müssen beim Einsatz von Hilfspersonal mit langen Einarbeitungszeiten rechnen, da in der Regel nur geringe fachliche Vorkenntnisse bestehen. Bei pflegerischem Assistenzpersonal sollten Sie im Besonderen darauf achten, dass dieses aufgrund des eingeschränkten Arbeitsfelds nicht von examinierten Pflegekräften diskriminiert wird. Sie als Leitung haben auf ein Klima gegenseitiger Achtung und Toleranz zu achten, damit das Leistungsergebnis der Station nicht gefährdet wird.

Lange Einarbeitungszeiten nötig

Im Anhang finden Sie eine Tätigkeitsbeschreibung für den „Aufgabenbereich von Zivildienstleistenden" im Krankenhaus, Altenheim und Mobilen Sozialen Dienst (siehe Anhang 5).

Einsatz von Pflegehilfskräften im ambulanten Bereich

Im ambulanten Bereich arbeiten viele Pflegehelfer und Zivildienstleistende. Die Pflegehelfer sind oft schon viele Jahre dabei. Sie werden in leichter Grundpflege oder bei speziellen Hauswirtschaftstouren eingesetzt. Dabei ist es besonders wichtig, dass sie immer wieder von examiniertem Pflegepersonal begleitet werden, das die Qualität ihrer Arbeit kontrolliert.

Da Pflegehilfskräfte bei ihren Einsätzen ebenso alleine sind wie die examinierten Kräfte und ebenso beim Kunden in eine Notfallsituation geraten können, müssen sie adäquat handeln können. Das hieße in diesem Fall: die diensthabende Pflegekraft informieren und eventuell den Notarzt benachrichtigen. Um das Erkennen einer Notfallsituation und das richtige Handeln in einer solchen Situation zu unterstützen, empfiehlt es sich, Pflegehilfskräfte regelmäßig zu einem Erste-Hilfe-Kurs zu schicken.

Muss in Notsituationen adäquat handeln können

Auch in der Erkennung von einfachen Krankheiten müssen sie geschult sein: Wenn ein Patient zum Beispiel seit Jahren nur einmal in der Woche seine Wohnung gereinigt haben möchte und ein- oder zweimal pro Woche gebadet werden will, ist die Pflegehelferin die einzige Vertrauensperson, die der Stationsleitung von einer Hautveränderung (Pilzbefall) berichten kann. Dazu muss sie aber genau beobachten können und eine gewisse Erfahrung besitzen.

Zivildienstleistende werden bei pflegerischen Tätigkeiten lediglich zur Mithilfe beim Transfer, beim Halten und bei der Mobilisation eingesetzt. Auch Fahrdienste und das Verteilen von Essen auf Rädern sind typische Tätigkeiten Zivildienstleistender. Da besonders bei denjenigen Kunden, die zum Beispiel nur Einkaufsdienste durch Zivildienstleistende erhalten, die Kundenbeobachtung durch die Zivildienstleistenden besonders wichtig ist, müssen auch sie besonders geschult und angeleitet werden. Beginnende Inkontinenz, Altersdemenz, Verwahrlosung, Vermüllung oder Vereinsamung Alleinstehender fallen ihnen als erstes auf.

Im Anhang finden Sie eine Tätigkeitsbeschreibung des Bundesamtes für Zivildienst, der den „Aufgabenbereich von Zivildienstleistenden" im Krankenhaus, Altenheim und im Mobilen Sozialen Dienst (MSHD) beschreibt und eine qualifikationsabhängige Tätigkeitsbeschreibung des gesamten eingesetzten Personals in Sozialstationen, Alten- und Pflegeheimen vornimmt (☞ Anhang 5).

4.5 Dienstplanung – Praktische Umsetzung

In Anlehnung an die Rechtsgrundlagen in Kapitel 5.2 möchte ich in diesem Kapitel den Dienstplan kontinuierlich aufbauen, so wie Sie ihn in der Praxis erstellen.

Um den Dienstplan zu schreiben, müssen Sie wissen, was die unterschiedlichen Personen und Berufsgruppen von einem Dienstplan erwarten.

Auf die folgenden Fragen antworteten die Teilnehmer eines STL-Kurses, in dem ich das Thema Dienstplan unterrichtete, wie folgt:

Erwartungen des Pflegepersonals

Was erwartet das Pflegepersonal vom Dienstplan?

- Berücksichtigung der Wünsche,
- Gerechtigkeit und Ausgeglichenheit,
- Berücksichtigung des Arbeitszeitgesetzes,
- sinnvolle Personaleinteilung,
- arbeitnehmergerechte Diensteinteilung,
- rechtzeitige Bekanntgabe,
- übersichtliche Gestaltung,
- Einhaltung der Soll-Arbeitszeit,
- Mitbestimmungsrecht bei Änderungen.

Beanstandungen des Pflegepersonals

Was beanstandet das Pflegepersonal am Dienstplan?

- Zu viele Nachtdienste,
- Wünsche werden nicht berücksichtigt,
- Schaukeldienste/zu viele gleiche Dienste,
- Feiertagsdienst,
- Einteilung nach Sympathie und Antipathie,
- Mehrarbeit,
- Überstundenausgleich, Resturlaub ist vorgegeben,
- zu viele Wochenenddienste und/oder aufeinanderfolgende Dienste,
- nicht aufeinander folgende freie Tage,
- Dienste tauschen ist nicht möglich.

Anforderungen der Stationsleitung

Welche Anforderungen stellt die Stationsleitung an den Dienstplan?

- Fachliche Abdeckung,
- soziale Verträglichkeit beachten,
- Schichtabdeckung,
- Beachtung der Ruhezeit bei Wechselschicht,
- Urlaubsplanung beachten,
- Zufriedenheit durch gerechte Planung,
- Wünsche der Mitarbeiter berücksichtigen,

- Besprechungszeiten und Fortbildungen planen,
- gerechte Verteilung der zuschlagspflichtigen Dienste,
- rechtzeitige Erstellung und Veröffentlichung des Dienstplans.

Welche Anforderungen an den Dienstplan stellt die PDL?   Anforderungen
                                                                             der PDL

- Vertraglich festgelegte Stundenzahl einhalten,
- Stationsleitung oder Stellvertretung soll von Mo. – Fr. zu Zeiten der PDL verfügbar sein,
- ständig aktueller Dienstplan,
- Mindestbesetzung muss eingehalten werden,
- Rahmenbedingungen der PDL müssen eingehalten sein (z. B.: „Springerabstellung"),
- fristgerechte Fertigstellung,
- Verfasser des Dienstplans muss erkennbar sein,
- hauseigenes Dienstzeitenmodell muss angewendet werden,
- Ausbildungsstand/Position muss ersichtlich sein,
- Gesetze müssen eingehalten werden.

Welche Anforderungen an den Dienstplan stellt die Verwaltung?   Anforderungen
                                                                             der Verwaltung

- Rechtliche Verbindlichkeit (TVöD, AVR etc.),
- Transparenz (Übersichtlichkeit),
- Stundenkontingent soll klar ersichtlich sein (Überstunden/Mehrarbeit),
- Zeitrahmenvorgabe einhalten (Termine/Abrechnungen),
- Verbindlichkeit der Gestaltung einhalten,
- verantwortlicher Ansprechpartner,
- Urlaubsvorgaben einhalten/Urlaubsplanung,
- Verantwortlichkeit (Datum/Unterschrift),
- übersichtliche Stundenplanung (Soll/Ist),
- Verbindlichkeiten müssen durchgesetzt werden (nur die Leitung verändert).

Welche Anforderungen an den Dienstplan stellt der BR/PR (Betriebsrat/Personalrat)?   Anforderungen
                                                                             des Betriebsrats/Personalrats

- Einhaltung gesetzlicher Regeln (z. B. Mutterschutzgesetz/Jugendschutz),
- Nachtruhe und Pausenregelung,
- Einhaltung des Urlaubanspruchs,
- Sonn- und Feiertagsarbeit (15 Sonntage im Jahr frei),
- Dienstzeitregelung,
- Überstunden,
- Arbeitsbefreiung, z. B. Geburt, Tod eines Verwandten,
- Schwerbehindertengesetz,
- betriebliche Dienstplananweisung.

Wenn Sie diese Erwartungen kennen, können Sie mit dem Dienstplan beginnen.

Rahmenbedingungen

Dienstplan für März 2008

- STL oder Vertretung muß von Mo–Fr im FD sein
- Sollbesetzung 4 FD/3 SD/1 ND – Wochenende/Feiertage 2 FD und 2 SD
- Schichtleitungen kennzeichnen

Mitarbeiter

- Elfriede Sengeisen, KS , 55 Jahre, STL, Vollzeit
- Peter Föhlich, KP, 50 Jahre, stellvertretende STL, Teilzeit 30 h,
- Tanja Petersen, KS, 23 Jahre, Praxisanleiterin, Vollzeit,
- Werner Rotbaum, KP, 25 Jahre, Vollzeit
- Eleonore Pressbaum, KS, 40 Jahre, Teilzeit 27,75 h, nur Nachtdienst, 2 Tagdienste, 6–12.3. Urlaub
- Sabine Zunder, KS, 27 Jahre, Vollzeit, 20–25.3. Urlaub
- Otto Friedberg, KP, 35 Jahre, Vollzeit, 20–25.3. Urlaub
- Petra Kollberg, KS, 21 Jahre, Vollzeit 12.3. Fortbildung
- Valentina Tataritskaia, KS, 25 Jahre, Vollzeit, 6–16.3. Urlaub
- Hubert Singer, KP, 25 Jahre, Vollzeit
- Ute Helmberger, KS, 26 Jahre, Praxisanleiterin, Vollzeit
- Rita Brausewein, KS, 28 Jahre, Halbtags, flexibel einsetzbar
- Svenja Habdank, KS, 26 Jahre, ½ Stelle, Arbeitszeit tgl. 3:51 h ab 08:00 Uhr, nur administrative Aufgaben
- Ulli Tunichtgut, 21 Jahre, Vollzeit, Neuer Mitarbeiter ab 1.3.2008
- Karin Breitschwert, KS, 20 Jahre, Schülerin 3. Jahr ab 3.3.2008
- Tula Aquaia, 45 Jahre, Stationshilfe, 07:25–15:37 Uhr, keine Pflegeausbildung
- Andreas Gutbrot, 19 Jahre, Zivildienstleistender
- Benedikt Metzger, 17 Jahre, Praktikant ab 3.3.2008

Zwei Schreibweisen für die abzurechnenden Stunden sind in der Praxis üblich:
1. Angaben in Stunden und Minuten: 07:42 h
2. Minutenangabe mit Kommastellen: 6 Minuten = 0,1 h.
   Das entspricht bei 07:42 h = der Zahl 7,7 h

Der Dienstplan sollte folgenden formellen Ansprüche genügen:

- Die Dienstplangröße etwa DIN A3
- Planungszeitraum: 1 Monat (Je nach Einrichtung von 1–8 Wochen)
- Einrichtung, Abteilung/Station
- Arbeitszeiten
- Berechnung Sollarbeitszeit (Voll- und Teilzeitkräfte)
- Datumsspalte (Monat/Jahr/Tag)
- Personalzeile (Qualifikation, Vor und Zuname, Stunden in % oder in 00:00 h)

Beruf	Name	Teilzeit
STL	Elfriede	100 %
KS	Sengeisen	

- Pro MA 3 Zeilen (für Änderungen im laufenden Monat)
- Spalte mit der tatsächlichen (IST-) und der erforderlichen (SOLL-) Arbeitszeit

IST	Soll
161,70	146,30

- Guthaben (Übertrag aus dem Vormonat)

Übertrag	Zeitkonto am Ende
28,48	+ 43,88

- Schichtbesetzung (am besten 3-zeilig Früh, Spät und Nacht)

	Datum	1
Schicht-	FD	4
besetzung	SD	3
	ND	1

- Legende der Abkürzungen und Symbole
- Unterschrift Dienstplanverantwortlicher und Vorgesetzter

Merke:
Änderungen im Dienstplan müssen immer nachvollziehbar sein und mit einem dokumentenechten Stift geschrieben sein (kein Bleistift oder Filzstift)!

Gehen Sie nun schrittweise vor

1. Informieren Sie sich über den aktuellen Arbeitsanfall (Routine und Besonderheiten, etc.).
2. Überdenken Sie den Personaleinsatz.
3. Welche Qualifikation brauche ich wann?
4. Feststehende Termine wie Fortbildung, Zirkel, Besprechungen, Unterricht, Urlaub.
5. Mitarbeiterwünsche.
6. Wochenfeiertage/Wochenenden kenntlich machen.
7. Arbeitssoll für den Monat berechnen und Monatssoll für die Teilzeitkräfte berechnen.
8. Der Monat März 2008 hat in der 5 Tage-Woche (wie im Musterdienstplan) 19 normale Werktage und 2 Wochenfeiertage Bei einer 5 Tage Woche (38:30 h : 5 Tage = 7:42 h) ergibt sich: 19 Werktage x 07:7 h = 146,30 h = Sollarbeitszeit von 100 %

- Für die Teilzeitkräfte gilt folgende Rechnung (5 Tage-Woche): Für 75 % Kräfte

146,30 h : 100 % x 75 % = 109,73 Min für eine 75 % Kraft
Für 50 % Kräfte
146,30 : 100 x 50 = 73,15 h
Haben Sie eine Mitarbeiterin, die monatlich nur 5 Tage arbeiten will, dann gilt:
5 x 7:42 h = 38:30 h = 26,32 % (100 : 146,30 x 38,5 = 26,32). Also ist die Stelle mit 26,32 % zu rechnen.
Rechnen mit Kommastellen ist in der Regel leichter, da Sie hier mit dem Taschenrechner schneller zu Ergebnissen kommen.
- Da es sehr umständlich ist, jedes Mal diese Berechnung durchzuführen, erstellen Sie sich am besten folgende Tabelle:

Tage	Vollzeit 100 % 1 Tag = 07:42 h = 7,7 h		Teilzeit 50 % = 1 Tag = 3:51 h = 3,85 h	
1	07:42	7,7	03:51	3,85
2	15:24	15,4	07:42	7,70
3	23:06	23,6	11:33	11,55
4	30:48	30,8	15:24	15,60
5	38:30	38,5	19:15	19,25
6	46:12	46,2	23:06	23,10
7	53:54	53,9	26:57	26,95
8	61:36	61,6	30:48	30,80
9	69:18	69,3	34:39	34,65
10	77:00	77,0	38:30	38,50
11	84:42	84,7	42:21	42,35
12	92:24	92,4	46:12	46,20
13	100:06	100,1	50:03	50,05
14	107:48	107,8	53:54	53,90
15	115:30	115,5	57:45	57,75
16	123:12	123,2	61:36	61,60
17	130:54	130,9	65:27	65,45
18	138:36	138,6	69:18	69,30
19	146:18	146,3	73:09	73,15
20	154:00	154,0	77:00	77,00
21	161:42	161,7	80:51	80,85
22	169:24	169,4	84:42	84,7
23	177:06	177,1	88:33	88,55
24	184:48	184,8	92:24	92,4

Haben Sie weitere Teilzeitkräfte mit anderen Prozentzahlen, dann legen Sie sich nach dem oben dargestellten Muster weitere Spalten an.
9. Übertrag aus Vormonat einschreiben (Reststunden [Diff.+/-] und Überstunden [Ü-Std]).

Übertrag aus Vormonat
+ 28,48

10. Feststehende Abwesenheiten eintragen (krank, Fortbildung, Urlaub etc.).
11. Einarbeitungszeit von neuen Mitarbeitern mit einbeziehen.
12. Mitarbeiterwünsche eintragen.
13. Nachtdienste eintragen.
14. Wochenenden im üblichen Rhythmus besetzen, Feiertage besetzen.
15. Werktage im üblichen Wechselrhythmus besetzen.

16. Schichtleitungen eintragen.
17. Mindestbesetzung beachten.
18. Freizeitausgleich gewähren.
19. Zeitkonto gesamt errechnen.
    Die Abrechnung der endgültigen Zeitkonten und damit die Freigabe zur Abrechnung sollte erst nach Ablauf des Monats gemacht werden, um die angefallenen Überstunden und Dienstplanänderungen mit einzuberechnen.
20. Unterschreiben.
21. PDL unterschreiben lassen.
22. Dienstplan aushängen (ab diesem Zeitpunkt ist der Dienstplan für alle verbindlich.

Legende:

SL=Schichtleitung
FR=Frei
FD=Frühdienst 06:25-14:37
S2=Spätdienst 13:25-21:37
N2=Nachtdienst 21:35-06:55
K=Krankheit
MV=Mutterschutz
U=Externe Fortbildung
Z2=08:00-11:51
Z3=11:48-20:00 Schwanger SD
F_ = FD bis 25-15:07
Z9=Glasx FD 07:25 -15:37
S_ = SD 13:25-22:07
F_ = FD 06:25-15:07
Schüler mind. (28.50+1hP)
Schüler mind. 38.50+1hP

Name	Zeitkonto gesamt Anfang
Elfriede Sengeisen (Stationsleitung)	+29.23
Peter Föhlich	-1.94
Tanja Petersen (Stellvertretende Stationsleitung)	+6.67
Werner Rotbaum (Praxisanleiterin)	-5.11
Eleonore Pressbaum	-4.86
Sabine Zunder	+2.12
Otto Friedberg	-1.51
Petra Kollberg	-2.38
Valentina Tatantskaia	-6.73
Hubert Singer	-5.93
Ute Heimberger (Praxisanleiterin)	-3.26
Rita Brausewein (Stationsassistentin)	-4.13
Svenja Habdank	+4.09
Ulli Tunichtgut	+1.55
Karin Breitschwert (Schülerin 3. Kurs)	-1.40
Tula Aquaia (Stationshilfe)	-7.70
Andreas Gutbrot (Zivildienstleistender)	
Benedikt Metzger (Praktikant)	

Name	Zeitkonto gesamt Ende
Elfriede Sengeisen	+44.63
Peter Föhlich	+1.32
Tanja Petersen	+0.73
Werner Rotbaum	-2.47
Eleonore Pressbaum	+1.48
Sabine Zunder	-2.94
Otto Friedberg	+0.25
Petra Kollberg	-0.62
Valentina Tatantskaia	-3.21
Hubert Singer	-3.29
Ute Heimberger	-1.52
Rita Brausewein	-0.28
Svenja Habdank	+4.09
Ulli Tunichtgut	+1.55
Karin Breitschwert	-14.00
Tula Aquaia	-7.70

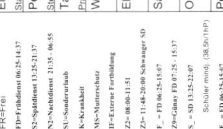

Abb. 12: Musterdienstplan März 2008 (www.kohlhammer.de → Service → Downloads)

4.6 Elektronische Datenverarbeitung (EDV) – Informationstechnologie (IT)

EDV und IT stellen ein bedeutendes Entwicklungspotenzial für die Pflege dar. Sie werden aus Gründen der Effizienz und ökonomischen Rentabilität zunehmend in den Krankenhäusern eingesetzt. EDV und IT haben die Arbeitsabläufe in der Medizin und in der Pflege zum Teil grundlegend verändert.

Gesetzliche Grundlage Die rechtliche Grundlage für den Einsatz von EDV und IT ergibt sich aus dem Gesundheitsstrukturgesetz (GSG) vom 1.1.1993, in dem schwerpunktmäßig die Leistungserfassung und Kostenersparnis der Krankenhäuser gefordert wird. Die sich aus diesen Forderungen ergebende Informationsflut lässt sich nur mit elektronischen Technologien bewältigen. Aber auch der Arbeitsaufwand für Dokumentation und Information, der trotz des Einsatzes von EDV und IT verbleibt, bindet noch einen großen Teil der Arbeitskraft, sodass jede Führungskraft über den gezielten Einsatz von EDV und IT nachdenken muss, um die Zeit für patientenbezogene Arbeiten nicht noch knapper werden zu lassen.

Krankenhaus-Informationssysteme Um einer Verselbstständigung der EDV und IT einzelner Bereiche im Krankenhaus entgegenzuwirken, wurden Krankenhaus-Informationssysteme (KIS) aufgebaut. Sie können alle Informationen für die krankenhausinternen Arbeitsabläufe zu jedem Zeitpunkt, an allen Orten und in umfassender Qualität zur Verfügung stellen. Ermöglicht wird dies durch eine zentrale Datenbank, ein Netzwerk und den Einsatz von einheitlicher Software sowie genügend Terminals, um auf die Daten zuzugreifen.

Die schnelle Entwicklung, die Transparenz von Arbeitsabläufen und die damit verbundenen Kontrollmöglichkeiten haben insbesondere beim Pflegepersonal eine gewisse Skepsis gegenüber diesen Medien erzeugt und in Folge nur einen sehr zurückhaltenden Gebrauch der neuen Möglichkeiten bewirkt. Verstärkt wurde dieses eher distanzierte Verhalten einerseits durch den primär betriebwirtschaftlich-technokratischen Ansatz von EDV und IT, bei dem sich die Pflege als reiner Datenlieferant missbraucht sieht, und andererseits durch die unzureichende Beteiligung der Pflege an der Entwicklung der entsprechenden EDV-Konzepte. Die Folge ist ein innerlicher Widerstand aus Angst vor Kontrolle und eine unzureichende Anwendung der elektronischen Technologien.

Für die Pflege muss also aufgrund ihrer zentralen Position im Krankenhaus eine ausreichende Beteiligung an der Konzeptentwicklung von Datenverarbeitung (DV) möglich werden, um arbeitsorganisatorische Veränderungen und berufspolitische Ziele (Professionalisierung) zu verwirklichen. Dann wird die Pflege auch eher bereit sein, sich mit allen Fragen der DV auseinander zu setzen.

Bereiche der EDV- und IT-Nutzung Das Krankenhausinformationssysteme = KIS besteht aus folgenden Hauptbereichen

- **Betriebswirtschaftliche Systeme**
  - Finanzbuchhaltung und Controlling – Bereitstellung der betriebswirtschaftlichen Daten für die Stationsbudgetierung

- Personalverwaltung – Information für die Stationsleitung über „ihr" Personal
- Materialwirtschaft – Bestellwesen für den Materialverbrauch der Station
- Anlagenbuchhaltung – kein direkter Stationsbedarf
- Abrechnung – bei der elektronischen Dienstplanung bzgl. der Personalgehälter relevant
- **Betrieb technischer Systeme**
  - Haustechnik – Reparaturanforderungen für die Station
  - Medizinische Geräte – Verwaltung und Wartung der Stationsgeräte
  - Datennetze – kein direkter Stationsbedarf
- **Kommunikation, Information**
  - Internet, Intranet – umfangreiche Informationen und Kommunikationsmöglichkeiten, die sich ständig verändern
  - Bibliotheken – umfangreiche Informationen
  - amtliche Statistik und Meldewesen – kein direkter Stationsbedarf
  - Telemedizin – kein direkter Stationsbedarf
  - Archive – umfangreiche Informationen
- **Systeme zur Unterstützung von Behandlungsabläufen**
  - Planung – Termine, Bettenbelegung, OPs,...
  - Steuerung und Überwachung – von Patienten
  - Befundung – alle Bereiche der Information bezogen auf geleisteter Diagnostik
  - Auftragssteuerung – z. B. im Bestellwesen
  - Dokumentation – Patientendaten
  - elektronische Patientenakte – Pflege der Patientendokumentation

Sonstiges:

- **Pflegeplanung und Dokumentation:** Sie muss so gestaltet sein, dass mehr Zeit für pflegerische Arbeiten am Patienten bleibt.
- **Dienstplanung:** Eine ausgereifte Software, ein großer Bildschirm (19–21 Zoll) und eine Möglichkeit, den Dienstplan auszudrucken. Voraussetzung ist eine umfangreiche Schulung der Stationsleitung und ihrer Vertretung in EDV-gestützter Dienstplanung. Eine Vernetzung mit der Pflegedienstleitung ist empfehlenswert, da sie die Pläne genehmigen muss und die Möglichkeit der sofortigen Einsicht in die Dienstpläne braucht.
- **Warenanforderung:** Fehlende Medikamente und Verbrauchsgüter der Station müssen mit einem Barcode-Scanner erfasst und von diesem auf den Terminal übertragen werden, die bestehende Differenz zwischen Soll- und Ist-Menge muss automatisch als Bestellmenge ausgegeben werden und die Übertragung an das Lager möglich sein. Nur wenn dieses System funktioniert, wird Zeit eingespart und ein zu großer Lagerbestand vermieden.
- **Essensanforderung:** Einlesen der Menüwünsche oder der Diäten mit dem Barcode-Scanner sollte möglich sein. Die Anforderung erfolgt über den Computer.
- **Fortbildung:** Die interne betriebliche Fortbildung (IBF) präsentiert ihr Fort- und Weiterbildungsangebot und bietet die Möglichkeit der Online-Anmeldung.

Wie können Sie als Stationsleitung EDV und IT gezielt für Ihre Leitungsarbeit nutzen?

Nutzung von EDV und IT für die Leitungsarbeit

- **Statistik:** Für Sie als Stationsleitung besonders wichtig:
  - die Auswertung der Pflegepersonalregelung (PPR), die Ihnen jederzeit anzeigen kann, wie viele Planstellen Ihnen zustehen. Auch wenn die PPR zurzeit ausgesetzt ist, so ist sie doch der einzige momentan zur Verfügung stehende Maßstab zur Personalberechnung,
  - Belegungsstatistik, die im Zusammenhang mit dem Plansoll der Budgetierung verwandt wird,
  - Ausfallstatistik, die Sie bei der Personalführung unterstützt,
  - Abrechnungsstatistik.
- **Stationsbudgetierung:** Alle Daten Ihrer Kostenstelle sind jederzeit abrufbar.
- **Textverarbeitung:** Hier können Sie eigene Formulare entwickeln, die Ihre Stationsorganisation unterstützen. Der große Vorteil liegt in der Möglichkeit, dass Sie die Formulare jederzeit ohne großen Aufwand auf den neuesten Stand bringen können. Hier ein paar Beispiele aus meiner eigenen Stationsarbeit.
  - Pflegeplanung: Die Problemformulierungen werden auf Etiketten ausgedruckt und in die Pflegedokumentation geklebt. Hier muss nur noch angekreuzt und eventuell ergänzt werden. Eine sehr zeitsparende Methode bei der schriftlichen Pflegeplanung. Etiketten lassen sich auch für Inhaltsangaben von Perfusorspritzen oder als Adressetiketten ausdrucken,
  - stationsinterne Pflegerichtlinien,
  - schnell verfügbare Informationen sind für den täglichen Arbeitsablauf wichtig, da sie sehr viel Zeit einsparen. Zum Beispiel:
    - → auf die Bedürfnisse der Station abgestimmte Telefonverzeichnisse,
    - → Medikamentenaustauschtabellen, die mehr Übersicht in die ständig wechselnden Handelsnamen der Medikamente bringen,
    - → Schlüsselnummernübersicht über alle vorhandenen Schlüssel auf Ihrer Station (Wenn einmal einer verloren geht, können Sie sofort anhand Ihrer Übersicht einen neuen bestellen.),
    - → eine Übersicht, aus der sich sofort erkennen lässt, mit welchem Lösungsmittel ein Antibiotikum aufgelöst wird,
    - → eine Personalübersicht mit allen benötigten Daten,
    - → Checklisten, die abgehakt werden, wie:ein Hygieneplan, auf dem steht, wer, wann, wo, wie und was reinigen muss; Gesprächslisten für die Mitarbeiterbeurteilung oder für die Schülergespräche; Jahresplan für Ihre Aufgaben als Stationsleitung, wie Budgetierung im Januar, Mitarbeiterbeurteilung im April usw.
- **Kommunikationszentrale:** Die Mitarbeiter der Krankenhäuser nutzen zunehmend die Möglichkeit, über den Computer zu kommunizieren. E-Mail oder wichtige Nachrichten, die sofort auf dem Bildschirm erscheinen, sind in vielen Häusern zum Standard geworden.

Besonderheiten beim Einsatz von EDV im ambulanten Bereich

Einsatz von EDV in der ambulanten Pflege

Der ambulanten Pflege stehen zahlreiche nützliche EDV-Programme zur Verfügung:

Patientenverwaltungsprogramme mit Schnittstellen zur

- Abrechnung,
- Buchhaltung und Finanzbuchhaltung,
- Pflegeplanung,
- Dokumentation,
- Zeiterfassung (z. B. nach Sießegger),
- Dienst- und Tourenplangestaltung,
- Fahrzeitenkontrolle und
- Wirtschaftlichkeitsauswertung der Touren.

Die Mitarbeiter der ambulanten Dienste können mit einem so genannten Palm ausgerüstet werden: ein Datenerfassungsgerät, auf dem alle Daten während der Tour eingegeben werden. Im Büro docken die Mitarbeiter ihre Geräte an den stationären Computer an und überspielen alle Daten auf den Zentralspeicher. Wichtige Daten können ausgedruckt werden, um sie zum Patienten mitzunehmen oder um sie für die Akte im Büro zu nutzen. Es besteht ebenso die Möglichkeit, Minidrucker im Auto für die Sofortdokumentation auf Papier einzusetzen, was zur Zeit aber noch recht kostspielig ist. Die Palms bieten außerdem die Möglichkeit, dass die Mitarbeiter mithilfe dieser Geräte untereinander Verbindung aufnehmen können, sodass eine Übergabe per Buch oder Telefon nicht mehr nötig ist. Erste Einsätze im ambulanten Dienst haben gezeigt, dass es zu Einsparungen im Bereich der Personal- und Telefonkosten kommt.

Datenerfassungsgeräte

Ein weiterer Entwicklungsbereich im ambulanten Dienst ist das Intranet; es schafft die Verbindung zwischen der Zentrale und den einzelnen Stationen.

Für die Stationsleitung von ambulanten Diensten ist die Nutzung in folgenden Bereichen besonders interessant:

Einsatz von EDV bei der Leitungsarbeit

- Personaleinsatzplanung mit genauer Tourenplanung,
- Auslastung des Personals,
- Kundenverweildauer,
- Fahrzeitenanteile,
- Stadtpläne,
- Erreichbarkeit der Mitarbeiter.

Insgesamt sind EDV und IT ein schnelles und effizientes Mittel, um Ihre tägliche Führungsarbeit wirksam zu unterstützen.

4.7 Nosokomiale Infektionen – Ein besonderes Führungsthema

Definition: Nosokomiale Infektion: Eine Krankheit, die sich der Patient nach Aufnahme im Krankenhaus durch Infektion zugezogen hat.

Ein Thema für die Stationsleitung?

Nosokomiale Infektionen nehmen zu. In den USA erkranken jedes Jahr 5–10 % der Patienten, auf Intensivstationen 25–50 % an nosokomialen Infektionen.

Besonders Keime, die gegen Antibiotika resistent sind, haben dramatische Zuwachsraten. In Deutschland stecken sich jährlich zwischen

500.000 und 1.000.000 Klinikpatienten damit an. Auf Intensivstationen liegt das Infektionsrisiko bei 15 %. 1990 betrug der Anteil an MRSA bei allen Staphylococcus aureus-Isolaten 1,7 %. Heutzutage liegt der Anteil bei 20 % und darüber.

Auslösende Faktoren

Patienten sind häufig durch ihre Erkrankung und deren Begleitumstände besonders gefährdet. Zu den auslösenden Faktoren gehören:

- Immunsuppression,
- Verletzungen,
- Verbrennungen,
- Stoffwechselerkrankungen,
- medizinische Interventionen,
- Beatmung,
- Katheter,
- pflegerische Maßnahmen.

Man kann die Risikofaktoren in fünf Kategorien aufteilen:

- Patienten-,
- Umwelt-,
- mikrobiologische-,
- Behandlungs- und
- menschliche Faktoren.

Zu den besondere Risikogruppen gehören

- ältere und schwerkranke Patienten,
- Patienten mit langer Aufenthaltsdauer,
- Patienten mit häufigen Antibiotikatherapien,
- Patienten mit lange liegenden Gefäßkathetern,
- Patienten mit Wunden (besonders chronischen) und
- Stationen, auf denen mit hoher Belastung und wenig Personal gearbeitet werden muss.

Unter allen oben genannten Bedingungen muss die Stationsleitung ihre Führungsarbeit leisten und ein erfolgreiches Hygienemanagement betreiben. Ein Drittel der Infektionen wäre durch Präventionsmaßnahmen zu vermeiden. Die Stationsleitung muss diese Maßnahmen ergreifen und damit die Infektionsrisiken minimieren.

Welche Maßnahmen kann die Stationsleitung ergreifen und mit welchen Problemen wird sie häufig konfrontiert?

Maßnahmen

Um der Situation gerecht zu werden, muss die Stationsleitung nicht nur Maßnahmen kennen und beherrschen, sondern muss sich auch mit den möglichen Problemen bei der Umsetzung auseinandersetzen und individuelle Lösungsstrategien entwickeln.

- Bereitstellung der notwendigen Ressourcen
  - Ausreichende Schutzkleidung
    Mögliches Problem: Schutzkleidung wird nicht ausreichend zur Verfügung gestellt (Sparmaßnahmen)
  - Desinfektionsmittel
    Mögliches Problem: Spezielle Desinfektionsmittel haben zu lange Bestellzeiten.

- Sicherstellen, dass das Personal die Hygienerichtlinien kennt und einhält
  - Schulungen organisieren
    Mögliches Problem: Kaum Schulungspersonal für regelmäßige Schulung (Sparmaßnahmen)
- Regelmäßige Kontrollen und Unterstützung durch den Hygienebeauftragten anfordern
  Mögliches Problem: Hygienebeauftragte überlastet durch Unterbesetzung (Sparmaßnahmen)
- Problembesprechungen mit dem ganzen Team beim Auftreten von gravierenden Hygieneproblemen (offene Problemdiskussionen, um sachorientierte Lösungen zu finden)
  Mögliches Problem: zu zeitaufwändig bei ansonsten intensiven Arbeitsabläufen, fehlende Problemlösungskultur
- Regelmäßige Kontrollen der erforderlichen Maßnahmen
  Mögliches Problem: Stationsleitung ist durch sonstige Verpflichtungen überlastet
- Auf die persönliche Hygiene der Mitarbeiter achten und diese einfordern
  Mögliches Problem: Gerade bei den Themen Schmuck, Haaren und persönlicher Hygiene fühlt sich der Mitarbeiter schnell verletzt, da er seine persönliche Freiheit bedroht sieht
- Datenerfassung (je nach Zuständigkeit), um eine Grundlage für ein zukünftig verbessertes Qualitätsmanagement und Risikocontrolling zu schaffen.
  Mögliches Problem: Keine oder nur unzureichend ausgebaute Qualitäts- und Risikostrukturen
- Zusammenarbeit mit den Hygiene- und Qualitätsbeauftragten
- Interdisziplinäre Zusammenarbeit sicherstellen
  - mit allen Mitarbeitern, die am infektiösen Patienten arbeiten (Ärzte, Physiotherapeuten, Reinigungskräfte, Besucher, Bereiche für Diagnostik und Behandlung etc.). Besonders wichtig ist hier der kontinuierliche Informationsfluss*Mögliches Problem:* Fehlendes Problembewusstsein, mangelnde hygienische Kenntnisse, Sprachprobleme (Reinigungspersonal),
  - mit den Hygienebeauftragten,
  - mit den Zulieferern der notwendigen Ressourcen,
- Wirtschaftliche Folgen bei der Stationsbudgetierung berücksichtigen (längere Aufenthaltsdauer, zusätzlicher Ressourcenverbrauch, intensiverer Personaleinsatz)

Rechtliche Verbindlichkeit für all diese Maßnahmen finden Sie

Rechtliche Verbindlichkeit

- im Infektionsschutzgesetz,
- in den Krankenhaushygieneverordnungen der Bundesländer,
- RKI-Empfehlungen,
- TRBA 250,
- in den hausinternen Richtlinien,
- in den Unfallverhütungsvorschriften und
- in den Dienstanweisungen.

Was in Deutschland nicht geht

Beispiel Niederlande Die Niederlande ist auf dem Gebiet der Vorsorge vorbildlich. Dort konnte man besonders mit folgenden Maßnahmen den MRSA-Anteil bis heute auf unter 1 % halten:

- Bei dem geringsten Verdacht werden Patienten schon bei der Aufnahme in Schutzisolation genommen, die erst nach negativem Screening aufgehoben wird.
- Rationale Antibiotikatherapie.
- Ärzte und Pflegepersonal müssen regelmäßig zum MRSA-Test. Sind sie MRSA-positiv, müssen sie zu Hause bleiben und bis zur Genesung Antibiotika nehmen.

Muster: Auszug aus dem Hygieneplan

Dieser Hygieneplan wird seit Jahren von mir genutzt, um eine regelmäßige Kontrolle über die routinemäßig durchzuführenden Hygienemaßnahmen zu bekommen. In der Jahresübersicht belegen die grau hinterlegten Felder den Rhythmus, in dem etwas gereinigt werden muss. Was, womit, wie oft, wie und wer ist hier geklärt. Die Durchführung wird mit dem Namenszeichen bestätigt. Selbstverständlich ist der Plan wesentlich größer, als er hier zu sehen ist. Aber der Ausschnitt soll Ihnen vor allem eine Vorstellung von dieser Idee geben.

Hygieneplan 2008

Was	Womit	Wie oft	Wie	Wer	Januar				Februar			
Arbeitsraum					1	2	3	4	1	2	3	4
Arbeitsfläche	Bacillol	tgl.	feucht wischen	Stationshilfe								
Schränke +Regale	Bacillol	alle 6 Wochen	feucht wischen	Ex. Mitarbeiter od. Stat.Hilfe								
Medikamentenkühl- schrank	Bacillocid rasant	alle 6 Wochen	feucht auswischen	Ex. Mitarbeiter								
Geräteraum					1	2	3	4	1	2	3	4
Regale und Schränke	Bacillol	alle 6 Wochen	feucht auswischen	Ex. Mitarbeiter od. Stat.Hilfe								
Verbandswagen	Bacillol	Oberfläche tgl./ 1x Woche bestätigen	feucht auswischen	Ex. Mitarbeiter od. Stat.Hilfe								
Notfalleinheit	Bacillol	Oberfläche 1x Woche	feucht wischen	Ex. Mitarbeiter od. Stat.Hilfe								
Stützpunkt					1	2	3	4	1	2	3	4
Regale + Schränke	Bacillol	alle 6 Wochen	feucht auswischen	Stat.Hilfe Medikamente⇒ Ex. Mitarbeiter								
Medikamentenkühlschrank	Bacillol	alle 6 Wochen	feucht auswischen	Ex. Mitarbeiter								

Literatur

Berufsgenossenschaft der Feinmechanik und Elektrotechnik: Berufsgenossenschaftliche Vorschrift für Sicherheit und Gesundheit bei der Arbeit, BGV A1, 2004, Köln, http://www.bgfe.de

Gesetz zur Verhütung und Bekämpfung von Infektionskrankheiten beim Menschen, IfSG: http://www.gesetze-im-internet.de

Hellige, B./Holler, G. (1993): Leitfaden zur Neuordnung des Pflegedienstes. Baden-Baden: Nomos

Höhmann, U./Schulz. B. (1995): EDV in der Krankenpflege. Anforderungen an Dienstplanprogramme aus der Sicht der Pflege. Agnes Karll Institut für Pflegeforschung. Eschborn: DBfK

Lauterbach, A. (1997): Pflege im Internet. Berlin/Wiesbaden: Ullstein Medical

Pfeil, B./Pfeil, M./Roldan, M.L.M. (2007): Krank im Krankenhaus. München: Allianz Deutschland AG

Robert Koch-Institut: http://www.rki.de/

Bundesanstalt für Arbeitsschutz und Arbeitsmedizin (BAuA): Technische Regel für Biologische Arbeitsstoffe 250, TRBA 250, http://www.baua.-de/

4.8 Schriftverkehr

Alexandra Baumgarten

Stationsleitungen müssen sich in zunehmendem Maße schriftlich äußern. So wie die Pflegedokumentation dazu dient, die durchgeführten pflegerischen Maßnahmen beweisbar festzuhalten, so muss auch eine Stationsleitung immer häufiger durch Berichte, Briefe oder Protokolle Sachverhalte darlegen oder Anweisungen schriftlich fixieren. Daher sollen im Folgenden einige Grundregeln zur Abfassung von Berichten und Geschäftsbriefen sowie zur Erstellung eines Protokolls abgehandelt werden. Es versteht sich von selbst, dass ein sowohl formal wie auch inhaltlich gut verfasstes Schriftstück eine Visitenkarte darstellt. Handschriftlich erstellte Briefe an Vorgesetzte, womöglich noch auf kariertes Papier in unleserlicher Schrift geschrieben, sollten der Vergangenheit angehören.

Zunahme des Schriftverkehrs

4.8.1 Der Bericht

Berichte sind für Stationsleitungen in zweifacher Hinsicht wichtig. Einerseits kann es sein, dass von der Pflegedienstleitung ein Bericht angefordert wird. Dann ist die Stationsleitung Verfasserin eines Berichts. Andererseits kann die Stationsleitung einen Bericht von einer Krankenschwester fordern. Dann ist sie Empfängerin dieses Berichts und möchte natürlich einen guten Bericht erhalten.

Berichte schreiben gehört im Zeitalter der Pflegedokumentation zum Alltag einer jeden Stationsleitung. Auf nahezu allen Formularen findet sich eine Rubrik „Pflege**bericht**". Wir wissen aber auch, dass gerade das

Abfassen von frei formulierten Pflegeberichten meist zu wünschen übrig lässt. Beherzigt man jedoch einige wenige Grundregeln, so verliert das Verfassen eines Berichts schnell seinen Schrecken. Nach den folgenden Grundregeln können Sie auch jederzeit die Qualität von Pflegeberichten überprüfen.

Zwei Dinge sind für Berichte von essenzieller Bedeutung:

* Berichte müssen **sachlich** sein und
* Berichte müssen **vollständig** sein.

Stationsleitungen müssen zum Beispiel einen Bericht an die Pflegedienstleitung schreiben, weil es zu einem Zwischenfall gekommen ist oder weil sich ein Patient beschwert hat. In einen Bericht dürfen dann keine Mutmaßungen, persönlichen Wertungen oder gar Schuldzuweisungen einfließen.

Sechs W-Fragen Die Vollständigkeit eines Berichts wird anhand der sechs W-Fragen überprüft:

1. Wer hat etwas getan, erlebt, erlitten?
2. Was hat er getan?
3. Wann hat er es getan?
4. Wo hat er es getan?
5. Wie hat er es getan?
6. Warum hat er es getan? (Nur, wenn keine Vermutungen geäußert werden, sondern Tatsachen festgestellt werden können.)

Kriterien für die Sachlichkeit der Darstellung Die Darstellung eines Sachverhalts in einem Bericht muss:
* objektiv,
* wahrheitsgetreu,
* sachlich,
* klar,
* verständlich,
* vollständig und
* gegliedert

sein.

Nach diesem Prüfschema können Sie also relativ einfach und schnell bewerten, ob ein Ihnen übergebener Bericht vollständig ist. Ebenso können Sie von Ihnen selbst verfasste Berichte vor dem Absenden – zum Beispiel an die Pflegedienstleitung – auf Vollständigkeit überprüfen. Berichte werden im Krankenhausalltag häufig angefordert, wenn sich Patienten oder Angehörige beschwert haben oder es sogar zu einer Klage wegen angeblicher Verletzung von Sorgfaltspflichten gekommen ist. Berichte, die in einem solchen Zusammenhang abgegeben werden müssen, dürfen in der Regel die Frage nach dem „Warum" nicht beantworten, da dies meistens Spekulationen oder gar die Beschuldigung von Mitarbeitern beinhaltet (☞ Kapitel 5.8.5).

Aufgabe:
Versuchen Sie, von dem im Folgenden geschilderten Ereignis einen Bericht anzufertigen, der den oben genannten Kriterien entspricht, und aus dem hervorgeht, was Sie unternommen haben.

Sie haben Nachtwache auf der internistischen Station 2. Alle 38 Betten sind belegt. Die Patienten leiden an den üblichen Erkrankungen wie Schlaganfall, Zustand nach Herzinfarkt; einige sind zu diagnostischen Abklärungen aufgenommen. Ein Patient liegt im Sterben, Angehörige sind nicht anwesend. Ein weiterer Patient wurde am Vormittag mit einem schweren Apoplex aufgenommen.

In der vierten Nacht, vom 30. Juni auf den 1. Juli, kommen Sie gegen 03:00 Uhr morgens in das Zimmer von Herrn W. Sie finden den 71-jährigen Patienten auf dem Fußboden vor seinem Bett liegend vor. Eines der beiden Bettseitengitter am Kopfende des Bettes ist nicht mehr in der Befestigung. Die beiden anderen Patienten, Herr M. und Herr K., schlafen fest, da sie beide ein Schlafmittel erhalten hatten. Herr W. klagt über starke Schmerzen in der rechten Schulter und ist ansonsten genauso verwirrt wie bei seiner Aufnahme vor drei Wochen.

Lösungsvorschlag: Siehe das Muster eines Geschäftsbriefs auf S. 178.

4.8.2 Der Geschäftsbrief

Die Erstellung von Geschäftsbriefen ist in der DIN 5008 geregelt. Diese Regelungen sind notwendig, damit beispielsweise das Adressfeld in das Sichtfeld des Briefumschlages passt oder damit der linke Rand ausreichend ist, um den Brief für die Ablage lochen zu können, ohne dass der Text berührt wird.

Im Zeitalter des PC ist das Abfassen solcher formal korrekten Briefe einfach geworden, weil man sich Masken abspeichern kann, die dann nur noch mit Text versehen werden müssen.

Im Geschäftsleben und damit auch im Krankenhausalltag muss heutzutage erwartet werden, dass ein Brief mit PC geschrieben ist. Handschriftliche Geschäftsbriefe machen keinen guten Eindruck, und unter Umständen leidet das Anliegen des Schreibers sogar unter einer mangelhaften Form.

Norm für die Erstellung

Die wichtigsten formalen Kriterien des Geschäftsbriefs

Formale Kriterien des Geschäftsbriefs

- Wenn Sie einen Brief nachrichtlich auch an andere Personen schicken, bringen Sie damit in der Regel zum Ausdruck, dass Sie wollen, dass außer dem eigentlichen Empfänger auch noch eine oder mehrere andere Personen von dem Vorgang Kenntnis erhalten. Mit diesem Mittel sollte daher vorsichtig umgegangen werden. Es kann vom Empfänger als Misstrauen ausgelegt werden. Auf keinen Fall sollte man einen Brief nachrichtlich an zusätzliche Personen schicken, ohne dies anzugeben. Dies wäre schlechter Stil.
- Stichwortartige Inhaltsangabe des Briefs auf Zeile 28 – der Betreff darf durch Fettschrift oder Farbe hervorgehoben werden. Zwischen Betreff und Anrede stehen zwei Leerzeilen, zwischen Anrede und Text eine Leerzeile.
- Die Fortsetzung des Textes wird auf Seite 1 mit drei Folgepunkten (Strg- und Alt- und Punkt-Taste zusammen oder über das Menü „Einfügen Sonderzeichen" rechtsbündig angedeutet. Die Folgepunkte stehen mit einer Leerzeile Abstand zum Text.

- Das Leitwort „Anlage/n" bzw. „Verteiler" wird fett hervorgehoben, wenn die einzelnen Anlagen oder die einzelnen Empfänger aufgeführt werden.
- Der Unterschied zwischen „nachrichtlich an" und „Verteiler" besteht darin, dass ein Schreiben an mehrere Personen verteilt wird, wenn diese Personen in einen Vorgang eingebunden sind und daher natürlich Kenntnis haben müssen. Nachrichtliche Mitteilungen haben hingegen einen bewusst strengen Charakter, man will, dass der Empfänger mitbekommt, dass andere – zum Beispiel Vorgesetzte – Kenntnis erlangen, damit auch wirklich etwas geschieht.

Hier ein Beispiel für einen Briefvordruck mit dem Kopf des Krankenhauses und einer Informationsleiste. Es ist gleichzeitig die Auflösung zur Übung „Verfassen eines Berichts".

Beispiel für einen Bericht

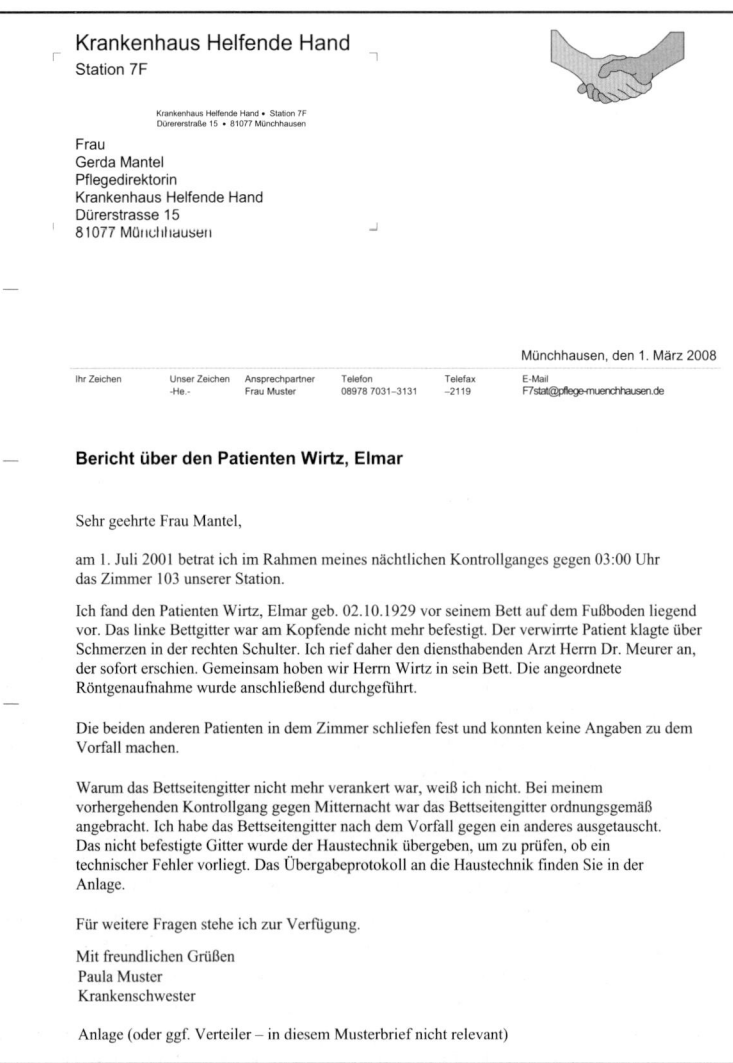

Krankenhaus Helfende Hand
Station 7F

Krankenhaus Helfende Hand • Station 7F
Dürererstraße 15 • 81077 Münchhausen

Frau
Gerda Mantel
Pflegedirektorin
Krankenhaus Helfende Hand
Dürerstrasse 15
81077 Münchhausen

Münchhausen, den 1. März 2008

Ihr Zeichen	Unser Zeichen -He.-	Ansprechpartner Frau Muster	Telefon 08978 7031–3131	Telefax –2119	E-Mail F7stat@pflege-muenchhausen.de

Bericht über den Patienten Wirtz, Elmar

Sehr geehrte Frau Mantel,

am 1. Juli 2001 betrat ich im Rahmen meines nächtlichen Kontrollganges gegen 03:00 Uhr das Zimmer 103 unserer Station.

Ich fand den Patienten Wirtz, Elmar geb. 02.10.1929 vor seinem Bett auf dem Fußboden liegend vor. Das linke Bettgitter war am Kopfende nicht mehr befestigt. Der verwirrte Patient klagte über Schmerzen in der rechten Schulter. Ich rief daher den diensthabenden Arzt Herrn Dr. Meurer an, der sofort erschien. Gemeinsam hoben wir Herrn Wirtz in sein Bett. Die angeordnete Röntgenaufnahme wurde anschließend durchgeführt.

Die beiden anderen Patienten in dem Zimmer schliefen fest und konnten keine Angaben zu dem Vorfall machen.

Warum das Bettseitengitter nicht mehr verankert war, weiß ich nicht. Bei meinem vorhergehenden Kontrollgang gegen Mitternacht war das Bettseitengitter ordnungsgemäß angebracht. Ich habe das Bettseitengitter nach dem Vorfall gegen ein anderes ausgetauscht. Das nicht befestigte Gitter wurde der Haustechnik übergeben, um zu prüfen, ob ein technischer Fehler vorliegt. Das Übergabeprotokoll an die Haustechnik finden Sie in der Anlage.

Für weitere Fragen stehe ich zur Verfügung.

Mit freundlichen Grüßen
Paula Muster
Krankenschwester

Anlage (oder ggf. Verteiler – in diesem Musterbrief nicht relevant)

4.8.3 Das Protokoll

Sie kennen sicher diese Situation: Es findet eine Sitzung statt und der Sitzungsleiter fragt, wer das Protokoll verfasst. Alle Teilnehmer schauen auf ihre Fußspitzen und hoffen, dass es sie nicht „erwischt". Protokollschreiben ist – völlig zu Unrecht – eine ungeliebte Tätigkeit. Dies hängt meist mit der irrigen Meinung zusammen, das Verfassen eines Protokolls sei viel Schreib- und Formulierungsarbeit. Dies muss aber keinesfalls so sein.
Ob ein Protokoll viel Arbeit verursacht, hängt davon ab, welche Art von Protokoll geschrieben werden soll. Die Hauptarten sind:

Das Wortprotokoll

Hierbei handelt es sich um ein wörtliches Protokoll. Es wird bei Gerichtsverhandlungen oder bei Bundestagssitzungen benutzt, wenn es also auf jedes gesprochene Wort ankommt. Diese Art des Protokolls spielt im Geschäftsleben eines Krankenhauses keine Rolle.

Das Verlaufsprotokoll

Es wird der Verlauf einer Sitzung wiedergegeben, ohne dass wörtlich zitiert wird. Diese Art des Protokolls kann bei Sitzungen wichtiger Gremien wie Vorstands- oder Direktionssitzungen von Bedeutung sein. Es werden dann wichtige Diskussionsbeiträge, besonders bei abweichenden Meinungen, festgehalten. Auch diese Form des Protokolls spielt für Stationsleitungen meist keine Rolle.

Das Ergebnisprotokoll

Bei diesem Protokoll werden nur Ergebnisse oder Arbeitsaufträge festgehalten. Es ist die häufigste Protokollform. Daher wird im Folgenden darauf näher eingegangen.
Der Protokollführer hat während der Sitzung eine wichtige Funktion. Insbesondere, wenn nur Ergebnisse oder Arbeitsaufträge protokolliert werden, achtet der Protokollführer darauf, ob überhaupt Ergebnisse erzielt werden. Dauert die Sitzung schon eine Weile, ohne dass Sie ein Ergebnis notieren konnten, ist es Aufgabe des Protokollführers, auf diesen Sachverhalt hinzuweisen. Damit ist gewährleistet, dass Sitzungen ergebnisorientiert geführt werden und nicht nur Meinungen ausgetauscht werden.
Anders als für Geschäftsbriefe, gibt es für die äußere Form von Protokollen keine Normen. Sie können daher Ihr Protokoll so gestalten, wie es Ihnen gefällt. Wichtig ist dabei aber, dass Ihr Protokoll übersichtlich ist, damit sich der Leser schnell orientieren kann.

Übersichtliche Gestaltung

Auch müssen alle wichtigen Informationen wie Ort, Zeit und Dauer der Sitzung, Namen der Teilnehmer sowie Namen des Protokollführers und des Sitzungsleiters daraus hervorgehen. Die Textverarbeitung macht es leicht, sich ein solches Protokoll als Formular zu hinterlegen.
Damit wird auch deutlich, dass das Schreiben eines Protokolls nicht so viel Arbeit bedeutet, wie man gemeinhin annimmt. Der überwiegende

Anteil des Protokolls besteht aus formalen Teilen wie Ort, Datum, Dauer der Sitzung, Teilnehmernamen und Tagesordnung sowie den Unterschriften am Schluss. Lediglich die Ergebnisse oder Arbeitsaufträge müssen vom Protokollführer formuliert werden. Damit verliert das Abfassen eines Ergebnisprotokolls seinen Schrecken. Machen Sie den Versuch: Wenn Sie sich freiwillig zum Schreiben des Protokolls melden, atmen alle anderen erleichtert auf – und Sie haben sich Pluspunkte leicht und schnell verdient.

Hier ein Beispiel, wie ein solches Protokoll formal gestaltet werden kann:

Beispiel für die Gestaltung eines Ergebnisprotokolls

Ergebnisprotokoll	der Bereichsleitungsbesprechung des Pflegedienstes
Datum:	**19.02.2004** [1]
Ort:	Krankenhaus Helfende Hand Büro der Pflegedirektion, Dürerstrasse 15, 81077 Münchhausen
Sitzungsdauer:	13:00 Uhr bis 13:45 Uhr [2]
Teilnehmerinnen:	Herr Alzinger [3] Herr Huber Frau Bretschneider Frau Mantel Frau Grünholz Frau Schuster [4]
Tagesordnung:	siehe TOP-Liste in der Anlage [5] 1. Sommerfest – Eintrittsmarken 2. Vorstellung Jahresprogramm Fort- u. Weiterbildung 3. Verschiedenes [6]

Ergebnisse:	**Auftrag an/ Verfügung**
1. Herr Alzinger wird sich um die Eintrittsmarken für das Sommerfest kümmern.	Hr. Alzinger
2. Frau Schuster wird in der nächsten Besprechung das Jahresprogramm der Fort- u. Weiterbildung vorstellen.	Fr. Schuster/ TO nächste Besprechung

München, den 20. Februar 2004

G. Mantel
Sitzungsleiterin [7]

A. Schuster
Protokollführerin

1 Bitte auf die entsprechende Form achten: Entweder im Format „Jahr-Monat-Tag" (europäisch einheitlich empfohlen), d. h. 2009-05-09, oder „Tag-Monat-Jahr" (bei einstelligen Tagangaben ist dabei auf die führende Null zu verzichten), d. h. 9. Mai 2009.
2 Die Uhrzeit wird mit jeweils zwei Ziffern angegeben und durch Doppelpunkt getrennt.
3 Die Teilnehmer werden ohne Ansehen des Geschlechts in alphabetischer Reihenfolge genannt.
4 Häufig werden bei einer Sitzung Teilnehmerlisten herumgereicht. Dann brauchen die Sitzungsteilnehmer natürlich nicht im Protokoll aufgeführt werden, sondern die Kopie der Liste wird dem Protokoll beigefügt.
5 Diese sollte den Teilnehmern in der Regel vorher bekannt sein. Sie wird als Kopie dem Protokoll beigefügt. Dann brauchen die Tagesordnungspunkte nicht wie hier beispielhaft nochmals aufgeführt zu werden.
6 Am Ende der Tagesordnungspunkte wird der Punkt „Verschiedenes" aufgenommen, um die Möglichkeit offen zu halten, dass auch noch kurzfristig wichtige Besprechungspunkte aufgenommen werden können. Allerdings ist es Aufgabe des Sitzungsleiters, darauf zu achten, dass dies nicht überhand nimmt. Grundsätzlich gehören die Punkte vorher auf die ausliegende Tagesordnungsliste, damit jeder rechtzeitig weiß, worüber gesprochen werden soll und sich gegebenenfalls vorbereiten kann.

7 Das Protokoll wird vom Protokollführer verfasst und dann dem Sitzungsleiter vorgelegt. Haben beide unterschrieben, wird es an die Teilnehmer der Sitzung geschickt, sowie an die Personen, die aus irgendwelchen Gründen Kenntnis von den Beschlüssen haben sollen, zum Beispiel weil sich Arbeitsaufträge daraus ergeben.

4.8.4 E-Mail

Die E-Mail nimmt im Alltag eine immer größere Rolle ein, da sie zunehmend als Ersatz für den klassischen Geschäftsbrief verwendet wird. Als bekannteste Kommunikationsprogramme (auch E-Mail-Client genannt) sind derzeit Outlook (MS-Office-Paket von Microsoft), Outlook Express, Mozilla Thunderbird (MPL), Netscape Messenger, Eudora und Windows Mail im Einsatz.

Für vertrauliche Mitteilungen eignet sich die Mail nicht, hier sollte ggf. der Inhalt durch digitale Signaturen und/oder verschlüsselte Übertragung gegen unberechtigtes Lesen oder Verändern geschützt werden. Ebenso sind beim Übertragen der E-Mail die technischen Gegebenheiten des Empfängers zu beachten (Nachrichtenformate, Dateiformat und -größe der Anlagen).

Auch für E-Mails gilt es bestimmte Regeln in Anlehnung an die DIN 5008 zu beachten. Sie werden nach DIN 5008 als Fließtext (ohne Silbentrennung) einzeilig geschrieben, und Absätze sind durch eine Leerzeile vom folgenden Text zu trennen. Der Textumbruch wird nämlich durch die Software des Empfängers und die jeweils gewählte Fenstergröße automatisch gesteuert.

Ein formales Element einer E-Mail wäre zunächst eine eindeutige Empfängeradresse. Diese wird meist nur mit Kleinbuchstaben geschrieben und generell ohne Umlaute. Häufig findet man Bezeichnungen wie z. B. empfaengername@provider.de oder auch vorname.nachname@provider.de. Soll die E-Mail an mehrere Empfänger verteilt werden, so sind die Adressen dieser im Verteilerfeld „Cc..." (= Carbon copy) anzugeben. Einen verdeckten Verteiler, der nicht dem eigentlichen Empfänger angezeigt werden soll, führt man im Feld „Bcc..." (= Blind carbon copy) auf. Genauso wie bei Geschäftsbriefen ist der Betreff kurz und stichwortartig anzugeben. Auch die Anrede ist ein fester Bestandteil, ebenso eine Grußformel, der Name des Verfassers sowie Kommunikations- und Firmenangaben (z. B. Telefon, Telefax, Adresse, Internet- und Mailadresse). Anlagen sollten im Text erwähnt werden, da bei der E-Mail kein Anlagen- oder Verteilervermerk steht. Diese beiden Informationen werden im Briefkopf (Verteiler im Feld „Cc...", Anlagen im Feld „Anfügen...") integriert.

Den Briefabschluss einer E-Mail kann man als Textbaustein über die sog. Signatur einfach einrichten.

Bei Firmen sollte auch der Hinweis auf die Rechtsform und den Sitz der Gesellschaft sowie die Nummer, unter der der Eintrag im Handelsregister erfolgt ist, auf der Basis des EHUG (Gesetz über elektronische Handels-, Genossenschafts- sowie Unternehmensregister) nicht fehlen. Seit Jahresbeginn 2007 handelt es sich hierbei um Pflichtangaben.

Literatur

DIN – Deutsches Institut für Normung e. V. (Hrsg.) (2005): Schreib- und Gestaltungsregeln für die Textverarbeitung – Sonderdruck von DIN 5008:2005. 4. Aufl. Berlin: Beuth
Manekeller, F. (2008): DIN 5008 von A bis Z – Perfekt schreiben mit Word 2007. Troisdorf: Bildungsverlag EINS
Grün, K. (2005): Der Geschäftsbrief. 3. Aufl. Berlin: Beuth

5 Rechtsfragen für Stationsleitungen

Peter Jacobs

Das Fundament des Rechts ist die Humanität.

Albert Schweitzer

5.1 Die Aufgaben der Stationsleitung unter rechtlichen Gesichtspunkten

Stationsleitungen befinden sich arbeitsrechtlich gesehen in einer Doppelrolle. Einerseits sind sie Arbeitnehmer, auf der anderen Seite haben sie Arbeitgeberfunktionen wahrzunehmen. Böhme (1999) unterscheidet in diesem Zusammenhang zwischen dem abstrakten Arbeitgeber, mit dem der Arbeitsvertrag geschlossen wird, also dem Träger der Gesundheitseinrichtung, und dem konkreten Arbeitgeber. Stationsleitungen sind als konkrete Arbeitgeber anzusehen. Sie setzen in dem ihnen anvertrauten Bereich – Station oder Funktionsabteilung – die Vorgaben des abstrakten Arbeitgebers um. Dafür werden sie auch bezahlt

> Stationsleitungen sind Arbeitnehmer, nehmen aber auch Arbeitgeberfunktionen wahr.

Brenner hat bereits 1984 ausführlich zu den Aufgaben von Stationsleitungen Stellung genommen. Danach gehört zum Verantwortungsbereich einer Stationsleitung im Rahmen des „sachlichen Vorstehens":

> Die Aufgaben der Stationsleitung nach Brenner (1984)

- Weisungsbefugnis gegenüber dem unterstellten Personal:
  - Diensteinteilung der Mitarbeiter,
  - Gestaltung der Arbeitsabläufe,
  - Bestimmung des konkreten Arbeitsplatzes, z. B. bei dezentral organisierten Funktionsabteilungen,
  - Verantwortung für die praktische Ausbildung, Anleitung und Überwachung von Pflegeschülern und Fachweiterbildungsteilnehmern,
  - Sicherstellung der Fortbildung der Mitarbeiter, so weit dies Arbeitgeberpflicht ist;
- die Sicherstellung der Pflege:
  - Verantwortung für die Grund- und Behandlungspflege,
  - Verantwortung für die Pflegedokumentation,
  - Verantwortung für die Koordinierung der ärztlich angeordneten diagnostischen und therapeutischen Maßnahmen;
- administrative Aufgaben:
  - Verantwortung für das Inventar der Station,
  - Bevorratung von Geräten, Material und Medikamenten,
- Sicherstellung des Patienteneigentums

(Brenner 1984).

Die Aufgaben der Stationsleitung nach Böhme (1999)

Böhme fasst diese Verantwortung 15 Jahre später so zusammen:

- „die fachliche Planung der Pflegeprozesse,
- die fachgerechte Führung der Pflegedokumentation,
- die an dem individuellen Pflegebedarf orientierte Einsatzplanung der Pflegekräfte,
- die fachliche Leitung der Dienstbesprechungen innerhalb des Pflegedienstes"

(Böhme 1999, S. 43).

Die Aufgaben der Stationsleitung nach Strässner und
Ill-Gross (2002)

Sträßner und Ill-Groß beschreiben drei Zielgrößen für die Aufgabenstellung in der Leitungsfunktion:

- „Wahrnehmung der Interessen des Trägers,
- Wahrnehmung des Rechtsgüterschutzes des Patienten,
- Wahrnehmung des Rechtsgüterschutzes für die nachgeordneten Mitarbeiter"

(Strässner/Ill-Gross 2002, S. 22).

Natürlich müssen Sie als Stationsleitung alle diese Aufgaben nicht persönlich erfüllen. Sie bedienen sich dazu der Delegation von Aufgaben und beschränken sich in vielen Dingen auf die Auswahl, Anleitung und Überwachung des für die jeweilige Aufgabe geeigneten Personals (☞ Kapitel 5.7.1).

Die Stationsleitung als Verantwortliche der Station

Zusammenfassend kann die Rolle der Stationsleitung so definiert werden: Sie ist die Verantwortliche auf der Station. Sie bestimmt die Abläufe, koordiniert die Arbeit der verschiedenen Berufsgruppen, um eine bestmögliche Patientenversorgung unter wirtschaftlichen Gesichtspunkten zu erreichen. Damit wird die zentrale Rolle der Stationsleitung im Krankenhaus deutlich. Sie ist darüber hinaus die einzige Person, die mit allen Gruppierungen im Krankenhaus Kontakt hat:

- Patienten und Angehörige,
- unterstelltes Pflegepersonal,
- vorgesetzte Pflegedienstleitungen,
- Ärzte,
- Mitarbeiter externer Firmen,
- Mitarbeiter der Verwaltung und sonstiger Bereiche im Krankenhaus.

Die Qualität des Pflegedienstes in einem Krankenhaus steht und fällt ganz wesentlich mit der Qualität der Stationsleitungen. So verwundert es auch nicht, dass sich die Rolle der Stationsleitung immer mehr von der unteren Führungsebene zu Aufgaben der mittleren Führungsebene hin entwickelt. Eine Tendenz, die sich in Zukunft noch verstärken wird und die damit auch eine bessere Vergütung notwendig machen wird.

Literatur

Böhme, H. (1999): Rechtsstellung der Pflegeleitung in modern geführten Gesundheitseinrichtungen. In: Pflegen ambulant, Heft 10, 3, S. 42–45
Brenner, G. (1984): Die rechtliche Stellung der Pflegepersonen, die einer Betten- oder Funktionseinheit vorstehen. In: Deutsche Krankenpflegezeitschrift. 37, Beilage zu Heft 7

Sträßner, H./M. Ill-Groß (2002): Das Recht der Stationsleitung. Ein Leitfaden für Alten- und Krankenpflegepersonal. 2. Aufl. Stuttgart: Kohlhammer

5.2 Die Dienstplanung

5.2.1 Einleitung

Bei Ihrer Arbeit als Stationsleitung gehört die Dienst- und Urlaubsplanung zu den wichtigsten organisatorischen Aufgaben. Dies bedeutet natürlich nicht, dass Themen wie Mitarbeiterbeurteilung oder Arbeitsablauforganisation weniger wichtig wären. Juristisch betrachtet sind alle aufgeführten Themen von gleich hoher Bedeutung.
Die im Rahmen der Dienstplanung notwendigen Gesetze werden unter dem Aspekt ihrer Bedeutung für Sie als Stationsleitung besprochen. So bleibt die notwendige Übersichtlichkeit erhalten. Gleichzeitig wird dadurch deutlich, wo Ihr Verantwortungsrahmen als Stationsleitung beginnt und endet. Vergütungsfragen oder Fragen der Ausgestaltung des Arbeitsplatzes liegen nicht in Ihrem Einflussbereich und sind daher von Ihnen auch nicht zu verantworten. Dies bedeutet nicht, dass Sie hier nicht im Einzelfall tätig werden können, jedoch tragen Sie nicht die Verantwortung, wenn beispielsweise ein Arbeitgeber widerrechtlich die angeordneten und geleisteten Überstunden nicht bezahlt oder wenn er die notwendige Sicherheitsausstattung eines Arbeitsplatzes nicht gewährleistet. Beides fällt in die Verantwortung des Arbeitgebers aus dem Arbeitsvertrag beziehungsweise unter seine Fürsorgepflicht. Ansprechpartner wären an dieser Stelle für den einzelnen Mitarbeiter in erster Linie die Personalvertretungen. Diese scheinbar selbstverständliche Aussage ist insofern von hoher praktischer Bedeutung, als viele Pflegende dazu neigen, Sie als Stationsleitung und mehr noch die Pflegedienstleitung als Personalvertretung für ihre Berufsgruppe zu sehen. Die Leitungen wiederum neigen häufig dazu, diese Rolle anzunehmen. Wenn Sie dies aber tun, kommen Sie in einen unlösbaren Konflikt mit Ihrer Rolle als Führungskraft. Im Rahmen Ihrer Führungsverantwortung haben Sie allenfalls eine Remonstrationspflicht, also die Pflicht, auf Missstände hinzuweisen. Wird der Träger nicht tätig, ersetzt er z. B. eine defekte „Berner Box" für die Zubereitung von Zytostatika nicht, haftet er wegen Missachtung der Arbeitsschutzvorschriften.
Der Dienstplan ist ein Dokument, das aufbewahrt werden muss – und zwar als Originaldokument mit allen Änderungen. Es ist daher eine Dokumentenfälschung, wenn Originaldienstpläne nach Ablauf des Monats ins „Reine" geschrieben werden. Zum einen wird es hier immer zu Übertragungsfehlern kommen, zum anderen kann dies nur als sinnlose Arbeitsbeschaffungsmaßnahme angesehen werden.
Eine unmittelbare Vorschrift, aus der die Aufbewahrungsfrist für Dienstpläne zu entnehmen ist, existiert nicht. Nach dem Arbeitszeitgesetz ist Arbeit, die über acht Stunden hinaus geht, aufzuzeichnen. Diese Aufzeichnungen sind zwei Jahre aufzubewahren.

Aufbewahrung des Dienstplans

Weitere indirekte Hinweise auf Aufbewahrungsfristen finden wir im Medizinproduktegesetz mit fünf Jahren und in der Röntgenverordnung mit zehn Jahren für Dokumente. Will man sich von Trägerseite her gegen jeglichen möglichen Haftungsanspruch schützen, so müssten Dienstpläne gemäß der allgemeinen Verjährung 30 Jahre lang aufbewahrt werden. Nur dies würde einen sicheren Schutz für den Fall eines Haftpflichtprozesses gewähren, der unter Umständen erst nach vielen Jahren anhängig wird. Dies gilt auch nach dem neuen Schuldrecht, da bei Schädigungen an Leib, Leben und Gesundheit weiterhin eine Verjährungsfrist von 30 Jahren gilt.

Ein weiterer Grund, Dienstpläne über mehrere Jahre aufzubewahren, kann darin liegen, dass Sie als Stationsleitung zum Beispiel im Rahmen der Urlaubsplanung (☞ Kapitel 5.3.3) auf alte Dienstpläne zugreifen müssen. Fragen Sie im Zweifelsfall bei Ihrer Pflegedienstleitung nach, wo und wie lange alte Dienstpläne aufbewahrt werden müssen. Da Dienstpläne zunehmend elektronisch erstellt werden, stellt die Archivierung vom Platz her kein Problem für die Arbeitgeber dar.

Wie lange im Voraus muss der Dienstplan aushängen?

Interessanterweise gibt es keine verbindliche Festlegung dafür, wie lange im Voraus ein gültiger Dienstplan den Beschäftigten bekannt gegeben werden muss. Daher existieren hier alle Varianten. Die Beschäftigten können erst nach Bekanntgabe des Dienstplans ihr Privatleben organisieren. Daran ändert auch die Tatsache nichts, dass man im Krankenhausalltag häufig den Eindruck gewinnt, dass der Dienstplan sich an den Privatinteressen der Arbeitnehmer zu orientieren habe (☞ Kapitel 5.2.10). Es liegt daher auch unter Motivationsgesichtspunkten im Interesse aller Beteiligten, die Dienstplanung so früh wie möglich bekannt zu geben. In der Praxis hat es sich bewährt, den Dienstplan jeweils sechs Wochen vor dem Beginn eines Monats auszuhängen, also beispielsweise für den Monat Juli am 15. Mai. Die Erfahrungen des Verfassers damit waren ausgezeichnet. Das Hauptargument gegen eine so frühzeitige Dienstplanung lautet, es käme dann zu umfangreichen Änderungen, noch bevor der geplante Monat beginnt. Dieses Argument hält einer Nachprüfung in der Regel nicht stand. Die meisten Änderungen ergeben sich erfahrungsgemäß kurzfristig – zum Beispiel durch Krankheit oder weil Mitarbeiter aus meist privaten Gründen Änderungswünsche haben. Die Motivationssteigerung bei den Mitarbeitern durch eine frühzeitige Dienstplanung wiegt ungleich mehr. Hier spielt wohl eher die tradierte Arbeitsweise in den Krankenhäusern eine Rolle, die weit entfernt von strukturierten Planungen und Arbeitsabläufen ist, sondern immer die Notfallplanung zum Regelfall erhebt. Daher auch die Schwierigkeiten der Krankenhäuser bei der Umsetzung des Arbeitszeitrechtes (☞ Kapitel 5.2.5).

Ab wann ist ein Dienstplan verbindlich?

Bei einer Überprüfung der Dienstpläne am Klinikum der Autoren rügte der Bayerische Oberste Rechnungshof das frühzeitige Aushängen der Dienstpläne. Begründet wurde dies damit, dass bereits in dieser Aushangphase Überstunden durch Änderungen eintreten könnten. Hier kollidieren wieder einmal Mitarbeiterzufriedenheit und Ökonomie. Allerdings kann beides in Einklang gebracht werden: Der Dienstplan wird weiterhin frühzeitig ausgehängt, erlangt aber seine Gültigkeit erst z. B. 5 Arbeitstage oder Kalendertage vor dem Beginn des jeweiligen Monats. Änderungen davor lösen dann keine Überstunden aus. Dies kann im

Rahmen der Mitarbeiterzufriedenheit mit der Personalvertretung so vereinbart werden. Immer häufiger werden auch aus Gründen der Flexibilität 14-Tages-Dienstpläne erstellt.
Empfohlene Gesetzestexte als Ergänzung:
Arbeitsgesetze. Beck-Texte im dtv „Arbeitsgesetze" und „Tarifrecht öffentlicher Dienst Bund, Kommunen, Länder, TV-Ärzte" in der jeweils gültigen Fassung. Preis: ca. Euro 7,00 bzw. 12,00.

5.2.2 Das Mutterschutzgesetz (MuSchG)

Das Mutterschutzgesetz ist ein Schutzgesetz. Dies bedeutet, dass sowohl Arbeitgeber wie auch die Arbeitnehmerinnen zur Befolgung verpflichtet sind. Aufsichtsbehörde ist i. d. R. das örtliche Gewerbeaufsichtsamt. Von besonderer Bedeutung für die Dienstplanung sind zunächst einmal diejenigen Paragrafen des MuSchG, die unmittelbare Auswirkungen auf die Einsatzzeiten haben. Die §§ 3 bis 9 und 16 kommen hier zum Tragen.
§ 3 Absatz 1 legt fest, dass werdende Mütter nicht beschäftigt werden dürfen, wenn aufgrund eines ärztlichen Zeugnisses eine Gefahr für die Gesundheit oder gar das Leben der Mutter oder des Kindes vorliegt. In einem solchen Fall steht die schwangere Mitarbeiterin mit sofortiger Wirkung nicht mehr zur Diensteinteilung zur Verfügung.

§ 3 Beschäftigungsverbote

§ 3 Absatz 2 enthält ein relatives Beschäftigungsverbot. Sechs Wochen vor der Entbindung dürfen werdende Mütter nicht mehr beschäftigt werden. Allerdings kann die schwangere Mitarbeiterin auf dieses Recht verzichten und sich ausdrücklich zur Arbeitsleistung bereit erklären. Diese Erklärung kann von ihr jederzeit widerrufen werden, dann ebenfalls mit der Konsequenz des sofortigen Ausfalls für die Dienstplanung und Änderung des bereits geschriebenen Dienstplans.
§ 4 spricht ein Beschäftigungsverbot bei schweren körperlichen Arbeiten sowie bei schädlichen Einwirkungen von gesundheitsgefährdenden Stoffen aus. Hierzu zählen unter anderem auch Gase und Dämpfe.

§ 4 Weitere Beschäftigungsverbote

> **Beispiel:**
> In einer Operationsabteilung werden noch Narkosegeräte betrieben, die über keine geeigneten Absaugeinrichtungen verfügen. Eine Weiterbeschäftigung von schwangeren Krankenschwestern und Ärztinnen in einem solchen Operationssaal ist nicht zulässig. Sind allerdings Absaugeinrichtungen oder Absorptionsfilter vorhanden, dürfen Beschäftigte in solchen OP-Sälen arbeiten. In verschiedenen Kliniken werden schwangere Mitarbeiterinnen prinzipiell sofort nach Bekanntwerden der Schwangerschaft, spätestens aber in den letzten zwei Monaten, aus exponierten Arbeitsgebieten mit Narkosegasen und/oder Röntgenstrahlung versetzt.

Schwangere dürfen nach Ablauf des fünften Monats der Schwangerschaft nicht ständig im Stehen Tätigkeiten verrichten. Dies kommt beispielsweise im Operationssaal beim Instrumentieren zum Tragen. Die wenigsten OP-Schwestern wollen aber aus dem OP versetzt werden. Meist kann durch eine Umorganisation der Arbeitsabläufe, beispielsweise indem die schwangere OP-Schwester rechtzeitig abgelöst wird und vermehrt Springertätigkeiten wahrnimmt, diese durchaus in ihrem Arbeitsgebiet bleiben.

Da es keinen Katalog mit einer Aufzählung gibt, was nach § 4 MuSchG als gefährlich gilt und was nicht, muss immer eine Einzelfallprüfung vorgenommen werden. Hier spielen auch die Aufsichtsbehörden eine große Rolle. Das zuständige Gewerbeaufsichtsamt kann beispielsweise bei einer ersten Schwangerschaft auf einer Station oder Abteilung eine so genannte Positivliste verlangen. Hier listet die Stationsleitung alle Arbeiten auf, die von einer Schwangeren auf der konkreten Station durchgeführt werden dürfen. Diese Liste wird mit der Schwangerschaftsmeldung an das Gewerbeaufsichtsamt geschickt, dort angepasst und dann dem Arbeitgeber zurückgesandt. Die Liste gilt dann für alle zukünftigen schwangeren Mitarbeiterinnen dieser Station. Lediglich bei Änderungen im Arbeitsspektrum der Station muss eine neue Positivliste erstellt werden, nicht aber, wenn die nächste Mitarbeiterin schwanger wird. So ist zumindest die Regelung zwischen dem zuständigen Gewerbeaufsichtsamt und dem Klinikum der Universität München. Üblicher ist jedoch bisher die Arbeitsplatzanalyse nach der Mutterschutzrichtlinienverordnung (MuSchRiV), die im Endergebnis eine Auflistung der Tätigkeiten enthält, die **nicht** ausgeführt werden dürfen (= Negativliste). Auch der betriebsärztliche Dienst und der Beauftragte für Arbeitssicherheit im jeweiligen Krankenhaus können bei Fragen zu Rate gezogen werden.

Beispiel einer Positivliste für eine schwangere Mitarbeiterin:
Tätigkeiten, die eine Schwangere auf einer Normalstation verrichten darf:

- Patientendurchgang:
  - Vitalwerte kontrollieren,
  - i.m.- und s.c.-Injektionen verabreichen (gilt für Patienten, die gesichert keine Infektionskrankheit haben, wie zum Beispiel eine akute Hepatitis A, B oder C, sowie keine akute oder chronische Hepatitis haben!),
  - Betten machen und wenn nötig frisch beziehen.
- Medikamente aufziehen (außer Ancotil®, Cymeven® und Zytostatika).
- Eine schwangere Mitarbeiterin darf bei pflegerischen Verrichtungen mit Ausscheidungen (Blut, Urin, Stuhl) in Berührung kommen, außer bei Verdacht einer Infektionserkrankung wie zum Beispiel Hepatitis A/B/C, CMV oder Toxoplasmose, muss aber, wie jeder Mitarbeiter, die notwendigen Schutzmaßnahmen (Handschuhe usw.) ergreifen.
- eingeschränkt Patienten waschen (Mitarbeiterin braucht eventuell Hilfe beim Drehen und Lagern der Patienten),
- Verbandwechsel bei nicht-infektiösen Patienten vornehmen,
- Patienten inhalieren lassen,
- Essen verteilen, Hilfestellung bei der Nahrungs- und Medikamentenaufnahme leisten,

- Visite mitgehen und ausarbeiten,
- Neuzugänge ins Zimmer begleiten, die Station zeigen, Verordnungen ausarbeiten, Aufnahmegespräch führen, Pflegeplanung und Dokumentation beginnen,
- Telefondienst leisten,
- Verbrauchsgüter und Apotheke bestellen und ausräumen (dabei darf sie jedoch keine schweren Kisten heben).

Die hier wiedergegebene Positivliste wurde so beispielsweise vom zuständigen Gewerbeaufsichtsamt genehmigt. In der Literatur finden sich vereinzelt Hinweise, dass jegliche Form von Injektionen durch schwangere Mitarbeiterinnen verboten sein sollen. Wenn im vorliegenden Fall das Gewerbeaufsichtsamt die i.m.- und s.c.-Injektionen mit Einschränkungen genehmigt, so dürfen diese auch von Schwangeren ausgeführt werden. Weiterhin legt § 4 Absatz 2 Nr. 1 fest, dass werdende Mütter regelmäßig Lasten von mehr als 5 kg und gelegentlich Lasten von mehr als 10 kg nicht heben, bewegen oder befördern dürfen. Hier stellt sich naturgemäß sofort die Frage, inwieweit schwangere Mitarbeiterinnen dann noch beispielsweise zur Mobilisation von Patienten eingesetzt werden können. Weiterhin wird häufig gefragt, ob schwangere Mitarbeiterinnen überhaupt noch alleine zum Dienst eingeteilt werden können. Dies spielt bei Nachtdiensten natürlich keine Rolle, weil Schwangere keine Nachtarbeit leisten dürfen. Natürlich dürfen Schwangere allein arbeiten, soweit sie nicht mit verbotenen Tätigkeiten betraut werden. Auch eine nicht-schwangere Mitarbeiterin kann plötzlich ausfallen und muss dann notfallmäßig ersetzt werden.

Schwangere dürfen alleine arbeiten

Beispiel:
Eine schwangere Mitarbeiterin beklagt sich bei ihrer Stationsleitung darüber, dass sie dauernd Infusionskisten schleppen und Patienten im Bett hochrutschen oder aufsetzen muss.

Lösungsvorschlag:
In solchen Fällen kommt es letztlich auf Gegenseitigkeit an. So wie die Mitarbeiter darauf achten sollten, dass eine schwangere Kollegin körperlich nicht zu schwer belastet wird, so muss aber auch von der Mitarbeiterin verlangt werden, dass sie selbst in entsprechenden Situationen auf ihre Lage hinweist. Im Eifer des Arbeitsalltags ist es nicht zu vermeiden, dass der Zustand der Schwangeren „vergessen" wird, ohne dass dahinter eine böse Absicht steckt. Hier bedarf es unter Umständen eines klärenden Wortes durch die Stationsleitung.

§ 5 der Verordnung zum Schutze der Mütter am Arbeitsplatz führt darüberhinaus besondere Beschäftigungsbeschränkungen auf.
In § 5 wird geregelt, dass werdende Mütter dem Arbeitgeber ihre Schwangerschaft möglichst sofort bekannt geben sollen. In der Praxis wirft der scheinbar so klare § 5 des MuSchG immer wieder Fragen auf.

§ 5 Mitteilungspflicht, ärztliches Zeugnis

Beispiel:
Eine schwangere Mitarbeiterin teilt Ihnen in der Funktion als Stationsleitung ihre Schwangerschaft nicht mit. Sie glauben aber, eine Schwangerschaft zu erkennen. Dürfen Sie die (vermeintliche) Schwangerschaft ignorieren?

Lösungsvorschlag:
Als Stationsleitung müssen Sie hier unbedingt handeln. Das MuSchG spricht lediglich davon, dass eine Schwangerschaft **vorliegen** muss, um die Schutzbestimmungen wirksam werden zu lassen. Es spricht nicht von einer mitgeteilten Schwangerschaft. Sie sollten hier ein Gespräch unter vier Augen mit der Beschäftigten führen. Sollte diese jedoch eine Schwangerschaft weiterhin in Abrede stellen, sind auch für Sie als Stationsleitung die Grenzen des Machbaren erreicht. Problematisch sind solche Situationen dann, wenn es zu Komplikationen in der Schwangerschaft kommt und die Beschäftigte die Schuld an diesen Komplikationen nicht bei sich selbst sucht, obwohl sie sich nicht an die Schutzvorschriften gehalten hat. Solche Fälle sind selten, kommen aber leider vor.

Keine unbefugte Weitergabe der Schwangerschaftsmeldung

In diesem Zusammenhang stellt auch § 5 Absatz 1 Satz 4 klar: „Der Arbeitgeber darf die Mitteilung der werdenden Mutter Dritten nicht unbefugt bekannt geben." Sie als Stationsleitung, die diese Mitteilung erhalten, sind als konkreter Arbeitgeber zu betrachten, dürfen also folglich die Mitteilung der Schwangerschaft nicht an die anderen Beschäftigten der Station weitergeben, wenn die Schwangere dies nicht wünscht. Die Weitergabe an die Personalabteilung oder die vorgesetzte Pflegedienstleitung ist keine unbefugte Mitteilung an Dritte. Diese müssen im Rahmen ihrer Arbeitgeberfunktion informiert werden, um die notwendigen Schritte im Rahmen des Mutterschutzgesetzes einleiten zu können. Sie als Stationsleitung müssen außerdem aufgrund der Mitteilung einer Schwangerschaft sofort die Schutzvorschriften umsetzen, also zum Beispiel die Schwangere aus den geplanten Nachtdiensten herausnehmen.

Beispiel:
Eine Mitarbeiterin teilt Ihnen mit, dass sie schwanger ist. Gleichzeitig bittet sie darum, dass Sie den Mitarbeitern der Station nichts davon sagen.

Lösungsvorschlag:
Weisen Sie die Schwangere auf die notwendigen Änderungen hin und teilen Sie ihr mit, wann Sie den Dienstplan ändern müssen, was im Interesse der betroffenen Mitarbeiter sicherlich so bald wie möglich geschehen muss. Sollte die schwangere Mitarbeiterin bis dahin ihre Kollegen nicht informiert haben, ändern Sie die Dienstplanung. Dass die Mitarbeiter Ihrer Station natürlich sofort wissen, worum es geht, wenn eine Kollegin plötzlich aus allen geplanten Nachtdiensten bzw. Diensten nach 20 Uhr entfernt wird, stellt keine unbefugte Mitteilung an Dritte dar.

Absatz 1 legt ein absolutes Beschäftigungsverbot für den Zeitraum von acht Wochen nach der Entbindung fest. Nach Früh- und Mehrlingsgeburten verlängert sich dieser Zeitraum auf zwölf Wochen. Hiervon darf auch auf Wunsch der Mutter keine Ausnahme gemacht werden.

§ 6 Beschäftigungsverbote nach der Entbindung

In Absatz 2 wird außerdem festgeschrieben, dass Frauen, die aufgrund eines ärztlichen Zeugnisses nicht voll leistungsfähig sind, nicht zu Arbeiten herangezogen werden dürfen, die ihre Leistungsfähigkeit übersteigen. Auch dies hat naturgemäß Auswirkungen auf die Dienstplanung, da die Mitarbeiterin zu bestimmten Zeiten/Schichten unter Umständen nicht eingesetzt werden kann. Stillende Mütter dürfen ebenfalls nicht mit den in § 4 benannten Arbeiten betraut werden.

§ 7 schreibt fest, dass der stillenden Mutter täglich zweimal die erforderliche Zeit zum Stillen, mindestens jedoch zweimal eine halbe Stunde oder einmal täglich eine Stunde Stillzeit gewährt werden muss. Bei mehr als acht Stunden Arbeitszeit erhöht sich die Stillzeit auf zweimal 45 Minuten bzw. einmal neunzig Minuten. Die Stillzeit ist Arbeitszeit.

§ 7 Stillzeit

> **Beispiel:**
> Eine Mitarbeiterin stillt auch nach zwei Jahren noch. Wie lange muss der Arbeitgeber die Stillzeit als Arbeitszeit gewähren?
> In § 7 ist die Dauer der Stillzeit nicht ausdrücklich festgelegt. Das Landesarbeitsgericht Niedersachsen kam in seinem Urteil vom 29.10.1987 (AZ: 10 Sa 379/87) zu der Auffassung, dass der Schutz nach § 7 MuSchG sich auf das erste Lebensjahr des Kindes beschränke. Stillzeiten, die darüber hinaus andauern, muss die Mutter daher als Freizeit nehmen.

§ 8 legt fest, dass werdende Mütter nicht mit Mehrarbeit und nicht in der Nacht zwischen 20 und 6 Uhr beschäftigt werden dürfen sowie nicht mit Sonntagsarbeit.

§ 8 Mehrarbeit, Nacht- und Sonntagsarbeit

> **Beispiel:**
> Eine Beschäftigte meldet Ihnen ihre Schwangerschaft. Gleichzeitig möchte sie aber die etwa einmal monatlich anfallenden Nachtdienste weiterhin ableisten. Dürfen Sie zustimmen?
> Nein, denn auch die Beschäftigte selbst hat keine Möglichkeit, die zu ihrem Schutz erlassene Vorschrift außer Kraft zu setzen.

In Absatz 4 wird als Ausnahme festgelegt, dass unter anderem in der „Krankenpflege- und in Badeanstalten (...) sowie anderen Darbietungen oder Lustbarkeiten (Originaltext) werdende oder stillende Mütter an Sonn- und Feiertagen beschäftigt werden dürfen. Als Ausgleich ist ihnen in jeder Woche einmal eine ununterbrochene Ruhezeit von mindestens 24 Stunden im Anschluss an eine Nachtruhe zu gewähren.
Dies bedeutet, dass bei Wochenendarbeit der Freizeitausgleich sofort zu geben ist.

Von indirekter Bedeutung für die Dienstplanung ist § 9, der das Kündigungsverbot während der Schwangerschaft und für die ersten vier Monate nach der Entbindung festschreibt.

§ 9 Kündigungsverbot

§ 10 Erhaltung von Rechten

Während der Schwangerschaft und der sich an die Geburt anschließenden Schutzfrist kann eine Frau ohne Einhaltung einer Frist zum Ende der Schutzfrist kündigen. Unter bestimmten Voraussetzungen gilt bei einer Wiedereinstellung innerhalb eines Jahres das Arbeitsverhältnis als nicht unterbrochen. Dies gilt nicht, wenn die Frau in dieser Zeit bei einem anderen Arbeitgeber beschäftigt war.

§ 16 Freizeit für Untersuchungen

Untersuchungen während der Schwangerschaft im Rahmen der Leistungen der gesetzlichen Krankenversicherung sind dienstplanrelevant, da diese Zeiten als Arbeitszeit gerechnet werden müssen und ein Entgeltausfall nicht eintreten darf.

§ 17 Erholungsurlaub

Für Ausfallzeiten wegen mutterschutzrechtlicher Beschäftigungsverbote erhält eine Frau Urlaub, als habe sie gearbeitet.

Konnte der Urlaub nicht oder nicht vollständig vor Eintritt eines Beschäftigungsverbots genommen werden, kann der Resturlaub nach Ablauf der Schutzfrist nach der Geburt im laufenden oder im nächsten Jahr genommen werden. Damit verlängert sich hier die Frist für nicht eingebrachten Urlaub deutlich.

Achtung:
Verstöße gegen Bestimmungen des MuSchG werden nach § 21 als Ordnungswidrigkeiten mit Bußgeldern bis zu 15.339,– € geahndet. Vorsätzliche Verstöße zum Beispiel gegen die Beschäftigungsverbote können mit einer Freiheitsstrafe bis zu einem Jahr oder einer Geldstrafe geahndet werden, sind also Straftaten. Hier wären Sie als Stationsleitung als konkreter Arbeitgeber in der Verantwortung, wenn Sie ohne Wissen Ihrer vorgesetzten Pflegedienstleitung beispielsweise Nachtarbeit einer schwangeren Beschäftigten zulassen würden. Geschieht dies lediglich fahrlässig, wäre immer noch eine Freiheitsstrafe bis zu sechs Monaten oder eine Geldstrafe möglich.

5.2.3 Das Jugendarbeitsschutzgesetz (JArbSchG)

Die Bestimmungen des JArbSchG im Rahmen der Dienstplanung kommen in erster Linie beim Einsatz von (noch) 17-jährigen Pflegeschülern oder von Praktikanten zum Tragen. Jugendliche im Sinne dieses Gesetzes sind Beschäftigte, die mindestens 15 Jahre, aber noch nicht 18 Jahre alt sind.

§ 8 Dauer der Arbeitszeit

Die Dauer der Höchstarbeitszeit beträgt acht Stunden täglich und höchstens 40 Stunden wöchentlich.

§ 11 Ruhepausen

Die in § 11 festgelegten Ruhepausen unterscheiden sich von denen erwachsener Arbeitnehmer:

- 30 Minuten bei mehr als viereinhalb bis sechs Stunden Arbeitszeit,
- 60 Minuten bei mehr als sechs Stunden Arbeitszeit.

§ 13 Tägliche Freizeit

Auch die täglich zu gewährende Ruhezeit, also die Zeit zwischen zwei Schichten, ist bei Jugendlichen länger, nämlich mindestens 12 Stunden.

§ 14 legt die Arbeitszeit der Jugendlichen auf die Zeit von 6 bis 20 Uhr fest. Dies ist kein Hindernis für den Nachtwacheneinsatz während der Krankenpflegeausbildung, da dieser meist im dritten Ausbildungsjahr erfolgt und die Krankenpflegeschüler damit über 18 Jahre alt sind. In mehrschichtigen Betrieben (Krankenhäuser und Altenheime) dürfen Jugendliche über 16 Jahre bis 23.00 Uhr beschäftigt werden.

§ 14 Nachtruhe

Jugendliche dürfen nur fünf Tage in der Woche beschäftigt werden. Die beiden Ruhetage sollen möglichst aufeinander folgen.

§ 15 Fünf-Tage-Woche

Nach den §§ 16 und 17 dürfen Jugendliche eigentlich nicht an Samstagen und Sonntagen beschäftigt werden. Hier gilt jedoch eine Ausnahme für Krankenanstalten sowie für Alten-, Pflege- und Kinderheime.

§§ 16 und 17 Samstagsruhe, Sonntagsruhe

Mindestens zwei Samstage sollen im Monat beschäftigungsfrei sein; mindestens zwei Sonntage im Monat *müssen* beschäftigungsfrei bleiben.

Jugendliche zwischen dem 17. und 18. Lebensjahr erhalten mindestens 25 Werktage Erholungsurlaub.

§ 19 Urlaubsanspruch

§ 22 ff. legt Beschäftigungsverbote insbesondere bei gefährlichen Arbeiten fest. Dazu gehören beispielsweise Röntgenstrahlen, außergewöhnliche Hitze oder giftige, ätzende und reizende Stoffe. Jugendliche dürfen bei der Arbeit solchen Stoffen nicht ausgesetzt werden, außer im Rahmen ihrer Ausbildung, aber auch da sind die Grenzen eng zu ziehen.

§ 22 Gefährliche Arbeiten

Für die Krankenpflege besteht eigentlich keine Notwendigkeit, Jugendliche den Gefährdungen des § 22 ff. auszusetzen.

> **Achtung:**
> Ordnungswidrigkeiten und Straftaten bei Missachtung der Bestimmungen durch den Arbeitgeber sind in den §§ 58 und 59 festgelegt.

5.2.4 Das Schwerbehindertenrecht

Die Regelungen des bisherigen Schwerbehindertengesetzes sind in das Sozialgesetzbuch (SGB) Neuntes Buch (IX) – Rehabilitation und Teilhabe behinderter Menschen – vom 19. Juni 2001 aufgenommen worden. Nach Absatz 1 gelten die Menschen als behindert, deren körperliche Funktion, geistige Fähigkeit oder seelische Gesundheit mit hoher Wahrscheinlichkeit länger als sechs Monate von dem für das Lebensalter typischen Zustand abweicht, und daher die Teilhabe am Leben in der Gesellschaft beeinträchtigt wird.

§ 2 Behinderung

Absatz 2 definiert schwer behinderte Menschen im Sinne des Teils 2 – Schwerbehindertenrecht – dieses Gesetzes als Menschen, deren Grad der Behinderung wenigstens 50 ausmacht und die ihren Wohnsitz, ihren gewöhnlichen Aufenthalt oder ihre Beschäftigung (...) rechtmäßig im Geltungsbereich dieses Gesetzbuchs haben.

Unter bestimmten Voraussetzungen können Menschen mit einem Behinderungsgrad zwischen 30 und 50 Schwerbehinderten gleichgestellt werden, wenn die übrigen Voraussetzungen des Absatzes 2 erfüllt sind und sie sonst keinen geeigneten Arbeitsplatz erlangen oder behalten können (gleichgestellte behinderte Menschen). Der Grad der Behinderung wird durch ein ärztliches Gutachten festgestellt. Daher gibt es keinen „Katalog", aus dem der Grad der Behinderung abgelesen werden kann. [...]

Teil 2 – Kapitel 10: Sonstige Vorschriften

§ 124 Mehrarbeit

Schwerbehinderte sind auf Antrag von Mehrarbeit freizustellen. Dies muss im Dienstplan berücksichtigt werden (Bruns et al. 2003).

§ 125 Zusatzurlaub

§ 125 gewährt Schwerbehinderten fünf zusätzliche Urlaubstage pro Jahr.

Für die Durchführung des Gesetzes sind die Integrationsämter in Zusammenarbeit mit der Bundesanstalt für Arbeit zuständig.

So bedarf z. B. die Kündigung eines Schwerbehinderten der vorherigen Zustimmung des Integrationsamtes (§ 85).

Literatur

Bruns,W./Andreas, M./Debong, B. (2003): Schwerbehinderte müssen nicht mehr als 8 Stunden pro Tag arbeiten! In: Die Schwester/Der Pfleger 42, S. 638–641

5.2.5 Das Arbeitszeitgesetz (ArbZG)

Wohl kaum ein Gesetz hat seit seinem Inkrafttreten für soviel Aufregung in den Krankenhäusern gesorgt wie das Arbeitszeitgesetz (ArbZG) vom 6. Juni 1994. Vor allen Dingen die Diskussion um die Ruhepausen und Ruhezeiten füllt inzwischen schon ganze Bibliotheksregale.

§ 2 Begriffsbestimmungen

- Arbeitszeit ist die Zeit vom Beginn bis zum Ende der Arbeit ohne die Ruhepausen. Arbeitszeiten bei mehreren Arbeitgebern sind zusammenzurechnen.
  Beachte: Dies spielt bei der Genehmigung von Nebentätigkeiten eine Rolle. Stellt ein Mitarbeiter einen Antrag auf Nebentätigkeit zum Beispiel als Nachtwache in einer Privatklinik, so müssen die Arbeitszeiten zusammengerechnet werden. Werden dabei die täglichen oder wöchentlichen Höchstarbeitszeiten nach dem ArbZG überschritten, darf die Nebentätigkeit nicht genehmigt werden.
- Nachtzeit ist die Zeit von 23 bis 6 Uhr.
  Beachte: TVöD und TV-L legen diese Zeit von 21 bis 6 Uhr fest.
- Nachtarbeit ist jede Arbeit, die mehr als zwei Stunden der Nachtzeit umfasst.
- Nachtarbeitnehmer im Sinne des ArbZG sind Arbeitnehmer, die
  - normalerweise Nachtarbeit in Wechselschicht zu leisten haben oder
  - Nachtarbeit an mindestens 48 Kalendertagen leisten.
    Dies trifft für die meisten Pflegenden vor allem im stationären Bereich zu.

Die Regelarbeitszeit beträgt acht Stunden täglich. Sie darf auf zehn Stunden verlängert werden, wenn innerhalb von sechs Kalendermonaten oder innerhalb von 24 Wochen der Durchschnitt von acht Stunden an Werktagen nicht überschritten wird.

§ 3 Arbeitszeit

- Pausen müssen im Voraus festgelegt sein.
- 30 Minuten Pause bei mehr als sechs bis neun Stunden Arbeitszeit.
- 45 Minuten Pause bei mehr als neun Stunden Arbeitszeit.
- Pausen können aufgeteilt werden, die Mindestdauer beträgt 15 Minuten.
- Nach sechs und nach neun Stunden muss der Arbeitnehmer eine Pause erhalten.

§ 4 Ruhepausen

Merke:
Pausen können nicht aufgespart werden, um zum Beispiel eine halbe Stunde früher den Dienst zu verlassen, da spätestens nach sechs und nach neun Stunden eine Pause zu geben ist. Hierfür sind Sie als Stationsleitung verantwortlich.

Es genügt nicht, dass die Arbeitnehmer irgendwann einmal Pause machen. Wie schon beim Jugendarbeitsschutzgesetz muss auch nach dem ArbZG der Arbeitgeber die Pausen im Voraus festlegen. Dies ist naturgemäß in einem Krankenhausbetrieb mit Notfallsituationen und unvorhersehbaren Entwicklungen nicht so leicht zu bewerkstelligen wie zum Beispiel in einem produzierenden Betrieb. Daher besteht weitgehend Einigkeit in der kommentierenden Literatur, dass für jede Station ein Pausenkorridor schriftlich zu fixieren ist. Kann ein Mitarbeiter innerhalb dieses Korridors tatsächlich keine Pause machen, so ist diese Zeit als Überstunde zu bezahlen bzw. in Freizeit zu geben.

Pausenzeiten müssen im Voraus festgelegt werden.

Immer wieder gibt auch die Definition der Pause Anlass zu Diskussionen. Die Ruhepause ist Freizeit des Mitarbeiters, die er auch nicht vergütet bekommt. Er darf daher in dieser Zeit machen, was er will.

Pausenregelung

Beispiel:
Die Nachtschwester der Notaufnahme ist über Funk zu erreichen. Zwischen 2 und 3 Uhr nachts sitzt sie in ihrem Dienstzimmer, liest Zeitung und verzehrt ihr mitgebrachtes Essen. Diese Nachtschwester hat keine Pause gehabt, da sie sofort bei Ertönen des Funkes die Arbeit aufnehmen muss.
Das häufig geäußerte Argument von Arbeitgebern, die Pflegenden würden im Nachtdienst doch wohl im Laufe einer zehnstündigen Arbeitszeit dreimal 15 Minuten ungestört Kaffee trinken können, mag eventuell stimmen: Es handelt sich dennoch um keine Pausen, da die Beschäftigten sofort zur Arbeit zurückkehren müssen, wenn sie alleine sind, wie dies auf den meisten Allgemeinstationen der Fall ist. Damit besteht ein Zustand der Anspannung und nicht der Entspannung, wie er durch eine Pause erreicht werden soll.

Lösungvorschläge: Es gibt mehrere Möglichkeiten, das Pausenproblem insbesondere im Nachtdienst zu lösen:

- **Zwei Nachtschwestern lösen sich zur Pause ab und beaufsichtigen während der Pause zwei Stationen:** Dies setzt jedoch organisatorische Maßnahmen des Arbeitgebers voraus. So muss tatsächlich eine wirksame Überwachung zweier Stationen möglich sein, zum Beispiel durch die Zusammenschaltung der Rufanlage. Auch die Schwere der Erkrankung der Patienten spielt eine Rolle. An einem Krankenhaus der Maximalversorgung, auf dem erfahrungsgemäß auch auf der Allgemeinstation kritisch Kranke liegen, dürfte sich eine Zusammenlegung für bis zu eineinhalb Stunden aus forensischen Gründen verbieten.
- **Ablösung durch Springer für die Pausendauer:** Dies ist in der Regel nur durch ohnehin anwesende Diensthabende möglich, da sonst eine Springertätigkeit mit Dienstbeginn mitten in der Nacht eingeführt werden müsste.
- **Bezahlung der Pausen:** Häufig werden Pausen, die im Nachtdienst nicht genommen werden können, vergütet. Dabei reicht das Spektrum von der Bezahlung als Arbeitszeit über die Vergütung als Überstunden bis zur Vergütung als Bereitschaftsdienst verschiedener Stufen. Es bleibt festzuhalten, dass insbesondere in Krankenhäusern der Maximalversorgung die Pausenregelung im Nachtdienst kaum zufriedenstellend gelöst werden kann. Das Hauptproblem stellen wirtschaftliche und forensische Gründe dar.

§ 5 Ruhezeit

Die Dauer der Ruhezeit zwischen zwei Schichten beträgt elf Stunden. Sie kann in Krankenhäusern und anderen Einrichtungen zur Behandlung, Pflege und Betreuung von Personen auf zehn Stunden verkürzt werden.

Beispiel 1:
Der Spätdienst endet um 21 Uhr. Der Frühdienst beginnt um 6.30 Uhr. Damit fehlt eine halbe Stunde zur Erfüllung der Mindestruhezeit. Hier hilft nur eine Verlegung der Schichtzeiten, um eine sinnvolle Dienstplanung durchführen zu können.

Beispiel 2:
Eine Krankenschwester hat Frühdienst. Sie möchte an einem Tag der Woche ausschlafen und will ihren Dienst gegen eine Spätschicht tauschen. Dadurch wird die zehnstündige Ruhezeit nicht erreicht. Schwester K. ist jedoch der Meinung, dies sei durch das Gesetz gedeckt, da sie selbst als Arbeitnehmerin den Tausch wolle und die kürzere Ruhezeit in Kauf nehme. Dürfen Sie als Stationsleitung diesem Tausch daher zustimmen?
Da das ArbZG ein Schutzgesetz ist, dürfen Sie dem Tausch nicht zustimmen. Das ArbZG sieht hier ebenso wenig eine Ausnahme vor, wie dies beispielsweise beim Beschäftigungsverbot nach der Entbindung im Mutterschutzgesetz der Fall ist.

In Krankenhäusern und anderen Einrichtungen zur Behandlung, Pflege und Betreuung von Personen können Kürzungen der Ruhezeit durch Inanspruchnahme während der Rufbereitschaft zu anderen Zeiten ausgeglichen werden, wenn sie nicht mehr als die Hälfte der Ruhezeit betragen. Diese komplizierte Regelung im Arbeitszeitgesetz bedeutet Folgendes: Die reguläre Ruhezeit beträgt nach § 5 elf Stunden. Wird in einer Rufbereitschaft weniger als die Hälfte der Ruhezeit, also weniger als 5,5 Stunden gearbeitet, so wird diese Zeit nicht als Arbeitszeit angerechnet. Doch die Inanspruchnahme innerhalb des Rufbereitschaftsdienstes wird immer als Arbeitszeit angerechnet und auch vergütet. Aber wegen § 5 Abs. 3 kann hier die Ruhezeit verkürzt werden, da ein Rufbereitschaftsdienst in der Praxis immer zur Folge hätte, dass der nachfolgende Dienst nicht angetreten werden kann. Es darf daher im Anschluss an diesen Rufbereitschaftsdienst weitergearbeitet werden. Die kürzere Ruhezeit kann zu einem anderen Zeitpunkt ausgeglichen werden. Werden hingegen mehr als 5,5 Stunden im Rufbereitschaftsdienst gearbeitet, muss der Arbeitnehmer nach Hause geschickt werden; er darf nicht mehr unmittelbar im Anschluss an den Rufbereitschaftsdienst eine Schicht arbeiten. Das Problem liegt darin, dass man im Voraus nicht weiß, ob mehr oder weniger als 5,5 Stunden Arbeit geleistet wird. Damit gibt es keine Planungssicherheit für die auf den Rufbereitschaftsdienst folgende Schicht.

§ 5 Absatz 3 – Verhältnis von Ruhezeit, Bereitschaftsdienst und Rufbereitschaft

---

Beispiel:
Die Anästhesieschwester A. hat von 7 Uhr bis 15.30 Uhr Dienst (dies entspricht acht Stunden). Danach hat sie Bereitschaftsdienst bis 7 Uhr des darauf folgenden Tages. Das sind 15 Stunden und 30 Minuten Anwesenheitszeit. Im Anschluss an diese Bereitschaft ist sie wieder für die Frühschicht von 7 Uhr bis 15.30 Uhr eingeteilt.
Da die Höchstarbeitszeit von zehn Stunden täglich überschritten wird, weil die Inanspruchnahme während des Bereitschaftsdienstes als Arbeitszeit gerechnet wird, muss die Anästhesieschwester A. zu Beginn ihrer Frühschicht nach Hause geschickt werden.

Ob die Inanspruchnahme während der Bereitschaft aber tatsächlich als Arbeitszeit anzurechnen ist, darüber herrschte ebenfalls ein lebhafter Meinungsstreit.
Inzwischen erhält die Diskussion um die Bereitschaftsdienste durch das Urteil des Europäischen Gerichtshofes vom 03.10.2000 eine neue Qualität. Danach ist Bereitschaftsdienst grundsätzlich Arbeitszeit und somit auf die zulässigen täglichen beziehungsweise wöchentlichen Höchstarbeitszeiten von zehn bzw. 60 Stunden anzurechnen. Es bleibt abzuwarten, was dieses Urteil nun für das Gesundheitswesen in Deutschland für Folgen nach sich ziehen wird. Die Ärzteverbände beispielsweise rechnen mit 20 bis 25 % mehr Stellen aufgrund dieses Urteils. Für den Pflegebereich liegen derzeit noch keine Schätzungen vor.
Nachdem die Rechtsprechung des Bundesarbeitsgerichts das Urteil des Europäischen Gerichtshofes bestätigt hat, musste der Gesetzgeber in Deutschland reagieren.

Bereitschaftsdienst ist Arbeitszeit

Er tat dies mit dem Gesetz zu Reformen am Arbeitsmarkt vom 24. Dezember 2003, das am 1. Januar 2004 in Kraft getreten ist.

§ 25 Übergangsregelung für Tarifverträge

Artikel 4b dieses Gesetzes enthält die Änderung des Arbeitszeitgesetzes. Im Kern wird § 25 „Übergangsregelung für Tarifverträge" die größte Bedeutung erlangen. Danach wird eine Übergangsfrist bis zum 31. Dezember 2005 zur Umsetzung des Grundsatzes des EuGH, wonach Bereitschaftsdienst Arbeitszeit ist, für bestehende Tarifverträge eingeräumt. Inzwischen ist unstrittig, dass das Arbeitszeitgesetz auch in den Krankenhäusern umzusetzen ist. Dennoch gibt es nach wie vor große Probleme vor allem im ärztlichen Dienst mit Auswirkungen auf den Pflegedienst. In vielen Bereichen muss der ärztliche Dienst auf einen 3-Schicht Betrieb umgestellt werden, was eine Mehrung der Arztstellen bedeutet. Hier stellt sich die Frage, wie diese Stellen finanziert werden können. Mehr Ärzte bedeutet aber auch mehr Arbeit für Pflegende sowie eine Verlagerung der Arbeit zum Beispiel in den Spätdienst. Daher muß konsequenterweise auch die Zahl des Pflegepersonals erhöht werden.

§ 6 Nacht- und Schichtarbeit

Absatz 2 legt fest, dass die werktägliche Arbeitszeit der Nachtarbeitnehmer acht Stunden nicht überschreiten darf. Allerdings ist eine Erhöhung auf zehn Stunden möglich, wenn innerhalb eines Kalendermonats oder innerhalb von vier Wochen der Durchschnitt von acht Stunden erreicht wird.

Merke:
Die wöchentliche Höchstarbeitszeit beträgt als Regel 48 Stunden (werktäglich höchstens acht Stunden bei der Sechs-Tage-Woche). Sie kann zwar auf zehn Stunden täglich erhöht werden, was dann 60 Wochenstunden ausmacht, allerdings muss innerhalb von sechs Kalendermonaten oder 24 Wochen wieder der Durchschnitt von acht Stunden werktäglich erreicht werden. Bei Nachtarbeit ist innerhalb von einem Kalendermonat oder vier Wochen auszugleichen. Viele Nachtdienste werden immer noch nach folgendem Modell abgeleistet: sieben Nächte zu je zehn Stunden, entsprechend 70 Stunden. Dies geht (zurzeit) deshalb, weil der Beginn des Nachtdienstes mitten in die Woche gelegt wird. Dadurch werden bei einem Beginn zum Beispiel am Mittwoch in der ersten Kalenderwoche 40 Stunden erreicht und in der nächsten Kalenderwoche die restlichen 30 Stunden. Damit wird zumindest formal die zulässige wöchentliche Höchstarbeitszeit nicht überschritten.

§ 6 Absatz 1

Dieser Absatz bestimmt jedoch, dass die Arbeitszeit der Nachtarbeitnehmer nach den gesicherten arbeitswissenschaftlichen Erkenntnissen über die menschengerechte Gestaltung der Arbeit festzulegen ist. Nach einer Untersuchung der Deutschen Angestellten-Krankenkasse, Hamburg, und der Berufsgenossenschaft für Gesundheitsdienst und Wohlfahrtspflege, Hamburg, arbeiten fast 20 % der befragten Pflegekräfte länger als zehn Stunden pro Schicht im Nachtdienst. Rund ein Viertel der Befragten arbeitet sieben und mehr Nächte hintereinander.

„Nach Auffassung der Landesanstalt für Arbeitsschutz Nordrhein-Westfalen entsprechen Nachtschichtpläne mit mehr als vier Nachtdiensten in

Folge nicht mehr den gesicherten arbeitsmedizinischen Erkenntnissen." (Zitiert nach DAK/BGW 2000, Seite 32).

Allerdings liegt hier auch ein starker Interessendruck vonseiten der Mitarbeiter vor. Vor allem jüngere Mitarbeiter bevorzugen den langen Nachtdienst wegen des anschließenden langen Freizeitausgleichs.

Interessant ist in diesem Zusammenhang die Diskussion um die Definition des Beginns der Arbeitswoche. Einige Juristen plädieren für einen Wochenbeginn mit Beginn der tatsächlichen Arbeitswoche des Beschäftigten. Dann wären sieben Nächte zu je zehn Stunden nicht mehr möglich. Da TVöD und TVL die Woche nicht mehr explizit definieren, wird die Diskussion um den Beginn der Arbeitswoche neuen Auftrieb bekommen.

Sie fordern für die Nachtarbeitnehmer regelmäßige arbeitsmedizinische Untersuchungen. Dieses Recht steht Arbeitnehmern unter 50 Jahren mindestens alle drei Jahre, nach dem 50. Lebensjahr sogar jährlich zu. Bedeutsam für die Personalplanung ist, dass ein Nachtarbeitnehmer unter drei Voraussetzungen eine Umsetzung auf einen für ihn geeigneten Tagesarbeitsplatz verlangen kann:

§ 6 Absatz 3 und 4

• Wenn die Verrichtung von Nachtarbeit aufgrund der arbeitsmedizinischen Untersuchung den Beschäftigten in seiner Gesundheit gefährdet,
• wenn im Haushalt des Arbeitnehmers ein Kind unter zwölf Jahren lebt, das nicht von einer anderen im Haushalt lebenden Person versorgt werden kann,
• wenn im Haushalt des Arbeitnehmers ein schwerpflegebedürftiger Angehöriger lebt, der nicht von einer anderen im Haushalt lebenden Person versorgt werden kann.

Voraussetzungen für die Umsetzung an einen Tagesarbeitsplatz

Zur Einschränkung dieses Rechts können vom Arbeitgeber dringende betriebliche Erfordernisse geltend gemacht werden, die allerdings vor allem in größeren Krankenhäusern nur schwer zu belegen sein dürften. Da Tagesarbeitsplätze in der Pflege nicht so häufig frei werden und auch meist auf Jahre besetzt sind, können hier durchaus Probleme entstehen, da dann auch Versetzungen wegen Mangels an geeigneten Arbeitsplätzen nicht in Frage kommen. Verschärft wird die Situation auch dadurch, dass inzwischen eine steigende Zahl von Mitarbeiterinnen Tagesarbeitsplätze benötigen und damit eine Art „Konkurrenzkampf" entsteht. Dies sind:

• Mitarbeiterinnen mit Wünschen nach dem Teilzeit- und Befristungsgesetz,
• Mitarbeiterinnen, die aus gesundheitlichen Gründen keine Nachtarbeit mehr leisten dürfen,
• Mitarbeiterinnen, die aufgrund von Kindererziehung oder der Betreuung eines schwerstpflegebedürftigen Angehörigen einen Tagesarbeitsplatz benötigen,
• Mitarbeiterinnen, die nach dem neuen Pflegezeitgesetz bis zu einem halben Jahr Pflegezeit für die Betreuung von Angehörigen nehmen können.

In diesem Paragraf wird der Aspekt der Flexibilisierung der Arbeitszeit deutlich. Aufgrund von Tarifverträgen oder Betriebsvereinbarungen können Regelungen vereinbart werden, die von den übrigen Normen abwei-

§ 7 Abweichende Regelungen

chen. Bedeutsam ist hier natürlich die Rolle der Mitarbeitervertretungen, deren Mitwirkung an derartigen Vereinbarungen verhindern soll, dass der Hauptzweck des Gesetzes, nämlich die Sicherheit und den Gesundheitsschutz der Arbeitnehmer zu gewährleisten, nicht einseitig unterlaufen werden kann. Sind hier entsprechende Vereinbarungen zwischen Personalvertretung und Arbeitgeber getroffen worden, müssen Sie als dienstplanende Stationsleitung diese natürlich berücksichtigen. Nach § 6 Abs. 2 TV-L ist für die Berechnung des Durchschnitts der regelmäßigen wöchentlichen Arbeitszeit ein Zeitraum von bis zu einem Jahr zugrunde zu legen.

§§ 10 und 11 Sonn- und Feiertagsarbeit

In Krankenhäusern und anderen Einrichtungen zur Behandlung, Pflege und Betreuung von Personen darf entgegen dem allgemeinen Arbeitsverbot an Sonntagen gearbeitet werden.

§ 11 legt fest, dass 15 Sonntage pro Jahr beschäftigungsfrei sein *müssen*.

> **Beispiel:**
> Krankenschwester A. ist an drei Wochenenden hintereinander zum Dienst eingeteilt. Ist das erlaubt?
> Dies ist erlaubt, wenn drei Bedingungen erfüllt sind: Zum einen müssen dienstliche oder betriebliche Gründe vorliegen. Es zählt also unter keinen Umständen als Grund, wenn eine Stationsleitung eine Mitarbeiterin mit einer solchen Dienstplanung disziplinieren will, was ohnehin ein äußerst fragwürdiges Unterfangen wäre. Zum zweiten muss die Sonntagsarbeit innerhalb der nächsten zwei Wochen ausgeglichen werden. Drittens darf die wöchentliche Höchstarbeitszeit nicht überschritten werden. Der Gesetzgeber kennt im übrigen den Begriff „Wochenende" nicht. Es gibt lediglich Werktage (zu denen auch der Samstag gehört) sowie Sonn-und Feiertage.

§§ 22 und 23 Bußgeldvorschriften, Strafvorschriften

Verstöße gegen das ArbZG können mit Bußgeldern bis zu 15.339,– € bei Vorsatz oder beharrlicher Wiederholung mit Freiheitstrafe bis zu einem Jahr oder mit Geldstrafe bestraft werden. Dies gilt insbesondere auch für für die Höchstarbeitszeit nach § 3, die Ruhepausen nach § 4 und die Mindestruhezeit nach § 5 Abs. 1.

Literatur

Böhme, H. (2004): Das neue Arbeitszeitgesetz. Pflege-& Krankenhausrecht 7, S. 2–3

Böhme, H. (2005): Rechtsprobleme mit dem Arbeitszeitrecht im Tarifvertrag des öffentlichen Dienstes.
In: Pflege- & Krankenhausrecht 9, S. 99–103

Bruns, W./Andreas, M./Debong, B. (2001): Bereitschaftsdienst ist Arbeitszeit. In: Die Schwester/Der Pfleger 40, S. 518-520

Bundesanstalt für Arbeitsschutz und Arbeitsmedizin: Gestaltung der Arbeitszeit im Krankenhaus. 2000. (Kann kostenlos über Faxnummer 0231–90 71 524 angefordert werden.)

DAK-BGW: Gesundheitsreport 2000 Krankenpflege. Arbeitsbedingungen und Gesundheit von Pflegekräften in Deutschland. 2000. (Kostenlos zu beziehen über: BGW Berufsgenossenschaft für Gesundheitsdienst und

Wohlfahrtspflege, Projektbüro Arbeitsbedingte Gesundheitsgefahren, Pappelallee 35/37, 22089 Hamburg.)
dip Pflegethermometer 2007: http://www.dip-home.de/material/downloads/Pflege-Thermometer2007_Zusammenfassung.pdf
Ill-Groß, M./Sträßner, H. (2000): Arbeitszeitrechtliche Fragen im Krankenhaus – Das ArbZG als Instrument der Flexibilisierung oder Organisationshindernis? Serie in drei Teilen. In: PflegeRecht. 4, S. 86–92, S. 126–132, S. 166–176
Sträßner, H./Ill-Groß, M. (2002): Das Recht der Stationsleitung. 2. Aufl. Stuttgart: Kohlhammer
Weber, M. (2007): Arbeitsrecht für Pflegeberufe. Stuttgart: Kohlhammer

5.2.6   Die Tarifverträge am Beispiel des TVöD

Die Tarifeinheit bröckelt immer mehr. Deutlich wird dies daran, dass der BAT von zwei Tarifverträgen abgelöst wurde, nämlich dem TVöD für die Beschäftigten des Bundes und der Kommunen und den TV-L für die Beschäftigten der Länder. Im Gesundheitswesen verstärkt sich zusätzlich der Trend der Krankenhausträger, individuelle Haustarifverträge abzuschließen. Schließlich gibt es nach wie vor den AVR, der die kirchlichen Träger und die Schwesternschaften des Roten Kreuzes umfasst. Daher ist es im Rahmen dieses Buchs nicht mehr möglich, die Einzelheiten der jeweiligen Tarifbestimmungen darzustellen. Anhand wichtiger Themen wird am Beispiel TVöD sowie des TVöD Besonderer Teil Krankenhäuser (BT-K) und des Besonderen Teils Pflege-und Betreuungseinrichtungen (BT-B) dargestellt, worauf Stationsleitungen bei der Erstellung des Dienstplans achten müssen. In jedem Fall müssen die Arbeitgeber die Stationsleitungen über die zu beachtenden Bestimmungen des jeweils gültigen Tarifvertrags informieren.

Verhältnis von Arbeitszeitgesetz und Tarifrecht

Für die Krankenhäuser verschärft sich die Situation zusätzlich. Für Ärzte, die nicht im Marburger Bund organisiert sind, gibt es einen eigenen Tarifvertrag Ärzte für die Länder und den Verband der Kommunen. Für die Ärzte im Marburger Bund wurde ein eigener Tarifvertrag ausgehandelt. Da die Kündigungsfrist der Tarifverträge unterschiedlich ist (TVöD bis 31.12.2007, TV-L bis 31.12.2009), werden die Neuverhandlungen und eventuelle Streiks ebenfalls zu unterschiedlichen Zeiten geführt werden.

Tarifverträge müssen sich an den gesetzlichen Vorgaben orientieren. Dabei gibt es jedoch Spielräume insbesondere, wenn in einem Tarifvertrag für Arbeitnehmer günstigere Regelungen vereinbart werden, als dies in den entsprechenden Gesetzen der Fall ist oder wenn wie in § 7 ArbZG Öffnungsklauseln enthalten sind. Beispiele hierfür sind der Beginn der Nachtarbeitszeit oder die höhere Anzahl an Urlaubstagen.

Die ersten sechs Monate einer Beschäftigung gelten als Probezeit. Die im BAT enthaltene Regelung, dass ein Arbeitsversäumnis von mehr als 10 Tagen die Probezeit um die über 10 Tage hinausgehende Zeit verlängert wird, gibt es nicht mehr. Damit muss spätestens zum Ende der Probezeit entschieden werden, ob bei längerem Arbeitsversäumnis während der

§ 2, Absatz 4 TVöD und TV-L – Probezeit

Probezeit eine endgültige Übernahme der Arbeitnehmerin erfolgt oder eine ausreichende Beurteilung nicht möglich ist.

Zur Probezeit bei befristeten Arbeitsverträgen siehe § 30 TVöD.

Werden Pflegeschüler unmittelbar nach der Ausbildung übernommen, entfällt die Probezeit (TV-L ist identisch).

§ 3 TVöD und TV-L – Allgemeine Arbeitsbedingungen

Absatz 3 enthält eine Abweichung vom alten BAT. Danach muss die Arbeitnehmerin eine Nebentätigkeit nur noch anzeigen. Es entfällt die Genehmigung durch den Arbeitgeber. Dennoch kann der Arbeitgeber die Nebentätigkeit untersagen oder mit Auflagen versehen, wenn die Aufnahme dieser Nebentätigkeit arbeitsvertragliche Pflichten verletzt oder berechtigte Interessen des Arbeitgebers entgegen stehen.

Damit ist es weiterhin Aufgabe der Stationsleitungen festzustellen, ob auch bei Ausübung einer Nebentätigkeit die volle Arbeitsleistung in der Haupttätigkeit erbracht wird.

> **Beispiel:**
> Pfleger S. zeigt eine Nebentätigkeit als Verkäufer in einem Sportartikelgeschäft mit 6 Stunden pro Woche an. In der Folge beginnt er häufiger Dienste zu tauschen oder engt die Dienstplanung durch Arbeitszeitwünsche ein, weil er zu bestimmten Zeiten in seiner Nebentätigkeit zur Verfügung stehen muss. Das wiederum führt zu Ungerechtigkeiten in der Dienstplanung gegenüber anderen Beschäftigten der Station. Hier muss S. in einem Mitarbeitergespräch deutlich gemacht werden, dass sich der Einsatz in der Nebentätigkeit nach dem Dienstplan zu richten hat und nicht umgekehrt.

Ebenso muss aus Fürsorgegründen darauf geachtet werden, wenn häufigere Krankmeldungen oder häufiges Zu-spät-kommen auf eine Überforderung durch die zusätzliche Nebentätigkeit hinweisen.

Die Arbeitnehmerin muss in ihrer Anzeige einer Nebentätigkeit auch den zeitlichen Umfang angeben, damit geprüft werden kann, ob die Höchstgrenzen des Arbeitszeitgesetzes eingehalten werden. Werden hier falsche Angaben gemacht, geht dies zu Lasten der Arbeitnehmerin.

Absatz 4 regelt – gegenüber dem alten BAT in stark verkürzter Form – das Vorgehen bei Krankheit. Der Arbeitgeber kann bei begründeter Veranlassung einen Vertrauens- oder Betriebsarzt hinzuziehen.

Die übrigen ausführlichen Anzeige- und Nachweispflichten des BAT sind aus dem TVöD und auch TV-L herausgenommen worden, weil sie nur eine Wiederholung der entsprechenden Passagen aus dem Entgeltfortzahlungsgesetz waren. Der Übersichtlichkeit werden sie an dieser Stelle abgehandelt. Entscheidend ist, dass sich in der Behandlung von Krankmeldungen für die Stationsleitungen nichts gegenüber der bisherigen Vorgehensweise ändert.

§ 5 Entgeltfortzahlungsgesetz

Der Beschäftigte hat eine Arbeitsunfähigkeit sowie deren voraussichtliche Dauer **unverzüglich** (ohne schuldhaftes Zögern) mitzuteilen. Hierzu drei Beispiele:

Beispiel:
Pfleger F. hat Frühdienstbeginn um 6.30 Uhr. Er fühlt sich nicht gut, geht daher um 8.00 Uhr zu seinem Hausarzt, der ihn für eine Woche arbeitsunfähig schreibt. F. meldet dies der Station telefonisch um 9.30 Uhr, sobald er vom Arztbesuch nach Hause zurückgekehrt ist. Genügt die Vorgehensweise dem Kriterium der unverzüglichen Meldung?
Nein. F. hätte sofort am Morgen die Station informieren müssen, als er wusste, dass er krankheitsbedingt nicht zum Dienst erscheinen kann. Die Krankmeldung wäre dann zunächst für diesen Arbeitstag erfolgt. Nach dem Arztbesuch muss F. wiederum unverzüglich die Dauer der Arbeitsunfähigkeit melden.

Dauert die Arbeitsunfähigkeit länger als drei Kalendertage, muss der Beschäftigte eine ärztliche Bescheinigung über die voraussichtliche Dauer der Arbeitsunfähigkeit spätestens am darauf folgenden allgemeinen Arbeitstag vorlegen.

Beispiel:
Krankenschwester A. wird am Mittwoch für eine Woche arbeitsunfähig geschrieben. Sie hat in dieser Woche Frühdienst, Samstag und Sonntag frei, ab Montag hat sie Spätdienst.
Wann muss die Arbeitsunfähigkeitsbescheinigung vorliegen?
Am Montag, da dies der erste allgemeine Arbeitstag nach drei Kalendertagen ist. Unabhängig davon muss sie natürlich die Arbeitsunfähigkeit als solche unverzüglich mitteilen.

Merke:
Es sollten eindeutige Regelungen getroffen werden, bei wem sich ein Arbeitnehmer krankzumelden hat. Sinnvoll erscheint die Meldung bei der Stationsleitung, deren Stellvertretung oder der Schichtleitung. Die Station ist als erste von der Arbeitsunfähigkeit betroffen, hier müssen unter Umständen sofort Dienstplanänderungen vorgenommen werden.
Darüber hinaus ist auch eindeutig zu klären, an wen die Arbeitsunfähigkeitsbescheinigung zu schicken ist. Hier empfiehlt sich die Personalabteilung, da diese die Bescheinigung in jedem Fall erhalten muss. Eine Abgabe auf Station verzögert nur die Wege, führt unter Umständen zu Verlusten oder unklaren Situationen. In vielen Krankenhäusern ist auch die Abgabe bei der Pflegedienstleitung üblich.

Unter bestimmten Umständen kann der Arbeitgeber die Vorlage einer ärztlichen Arbeitsunfähigkeitsbescheinigung früher verlangen, zum Beispiel für jeden einzelnen Krankheitstag (§ 5 Abs. 1 Satz 3 Entgeltfortzahlungsgesetz).

Beispiel:
Ihnen fällt auf, dass Pfleger F. häufig nach einem freien Wochenende montags für einen Tag krank ist. Gespräche hierüber haben zu keiner Verbesserung der Situation geführt.
Sie können über die Personalabteilung veranlassen, dass F. für jeden einzelnen Krankheitstag eine ärztliche Arbeitsunfähigkeitsbescheinigung vorlegen muss.

§ 5 (2) Anzeigepflicht im Krankheitsfall bei Auslandsaufenthalt

Erkrankt der Beschäftigte während eines Auslandurlaubs, ist er verpflichtet, die Arbeitsunfähigkeit in der schnellstmöglichen Art der Übermittlung mitzuteilen. Die Kosten dafür hat der Arbeitgeber zu tragen. Ebenso muss der Angestellte die Arbeitsunfähigkeit seiner (gesetzlichen) Krankenkasse mitteilen. Kehrt der arbeitsunfähige Angestellte aus dem Ausland zurück, muss er seine Rückkehr unverzüglich dem Arbeitgeber melden (Bruns 2001).

Beispiel:
Pfleger F. macht eine vierwöchige Ostasienreise. Nach zwei Wochen erkrankt er an einer Infektion. Er meldet die Erkrankung per Fax seinem Arbeitgeber. Im Hotel lässt er sich eine Quittung über die Faxkosten geben, um diese dem Arbeitgeber zur Erstattung vorzulegen. Drei Tage später entschließt sich F. zum Abbruch seiner Ostasienreise. Nach Ankunft meldet er seine Rückkehr bei Ihnen, der Stationsleitung. Sie müssen dann die Meldung gegebenenfalls über die Pflegedienstleitung an die Personalabteilung weitergeben.
Hält sich F. aus eigenem Verschulden nicht an diese Vorgehensweise, kann der Arbeitgeber die Zahlung der Bezüge verweigern.

Literatur

Bruns, W./Andreas, M./Debong, B. (2001): Erkrankung im Urlaub – Unverzügliche Anzeige erforderlich. Urteil des LAG Köln vom 12. Mai 2000, Az. 4 Sa 310/00. In: Die Schwester/Der Pfleger. 40, S. 262–264

§ 4 TVöD – Versetzung, Abordnung, Zuweisung, Personalgestellung

Absatz 1 legt fest, dass Beschäftigte aus dienstlichen oder betrieblichen Gründen versetzt oder abgeordnet werden dürfen. Versetzung ist dabei die Zuweisung einer anderen Stelle auf Dauer. Abordnung ist die vorübergehende Zuweisung einer anderen Stelle. In beiden Fällen besteht das Arbeitsverhältnis unverändert weiter, dass heisst, Bezahlung und Tätigkeitsprofil bleiben erhalten (Identisch mit TV-L).

Beispiel:
Krankenschwester G. arbeitet auf einer internistischen Intensivstation im Krankenhaus S-Stadt. Sie soll für vier Monate auf die chirurgische Intensivstation im Krankenhaus des Nachbarortes abgeordnet werden, um einen vorübergehenden Personalmangel auszugleichen. Beide Häuser gehören demselben Träger.

> **Merke:**
> Bei eine Abordnung, die länger als drei Monate dauert, muss die Beschäftigte vorher gehört werden. Wie zu verfahren ist, wenn die Beschäftigte Argumente gegen diese Abordnung vorbringt, ist nicht geregelt und wird in der Praxis unter Einbeziehung der Personalvertretung, im Extremfall von einem Arbeitsgericht zu entscheiden sein.

Qualifizierungsmaßnahmen widmen sowohl TVöD als auch TV-L einen eigenen, umfangreichen Paragrafen. Für die Dienstplanung ist Absatz 6 von unter Umständen erheblicher Bedeutung (im TV-L Absatz 5). Danach gelten Zeiten von vereinbarten Qualifizierungsmaßnahmen als Arbeitszeit. Qualifizierungsmaßnahmen, wie zum Beispiel Stationsleitungskurse oder Fachweiterbildungen, haben einen erheblichen Zeitumfang, der bei Anrechnung als Arbeitszeit von der Station kompensiert werden muss. Hier gilt es genau zu errechnen, wieviel Abwesenheit durch Fort- und Weiterbildung genehmigt werden kann, ohne die Patientenversorgung zu gefährden. In Zeiten immer enger werdender Besetzungen ist dies eine große Herausforderung. Andererseits müssen sich die Arbeitgeber im Gesundheitwesen bewusst sein, dass mittel- und langfristig eine Einsparung bei Qualifizierungsmaßnahmen zu Qualitätseinbrüchen in der pflegerischen Versorgung führen werden.

§ 5 TVöD – Qualifizierung

Gerade bei der Arbeitszeit werden die zunehmenden Unterschiede zwischen den einzelnen Tarifverträgen deutlich. Alleine im TVöD gibt es drei verschiedene regelmäßige Arbeitszeiten:

§ 6 TVöD – Regelmäßige Arbeitszeit

- 39 Stunden sind es für die Beschäftigten beim Bund, z. B. in Bundeswehrkrankenhäusern,
- 38,5 Stunden bei Beschäftigten der Mitglieder der VKA im Tarifgebiet West,
- 40 Stunden sind es im Tarifgebiet Ost.

Zusätzlich können sich die Tarifvertragsparteien auf landesbezirklicher Ebene auch im Gebiet West auf 40 Stunden einigen.
Nimmt man nun noch den TV-L, der z. B. für Pflegepersonal an den meisten Universitätskliniken gilt, hinzu, ergibt sich eine Spanne der regelmäßigen Arbeitszeit von 38 Stunden 42 Minuten in Schleswig-Holstein bis zu 40 Stunden 06 Minuten in Bayern. Für den Bereich der Universitätskliniken in Bayern wurde eine Arbeitszeit von 38,5 Stunden für den Pflegedienst durch das Land festgelegt.
Letztlich muss aufgrund dieser Unübersichtlichkeit der Arbeitgeber mitteilen, welche regelmäßige Arbeitszeit vereinbart ist, und die Stationsleitungen müssen dann auf dieser Basis die Dienstpläne erstellen.
Absatz 2 legt für die durchschnittliche regelmäßige wöchentliche Arbeitszeit nunmehr einen Zeitraum von einem Jahr fest. Für Beschäftigte, die ständig Wechselschicht oder Schichtarbeit zu leisten haben, kann dieser Zeitraum sogar verlängert werden. Damit ergeben sich bei der Verteilung der Arbeit größere Spielräume und mehr Flexibilität.
Absatz 3 regelt, dass die Beschäftigten am 24. und 31. Dezember unter Fortzahlung der Bezüge frei haben. Geht dies aus betrieblichen Gründen

nicht, muss der Freizeitausgleich dafür innerhalb von drei Monaten gegeben werden.

Für viele Krankenhäuser, Altenheime und möglicherweise auch ambulante Pflegedienste ist Satz 3 im Absatz 3 von großer Bedeutung. Danach verringert sich nunmehr auch für Mitarbeiterinnen, die nach einem Dienstplan arbeiten, die regelmäßige Arbeitszeit, wenn ein gesetzlicher Feiertag oder der 24. oder 31. Dezember auf einen Werktag fallen, um diesen Tag. Nach altem Tarifrecht mussten Mitarbeiterinnen, die dienstplanmäßig am Feiertag frei hatten, diesen Tag nacharbeiten. Dies wurde zwar von vielen Krankenhäusern wegen der komplizierten Dienstplangestaltung nicht so umgesetzt, nunmehr ist es aber gültiges Tarifrecht auch im TV-L.

Die Absätze 4 bis 9 des § 6 TVöD und auch TV-L enthalten Regelungen, die zu einer weiteren Flexibilisierung der Arbeitszeiten beitragen sollen. So kann von Bestimmungen des Arbeitszeitgesetzes in dringenden Gründen abgewichen werden, es können wöchentliche Arbeitszeitkorridore bis zu 45 Stunden eingerichtet werden oder zwischen 6 und 20 Uhr zwölfstündige Rahmenzeiten eingeführt werden. Allerdings sind hierzu Vereinbarungen mit den Mitarbeitervertretungen notwendig.

Absatz 5 legt fest, dass Mitarbeiter im Rahmen begründeter betrieblicher/dienstlicher Notwendigkeiten an Sonntagen, Feiertagen und nachts arbeiten müssen. Ebenso sind sie zu Wechselschicht-, Schichtarbeit sowie – bei Teilzeitbeschäftigten aufgrund arbeitsvertraglicher Regelung oder mit deren Zustimmung – zu Bereitschaftsdienst, Rufbereitschaft, Überstunden und Mehrarbeit verpflichtet.

Sonderformen der Arbeit (§ 7 TVöD und TV-L)

Die Absätze 1 bis 4 regeln die Definitionen von Wechselschicht, Schichtarbeit sowie Bereitschaftsdienst und Rufbereitschaft.

Wechselschicht ist die Arbeit nach einem Schichtplan, der einen regelmäßigen Wechsel der Schichten vorsieht. Im Durchschnitt muss dabei längstens nach einem Monat eine Nachtschicht geleistet werden. Die Definition der Nachtschicht entspricht dem Arbeitszeitgesetz, d. h. es müssen mindestens zwei Stunden Nachtarbeit anfallen.

Schichtarbeit ist die Arbeit nach einem Schichtplan, der einen regelmäßigen Wechsel des Beginns der täglichen Arbeitszeit um mindestens zwei Stunden innerhalb eines Monats vorsieht, und die innerhalb von mindestens 13 Stunden geleistet werden.

Damit entscheidet die entsprechende Dienstplanung hier auch über Zulagenzahlungen.

Bereitschaftsdienst

Außerhalb der regelmäßigen Arbeitszeit muss sich der Angestellte an einem vom Arbeitgeber zu bestimmenden Ort aufhalten, wenn zwar erwartungsgemäß Arbeit anfällt, aber die Zeiten ohne Arbeit überwiegen (Bereitschaftsdienst). Der Arbeitgeber kann hier also nicht willkürlich verfahren, sondern ist daran gebunden, dass auch tatsächlich mit einer großen Wahrscheinlichkeit Arbeit zu erwarten ist. Andernfalls darf nur Rufbereitschaft angeordnet werden.

Rufbereitschaft

Außerhalb der regelmäßigen Arbeitszeit muss sich der Angestellte an einem Ort aufhalten, der dem Arbeitgeber zu benennen ist, um gegebenenfalls die Arbeit aufzunehmen (Rufbereitschaft). Der Arbeitgeber darf dies nur anordnen, wenn erfahrungsgemäß in Ausnahmefällen Arbeit anfällt.

Nähere Regelungen finden sich in § 45 Bereitschaftsdienst und Rufbereitschaft im Besonderen Teil des TVöD für Pflege- und Betreuungseinrichtungen.

Absatz 5 legt die Nachtarbeit zwischen 21 Uhr und 6 Uhr fest. Dies ist eine Stunde weniger als im alten Tarifrecht.

Absatz 6 definiert Mehrarbeit als die Arbeitsstunden, die Teilzeitbeschäftigte über die vereinbarte regelmäßige Arbeitszeit hinaus bis zur regelmäßigen wöchentlichen Arbeitszeit von Vollbeschäftigten leisten.

Beispiel:
Die tarifliche Arbeitszeit im Altenheim D-Stadt beträgt 40 Stunden wöchentlich. Altenpflegerin R. arbeitet in Teilzeit 20 Stunden wöchentlich. In der 23. Kalenderwoche muss sie mehr arbeiten und zwar insgesamt 32 Stunden. Hat R. ein Anrecht auf 12 Überstunden? Nein. Erst mit Erreichen von 40 Wochenstunden hätte R. Überstunden geleistet. Die 12 Stunden sind Mehrarbeit und werden in Frei oder in regulärer Stundenvergütung ausgegeglichen.

Die Überstundenproblematik gewinnt für viele Stationsleitungen immer mehr an Bedeutung. Überstunden kosten Geld und werden von den Krankenhausträgern nicht gerne gesehen. Andererseits gibt es in der Patientenversorgung eine Vielzahl von Gründen für Überstunden. Zunächst einmal die Grundlagen aus § 7 Absatz 7 TVöD:

Überstunden sind die Arbeitsstunden, die auf Anordnung des Arbeitgebers über die im Dienstplan für die Woche geplanten Stunden hinausgehen und nicht bis zum Ende der folgenden Kalenderwoche ausgeglichen wurden.

Überstunden

Wann fallen Überstunden an?

Beispiel:
Pfleger F. hat am Freitag Frühdienst bis 14.00 Uhr. Kurz vor Dienstende wird ein Notfallpatient eingeliefert, zusätzlich verschlechtert sich der Zustand eines anderen Patienten. Pfleger F. bleibt auf Ihre Anordnung bis 15.00 Uhr im Dienst. Am Dienstag der folgenden Woche schicken Sie den Pfleger F. eine Stunde früher nach Hause. Hat F. am Freitag eine Überstunde geleistet? Nein, da die am Freitag über die Dienstplanung hinaus geleistete Arbeitsstunde innerhalb der folgenden Woche in Freizeit erstattet wurde. Gegenüber dem alten Tarifrecht hat sich also der Ausgleichsraum für Überstunden um eine Kalenderwoche verlängert. Die Arbeitgeber werden daher davon ausgehen, dass die Zahl der Überstunden rückläufig ist. Stationsleitungen müssen daher darauf gefasst sein, Begründungen abzugeben, wenn der verlängerte Zeitraum nicht zu einer Absenkung der Überstunden führt.

Beispiel:
Unsicherheiten bestehen auch immer wieder in der Frage des „Verfallens" von Überstunden.

> Pfleger F. hat am Dienstag und Mittwoch frei für zuvor geleistete Überstunden. Am Montag meldet er sich für eine Woche krank. Bekommt er das Überstundenfrei wegen der Krankheit nun zu einem anderen Zeitpunkt?
>
> Nein, die beiden Tage Überstundenfrei sind abgegolten. Dies ist eine Risikoverteilung zwischen Arbeitgeber und Arbeitnehmer. Wird der Beschäftigte an einem Arbeitstag krank, so trägt der Arbeitgeber das Risiko. Wird der Beschäftigte aber in seiner Freizeit krank, zum Beispiel am freien Wochenende, im Freizeitausgleich für Wochenendarbeit oder im Überstundenfrei, so trifft ihn das Risiko. (Ausnahme: Ärztlich bescheinigte Krankheit während des Urlaubs.)

Ursachen für Überstunden

Ein zunehmendes Problem stellt die Ursache für Überstunden dar. Überstunden dürfen nicht angeordnet werden, um organisatorische Missstände zu kaschieren. Die Arbeitsrechtler sind sich auch einig, dass personelle Unterbesetzungen nicht dazu berechtigen, ständig Überstunden anzuordnen, um so Gehälter einzusparen.

Schwierig für Sie als Stationsleitung ist darüber hinaus die Tatsache, dass Überstunden häufig durch ärztliches Verhalten verursacht werden. Beispielsweise, wenn noch spät am Abend Visiten mit umfangreichen Verordnungen durchgeführt werden. Diese können dann vom Nachtdienst alleine nicht bewältigt werden, sodass der Spätdienst länger bleiben muss, um die Verordnungen noch durchzuführen.

In solchen Fällen muss dafür Sorge getragen werden, dass im Rahmen von Personalbudgetierungen diese Überstunden nicht dem Pflegedienst angelastet werden dürfen, da er hier keine Steuerungsmöglichkeit hat. Es empfiehlt sich, die Zahl „fremdverschuldeter" Überstunden gesondert zu erfassen und monatlich an die Pflegedienstleitung zu melden. An diesem Beispiel wird besonders deutlich, wie notwendig eine bessere Abstimmung der Arbeitsorganisation der verschiedenen Berufsgruppen im Krankenhaus ist (☞ Kapitel 1.3).

Arbeitszeitkonto (§ 10 TVöD und TV-L)

Aufgrund von Dienst-/Betriebsvereinbarungen oder landesbezirklicher Tarifverträge können Arbeitszeitkonten eingerichtet werden. Die Zukunft wird zeigen müssen, ob und inwieweit die Einrichtung solcher Zeitkonten bei den derzeitigen Ablaufstrukturen in den Krankenhäusern möglich sein wird.

Von Bedeutung ist Absatz 4. Zeigt die Arbeitnehmerin eine Arbeitsunfähigkeit unverzüglich an und belegt diese durch ein ärztliches Attest, tritt keine Minderung des Zeitguthabens auf dem Arbeitszeitkonto ein.

Teilzeitbeschäftigung (§ 11 TVöD und TV-L)

Im Frauenberuf Pflege kommt der Teilzeitbeschäftigung große Bedeutung zu. Insbesondere solchen vollbeschäftigten Angestellten soll auf Antrag eine Teilzeitbeschäftigung gewährt werden, die

- mindestens ein Kind unter 18 Jahren oder
- einen nach ärztlichem Gutachten pflegebedürftigen sonstigen Angehörigen tatsächlich betreuen und dringende dienstliche bzw. betriebliche Belange nicht entgegenstehen (Absatz 1).

Auf Antrag ist die Teilzeitbeschäftigung auf fünf Jahre zu befristen. Will die Beschäftigte eine Verlängerung, muss sie einen entsprechenden Antrag spätestens sechs Monate vor Ende der Befristung stellen.

Geht man davon aus, dass die „Reststelle" befristet besetzt wird, sind sechs Monate für die Beschäftigte, die die Reststunden arbeitet, sehr kurz, da ihre Weiterbeschäftigung unter Umständen von der Entscheidung der Stelleninhaberin abhängt.

Bei der Gestaltung der Arbeitszeit hat der Arbeitgeber im Rahmen der betrieblichen Möglichkeiten der besonderen Situation der/des Beschäftigten Rechnung zu tragen, heißt es in Satz 4.

Absatz 2 weist darauf hin, dass mit Angestellten, die aus anderen Gründen eine Teilzeitbeschäftigung vereinbaren wollen, die Möglichkeit mit dem Ziel einer entsprechenden Vereinbarung zu erörtern ist.

Das Hauptproblem in den pflegerischen Berufen ist die hohe Zahl an Wünschen nach Teilzeitbeschäftigung, die nicht unter die in Absatz 1 genannten Gründe fallen. Meist besteht bei einem Beschäftigten nicht einfach nur der Wunsch nach einer reduzierten Arbeitszeit alleine. Vielmehr werden dann auch noch an die Lage der Arbeitszeit Wünsche gestellt, so zum Beispiel keine Spätdienste wegen Abendschulbesuch, keine Wochenenddienste oder längere Freiphasen wegen eines Studiums. Nach den Erfahrungen des Verfassers kann eine Station maximal 10–15 % der Vollzeitstellen als Teilzeitstellen **mit** zusätzlichen Sonderwünschen verkraften. Denn die hierdurch entstehenden Lücken müssen von den anderen Pflegekräften der Station kompensiert werden, was zu zusätzlichen Wochenend-, Nacht- oder Spätdiensten führen wird. Dadurch kann die Motivation dieser Mitarbeiter sinken.

> Häufig Probleme durch hohe Zahl an Wünschen nach Teilzeitbeschäftigung

Andererseits weist die Formulierung „dringende dienstliche bzw. betriebliche Gründe" im Absatz 1 darauf hin, dass zumindest in diesen Fällen eine Ablehnung durch den Arbeitgeber nur sehr schwer möglich sein wird.

Insgesamt muss der Krankenhausbetrieb im Zusammenhang mit Teilzeitarbeit auch verstärkt von Versetzungen Gebrauch machen, um geeignete Teilzeitarbeitsplätze anbieten zu können. Dies stößt aber bei den meisten Mitarbeitern auf wenig Gegenliebe.

Festzuhalten bleibt, dass gerade beim Thema Teilzeitarbeit eine deutliche Kluft zwischen politischen Willenserklärungen, der Machbarkeit in den Betrieben und nicht zuletzt der Bereitschaft der anderen Beschäftigten, Teilzeitarbeitnehmer mitzutragen, besteht (☞ Kapitel 5.2.8).

Die sogenannte „Lohnfortzahlung" im Krankheitsfall beträgt sechs Wochen. Dies ist im Kapitel Dienstplanung von Bedeutung, da einerseits Mitarbeiterinnen gar nicht so selten kurz vor Ablauf dieser Frist wieder zur Arbeit erscheinen, andererseits eine Stelle unter Umständen befristet besetzt werden kann, wenn eine Mitarbeiterin keine Lohnfortzahlung mehr erhält.

> Entgelt im Krankheitsfall (§ 22 TVöD und TV-L)

Ergänzend zu den Regelungen des Teilzeit- und Befristungsgesetzes regeln die Tarifverträge eine Dauer befristeter Verträge mit sachlichem Grund von längstens fünf Jahren (Absatz 2).

Nach Absatz 3 soll ein befristeter Vertrag ohne sachlichen Grund zwölf Monate nicht unterschreiten, er muss mindestens sechs Monate betragen. Wichtig ist für die Stationsleitungen, dass nach Absatz 4 die Probezeit bei

> Befristete Arbeitsverträge (§ 30 TVöD und TV-L)

befristeten Arbeitsverträgen **ohne** sachlichen Grund nur sechs Wochen beträgt! Bei Verträgen mit sachlichem Grund beträgt die Probezeit sechs Monate. Sachliche Gründe sind z. B. Befristungen aufgrund von Elternzeit, oder weil eine Arbeitnehmerin beispielsweise ein Jahr Sonderurlaub ohne Gehalt hat. Dann endet der Vertrag sachlich, weil die Beschäftigte aus der Elternzeit oder dem Sonderurlaub zurückkommt. Innerhalb der Probezeit kann mit einer Frist von zwei Wochen zum Monatsschluss gekündigt werden.

Kündigung des Arbeitnehmers in der Probezeit

> **Beachte:**
> Dies gilt für Arbeitnehmer und Arbeitgeber gleichermaßen. Daher muss bei der Dienstplanung während der ersten sechs Monate dieser Unsicherheitsfaktor berücksichtigt werden. Insbesondere gegen Ende der Probezeit, wenn der Beschäftigte bereits zu einem guten Teil eingearbeitet und entsprechend selbstständig zur Arbeit eingeteilt ist, kann hier bei Kündigung durch den Arbeitnehmer eine empfindliche Lücke gerissen werden.

Absatz 5 legt die Kündigungsfristen bei **befristeten** Arbeitsverträgen fest: Sie betragen bei Arbeitsverhältnissen von mehr als sechs Monaten vier Wochen und bei Arbeitsverhältnissen von mehr als einem Jahr vier Monate zum Schluss eines Kalendermonats.

Bei befristeten Arbeitsverhältnissen von mehr als zwei Jahren sind es drei Monate und bei mehr als drei Jahren Dauer vier Monate Kündigungsfrist zum Schluss eines Kalendervierteljahres.

Wichtig im Zusammenhang mit der Dienst- und Urlaubsplanung sind auch die ordentlichen Kündigungszeiten, da diese bei der Planung, insbesondere bei der Urlaubsplanung, berücksichtigt werden müssen, soweit dies möglich ist.

Kündigung des Arbeitsverhältnisses (§ 34 TVöD und TV-L)

Bis zum Ende der Probezeit (sechs Monate) beträgt die Kündigungsfrist zwei Wochen zum Monatsschluss.

Die Kündigungsfristen unbefristeter Verträge staffeln sich nach der Dauer der Beschäftigungszeit. Sie betragen bei einer Beschäftigungszeit:

Tab. 8: Kündigungsfristen

von bis zu 1 Jahr:	1 Monat zum Monatsschluss.
von mehr als 1 Jahr:	6 Wochen zum Schluss des Kalendervierteljahres (Quartals).
von mindestens 5 Jahren:	3 Monate zum Schluss des Kalendervierteljahres (Quartals).
von mindestens 8 Jahren:	4 Monate zum Schluss des Kalendervierteljahres (Quartals).
von mindestens 10 Jahren:	5 Monate zum Schluss des Kalendervierteljahres (Quartals).
von mindestens 12 Jahren:	6 Monate zum Schluss des Kalendervierteljahres (Quartals).

> **Beispiel:**
> Krankenschwester A. ist seit neun Jahren am Krankenhaus beschäf-
> tigt. Im Februar fällt ihr ein, dass sie unbedingt ab 1. Juli in einem
> anderen Krankenhaus arbeiten möchte. Am 27. Februar gibt sie ihre
> Kündigung zum 30. Juni ab.
> Hat sie die Frist eingehalten? Die Kündigungsfrist beträgt für A. vier
> Monate zum Quartalsende. Sie muss hier also spätestens am 28.
> Februar zum Ende des zweiten Kalendervierteljahres (zum 30. Juni)
> kündigen. Die Frist ist damit eingehalten.

Absatz 2 legt fest, dass Mitarbeiter, die 15 Jahre Beschäftigungszeit   *Unkündbare Angestellte*
hinter sich haben und das 40. Lebensjahr vollendet haben, nur aus einem
wichtigen Grund gekündigt werden können.
Für Beschäftigte, die aufgrund der alten BAT-Regelung (30. September
2005 im TVöD, 31. Oktober 2006 im TV-L) unkündbar waren, gilt diese
Unkündbarkeit weiter. Sie bezieht sich allerdings nur auf betriebliche
Kündigungsgründe. Aus personen- oder verhaltensbedingten Gründen
kann auch diesen Beschäftigten gekündigt werden.

5.2.7 Tarifvertrag für den öffentlichen Dienst (TVöD) – Besonderer Teil Pflege- und Betreuungs- einrichtungen – (BT-B) – sowie Besonderer Teil Krankenhäuser (BT-K)

Der Besondere Teil gilt für Beschäftigte unter anderem in Heil-, Pflege-
und Entbindungseinrichtungen sowie für Krankenhäuser.
Hier werden die bekannten Definitionen für die Bereitschafts- und Ruf-   *§ 45 Bereitschaftsdienst*
bereitschaftsdienste wiederholt. Außerdem werden umfangreiche Mög-   *und Rufbereitschaft*
lichkeiten zu Abweichungen aufgrund landestariflicher Regelungen oder
Betriebsvereinbarungen definiert.
Absatz 2 legt fest, dass Ruhepausen die Bereitschaftszeiten nicht verlängern, also anders als bei der regulären Arbeitszeit Teil der Arbeitszeit
sind.
In § 6 Absatz 1 Satz 2 TVöD und TV-L wird festgelegt, dass bei Arbeit in   *§ 48 Wechselschichtarbeit*
Wechselschicht die Pausen zur Arbeitszeit gehören. § 49 in den Beson-
deren Teilen legt für Pflege- und Betreuungseinrichtungen sowie für
Krankenhäuser fest, dass die Pausen nicht in die Arbeitszeit eingerechnet
werden.
Absatz 2 legt eindeutig fest, dass sich für Beschäftigte, die nach einem   *§ 49 Arbeit an Sonn-*
Dienstplan arbeiten, die Wochenarbeitszeit um ein Fünftel verringert,   *und Feiertagen*
wenn sie an einem Feiertag, der auf einen Werktag fällt
a) Arbeitsleistung zu erbringen haben oder
b) wegen des Feiertages nicht zum Dienst eingeteilt sind und daher den
   Tag nacharbeiten müssten (alte BAT-Regelung).

> **Beispiel:**
> Der erste Mai fällt auf einen Dienstag. Schwester K. hat an diesem Tag frei, weil an Feiertagen eine geringere Besetzung im Frühdienst ist. Bisher musste Schwester K. diesen Tag nacharbeiten, weil ein Feiertag, der auf einen Wochentag fällt, das Monatssoll nicht reduzierte. Nach den neuen Regelungen (TVöD und TV-L) verringert nunmehr dieser Feiertag das Monatssoll auch bei Beschäftigten, die nach einem Dienstplan arbeiten. Schwester K. muss somit den Feiertag nicht nacharbeiten.

Diese Praxis der Verringerung des Monatssolls wurde entgegen der alten BAT-Regelung an vielen Krankenhäusern und Heimen auch bisher schon umgesetzt. Jetzt ist sie für alle Arbeitgeber verpflichtend. Das bedeutet allerdings für die Krankenhäuser und Heime, in denen diese Regelung jetzt eingeführt wird, dass weniger Personal für die Dienstplanung zur Verfügung steht, weil die Feiertage die Arbeitszeiten de facto reduzieren. Absatz 3 besagt, dass Beschäftigte, die regelmäßig an Sonn- und Feiertagen arbeiten müssen, innerhalb von zwei Wochen zwei arbeitsfreie Tage erhalten. Hiervon soll ein freier Tag auf einen Sonntag fallen. Dies bedeutet, dass in aller Regel wenigstens ein Sonntag in zwei Wochen frei sein **soll**. Es ist im übrigen nicht die Rede davon, dass die freien Tage für „Wochenendarbeit", also samstags und sonntags, zusammenhängend frei gegeben werden müssen. Dies kann im Rahmen der Mitarbeitermotivation so gemacht werden, wenn es die Sicherheit der Patientenversorgung nicht gefährdet. Es handelt sich dann aber um ein Entgegenkommen und nicht um einen Rechtsanspruch.

5.2.8 Das Teilzeit- und Befristungsgesetz (TzBfG)

Rechtsanspruch des Arbeitnehmers auf Teilzeitarbeit

Am 1. Januar 2001 ist das Gesetz über Teilzeitarbeit und befristete Arbeitsverträge in Kraft getreten. Dieses Gesetz enthält als wesentliche Neuerung den Rechtsanspruch des Arbeitnehmers auf Teilzeitarbeit gegenüber seinem Arbeitgeber. Es hat einschneidende Auswirkungen auf die Dienstplanung, weil es immer schwieriger wird, die Patientenversorgung und Teilzeitarbeit in Einklang zu bringen.

Neu geregelt wurde das Befristungsrecht. Da auch befristete Arbeitsverträge einen Einfluss auf die Gestaltung der Dienstpläne haben, wird das TzBfG im Folgenden in seinen dienstplanrelevanten Anteilen dargestellt.

§ 1 Zielsetzung

§ 1 legt fest, dass das Ziel dieses Gesetzes die Förderung der Teilzeitarbeit ist sowie die Verhinderung von Diskriminierung teilzeitbeschäftigter Arbeitnehmer.

§ 8 Verringerung der Arbeitszeit

Hierbei handelt es sich um die zentrale Bestimmung für Stationsleitungen, die Dienstpläne erstellen müssen.

Anspruch 6 Monate nach Arbeitsaufnahme

Absatz 1 legt fest, dass der Arbeitnehmer sechs Monate nach Beginn des Arbeitsverhältnisses (also nach Beendigung der Probezeit) verlangen kann, dass die vereinbarte Arbeitszeit verringert wird.

Dieses Verlangen muss drei Monate vor Beginn geltend gemacht werden. Außerdem ist der Umfang der Verringerung und die gewünschte Verteilung der Arbeitszeit anzugeben.

Dies kann also im Extremfall bedeuten, dass ein Pfleger als Vollzeitkraft eingestellt wird und nach Ablauf der Probezeit verlangt, drei Monate später in Teilzeit beschäftigt zu werden. Die Frist von nur drei Monaten kann dort, wo der Dienstplan im Interesse der Mitarbeiter frühzeitig bekannt gegeben wird, zu Problemen führen, weil der Zeitraum äußerst eng gefasst ist und dann Dienstplanänderungen zum Nachteil der anderen Mitarbeiter notwendig werden.

Problematisch ist auch, dass der Mitarbeiter die gewünschte Verteilung der Arbeit angeben soll. Hier sind Auseinandersetzungen vorprogrammiert, da die vom Mitarbeiter gewünschte Verteilung nicht notwendigerweise mit der aus Sicht des Stationsbetriebs notwendigen Verteilung übereinstimmen muss.

Absatz 4 regelt, dass der Arbeitgeber den Wünschen des Mitarbeiters zuzustimmen hat, wenn nicht betriebliche Gründe entgegenstehen. Ablehnungsgründe sind eine Beeinträchtigung der Organisation, der Arbeitsabläufe oder der Sicherheit im Betrieb. Allerdings muss diese Beeinträchtigung wesentlich sein. Ebenso kann ein Ablehnungsgrund vorliegen, wenn unverhältnismäßig hohe Kosten verursacht werden. Ablehnungsgründe können in einem Tarifvertrag festgelegt werden. Wesentlich und unverhältnismäßig bedeutet, dass zum Beispiel lieb gewordene, althergebrachte Organisationsformen in der Organsiation einer Station keinen Ablehnungsgrund darstellen dürften. Als Faustregel kann sicher gelten: Je größer das Krankenhaus, je größer der ambulante Pflegedienst, desto weniger Chancen bestehen auf eine Ablehnung eines Verlangens nach Teilzeitarbeit.

Ablehnungsgründe

Ein Arbeitgeber, der angibt, keinen Arbeitsplatz nach den Wünschen des Arbeitnehmers zur Verfügung stellen zu können, ist bei einem Arbeitsgerichtsverfahren in der Beweispflicht. Es genügt daher nicht, wenn eine Stationsleitung ohne Angabe von Begründungen angibt, auf ihrer Station sei die gewünschte Arbeitszeit nicht zu realisieren. Aus diesem Grund wurde am Klinikum der Universität München im Pflegedienst das in Anhang 14 abgedruckte Formblatt entwickelt. Hier muss von der zuständigen Pflegebereichsleitung begründet angegeben werden, warum ein Teilzeitwunsch in ihrem Pflegebereich nicht erfüllt werden kann. Der Teilzeitwunsch geht dann an alle anderen Pflegebereichsleitungen, die ebenfalls bei Ablehnung das Formular ausfüllen müssen. Ob dies dann im Falle einer gerichtlichen Auseinandersetzung vom Arbeitsgericht als ausreichende Bestandsaufnahme anerkannt werden wird, bleibt abzuwarten. Im Extremfall muss der Teilzeitwunsch auf der jeweiligen Station realisiert werden, im Zweifel zu Lasten der Vollzeitarbeitskräfte.

Wunsch nach Teilzeitarbeit möglichst erfüllen

Was geschieht, wenn ein Beschäftigter eine Arbeitszeit wünscht, die eine so geringe Anzahl von Stunden übrig lässt, dass die Reststundenzahl nicht zu einer Besetzung ausreicht? Dies käme dann einem begrenzten Stellenabbau gleich. Hromadka (2001, S. 402) führt hierzu aus: „Eine Verringerung um nur wenige Stunden scheidet also beispielsweise aus, wenn die ausfallende Arbeitszeit nicht sinnvoll durch die Einstellung eines Arbeitnehmers ausgeglichen werden kann und andere Arbeitnehmer dafür Überstunden leisten müssten. Auch auf Leiharbeit oder Leis-

Reststunden

214 _____ 5 Rechtsfragen für Stationsleitungen _____

tungen im Rahmen eines Dienst- oder Werkvertrags kann der Unternehmer nicht verwiesen werden."

Die Entscheidung muss dem Arbeitnehmer schriftlich mitgeteilt werden.

Absatz 5 regelt, dass der Arbeitgeber die Entscheidung über die Verringerung der Arbeitszeit dem Beschäftigten spätestens einen Monat vor dem gewünschten Beginn der Verringerung schriftlich mitzuteilen hat. Haben sich Arbeitgeber und Arbeitnehmer nicht geeinigt und hat der Arbeitgeber dies nicht innerhalb eines Monats dem Mitarbeiter schriftlich mitgeteilt, verringert sich die Arbeitszeit des Mitarbeiters im gewünschten Umfang.

Der Arbeitgeber kann die Verringerung ändern, wenn das betriebliche Interesse erheblich gegenüber dem Interesse des Beschäftigten überwiegt. Der Arbeitnehmer kann eine erneute Verringerung der Arbeitszeit frühestens nach Ablauf von zwei Jahren nach Zustimmung oder Ablehnung verlangen.

Erneute Verringerung der Arbeitszeit frühestens nach zwei Jahren

Diese Bestimmungen gelten in Betrieben mit mehr als 15 Beschäftigten, Personen in der Berufsausbildung nicht eingerechnet.

Einen weiteren interessanten Punkt sprechen Bruns u. a. (2001, S. 177) an, wenn sie schreiben: „Ungeklärt ist auch das Verhältnis des Teilzeit- und Befristungsgesetzes zur Betriebsverfassung. Die Festlegung des Beginns und Endes der täglichen Arbeitszeit, die Verteilung der Arbeitszeit auf die einzelnen Wochentage und die Ausarbeitung von Schichtsystemen stellt eine der Domänen der Mitbestimmung dar. Je mehr Arbeitnehmer von den Möglichkeiten des Teilzeit- und Befristungsgesetzes Gebrauch machen und dem Arbeitgeber eine individuelle Verteilung ihrer Arbeitszeit nach persönlichen Wünschen abringen, umso weniger bleibt vom Mitbestimmungsrecht des Betriebsrats übrig."

Auf jeden Fall stehen hier die Stationsleitungen im Rahmen ihrer Organisationsverantwortung vor großen Herausforderungen: Sie müssen im Einzelfall entscheiden, ob das Teilzeitverlangen eines Mitarbeiters eine wesentliche Beeinträchtigung in Organisation, Ablauf oder Sicherheit des Stationsbetriebs und damit der Patientenversorgung darstellt. Sollte dies der Fall sein, muss dies sorgfältig begründet werden, um in einem Arbeitsgerichtsprozess bestehen zu können. Die große Herausforderung besteht auch darin, familienfreundliche Arbeitszeiten einerseits und den Wunsch der Patienten nach einer kontinuierlichen Versorgung andererseits sicher zu stellen. Angesichts der Verkürzung der Verweildauer der Patienten und der Verkürzung der Arbeitszeit durch Teilzeit mit entsprechend wenigen Kontakten zwischen Patient und Teilzeitmitarbeitern kein leichtes Unterfangen.

§ 9 Verlängerung der Arbeitszeit

Teilt ein Arbeitnehmer mit, dass er seine Arbeitszeit verlängern möchte, hat der Arbeitgeber dies bei der Besetzung eines entsprechenden freien Arbeitsplatzes zu berücksichtigen und diesen Arbeitnehmer bevorzugt heranzuziehen. Das heißt, der Beschäftigte hat keinen Anspruch auf einen Arbeitsplatz auf „seiner" Station.

Ausnahmen:
1. Wenn dringende betriebliche Gründe entgegenstehen.
2. Wenn die Arbeitszeitwünsche anderer Arbeitnehmer entgegenstehen.

§ 12 Arbeit auf Abruf

Arbeitnehmer und Arbeitgeber können vereinbaren, dass der Arbeitnehmer je nach Arbeitsanfall seine Arbeitsleistung auf Abruf erbringt. Es muss eine bestimmte wöchentliche und tägliche Dauer der Arbeitszeit festgelegt werden. Ist dies nicht geschehen, gilt eine Wochenarbeitszeit von zehn Stunden und eine tägliche Arbeitszeit von mindestens drei Stunden hintereinander.

Der Arbeitgeber muss die Lage dieser Arbeitszeit mindestens vier Tage im Voraus mitteilen.

In Tarifverträgen können abweichende Regelungen getroffen werden, wenn sie zugunsten des Arbeitnehmers ausfallen.

Im TzBfG wird auch das so genannte Job-sharing geregelt: § 13 Arbeitsplatzteilung

§ 13 regelt, dass Arbeitgeber und Arbeitnehmer vereinbaren können, dass mehrere Arbeitnehmer sich die Arbeitszeit an einem Arbeitsplatz teilen können. Im Verhinderungsfall eines der Arbeitnehmer ist der andere verpflichtet, die Vertretung zu übernehmen, wenn sie dem im Einzelfall zugestimmt haben oder wenn der Arbeitsvertrag bei Vorliegen dringender betrieblicher Gründe dies vorsieht und dies im Einzelfall zumutbar ist.

Absatz 1 regelt, dass Arbeitsverträge befristet abgeschlossen werden   § 14 Zulässigkeit
dürfen, wenn ein sachlicher Grund vorliegt.   der Befristung

Solche sachlichen Gründe liegen vor, wenn

- der betriebliche Bedarf an der Arbeitsleistung nur vorübergehend besteht,
- die Befristung im Anschluss an eine Ausbildung oder ein Studium erfolgt, um den Übergang des Arbeitnehmers in eine Anschlussbeschäftigung zu erleichtern,
- der Arbeitnehmer zur Vertretung eines anderen Arbeitnehmers beschäftigt wird,
- die Eigenart der Arbeitsleistung die Befristung rechtfertigt,
- die Befristung zur Erprobung erfolgt,
- in der Person des Arbeitnehmers liegende Gründe die Befristung rechtfertigen,
- der Arbeitnehmer aus Haushaltsmitteln vergütet wird, die haushaltsrechtlich für eine befristete Beschäftigung bestimmt sind, und er entsprechend beschäftigt wird oder
- die Befristung auf einem gerichtlichen Vergleich beruht.

Absatz 2 regelt, dass die kalendermäßige Befristung **ohne** sachlichen Grund bis zur Dauer von zwei Jahren zulässig ist. Ein Arbeitsvertrag darf bis zu einer Gesamtdauer von zwei Jahren höchstens dreimal verlängert werden.

Die Befristung bedarf keines sachlichen Grundes, wenn der Arbeitnehmer das 52. Lebensjahr vollendet hat (Absatz 3). Die Befristung ist bis zu fünf Jahren zulässig. Der Arbeitnehmer muss unmittelbar vor der Befristung mindestens vier Monate beschäftigungslos gewesen sein. Diese Regelung soll zur leichteren Beschäftigung älterer Arbeitsloser führen.

Absatz 4 legt für befristete Verträge die Schriftform fest.

Verstärkte Vorsicht ist in Zukunft also bei so genannten Kettenarbeitsverträgen geboten. Eine Befristung bedarf grundsätzlich eines sachlich rechtfertigenden Grundes. Lediglich bei Neueinstellungen kann darauf verzichtet werden. Allerdings gibt es eine Obergrenze von zwei Jahren. Ebenso kann bei Neueinstellungen eine dreimalige Verlängerung innerhalb von zwei Jahren vereinbart werden.

Es ist darauf zu achten, dass bei befristeter Beschäftigung der Arbeitsvertrag **vor** der Arbeitsaufnahme unterzeichnet werden muss. Andernfalls könnte ein Arbeitnehmer möglicherweise einen unbefristeten Arbeitsvertrag einklagen.

§ 15 Ende des befristeten Arbeitsvertrags

Ein kalendermäßig befristeter Arbeitsvertrag endet mit Ablauf der vereinbarten Zeit – ein kompromissloser Satz, der so auch zur Anwendung kommt. Wird zum Beispiel eine auf ein Jahr befristet eingestellte Krankenschwester schwanger, so endet das Arbeitsverhältnis nach Ablauf des Jahres.

§ 19 Aus- und Weiterbildung

Auch befristet beschäftigte Arbeitnehmer müssen angemessen an Aus- und Weiterbildungsmaßnahmen beteiligt werden, wenn nicht dringende betriebliche Gründe oder Aus- und Weiterbildungswünsche anderer Arbeitnehmer dem entgegenstehen.

Dies bedeutet für die Praxis, dass teilzeitbeschäftigte Pflegekräfte in Bezug auf Fort- und Weiterbildung den vollzeitbeschäftigten Pflegekräften gleich gestellt sind. Betriebliche Gründe, die dagegen sprechen, müssen nach dem Text des Gesetzes dringend sein. Praktisch bedeutet dies, dass (fast) keine Gründe vorstellbar sind, insbesondere in mittleren und größeren Krankenhäusern, die eine Ablehnung aus betrieblichen Gründen rechtfertigen.

In vielen Paragrafen des Teilzeit- und Befristungsgesetzes sind Öffnungsklauseln, wie wir sie aus dem Arbeitszeitgesetz kennen, enthalten.

Literatur

Bruns, W./Andreas M./Debong, B. (2001): Das neue Teilzeit- und Befristungsgesetz. In: Die Schwester/Der Pfleger 40, S. 176–178

Bruns, W./Andreas M./Debong, B. (2002): Elternteilzeit. Die Schwester/ Der Pfleger 41, S. 1044–1047

Hromadka, W. (2001): Das neue Teilzeit- und Befristungsgesetz. In: Neue Juristische Wochenschrift 54, S. 400–405

Diverse: http://www.arbeitszeitberatung.de/az-datenbank/uebersicht. aspx. Hier können die Arbeitszeitmodelle von unterschiedlichen Firmen abgerufen werde. Stand: 19.8.2008

5.2.9 Das Bundeselterngeld- und Elternzeitgesetz (BEEG)

Das Bundeserziehungsgeldgesetz ist überarbeitet worden und wurde zum 1. Januar 2007 in neuer Form in Kraft gesetzt. Mit dem Gesetz soll unter anderem eine bessere Vereinbarkeit von Familie und Beruf, eine erweiterte Möglichkeit einer Teilzeitarbeit ohne Einschränkung des Erziehungsgeldes und schließlich eine höhere Attraktivität der Elternzeit für Väter erreicht werden.

Für die Dienstplanung ist der zweite Abschnitt des Gesetzes „Elternzeit für Arbeitnehmerinnen und Arbeitnehmer" von Bedeutung. Zwar können Stellen von Beschäftigten, die in Elternzeit sind, befristet besetzt werden (siehe Kapitel 5.2.8), aber der Beschäftigte hat nach Beendigung einen Anspruch auf einen vergleichbaren Arbeitsplatz. Dieser kann, muss aber nicht auf der „alten" Station sein.

Im zweiten Abschnitt sind daher die für die Dienstplanung relevanten Bestimmungen enthalten.

Absatz 1 legt fest, wer einen Anspruch auf Elternzeit hat. Dies sind im Wesentlichen Arbeitnehmerinnen und Arbeitnehmer, die mit einem Kind, für das ihnen die Personensorge zusteht, einem Kind des Ehegatten oder einem Kind, das sie in Obhut genommen haben, in einem Haushalt leben und das sie selbst betreuen und erziehen.

§ 15 Anspruch auf Elternzeit

Absatz 2 bestimmt, dass der Anspruch bis zur Vollendung des dritten Lebensjahres eines Kindes gilt. Die Zeit der Mutterschutzfrist nach § 6 Absatz 1 MuSchG (acht Wochen nach der Entbindung, zwölf Wochen nach Früh- und Mehrlingsgeburten; siehe Kapitel 5.2.2) werden außer in Härtefällen auf diese Zeit angerechnet. Die drei Jahre verringern sich also um diese Wochen.

Neu eingefügt wurde, dass der Anspruch für jedes Kind besteht, auch wenn sich die Zeiträume überschneiden. Ein Anteil von bis zu zwölf Monaten ist mit Zustimmung des Arbeitgebers auf die Zeit bis zur Vollendung des achten Lebensjahres übertragbar, auch dann, wenn sich bei mehreren Kindern die Zeiträume überschneiden.

Elternzeit kann also danach aufgeteilt werden, sodass ein Pfleger beispielsweise bis zu zwölf Monate der Elternzeit nehmen kann, wenn das Kind eingeschult wird. Diese Übertragung gilt für jedes Kind in vollem Umfang und verringert sich nicht, wenn Kinder so aufeinander folgen, dass sich mehrere Monate überschneiden.

Absatz 3 enthält die Regelung, dass die Elternzeit, auch anteilig, von jedem Elternteil allein oder von beiden Elternteilen gemeinsam genommen werden kann. Nach Absatz 4 dürfen von jedem Elternteil während der Elternzeit bis zu 30 Wochenstunden gearbeitet werden.

Bis zu 30 Wochenstunden Arbeit erlaubt

Eine Teilzeitarbeit bei einem anderen Arbeitgeber oder als Selbstständiger bedarf der Zustimmung des Arbeitgebers. Er kann diese allerdings nur aus dringenden betrieblichen Gründen innerhalb von vier Wochen ablehnen.

> **Beachte:** Die angestellte Krankenschwester eines Krankenhauses, die beispielsweise eine Teilzeittätigkeit während ihrer Elternzeit bei einem ambulanten Pflegedienst beginnen möchte oder als selbstständige Krankenschwester ambulant pflegen möchte, benötigt die Zustimmung ihres Arbeitgebers. Der Begriff „dringend" deutet an, dass der Arbeitgeber im Falle einer Ablehnung sehr genau die Gründe darzulegen hat. Es dürfte sich als äußerst schwierig gestalten, Ablehnungsgründe zu finden, die einer arbeitsgerichtlichen Auseinandersetzung standhalten.

Analog zum Teilzeit- und Befristungsgesetz werden in den Absätzen 5 bis 7 Möglichkeiten einer Verringerung der Arbeitszeit und ihrer Ausgestaltung festgelegt. Innerhalb von vier Wochen sollen sich Arbeitnehmerin und Arbeitgeber hierüber einigen. Bei einer Verringerung der Arbeitszeit während der Elternzeit kann danach wieder die Arbeitszeit verlangt werden, die vor der Elternzeit vereinbart war. Dies erschwert die befristete Besetzung bzw. Nachbesetzung dieser Stelle, da der Arbeitgeber zunächst nicht weiß, wie die Beschäftigte nach der Elternzeit arbeiten will.

Möglichkeit zur Verringerung der Arbeitszeit

Besonders Absatz 6 enthält eine Regelung, die dienstplanrelevant ist. Danach kann der Arbeitnehmer während der Gesamtdauer der Elternzeit insgesamt zweimal eine Verringerung der Arbeitszeit beanspruchen. Eine Einigung hierüber ist zwischen Arbeitgeber und Arbeitnehmer innerhalb von vier Wochen zu erzielen. Gelingt diese Einigung nicht, kann der Arbeitnehmer die zweimalige Verringerung verlangen. Dabei kann der Arbeitnehmer entweder von Beginn an für zwei verschiedene Zeiträume eine Verringerung beanspruchen oder nach Ablauf der ersten Verringerung eine erneute Verringerung verlangen. Lindemann (2001, S. 261) gibt dazu folgendes Beispiel:

> „So kann ein Vollzeitbeschäftigter zum Beispiel für die ersten 18 Monate eine Verringerung auf 20 Stunden und für die zweiten 18 Monate eine Verringerung auf 30 Stunden verlangen ...“ (Die Verringerung bezieht sich auf die Vollzeit von zum Beispiel 38,5 Stunden. Die scheinbare Erhöhung von 20 auf 30 Stunden ist also dennoch eine Verringerung, nämlich von 38,5 auf 30 Stunden.)

Nach Absatz 7 können der Arbeitnehmer oder die Arbeitnehmerin unter folgenden Voraussetzungen eine Verringerung beanspruchen:

1. Der Arbeitgeber beschäftigt in der Regel mehr als 15 Arbeitnehmer oder Arbeitnehmerinnen,
2. das Arbeitsverhältnis besteht ohne Unterbrechung länger als sechs Monate,
3. die vereinbarte regelmäßige Arbeitszeit soll für mindestens zwei Monate auf einen Umfang zwischen 15 und 30 Wochenstunden verringert werden,
4. dem Anspruch stehen keine dringenden betrieblichen Gründe entgegen,
5. der Anspruch wird dem Arbeitgeber sieben Wochen vor Beginn der Tätigkeit schriftlich mitgeteilt.

Der Antrag muss den Umfang und Beginn der verringerten Arbeitszeit enthalten. Die gewünschte Verteilung der verringerten Arbeitszeit soll im Antrag angegeben werden. Der Arbeitgeber muss eine Ablehnung innerhalb von vier Wochen mit schriftlicher Begründung abgeben. Stimmt er der Verringerung nicht oder nicht rechtzeitig zu, kann die Arbeitnehmerin Klage vor dem Arbeitsgericht erheben.

Insbesondere die kurze Erklärungsfrist von sieben Wochen kann bei frühzeitigen Dienstplanungen, wie sie im Interesse der Mitarbeiter sind, zu kurzfristigen Änderungen in der Diensteinteilung der anderen Mitarbeiter führen.

§ 16 Inanspruchnahme der Elternzeit

Die Arbeitnehmer müssen die Elternzeit, wenn sie unmittelbar nach der Geburt des Kindes oder nach der Mutterschutzfrist beginnen soll, spätestens sieben Wochen vor Beginn schriftlich verlangen und gleichzeitig erklären, für welche Zeiten innerhalb von zwei Jahren sie Elternzeit nehmen werden.

Aufteilung der Elternzeit möglich

Die von den Elternteilen allein oder gemeinsam genommene Elternzeit darf insgesamt auf bis zu zwei Zeitabschnitte verteilt werden.

Die Aufteilung in vier Zeitabstände gilt für beide Elternteile zusammen und nicht etwa für jeden Elternteil. Es wird deutlich, dass die Planungen der Stationsleitungen durch diese Bestimmungen flexibler als bisher werden müssen. Schwierig wird es unter Umständen, wenn beide Elternteile auf derselben Station oder im selben ambulanten Pflegedienst arbeiten. Nehmen beide zur gleichen Zeit Elternzeit, fehlen gleich zwei (eingearbeitete) Mitarbeiter.

Absatz 3 ist bedeutsam, da ein Arbeitnehmer seine Elternzeit auch vorzeitig verlängern oder beenden kann. Allerdings bedarf es hierzu der Zustimmung des Arbeitgebers.

Vorzeitige Verlängerung oder Beendigung

Dies ist notwendig, da die Stelle unter Umständen befristet besetzt ist. Allerdings kann der Arbeitgeber dies in Fällen der vorzeitigen Beendigung wegen der Geburt eines weiteren Kindes oder wegen eines besonderen Härtefalls nur innerhalb von vier Wochen und auch hier wiederum nur aus dringenden betrieblichen Gründen schriftlich ablehnen.

Die Elternzeit endet nach Absatz 4 bei Tod des Kindes, spätestens aber drei Wochen danach.

Der Regelung des Urlaubs im Zusammenhang mit Elternzeit ist ein eigener Paragraf gewidmet, der naturgemäß für die Urlaubsplanung einer Station bedeutsam ist (☞ Kapitel 5.3).

§ 17 Urlaub

Nach Absatz 1 kann der Erholungsurlaub für jeden vollen Kalendermonat, für den Elternzeit genommen wird, um ein Zwölftel gekürzt werden. Dies gilt nicht, wenn der Arbeitnehmer während seiner Elternzeit bei seinem Arbeitgeber Teilzeitarbeit geleistet hat.

Absatz 2 bestimmt, dass Erholungsurlaub, der nicht oder nicht vollständig vor Antritt der Elternzeit genommen werden konnte, im Anschluss an die Elternzeit oder im darauf folgenden Jahr zu gewähren ist.

Beispiel:

Schwester S. teilt ihrer Stationsleitung am 12. Januar 2007 mit, dass sie schwanger ist. Sie hat für 2007 insgesamt einen Urlaubsanspruch von 29 Tagen. Resturlaub aus 2006 besteht nicht. Voraussichtlicher Geburtstermin ist der 20. August 2007. Da die Schwangerschaft mit Problemen behaftet ist, wird Schwester S. am 26. März krankgeschrieben und erscheint bis zu ihrer Niederkunft nicht mehr zum Dienst. Am 5. Juni erklärt sie schriftlich, dass sie Elternzeit für drei Jahre nehmen wird. Am 19. August entbindet sie einen gesunden Jungen. Unter Anrechnung der Mutterschutzfrist von acht Wochen dauert die Elternzeit bis 18. August 2010. Am 19. August 2010 erscheint sie nach Beendigung der Elternzeit wieder zum Dienst. Wie ist der Anspruch auf Erholungsurlaub für Schwester S. zu regeln?

Lösung:

Schwester S. erhält 25 Tage Erholungsurlaub, da sie im Jahre 2007 ihren Urlaub nicht nehmen konnte. Sie erhält zehn Zwölftel von 29 Tagen = 24,1 Tage Urlaub. Aufgerundet ergibt dies 25 Urlaubstage. Der Urlaub kann auch nicht verfallen. Für die Dauer der Elternzeit erhält sie keinen zusätzlichen Urlaub, da der Arbeitgeber für jeden Monat ein Zwölftel in Anrechnung bringt. Endet das Arbeitsverhältnis während der Elternzeit oder setzt der Arbeitnehmer das Arbeitsverhältnis nach Beendigung der Elternzeit nicht fort, wird der restliche Urlaub ausbezahlt.

Zu viel Urlaub kann zurück-
gefordert werden.

Interessant für die Urlaubsplanung ist noch Absatz 4. Hat nämlich der Arbeitnehmer vor Antritt des Urlaubs bereits mehr Urlaub erhalten, als ihm zustand, so kann der Arbeitgeber diese Urlaubstage nach Beendigung der Elternzeit vom Erholungsurlaub abziehen.

§ 18 Kündigungsschutz

Außer in besonderen Fällen darf während der Elternzeit keine Kündigung ausgesprochen werden.

§ 19 Kündigung zum Ende
der Elternzeit

Der Arbeitnehmer oder die Arbeitnehmerin muss eine dreimonatige Kündigungsfrist einhalten, wenn er das Arbeitsverhältnis zum Ende der Elternzeit kündigen will.

Damit weiß die Stationsleitung mindestens drei Monate im Voraus, ob sie aufgrund der Kündigung gegebenenfalls eine freie Stelle hat oder ob ein befristetes Arbeitsverhältnis in ein unbefristetes Arbeitsverhältnis einer inzwischen eingearbeiteten Mitarbeiterin umgewandelt werden kann.

Literatur

Bruns, W./Andreas M./Debong, B. (2004): Vertretung bei Elternzeit – Sachgrund für eine Befristung. Die Schwester/Der Pfleger 43, S. 792–793
Bundesministerium der Justiz (2008): Broschüre als kostenloser download unter: http://www.bmfsfj.de/bmfsfj/static/broschueren/erziehungsgeld/gesetzestext.htm
Lindemann, A./Simon, O. (2001): Die neue Elternzeit. In: Neue Juristische Wochenschrift. 54, S. 258–263

5.2.10 Das Pflegezeitgesetz (PflegeZG)

Am 1. Juli 2008 trat die Reform der sozialen Pflegeversicherung in Kraft. Damit trat auch das Gesetz über die Pflegezeit (Pflegezeitgesetz – PflegeZG) in Kraft. Wesentlich für die Dienstplangestaltung sind die Paragraphen 2–4.

§ 2 Kurzzeitige Arbeits-
verhinderung

Danach können Beschäftigte bis zu zehn Arbeitstage der Arbeit fern bleiben, wenn sie einen nahen Angehörigen in einer akut aufgetretenen Pflegesituation selbst betreuen müssen oder eine entsprechende pflegerische Versorgung organisieren müssen.

Dem Arbeitgeber ist die Verhinderung an der Arbeit unverzüglich mitzuteilen. Auf Verlangen ist eine ärztliche Bescheinigung über die Erforderlichkeit der Pflege vorzulegen. Dies bedeutet, dass Mitarbeiterinnen relativ akut aus dem laufenden Dienstplan für bis zu 10 Tagen ausscheiden können. Das Gehalt fällt für diese Arbeitstage weg.

§ 3 Pflegezeit

Dieser Paragraph definiert den Begriff Pflegezeit und legt fest, dass dem Arbeitgeber eine Bescheinigung der Pflegekasse oder des Medizinischen Dienstes der Krankenversicherung vorzulegen ist.

Die Mitteilung, dass diese Zeit in Anspruch genommen wird, muss dem Arbeitgeber spätestens zehn Tage vor Beginn schriftlich angekündigt und gleichzeitig die Dauer mitgeteilt werden. Bei nur teilweiser Inanspruchnahme soll auch die gewünschte Verteilung der Arbeitszeit angegeben werden.

Schon hier ergeben sich viele Probleme. Zehn Tage Ankündigungsfrist kann bedeuten, dass die Mitarbeiterin aus dem laufenden Dienstplan heraus genommen werden muss. Nimmt sie die Pflegezeit nicht in vollen Arbeitstagen und wünscht eine Verteilung der Arbeit, die mit der Patientenversorgung nicht in Einklang zu bringen sind, werden weitere Probleme geschaffen.

Die Pflegezeit beträgt für **jeden** pflegebedürftigen nahen Angehörigen längstens sechs Monate. Es kann auch eine kürzere Zeit, z. B. zwei Monate, genommen werden, mit Zustimmung des Arbeitgebers kann diese Zeit dann auf maximal sechs Monate verlängert werden.

§ 4 Dauer der Pflegezeit

Ist die Pflege unzumutbar oder unmöglich geworden, endet die Pflegezeit vier Wochen nach dieser Veränderung. Ansonsten kann die Pflegezeit vorzeitig nur mit Zustimmung des Arbeitgebers beendet werden.

Während der kurzfristigen Arbeitsverhinderung und der Pflegezeit darf der Arbeitgeber nicht kündigen.

§ 5 Kündigungsschutz

Nach Absatz 1 kann für die Dauer der Pflegezeit ein Arbeitnehmer befristet eingestellt werden (sachlicher Befristungsgrund).

§ 6 Befristete Verträge

Absatz 3 bestimmt, dass der befristete Arbeitsvertrag unter Einhaltung einer Frist von zwei Wochen gekündigt werden kann, wenn die Pflegezeit nach § 4 Abs. 2 vorzeitig endet. Das Kündigungsschutzgesetz ist in diesen Fällen nicht anzuwenden.

Spätestens hier kommen auch dem juristischen Laien Zweifel, ob eine solche Bestimmung zum Nachteil des befristet eingestellten Arbeitnehmers vor den Gerichten Stand halten wird.

Als nahe Angehörige definiert das Gesetz Großeltern, Eltern, Schwiegereltern, Ehegatten, Lebenspartner, Partner einer eheähnlichen Gemeinschaft, Geschwister, eigene Kinder, Adoptiv- oder Pflegekinder und die des Ehegatten oder Lebenspartners, Schwiegerkinder und Enkelkinder. Damit ist der Kreis sehr groß.

Abzuwarten bleibt, wie sich dieses Gesetz konkret auswirken wird. Vor allem der Wegfall des Gehalts bedeutet, dass man sich die Pflegezeit auch leisten können muss.

5.2.11 Besondere Problemstellungen bei der Dienstplanung

Der Wunschkalender

Die meisten Stationen führen zur Dienstplanung einen so genannten Wunschkalender. Hier können Mitarbeiter im Voraus Wunschdienste eintragen. Ziel dieses Kalenders oder Buchs soll die Erreichung einer größeren Mitarbeiterzufriedenheit sein. Es gibt beim Umgang mit dem Wunschkalender jedoch eine Reihe von Gefahren. Diese können dazu führen, dass sich die ursprüngliche Absicht in ihr Gegenteil verkehrt.

Motivation oder Problem?

- So glauben Mitarbeiter oft, der Wunschkalender sei eine Einrichtung, die von der Stationsleitung geführt werden müsse, es bestehe also gleichsam ein Rechtsanspruch darauf. Dem ist natürlich nicht so. Ein solcher Kalender ist ein Entgegenkommen der Stationsleitung im Rahmen der Mitarbeitermotivation.
  Aus diesem Denken der Mitarbeiter heraus entsteht dann der An-

spruch, die Stationsleitung **müsse** Wunschdienste im Kalender bei der Dienstplanung berücksichtigen. Auch dies ist falsch. Der Eintrag von Wunschdiensten gleicht einem Antrag – eben einem Wunsch –, der auch abgelehnt werden **kann**. Er **muss** darüber hinaus abgelehnt werden, wenn der Wunsch des Mitarbeiters mit den betrieblichen oder dienstlichen Erfordernissen kollidiert.

- Einen weiteren kritischen Punkt bei der Benutzung von Wunschkalendern stellt die Anzahl der Einträge dar. Die Stationsleitung muss deutlich machen, dass im Kalender nur **ausnahmsweise** Wünsche **aus wichtigem Grund** geäußert werden dürfen. Andernfalls wird der Wunschkalender zu einer Art Nebendienstplan. Dies bedeutet, dass so viele Wünsche im Kalender stehen, dass der Stationsleitung kein Entscheidungsspielraum mehr zur Erstellung des Dienstplans bleibt.
- Weiterhin ist eine zentrale Frage, wie weit im Voraus Wünsche in den Kalender eingetragen werden dürfen.
  Hier empfiehlt sich eine Einschränkung, zum Beispiel für jeweils ein Quartal im Voraus. Andernfalls kann es dazu kommen, dass Mitarbeiter bereits für das ganze Jahr Wünsche eintragen, was nicht mit dem Sinn und Zweck des Wunschkalenders vereinbar wäre.

> **Beispiel:**
> Bereits im Januar tragen Mitarbeiter ihre Wünsche für das gesamte Jahr ein. Dies führt dazu, dass diese Mitarbeiter alle günstigen Konstellationen wie zum Beispiel „Donnerstag: Feiertag, Freitag: frei" mit Wünschen belegen. Kommen im Laufe des Jahres neue Mitarbeiter hinzu, haben diese keine Wahlmöglichkeit mehr. Außerdem widersprechen solche langfristigen Planungen der Regel, dass nur in wichtigen Ausnahmefällen Wünsche geäußert werden dürfen. Der Wunschkalender darf nicht dazu führen, dass sich einzelne Mitarbeiter die „Rosinen" herauspicken. Dies führt unweigerlich zu Unruhe und Unzufriedenheit im Team.

Der Diensttausch

Diensttausch nur nach strengen Regeln

Trotz vorheriger Planung und Wunschkalender kommt es immer wieder vor, dass Mitarbeiter den geplanten Dienst gegen einen anderen Dienst eintauschen wollen. Dies sollte nach strengen Kriterien gehandhabt werden. Der Krankenhausbetrieb ist ein Unternehmen mit Arbeitgeber- und Arbeitnehmerpflichten. Darüber hinaus handelt es sich um einen Schichtbetrieb. Dies ist allerdings längst nichts besonderes mehr. In immer mehr Unternehmenssparten muss heute unter dem Dienstleistungsgedanken rund um die Uhr gearbeitet werden. Hier sei nur an die Diskussion um die Ladenschlusszeiten erinnert.
Es ist völlig in Ordnung, den Mitarbeitern im Schichtdienst entgegenzukommen. Vergleicht man allerdings die Wünsche, ja Forderungen im Pflegedienst mit der Vorgehensweise in Industrieunternehmen, verwundert es nicht, dass es im Stationsalltag immer wieder zu unnötigen Engpässen kommt. Selbst der TVöD spricht immer wieder von den dienst-

lichen und betrieblichen Erfordernissen und macht damit deutlich, wo die Prioritäten im Arbeitsleben liegen.

Dies berücksichtigend, sollte bei einer frühzeitigen, die Mitarbeiterwünsche einbeziehenden Dienstplanung der Tausch von Diensten nur als absolute Ausnahme zugelassen werden. Beim Diensttausch sind zudem einige Punkte zu berücksichtigen:

• Es dürfen nur Mitarbeiter mit annähernd gleichwertiger Berufserfahrung tauschen.
• Mitarbeiter, die einarbeiten oder zur Schüleranleitung eingeteilt sind, dürfen nicht tauschen.
• Die Bestimmungen des Arbeitszeitgesetzes dürfen durch den Tausch nicht verletzt werden.

Ein Diensttausch ist durch Sie als Stationsleitung zu genehmigen. Ebenso tragen Sie den Diensttausch im Dienstplan ein, wobei es sich bewährt hat, durch eine entsprechende Markierung deutlich zu machen, dass es sich um einen Tausch auf Wunsch der Mitarbeiter handelt. Dies kann von Bedeutung sein, wenn ein Mitarbeiter darüber klagt, dass er beispielsweise zu häufig Spätdienst habe. Bei einer Kontrolle der Dienstpläne stellt sich dann aber heraus, dass der Mitarbeiter einen Großteil der Spätdienste selbst eingetauscht hat.

> **Diensttausch bedarf der Genehmigung durch die Stationsleitung.**

Keinesfalls darf es vorkommen (was man verschiedentlich immer wieder hört), dass die Mitarbeiter den Tausch selbst auf dem Dienstplan eintragen, da der Dienstplan ein Dokument ist, das unter Umständen in arbeitsrechtlichen oder gar haftungsrechtlichen Auseinandersetzungen ein wichtiges Beweismittel darstellt. Da Sie als Stationsleitung die Verantwortung für die Dienstplanung haben, dürfen auch nur Sie oder Ihre Stellvertretung Einträge oder Änderungen vornehmen.

> **Einträge und Änderungen im Dienstplan nur durch die Stationsleitung**

Dienst statt Frei

> **Beispiel:**
> Die Krankenschwester A. hat Montag und Dienstag Freizeitausgleich für einen abgeleisteten Wochenenddienst. Am Montag wird sie um 9 Uhr von der Stationsleitung angerufen und aufgefordert, am Dienstag Frühdienst zu machen, da es wegen Krankheit zu Engpässen auf der Station komme.
> Muss Schwester A. dieser Aufforderung Folge leisten oder wäre es eine Arbeitsverweigerung, wenn sie diesen Dienst ablehnt?

Meines Wissens gibt es zu dieser Fragestellung bisher noch kein arbeitsgerichtliches Urteil, sondern nur Kommentare. Es ist Praxis, dass Mitarbeiter bei Engpässen kurzfristig aus dem Frei geholt werden. Auf Stationen, wo dies häufiger geschieht, legen sich die Mitarbeiter daher einen Anrufbeantworter zu und sind durch die Stationsleitung nicht unmittelbar zu erreichen.

Tatsache ist, dass der Mitarbeiter Freizeit hat. Von daher ist nicht einzusehen, warum derjenige Mitarbeiter, der in seiner Freizeit zuhause bleibt und deshalb telefonisch erreichbar ist, zum Dienst verpflichtet

> **Ablehnung der Dienstübernahme in einer Notsituation**

sein soll. Persönlich halte ich eine Ablehnung dieser Dienstübernahme für keine Arbeitsverweigerung, sofern kein Notstand vorliegt. Krankheit und Freizeitausgleich anderer Mitarbeiter stellen aber nach übereinstimmender Auffassung aller juristischen Kommentatoren keine Notsituation dar.

Holen von Mitarbeitern aus dem Frei

Auf der anderen Seite handelt es sich bei Anrufen zuhause streng genommen um die Anordnung von Überstunden. Der Mitarbeiter darf Überstunden nur begründet, sachlich und aus wichtigem Grund ablehnen oder wenn das Ansinnen des Arbeitgebers ihm nicht zuzumuten ist. Der Begriff der Unzumutbarkeit wird in der Rechtsprechung aber durchaus unterschiedlich ausgelegt. Hat der Mitarbeiter daher auch nur den geringsten Zweifel an der Unzumutbarkeit der Überstundenanordnung, sollte er die Überstunden ableisten, da er sich sonst in die Gefahr einer Arbeitsverweigerung begibt.

Wie so häufig, ist auch hier das eigentliche Problem kein juristisches. Es handelt sich vielmehr in erster Linie um ein Problem der Personalausstattung und Organisation. Gehört die Praxis, Mitarbeiter aus dem Frei zu holen, zu den absoluten Ausnahmefällen auf einer Station und ist das Klima dort gut, so wird es hier keine Probleme geben. Ein Problem wird diese Frage dann, wenn der Stationsbetrieb nur auf diese Weise aufrecht erhalten werden kann und die Mitarbeiter das Gefühl haben, nie wirklich in Freizeit zu sein. Dann ist die Frage nach den Ursachen zu stellen. Ist es die Fehlplanung der Stationsleitung, dann muss die Pflegedienstleitung als Vorgesetzte einschreiten. Handelt es sich aber um eine chronische Personalmangelsituation, muss der Krankenhausträger reagieren und vorhandenes Personal und zu leistende Arbeit in Einklang bringen. Dies kann zum Beispiel durch Personalumschichtungen erfolgen oder durch Schließung von Betten (☞ Kapitel 5.8.1).

Literatur

Böhme, H. (2006): Muss der Mitarbeiter im Notfall zur Verfügung stehen? In: Pflege- & Krankenhausrecht, 9, S. 55

Schroth, C. (2008): Von jetzt auf gleich? Ankündigungsfrist bei Überstunden- und Freizeitanordnung. In: Pflege- & Krankenhausrecht 11, S. 42–45

Weber, M (2004): Der Dienstplan. In: Pflege aktuell, 58, S. 576

5.3 Der Urlaub

5.3.1 Grundsätzliches

Neben der Dienstplanung hat die Planung des Jahresurlaubs eine überragende Bedeutung in der Planungs- und Führungsverantwortung der Stationsleitung. Die Urlaubsplanung, das zeigen zahlreiche Diskussionen im Unterricht und in Seminaren, ist dabei emotional stärker besetzt als die Dienstplanung. Gerade im Zusammenhang mit dem Erholungsurlaub gilt es auch, auf einige irrige Vorstellungen vieler Mitarbeiter einzugehen. Hieraus werden oft falsche Ansprüche an die Urlaubsplanung abgeleitet.

5.3.2 Die Urlaubsregelungen im TVöD, TV-L und Bundesurlaubsgesetz

Absatz 1 Satz 6 legt das Kalenderjahr als Urlaubsjahr fest.

Erholungsurlaub § 26

> **Beispiel:**
> Krankenschwester A. möchte fünf Tage Urlaub in das nächste Jahr übertragen, da sie im Februar eine Woche zum Skifahren möchte. Die Pflegedienstleitung hat eine Dienstanweisung erlassen, wonach nur in dienstlich oder betrieblich begründeten Ausnahmefällen Urlaub in das nächste Kalenderjahr übertragen werden darf.
> Dürfen Sie als Stationsleitung der Krankenschwester die fünf Tage Übertrag gewähren?
> Sie dürfen dies auf keinen Fall tun, da hier keine dienstlichen oder betrieblichen Gründe vorliegen. Die Dienstanweisung der Pflegedienstleitung ist für Sie als Stationsleitung bindend; Sie würden sich bei Missachtung sogar der Gefahr einer Abmahnung aussetzen.
> Die Anweisung der Pflegedienstleitung ist auch korrekt, da der TVöD das Urlaubsjahr dem Kalenderjahr gleichsetzt. Im Übrigen hat die Krankenschwester ja im neuen Kalenderjahr bereits wieder einen neuen Urlaubsanspruch erworben, aus dem sie ihren Skiurlaub bestreiten kann. Der Urlaub „vermehrt" sich durch dieses Ansparen nicht.

Hat ein neu eingestellter Angestellter beim vorhergehenden Arbeitgeber im öffentlichen Dienst bereits Urlaub erhalten, der in sein jetziges Arbeitsverhältnis fällt, wird dieser Urlaub angerechnet.

Die Protokollerklärung zu Absatz 1 Satz 6 weist darauf hin, dass der Urlaub grundsätzlich zusammenhängend gewährt werden soll, wobei ein Anteil von zwei Wochen angestrebt werden soll.

Urlaub dient der Wiederherstellung der Arbeitskraft.

Hier wird deutlich, was die Tarifvertragsparteien und auch der Gesetzgeber mit dem Erholungsurlaub erreichen wollen. Es geht dabei um die Aufrechterhaltung der Arbeitskraft. Diese Sichtweise wird heute von vielen Arbeitnehmern so nicht mehr geteilt.

Aus diesem Grunde ist auch eine Erwerbstätigkeit während des Urlaubs nur mit Erlaubnis des Arbeitgebers möglich, andernfalls verliert der Beschäftigte den Anspruch auf Bezahlung für die Tage, während der er woanders erwerbstätig war.

§ 26 Absatz 1 regelt die Urlaubsansprüche bei der Fünf-Tage-Woche:

- bis zum vollendeten 30. Lebensjahr   26 Arbeitstage
- bis zum vollendeten 40. Lebensjahr   29 Arbeitstage
- nach dem vollendeten 40. Lebensjahr   30 Arbeitstage

Satz 3 legt fest, dass für die Berechnung der Urlaubsdauer das Lebensjahr maßgebend ist, das im Kalenderjahr vollendet wird.

§ 26 Absatz 2 verweist für alle anderen Regelungen auf das Bundesurlaubsgesetz (BUrlG), das deshalb an dieser Stelle behandelt wird.

§ 4 BUrlG Wartezeit Der volle Urlaubsanspruch wird erstmalig nach sechs Monaten im Arbeitsverhältnis erreicht. Während dieser Zeit, die der Probezeit entspricht, erwirbt der Beschäftigte pro Monat ein Zwölftel des Jahresurlaubs. Natürlich kann der erworbene Anspruch auch schon während der Probezeit gegeben werden.

> **Beispiel:**
> Altenpfleger J. arbeitet in einer Altenpflegeeinrichtung. Er ist 46 Jahre alt. Wegen einer dringenden Familienangelegenheit beantragt er nach 3 Monaten 10 Arbeitstage Urlaub während der sechsmonatigen Probezeit. Darf die Stationsleitung dies genehmigen?
> Sie darf es nicht genehmigen. J. hat einen Urlaubsanspruch nach der Probezeit von 30 Tagen im Kalenderjahr. Davor hat er einen Anspruch von einem Zwölftel pro Monat, das sind nach drei Monaten 7,5 Tage. Würde die Stationsleitung die 10 Tage genehmigen und J. käme nicht zurück und würde kündigen, kann der Arbeitgeber die 2,5 zuviel gegebenen Urlaubstage nicht in Geld zurückfordern (§ 5 Absatz 3 BUrlG).

Urlaub nach einer Rehabilitationsmaßnahme § 7 BUrlG legt im Absatz 1 den Grundsatz fest, dass bei der Urlaubsplanung die Wünsche der Beschäftigten berücksichtigt werden sollen, sofern dem nicht dringende betriebliche Gründe entgegen stehen. Wichtig für die Dienstplanung ist auch der Satz 2 im ersten Absatz. Dem Arbeitnehmer ist auf Antrag nach einer medizinischen Vorsorgemaßnahme oder nach einer Rehabilitation der Urlaub unmittelbar im Anschluss an diese zu gewähren.

> **Beispiel:**
> Krankenschwester A. erhält wegen starker Rückenbeschwerden eine vierwöchige Kur vom 19. Juni bis 16. Juli. Diese wird um zwei Wochen verlängert bis 30. Juli. Zu Beginn dieser Verlängerung beantragt Krankenschwester A. ihren Jahresurlaub von 28 Tagen bis 6. September. Die ledige Krankenschwester A. ist damit während der Schulferien in Urlaub. Dies kann bedeuten, dass eine andere Krankenschwester mit schulpflichtigen Kindern nicht oder nur zu einem geringen Teil während der Schulferien Urlaub nehmen kann, da die Patientenversorgung zu sichern ist.

Gewährung von Urlaub nach Ende des Kalenderjahres Weiterhin ist in Absatz 3 festgelegt, dass der Urlaub im laufenden Kalenderjahr zu nehmen ist.

§ 26 Absatz 2 TVöD und TV-L legen die Verlängerungszeiträume fest, die inzwischen bei vielen Beschäftigten zu der Auffassung geführt haben, das Urlaubsjahr gehe bis zum 30. April (nach altem BAT). Dies ist jedoch falsch. Die Ausgleichsräume sollen lediglich ermöglichen, dienstlichen und betrieblichen Belangen Rechnung zu tragen, wenn der Urlaub aus wichtigen Gründen einmal nicht innerhalb des Kalenderjahres genommen werden kann. Ebenso kann auch bei einer länger dauernden Arbeitsunfähigkeit der Urlaub noch eingebracht werden. Im einzelnen sind die Zeiträume wie folgt festgelegt und damit gegenüber dem alten BAT gekürzt worden:

- Bis 31. März des Folgejahres muss der Urlaub des alten Jahres angetreten sein.
- Bis 31. Mai des Folgejahres muss der Urlaub des alten Jahres angetreten sein, wenn er zuvor aus dienstlichen oder betrieblichen Gründen oder wegen Arbeitsunfähigkeit nicht bis zum 31. März angetreten werden konnte.

  Urlaub, der nicht innerhalb der genannten Fristen angetreten ist, verfällt. Gerade mit diesem letzten Satz wird deutlich, dass entgegen weitläufiger Ansicht Urlaub auch verfallen kann. Angetreten bedeutet, dass der erste Urlaubstag am letzten Tag des Verfallzeitraums genommen werden muss, also zum Beispiel am 31. Mai. Die restlichen alten Urlaubstage liegen dann im Juni. Hier wird auch deutlich, wie lange Sie als Stationsleitung unter Umständen mit der Gewährung von Urlaub des Vorjahres bei der Dienstplanung beschäftigt, vielleicht auch eingeengt sein können. Denn parallel hierzu ist ab Januar schon wieder der neue Urlaubsanspruch zu gewähren.

Urlaub kann verfallen

Absatz 4 legt fest, dass Urlaub, der wegen Beendigung des Arbeitsverhältnisses nicht genommen werden kann, in Geld abzugelten ist.

> **Beispiel:**
> Krankenschwester A. (41 Jahre alt) möchte zum 31. Juli einen Auflösungsvertrag, da ihr Ehemann überraschend ins Ausland versetzt wurde. Die Urlaubsplanung für die Ferienmonate ist abgeschlossen, die Urlaube längst genehmigt. Würde A. jetzt noch den ihr zustehenden Urlaub von 18 Tagen (30 Tage, davon sieben Zwölftel, einmal aufgerundet) erhalten, wäre die Patientenversorgung gefährdet. Aus betrieblichen Gründen wird der Urlaubsanspruch daher abgegolten.

Wird ein Arbeitnehmer während des Urlaubs krank, werden ihm die durch ärztliches Zeugnis nachgewiesenen Krankheitstage nicht auf den Urlaub angerechnet (§ 9 BUrlG).

Krankheit während des Urlaubs

Hier muss nochmals auf § 5 Absatz 2 Engeltfortzahlungsgesetz hingewiesen werden (siehe TVöD § 3) und das Kriterium der unverzüglichen Meldung. Die Vorlage der ärztlichen Bescheinigung alleine genügt also nicht. Hierzu hat das Landesarbeitsgericht Köln in seinem Urteil vom 12. Mai 2000 deutlich Stellung genommen und die Bedeutung der **unverzüglichen** Meldung unterstrichen (Bruns 2001).

> **Beispiel:**
> Die Krankenschwester A. erkrankt im Urlaub. Sie sucht einen Arzt auf, der sie für eine Woche krankschreibt. Die Krankenschwester

schickt die Bescheinigung des Arztes an ihren Arbeitgeber. Dort trifft die Bescheinigung am letzten Krankheitstag ein.

Wie viele Urlaubstage werden der Krankenschwester nicht angerechnet?

Lediglich ein Urlaubstag wird nicht angerechnet. Da die Krankenschwester ihre Erkrankung nicht unverzüglich gemeldet hat, werden nur die Urlaubstage ab Eingang der ärztlichen Bescheinigung beim Arbeitgeber nicht angerechnet. Dies war im vorliegenden Fall der letzte Krankheitstag.

Nach Ablauf des Urlaubs bzw. nach Ablauf der Erkrankung (wenn diese länger als der Urlaub dauert) muss der Angestellte die Arbeit wieder aufnehmen. Der nicht angerechnete Urlaub wird erneut festgesetzt.

Beispiel:
Pfleger F. erkrankt während seines Erholungsurlaubs. Die Krankheit dauert länger als sein Urlaub. Insgesamt zehn Urlaubstage gelten als nicht genommen, weil F. seine Erkrankung unverzüglich gemeldet und eine ärztliche Bescheinigung vorgelegt hat. Nach Ablauf seiner Erkrankung muss sich F. zum Dienst melden. Die verbleibenden zehn Urlaubstage werden von der Stationsleitung erneut festgelegt.

Sie haben als Stationsleitung die dienstlichen und betrieblichen Belange bei der Urlaubsplanung zu berücksichtigen. Dies gilt in erster Linie für die Sicherstellung der pflegerischen Versorgung der Patienten. Da die Urlaubsplanung abgeschlossen ist, Pfleger F. aber krankheitsbedingt nunmehr noch zehn Urlaubstage zu erhalten hat, ist es Ihre Aufgabe, diese zehn Urlaubstage des F. dort einzuplanen, wo es von den dienstlichen Belangen her am besten möglich ist. Wünsche des F. haben demgegenüber zurückzustehen.

Beispiel:
Pfleger F. wollte ursprünglich im November in die Karibik. Wegen plötzlicher Ausfälle auf der Station musste er diesen Urlaub (20 Tage), der noch nicht gebucht war, auf Ihre Veranlassung in den Februar des nächsten Jahres verschieben. Kurz vor Urlaubsantritt verunglückt F. mit seinem Motorrad schwer. Die Rekonvaleszenz dauert bis zum 17. Mai, erst dann ist F. wieder arbeitsfähig. Seinen Urlaub aus dem Vorjahr kann er nunmehr noch bis 31. Mai antreten.

Antreten heißt, dass der erste Urlaubstag am 31. Mai genommen werden muss. F. kann also seine 20 Tage Urlaub bis Ende Juni nehmen. Würde die Arbeitsunfähigkeit des F. jedoch bis zum 5. Juni bestehen, so wären die 20 Urlaubstage aus dem Vorjahr verfallen.

Die Übernahme von Urlaub hat im Rahmen des Personalbudgets auch wirtschaftliche Bedeutung. Die Urlaubsvergütung wird im Urlaubsjahr veranschlagt. Je mehr alter Urlaub in das nächste Jahr übernommen wird, desto schwieriger wird die Personalbudgetierung.

Das Bayerische Staatsministerium für Finanzen weist zusätzlich darauf hin, dass Erholungsurlaub, wie bisher, während einer Erkrankung nicht gewährt werden kann. Um auszuschließen, dass Beschäftigten nach einer längeren Erkrankung – ohne die Arbeitsfähigkeit wiedererlangt zu haben – Erholungsurlaub gewährt wird, ist bei Anträgen auf Erholungsurlaub im Anschluss an eine längere Erkrankung ein geeigneter Nachweis über die wiedererlangte Arbeitsfähigkeit (z. B. durch Vorlage eines (vertrauens-)ärztlichen Attestes, tatsächliche Arbeitsaufnahme von mindestens vier Wochen) zu verlangen. Dabei wird definiert, dass von einer längeren Erkrankung dann auszugehen ist, wenn ein Anspruch auf Entgeltfortzahlung im Krankheitsfall (Ende der 39. Woche seit dem Beginn der Arbeitsunfähigkeit) nicht mehr besteht.

Die Dauer des Erholungsurlaubs einschließlich des Zusatzurlaubs vermindert sich pro vollen Kalendermonat, in dem der Beschäftigte in einem ruhenden Arbeitsverhältnis ist, um ein Zwölftel (§ 26 Absatz 2 Punkt c TVöD und TV-L). Lediglich wenn ein Beschäftigter für bis zu drei Kalendermonate wegen einer beruflichen Fortbildung, die vom Arbeitgeber anerkannt wurde, unbezahlten Sonderurlaub hat, verringert sich der Urlaubsanspruch nicht.

Verminderung des Erholungsurlaubs

Beispiel:
Die 28-jährige Krankenschwester A. beantragt einen dreimonatigen Sonderurlaub unter Fortfall der Bezüge, weil sie eine längere Auslandsreise machen möchte. Da es sich um eine engagierte Mitarbeiterin handelt, wird der Sonderurlaub genehmigt. A. hat Anspruch auf 26 Tage Erholungsurlaub plus drei Tage Zusatzurlaub entsprechend 29 Gesamttagen. Es werden drei Zwölftel des Urlaubsanspruchs angerechnet, das sind 7,25 Tage.

Nach Absatz 1 Satz 5 im § 26 TVöD und TV-L werden Bruchteile von Urlauben von 0,5 und mehr zu vollen Urlaubstagen aufgerundet, Bruchteile unter 0,5 bleiben unberücksichtigt. Damit werden der Krankenschwester A. in obigem Beispiel 7 Tage vom restlichen Urlaubsanspruch abgezogen, es verbleiben somit 22 Urlaubstage.

Anrechnung von Bruchteilen von Urlaubstagen

Die Regelungen für die Gewährung von Zusatzurlaub sind zumindest für den juristischen Laien komplizierter geworden.

§ 27 TVöD (TV-L überwiegend identisch) legt fest, dass Beschäftigte, die ständig Wechselschichtarbeit oder Schichtarbeit leisten

Zusatzurlaub § 27 TVöD und § 55 TVöD-BT-K und § 53 TVöD-BT-B

• bei Wechselschicht für je zwei zusammenhängende Monate
• bei Schichtarbeit für je vier zusammenhängende Monate einen Arbeitstag Zusatzurlaub erhalten.

Damit können statt bisher 4 nunmehr bis zu 6 Tagen Zusatzurlaub erreicht werden!

Allerdings legt Absatz 4 fest, dass Urlaub und Zusatzurlaub zusammen nicht mehr als 35 Arbeitstage betragen dürfen. Bei Beschäftigten, die das 50. Lebensjahr vollendet haben gilt eine Höchstgrenze von 36 Arbeitstagen.

> **Beispiel:**
> Schwester L. ist 45 Jahre alt. Ihr stehen somit 30 Arbeitstage Jahresurlaub zu. Außerdem arbeitet sie in Wechselschicht und hat einen Anspruch auf 6 Arbeitstage Zusatzurlaub. Statt 36 Tagen stehen ihr aber nur 35 Tage zu, da sie noch nicht das 50. Lebensjahr vollendet hat.

Nach Absatz 4 Satz 2 ergeben Erholungsurlaub und Zusatzurlaub den Gesamturlaub. Das wiederum bedeutet, dass beispielsweise bei Kündigung zur Berechnung des Urlaubsanspruchs Erholungsurlaub und Zusatzurlaub zusammenzurechnen und dann erst zu zwölfteln sind.

Sonderurlaub § 28 TVöD

Beschäftigte können bei Vorliegen eines wichtigen Grundes unter Verzicht auf die Fortzahlung ihres Gehaltes Sonderurlaub erhalten.
Die zusätzlichen Regelungen wurden aus dem BAT nicht übernommen. So wird die Frage sein, was ein wichtiger Grund ist und in wie weit der Wunsch aus betrieblichen Gründen abgelehnt werden kann.

Zusatzurlaub § 55 TVöD-BT-K § 53 TVöD-BT-B

Im Besonderen Teil Krankenhäuser bzw. Pflegeheime wird der Zusatzurlaub im Zusammenhang mit Nachtarbeit festgelegt. Er beträgt in beiden Fällen bei einer Leistung im Kalenderjahr von mindestens:

- 150 Nachtarbeitsstunden   1 Arbeitstag
- 300 Nachtarbeitsstunden   2 Arbeitstage
- 450 Nachtarbeitsstunden   3 Arbeitstage
- 600 Nachtarbeitsstunden   4 Arbeitstage.

Dabei werden die Nachtarbeitsstunden, die innerhalb der Wechselschicht- oder Schichtarbeit geleistet werden, nicht berücksichtigt.
Es bleibt also bei der Höchstgrenze von 35 bzw. 36 Tagen.
Neu ist auch, dass der Anspruch für den Zusatzurlaub bereits im laufenden Kalenderjahr entsteht, sobald die Voraussetzungen erfüllt sind.

> **Beispiel:**
> Schwester D. ist 27 Jahre alt. Ihr stehen somit 26 Tage Erholungsurlaub zu. Sie kündigt fristgerecht zum 30. September. Da sie in Wechselschicht gearbeitet hat, stehen ihr für je 2 Monate 1 Arbeitstag Zusatzurlaub zu, also 4 Tage. Sie hat in dieser Zeit 370 Nachtarbeitsstunden geleistet. Dies hat aber keine Bedeutung, da diese Stunden innerhalb der Wechselschichten abgeleistet wurden. D. hat also einen Gesamturlaubsanspruch von 30 Tagen. Da sie noch keinen Urlaub im Kalenderjahr genommen hat, werden die 30 Tage gezwölftelt, was einen Urlaubsanspruch von 22,5 Tagen ergibt, die auf 23 Tage aufgerundet werden. Bezogen auf das Jahr 2008 ist damit der 28. August der letzte Arbeitstag. Dies bedeutet, dass Schwester D. in der Haupturlaubszeit ausscheidet, was bei der Urlaubsplanung der Station berücksichtigt werden muss.

Arbeitsbefreiungen gibt es für:

Arbeitsbefreiung § 29 TVöD
und TV-L

- Niederkunft der Ehefrau: ein Arbeitstag,
- Tod des Ehegatten, eines Kindes oder Elternteils: zwei Arbeitstage,
- 25- und 40jähriges Dienstjubiläum: ein Arbeitstag,
- Umzug aus dienstlichen/betrieblichen Gründen an einen anderen Ort: ein Arbeitstag,
- Pflege wegen schwerer Erkrankung von Angehörigen, Kindern unter zwölf Jahren oder einer Betreuungsperson unter bestimmten Voraussetzungen: bis zu vier Arbeitstagen im Kalenderjahr,
- Ärztliche Behandlung von Beschäftigten, wenn diese während der Arbeitszeit erfolgen muss: erforderliche nachgewiesene Abwesenheitszeit einschließlich erforderlicher Wegezeiten.

Der letzte Punkt ist im Vergleich zum BAT neu. Insbesondere bei Beschäftigten, die in Wechselschicht- oder Schichtarbeit arbeiten, war immer wieder Streitpunkt, ob diese während der Arbeitszeit zum Arzt gehen können oder z. B. an einem freien Tag gehen müssen. Arztbesuche müssen jetzt nachgewiesen werden, wobei zu berücksichtigen ist, dass es heißt: „... erfolgen müssen." Damit ist diese Regelung kein Freibrief dafür, dass nunmehr Arztbesuche grundsätzlich in die Arbeitszeit gelegt werden können.

Die bis zu vier Tagen Arbeitsbefreiung wegen Pflege von Angehörigen, Kindern oder einer Betreuungsperson bestehen trotz der Ansprüche nach dem neuen Pflegezeitgesetz weiter. Diese vier Tage sind auch – im Gegensatz zur Betreuungszeit nach dem Pflegezeitgesetz – bezahlte Tage.

Literatur

Bruns, W./Andreas, M./Debong, B. (2001): Erkrankung im Urlaub – Unverzügliche Anzeige erforderlich. Urteil des LAG Köln vom 12. Mai 2000 – Az. 4 Sa 310/00 2001. In: Die Schwester/Der Pfleger 40, S. 262–264

5.3.3 Besondere Problemstellungen bei der Urlaubsplanung

Eines der Hauptärgernisse ist es, wenn in den Sommermonaten von Patienten, Ärzten und anderen Personen bei Engpässen immer wieder halb verständnisvoll, halb bedauernd geäußert wird: „Ach ja, es ist Urlaubszeit."

Urlaub gleichmäßig über
das ganze Jahr verteilen

In der Pflege – wie übrigens in allen Berufen, die rund um die Uhr eine Dienstleistung anbieten bzw. eine Versorgung sicherstellen müssen – darf es keine Urlaubszeit geben; es muss vielmehr eine **gleichmäßige** Verteilung des Urlaubs über das ganze Jahr stattfinden.

Die Urlaubsberechnung

Um eine vernünftige Urlaubsplanung machen zu können, müssen Sie als Stationsleitung wissen, wie viele Mitarbeiter an jedem Arbeitstag in Urlaub sein müssen, damit am Ende des Urlaubsjahres (31.12.) alle Urlaube gewährt worden sind.

Urlaubsberechnung

Dies erfolgt nach der Formel:

$$\frac{\text{Zahl der Mitarbeiter x Urlaubsanspruch}}{\text{Anzahl der Arbeitstage}}$$

Dabei muss der Zusatzurlaub eingerechnet werden.

Ebenso kann eine Durchschnittszahl an arbeitsfreien Tagen nach § 29 TVöD bzw. TV-L eingerechnet werden, wobei es sich hier in der Regel nicht um allzu viele Tage handeln wird.

Bei der Ermittlung der Mitarbeiteranzahl bildet die Frage, ob eine freie Stelle im Laufe des Urlaubsjahres besetzt wird und gegebenenfalls wann, eine unbekannte Größe, da davon wiederum abhängt, wie viele Urlaubstage der neue Mitarbeiter erhalten wird.

Die Gesamtzahl der Arbeitstage hängt von der Anzahl der Feiertage und deren Lage ab. In vielen Kalendern ist die Zahl der Arbeitstage angegeben, ansonsten kann man sie bei der Personalabteilung erfragen. Im Jahr 2008 waren dies in Bayern zum Beispiel 252 Arbeitstage (abrufbar unter www.datumsrechner.de/**Arbeitstage**_2008-**2009**.pdf)

Beispiel:
Eine Station hat 15 Stellen, die zur Zeit der Urlaubsplanung alle besetzt sind. Sie als Stationsleitung errechnen:

Erholungsurlaub aller 15 Mitarbeiter zusammen	420 Tage
Zusatzurlaub der Mitarbeiter in Wechselschicht	52 Tage
Arbeitsbefreiung	2 Tage
Gesamt	474 Tage

474 Tage Gesamtanspruch: 252 Arbeitstage = 1,88 Mitarbeiter

Die Gesamturlaubstage können Sie entweder individuell ausrechnen, das heißt, Sie errechnen für jeden Ihrer 15 Mitarbeiter den Urlaubsanspruch oder Sie nehmen aufgrund der Alterstruktur Ihrer Mitarbeiter einen Durchschnitt an. In obigem Beispiel wurden 28 Urlaubstage als Durchschnitt zugrunde gelegt. An jedem Arbeitstag müssen somit zwei Mitarbeiter in Urlaub sein, um am Ende des Urlaubsjahres den gesamten Urlaubsanspruch der Mitarbeiter abgegolten zu haben. Dies bedeutet auch Urlaub in solchen Monaten, die nicht so beliebt sind! Für jeden Tag, an dem kein Mitarbeiter in Urlaub ist, muss dann an einem anderen Tag die doppelte Anzahl in Urlaub sein.

Durch diese einfache Berechnung wird deutlich, wie wenig Personal von den Gesamtstellen tatsächlich für eine Dienstplanung zur Verfügung steht. Hinzu kommen noch die Mitarbeiter, die im Freizeitausgleich sind. Nimmt man noch die Ausfälle durch Krankheit oder Kur hinzu, stehen in der Regel lediglich etwa 60 % der Stellen zur **täglichen** Diensteinteilung zur Verfügung.

Für die Urlaubsplanung ist diese Zahl von zwei Mitarbeitern pro Arbeitstag eine objektive Planungsvorgabe. Umgekehrt bedeutet sie nämlich auch, dass bei einer höheren Anzahl von Mitarbeitern im Urlaub die pflegerische Patientenversorgung gefährdet sein kann.

> **Merke:**
> Ihnen als Stationsleitung muss daher diese Kennzahl für die Urlaubsplanung bekannt sein.

Dass auch mit dieser Kenngröße im Hintergrund tatsächlich noch Resturlaubstage mit in das nächste Kalenderjahr genommen werden müssen, liegt auf der Hand. Neu eingestellte Mitarbeiter können möglicherweise ihren Urlaubsanspruch wegen der Probezeit noch nicht nehmen; Krankheit im Urlaub führt zur Stornierung und damit zu einer Neuvergabe durch Sie. Unter Umständen können auch einmal dienstliche Gründe zu einer Verschiebung in das nächste Kalenderjahr führen. Geht beispielsweise ein Mitarbeiter in Kur, kann dies Ihre Urlaubsplanung empfindlich stören (☞ Kapitel 5.3.2). Umso wichtiger ist es daher, eine möglichst genaue „Punktlandung" in der Planungsphase zu erreichen. Resturlaube müssen bis 31. März angetreten sein.

Resturlaubstage sind unvermeidbar.

> **Beispiel:**
> Hat nur jeder der Mitarbeiter aus obigem Beispiel zwei Resturlaubstage, so müssen Sie zusätzlich zu den zwei Mitarbeitern, die bereits den neu erworbenen Urlaub antreten müssen, noch weitere 30 Arbeitstage „alten" Urlaub gewähren und damit bis zu drei Mitarbeiter in Urlaub schicken.

Die Urlaubsplanung

Um allen Mitarbeitern in der Urlaubsplanung möglichst weit entgegenzukommen, haben sich auf vielen Stationen inzwischen Urlaubsbesprechungen etabliert. Dabei wird ein von der Stationsleitung vorgegebener Anteil des Jahresurlaubs von den Mitarbeitern verplant. Auf diese Art gewinnen Sie einen Überblick, wo es zu Überschneidungen kommen würde, die wegen der Patientenversorgung nicht gewährt werden dürfen. Andere Planungsformen sind Kalender, in die jeder Beschäftigte seine Urlaubswünsche einträgt.

Urlaubswünsche der Mitarbeiter

> **Beachte:**
> Es empfiehlt sich, die jeweils letzten zwei Wochen vor Quartalsende im Kalender zu markieren. Kündigungen erfolgen zum Ende eines Quartals. Damit sind dann noch die Urlaubsansprüche derjenigen Mitarbeiter zu gewähren, die gekündigt haben. Es kann daher sinnvoll sein, zum Quartalsende einen Mitarbeiter weniger in Urlaub gehen zu lassen, um Personalengpässe zu vermeiden. Dies setzt natürlich voraus, dass Sie die Kündigungsabsichten kennen.

Ein häufiger Fehler, der einer Stationsleitung bei der Urlaubsplanung unterlaufen kann, ist es, sich die Verantwortung für die Absprache im Rahmen der Planung von den Mitarbeitern auferlegen zu lassen, insbesondere natürlich in Konfliktsituationen.

Verantwortung für die Urlaubsabsprache haben die Mitarbeiter

Beispiel:
Bei der Urlaubsbesprechung stellt sich heraus, dass im September statt der zwei Mitarbeiter, für die es nach Ihrer Urlaubsplanung möglich ist, vier Personen zur gleichen Zeit Urlaub machen wollen. Die Mitarbeiter erwarten nun von Ihnen, dass Sie bestimmen, wer in Urlaub gehen „darf" und wer nicht.
Wenn Sie sich hierauf einlassen, begehen Sie einen schweren Führungsfehler. Zwar sind Sie für die Dienst- und Urlaubsplanung verantwortlich, ein Eingreifen ist aber nur dann notwendig, wenn die dienstlichen Belange nicht berücksichtigt werden oder wenn die Mitarbeiter nicht in der Lage sind, einen Konflikt selbst zu lösen.

Lösungsmöglichkeit:
Sie setzen den Mitarbeitern eine Frist, bis zu deren Ende sie sich untereinander einigen können, wer aufgrund der Vorgaben wann in Urlaub geht. Haben die Mitarbeiter am Ende der Frist keine Einigung erzielt, bestimmen Sie nach objektiven Kriterien. Dabei werden Sie zum Beispiel schauen, wer von diesen vier Mitarbeitern letztes Jahr im September in Urlaub war. Damit wird auch den anderen Mitarbeitern deutlich, dass hier die vier Beschäftigten versagt haben, die von der Möglichkeit einer selbstständigen Einigung keinen Gebrauch machen konnten. Bestimmen Sie nämlich von vornherein, wer im September in Urlaub geht, sind die Mitarbeiter von ihrem eigenen Versagen entlastet und Sie haben den berühmten „Schwarzen Peter".

Ledige kontra Mitarbeiter mit Kindern

Ein Dauerbrenner bei der Urlaubsplanung ist auch immer wieder die Frage, ob Ledige prinzipiell auf Mitarbeiter mit Kindern, insbesondere wenn diese an Kindergarten- oder Schulferien gebunden sind, Rücksicht nehmen müssen.

Beispiel:
Krankenschwester A. ist seit fünf Jahren nicht mehr während der Sommerferien in Urlaub gewesen, weil sie hinter den Kolleginnen mit Kindern zurücktreten musste. Bei der diesjährigen Urlaubsbesprechung rebelliert sie und beansprucht einmal in fünf Jahren einen Urlaub während der Ferienzeit, zumal sie mit einer Freundin, die Lehrerin von Beruf ist, gemeinsam wegfahren will.

Lösungsmöglichkeit:
Es gilt in der Tat der Grundsatz, dass ein kinderloser Arbeitnehmer bei der Urlaubsplanung hinter Beschäftigten mit Kindern zurückstehen muss. Allerdings ist dies kein absoluter Anspruch. Auch der kinderlose Angestellte hat, wenn auch in geringerem Umfang, Anspruch darauf, einmal während der Ferienzeit in Urlaub fahren zu können.
Da die Krankenschwester A. bereits fünfmal hintereinander auf Urlaub in der Hauptferienzeit verzichtet hat, sie darüber hinaus jetzt auch mit einer Freundin wegfahren möchte, die ihrerseits an die

Schulferien gebunden ist, sollte in diesem Fall der Krankenschwester A. ein Urlaub zu diesem Zeitpunkt ermöglicht werden. In jedem Fall wird diese Urlaubsdiskussion dazu führen müssen, dass für das kommende Urlaubsjahr jetzt schon festgelegt wird, dass A. in der Hauptferienzeit in Urlaub gehen kann und sich die Mitarbeiterinnen mit Kindern darauf einzustellen haben.

In derartigen Konfliktsituationen kommt Ihre Rolle als Stationsleitung und Führungspersönlichkeit naturgemäß besonders zum Tragen.

Beispiel:
Auf Station M1 können zwei Mitarbeiter pro Arbeitstag in Urlaub gehen. Es gibt aber vier Mitarbeiterinnen mit schulpflichtigen Kindern, die alle in den Sommerferien in Urlaub gehen möchten.

Lösungsmöglichkeit:
Hier gilt Ähnliches wie oben bereits ausgeführt. Zunächst müssen Sie als Stationsleitung die Einigung den vier Mitarbeiterinnen überlassen. Sind diese dazu nicht in der Lage, werden Sie versuchen, die Urlaubseinteilung nach objektiven Kriterien vorzunehmen. Dazu gibt es mehrere Möglichkeiten:
• Die Urlaube werden über alle Schulferien verteilt.
• Anhand der alten Dienstpläne wird ermittelt, wer in den letzten Jahren während der Sommerferien in Urlaub war und danach gleichmäßig verteilt.
• Es wird bereits im Voraus die Reihenfolge besprochen, in der diese vier Mitarbeiterinnen in den nächsten Jahren in Urlaub gehen.
• Die Pfingst-, Oster- und Herbstferien werden bei der Verteilung entsprechend berücksichtigt.

Zwar dauern die Sommerferien sechs Wochen, aber das wird je nach dem wieviele Mütter oder Väter mit schulpflichtigen Kindern auf der Station arbeiten, nicht ausreichen. Daher ist die „Buchführung" wichtig.

Der Urlaubsantrag

Immer wieder kommt es vor, dass Mitarbeiter eine Reise buchen und dadurch bei der betrieblichen Urlaubsplanung ihren Anspruch durchsetzen wollen.

Buchung begründet keinen Urlaubsanspruch

Beispiel:
Pfleger A. hat ohne vorherige Rücksprache einen USA-Flug für den 3. Juli gebucht, um dort drei Wochen Urlaub zu verbringen. Bei der Urlaubsbesprechung stellt sich heraus, dass im Juli mehr Mitarbeiter in Urlaub gehen wollen, als es die dienstlichen Belange zulassen. A. versucht nun unter Hinweis auf Stornogebühren, die dann der Arbeitgeber zu zahlen habe, seinen Urlaub durchzusetzen.
Sie als Stationsleitung haben die Urlaubsplanung in erster Linie nach den betrieblichen und dienstlichen Erfordernissen zu organisieren. In

> zweiter Linie sollten Sie möglichst objektive Kriterien, die die Bedürf-
> nisse der Mitarbeiter berücksichtigen, bei der Planung anwenden.
> Der Hinweis von A. auf die Stornogebühren trifft nicht, da der Urlaub
> noch nicht von Ihnen (in manchen Krankenhäusern sogar von der
> Pflegedienstleitung) genehmigt worden war. A. trägt damit das Risiko
> einer Stornogebühr selbst.

Die meisten Mitarbeiter übersehen, dass der Urlaub vom Arbeitgeber
nach dienstlichen und betrieblichen Erfordernissen eingeteilt werden
muss. Dies kommt dadurch zum Ausdruck, dass Urlaub auf einem Formular zu beantragen ist. Ein Antrag kann aber auch abgelehnt werden.
Natürlich schließt dies nicht aus, dass Sie sich als engagierte Stationsleitung
darum bemühen werden, gerade bei dem schwierigen Thema der Urlaubsplanung eine hohe Mitarbeitermotivation zu erreichen. Sie dürfen dabei
aber keinesfalls die betrieblichen Belange außer Acht lassen. In der heutigen Zeit wird es keine Krankenhausleitung akzeptieren, wenn wegen Urlaubs der Mitarbeiter Sitzwachen und Aushilfskräfte beschäftigt werden.
(Zu den speziellen Regelungen im Zusammenhang mit Elternzeit siehe
Kapitel 5.2.9).

5.4   Die Mitarbeiterbeurteilung

Verschiedene Arten

Als Stationsleitung müssen Sie im Laufe eines Jahres meist eine Vielzahl
von Beurteilungen abgeben. Dazu gehören beispielsweise die:

• Beurteilung von Pflegeschülern während des praktischen Einsatzes,
• Beurteilung von Teilnehmern an Fachweiterbildungen,
• Beurteilung von Praktikanten anderer Ausbildungsberufe im Gesund-
  heitswesen,
• Beurteilung von Mitarbeitern während der Probezeit,
• Beurteilung von Mitarbeitern zum Zwecke der Zeugniserstellung,
• laufende Beurteilung aller Mitarbeiter im Rahmen der Führungsver-
  antwortung,
• Beurteilung zur Vorbereitung personeller Entscheidungen (Verset-
  zung, Kündigung),
• Beurteilung von Mitarbeitern im Rahmen der Karriereförderung.

Im Folgenden soll auf die Beurteilung von Mitarbeitern im Rahmen der
Probezeit sowie der Zeugniserstellung näher eingegangen werden.

Mitarbeiterbeurteilung
arbeitsrechtlich bedeutend

Die Beurteilung von Mitarbeitern hat naturgemäß eine stark arbeitsrechtliche Komponente, führt doch eine – aus welchen Gründen auch
immer – negative Beurteilung unter Umständen zu arbeitsrechtlichen
Konsequenzen.

Gespräche nicht erst
bei Problemen

Auf die Grundsätze der Gesprächsführung wurde bereits an anderer
Stelle eingegangen (☞ Kapitel 3.3.1 und 3.4). Auf einen häufigen Feh-
ler soll an dieser Stelle jedoch nochmals deutlich hingewiesen werden:
Oft werden Gespräche mit Mitarbeitern erst dann geführt, wenn ein
Problem im Raum steht.

> **Beispiel:**
> Stationsschwester K. bittet den Pfleger O. zu einem Gespräch in das Stationszimmer. Außen wird das Schild „Bitte nicht stören" aufge- hängt.
> Da das Team weiß, dass dies nur dann geschieht, wenn es Probleme gibt, schleichen alle entsprechend verunsichert über die Station. Auch O. wird sich nicht gerade gut fühlen, wenn er wieder aus dem Zimmer herauskommt.
> Im Grunde genommen wird mit einer solchen Vorgehensweise er- reicht, dass der Mitarbeiter „sein Gesicht verliert" – ein Kardinalfeh- ler im Führungsverhalten.

Es kommt also darauf an, Gespräche regelmäßig zu führen, vor allen Dingen auch dann, wenn es zu loben gilt. Damit wird auch vermieden, dass nach der Regel geführt wird: Wenn Sie als Stationsleitung nichts sagen, ist alles in Ordnung. Nebenbei erweckt gerade dieses Führungs- verhalten den unerwünschten, aber häufig anzutreffenden Eindruck, Sie beschäftigten sich hauptsächlich mit den Problemmitarbeitern, während diejenigen Mitarbeiter, die gute Arbeit leisten, nicht wahrgenommen werden.

Regelmäßige Gespräche wichtig

Diese Grundgedanken vorausgesetzt, müssen wir uns dennoch mit der juristischen Seite von Mitarbeitergesprächen befassen und die kommt meist bei Problemen zum Tragen.

Rechtliche Grundlagen

Eine erfolgreiche Beurteilung ist ein zentraler Bestandteil der Führungs- verantwortung von Stationsleitungen. Sie darf jedoch nicht auf einen festen Zeitpunkt oder nur eine bestimmte Methode beschränkt bleiben. Bei Schuler (2004) erfolgt dies über drei Ebenen mit unterschiedlicher Aufgaben- und Kompetenzverteilung wie dem „Day-to-Day"-Feedback durch Mitarbeiter bzw. Mentor, die Regelbeurteilung ausschließlich durch die Stationsleitung sowie die Potenzialbeurteilung, die ausschließ- lich von der Pflegebereichsleitung bzw. dem/der Pflegedirektor/-in durchzuführen ist.

Drei Ebenen

Viele Probleme bei der Mitarbeiterbeurteilung sind darauf zurückzufüh- ren, dass dieser Unterscheidung wenig Rechnung getragen wird. Werden diese drei Ebenen vermengt oder die Auffassung vertreten, die eine Ebene könne einen vollwertigen Ersatz für die andere bieten, kommt es unweigerlich zu Problemen. Scheut sich beispielsweise die Stations- leitung, auf der ersten Ebene Kritik am Mitarbeiter zu üben, führt dies dazu, dass sie auf der zweiten Ebene im Beurteilungsgespräch gleich auf mehrere Kritikpunkte Bezug nehmen muss. Der zu beurteilende Mitar- beiter wird überrascht sein und sehr wahrscheinlich ablehnend und wenig einsichtig reagieren, da er gleich mit mehreren Kritikpunkten konfrontiert wird. Die Folge ist eine gestörte Beziehung und eine nega- tive Besetzung des Beurteilungsvorgangs. Das bedeutet in der Praxis, dass den Mentoren und einarbeitenden Mitarbeitern, bzw. den Praxis- anleiter/innen auf **Ebene 1** eine tragende Rolle zukommt. Ihre Aufgabe

Tab. 9: Ebenen der Mitarbeiterbeurteilung
(modifiziert nach Schuler
1991)

Ebene	Funktion	Verfahren	Verantwortliche
1. Ebene: Day-to-Day-Feedback	dient der Verhaltenssteuerung und dem Lernen des Mitarbeiters	Gespräche, Rückmeldungen und Unterstützung durch die Kollegen und Verantwortlichen	Mentoren; Mitarbeiter, die für die Einarbeitung zuständig sind; Praxisanleiter
2. Ebene: Beurteilung Regelbeurteilung Beurteilungsgespräch	dient der Leistungseinschätzung und Zielsetzung bzw. Zielvereinbarung	durch Beurteilungssystem, bzw. Beurteilungsbogen und strukturiertes Beurteilungsgespräch	ausschließlich durch die Stationsleitung und/oder deren Stellvertretung
3. Ebene: Potenzialbeurteilung	dient als Prognose und Einschätzung der Fähigkeiten für weiterführende Aufgaben	Eignungsdiagnose/Fördergespräch (ggf. durch Auswahlverfahren mit weiteren Personen)	ausschließlich durch Pflegebereichsleitung/ Pflegedirektor/-in und evtl. ausgewählte Teilnehmer des Verfahrens

ist es, der Stationsleitung schon im Vorfeld, also vor dem Beurteilungsvorgang, laufend durch freie Eindrucksschilderung und/oder unter Einbezug des Einarbeitungskonzepts viele Informationen über den Mitarbeiter zu geben, damit dieser die Gelegenheit hat, seine Arbeitsleistung oder sein Verhalten umgehend zu korrigieren.

Damit entfällt für die Stationsleitung aber nicht die Aufgabe, sich im Vorfeld der eigentlichen Beurteilung zusätzlich ein eigenes Bild vom Leistungsstand des Mitarbeiters zu machen, gleichwohl muss sie sich jedoch auf den Mentor bzw. Praxisanleiter und dessen korrekte Vorgehensweise verlassen können. Gleichzeitig bietet diese Methode auch den Vorteil, dass Leistungssteigerungen des Mitarbeiters bei der Beurteilung positiv rückgemeldet werden können.

Sinn und Zweck der **zweiten Ebene** sind das klare Ansprechen einer zielführenden Verhaltensänderung und -entwicklung und die Initiierung eines kontinuierlichen Lernprozesses. Der Beurteilungsvorgang der zweiten Ebene durch die Stationsleitung ist nicht auf Mentoren oder Praxisanleiter delegierbar, sondern unterliegt der unmittelbaren Führungsverantwortung der Stationsleitung.

Kontinuierlich gute und stabile Eigenschaften und Leistungen des Mitarbeiters sind wiederum auf **Ebene 3** von der Pflegebereichsleitung anzusprechen, die in diesem Fördergespräch das Potenzial des Mitarbeiters für eventuell weiterführende Aufgaben einschätzt. Hier wird die Eignung des Mitarbeiters für bestimmte Aufgaben, Tätigkeiten und Funktionen, insbesondere die Möglichkeit der weiteren beruflichen Förderung, betrachtet. Diese Form der Mitarbeiterbeurteilung ist zukunftsorientiert; allerdings ist ihr Ausgangspunkt stets eine vergangenheitsbezogene Leistungsbeurteilung. Die Potenzialbeurteilungen werden in aller Regel nicht regelmäßig und auch nicht für alle Mitarbeiter durchgeführt, da sie vornehmlich dem Zweck individueller Entwicklungsplanungen, Besetzungsentscheidungen und Kündigungen dienen.

Begriff des Personalfragebogens

Ein Personalfragebogen (dies gilt auch für den Beurteilungsbogen) enthält Fragen nach der Person, den persönlichen Verhältnissen, dem beruflichen Werdegang, den fachlichen Kenntnissen und sonstigen Fähigkeiten eines Bewerbers oder Beschäftigten. Unerheblich ist, ob diese von der Dienststelle verlangten personenbezogenen Auskünfte in einem besonderen Fragebogen oder Erhebungsbogen formularmäßig zusammengefasst sind und durch Ausfüllen des Bogens beantwortet werden sollen, ob sie im Rahmen eines Tests oder einer sonstigen Eignungsprüfung eingeholt oder über persönliche Angaben in schriftlichen Arbeitsverträgen in Erfahrung gebracht werden sollen.

Der Begriff des Personalfragebogens ist nicht nur im wörtlichen, engeren Sinne zu verstehen; entscheidend ist, ob der Arbeitgeber oder die Dienststelle aufgrund einer Zusammenstellung personenbezogener Fragen, die für eine unbestimmte Zahl von Fällen zur Anwendung kommen soll, diese Auskünfte einholen will.

Die Mitarbeitervertretung muss folglich in Entscheidungen hinsichtlich schriftlicher Beurteilungssysteme einbezogen werden. Ist ein Mitarbeiter mit seiner Beurteilung nicht einverstanden, kann er dem Beurteilungsbogen auf einem gesonderten Blatt seinen schriftlichen Kommentar beilegen.

Beurteilungsbögen und Formularwesen

Das **Betriebsverfassungsgesetz (BetrVG)** bestimmt in § 94 Abs. 1, dass Personalfragebögen der Zustimmung des Betriebsrats bedürfen. Im Fall der Nichteinigung zwischen Arbeitgeber und Betriebsrat entscheidet die Einigungsstelle. Dieses Mitbestimmungsrecht gilt entsprechend für persönliche Angaben in schriftlichen Arbeitsverträgen, die allgemein für den Betrieb verwendet werden sollen (§ 94 Absatz 2 BetrVG). Nach § 94 Absatz 2 i. V. mit Absatz 1 BetrVG bedarf die „Aufstellung allgemeiner Beurteilungsgrundsätze" der Zustimmung des Betriebsrats. Im Fall der Nichteinigung über solche Beurteilungsgrundsätze entscheidet die Einigungsstelle. Deren Spruch ersetzt die Einigung zwischen Arbeitgeber und Betriebsrat.

Zustimmung der Mitarbeitervertretung erforderlich

Im **Bayerischen Personalvertretungsgesetz (BPersVG)** ist der Mitbestimmungstatbestand von der Gesetzessystematik her anders geregelt. Er ist in ein Mitbestimmungsrecht über den „Inhalt von Personalfragebögen für Angestellte und Arbeiter" (§ 75 Absatz 3 Nr. 8) und in eines über den „Inhalt von Fragebögen für Beamte" (§ 76 Absatz 2 Nr. 2.) aufgespalten. Aus dieser – aus gesetzessystematischen Gründen erfolgten – Aufteilung ergibt sich aber – im Vergleich zur Vorschrift des Art. 75 Absatz 4 Satz 1 Nr. 11 BayPVG – eine Einschränkung des Anwendungsbereichs auf Beurteilungsrichtlinien für Beschäftigte.

Regelung in Bayern

Die Datenerhebung durch Personalfragebögen ist nur zulässig, wenn der Personalrat dem Inhalt des Fragebogens zugestimmt hat oder seine Zustimmung durch die Einigungsstelle ersetzt worden ist.

Sinn und Zweck des Mitbestimmungsrechts ist der Schutz der Beschäftigten vor willkürlicher Behandlung bei ihrem dienstlichen Fortkommen, insbesondere vor einer sachlich nicht gerechtfertigten Beeinträchtigung ihres beruflichen Werdegangs (☞ Kapitel 5.6.4).

Literatur

Schuler, H. (2004): Beurteilung und Förderung beruflicher Leistung. 2. Aufl. Göttingen: Hogrefe

5.4.1 Die Probezeit

Unter dem zunehmenden Kostendruck im Gesundheitswesen, der sich häufig durch Personaleinsparungen bemerkbar macht, kann auf vielen Stationen eine Veränderung beobachtet werden. Die Toleranz gegenüber leistungsschwachen oder aus sonstigen Gründen problematischen Mitarbeitern schwindet. Dies hat Auswirkungen auf das Kündigungsverhalten der Arbeitgeber und damit auf die Aufgabenstellung der Stationsleitungen in Bezug auf die Vorbereitung von Abmahnungen und Kündigungen.

> **Beispiel:**
> Krankenschwester T. hat vor vier Wochen ihren Dienst auf der Station begonnen. Es fällt im Rahmen der Einarbeitung auf, dass sie elementare Arbeiten nicht richtig beherrscht; sie wirkt oft unkonzentriert. Bereits zu diesem Zeitpunkt müssen Sie als Stationsleitung ein erstes problemorientiertes Gespräch führen, möglichst in Anwesenheit der Krankenschwester, die den Hauptteil der Einarbeitung von T. geleistet hat. Vor allen Dingen gilt es herauszufinden, worin die Ursachen für die Fehler und die Unkonzentriertheit liegen. In dem Gespräch muss deutlich gemacht werden, dass Leistungs- und Verhaltensänderungen erwartet werden. Konkrete Ziele innerhalb eines überschaubaren Rahmens (weitere vier Wochen) erleichtern der neuen Mitarbeiterin die Orientierung, andererseits Ihnen die unumgänglich notwendige Kontrolle.
> Ändert sich das Verhalten der Krankenschwester nicht wesentlich, muss bereits nach einem zweiten Gespräch deutlich gemacht werden, dass die Probezeit nicht erfolgreich sein wird. Es hängt dann von den konkreten Umständen ab, ob nochmals ein dritter Zeitraum gewährt werden kann.
> Bessert sich die Leistung von T. auch nach diesen Gesprächen nicht, müssen Sie als Stationsleitung die Kündigung in der Probezeit veranlassen.

In vielen Krankenhäusern wird etwa vier Wochen vor Ablauf der Probezeit auf einem Formblatt abgefragt, ob ein Mitarbeiter nach Ablauf der Probezeit in ein unbefristetes Arbeitsverhältnis übernommen werden soll. Nicht akzeptiert werden kann, wenn auf diesem Formblatt von Ihnen vermerkt wird, dass der Mitarbeiter nicht übernommen werden kann, und es stellt sich dann aber heraus, dass mit dem Mitarbeiter nie darüber gesprochen wurde, weil Sie einem unangenehmen Gespräch aus dem Wege gehen wollten.

Gerade bei Personalengpässen hört man häufig, dass man einen Mitarbeiter, der den Anforderungen eigentlich nicht entspricht, nicht innerhalb der Probezeit kündigen will, da man dann wahrscheinlich die Stelle überhaupt nicht besetzen könne. Hier wird auch gerne von anderen Berufsgruppen argwöhnisch auf die Pflege geschaut. Wenn dann noch Betten wegen mangelnder Personalbesetzung geschlossen werden müssen, andererseits Mitarbeiter während der Probezeit gekündigt werden, kommt auf Sie als Stationsleitung sehr viel Druck zu.

Die Erfahrung während des letzten so genannten Pflegenotstands hat gezeigt, dass Krankenhäuser und vor allem Stationen, wenn es dann wieder mehr Bewerbungen gibt, unter den leistungsschwachen Mitarbeitern leiden, die damals aus Kompromissgründen behalten wurden. Es sind auch gerade diese Mitarbeiter, die in der Regel den Arbeitsplatz nicht freiwillig verlassen. Die Entscheidungen zugunsten der Einstellung solcher Mitarbeiter schaffen also oft nur Langzeitprobleme im Personalbereich.

Einstellung leistungsschwacher Mitarbeiter bei Personalmangel schafft langfristig meist Probleme.

Beispiel:
Auch nach weiteren vier Wochen zeigt die Krankenschwester T. keine zufrieden stellenden Leistungen. Nach Rücksprache mit der Stationsleitung versetzt die Pflegedienstleitung die Krankenschwester daher nach drei Monaten auf eine andere Station.
Ist dies korrekt? Das Vorgehen der Pflegedienstleitung ist korrekt. Nach § 2 Absatz 4 (TVöD und TV-L) darf der Angestellte während der Probezeit umgesetzt werden.
Es ist aber zu fragen, ob Umsetzungen während der Probezeit Sinn machen. Die Probezeit verlängert sich dadurch nicht. Es bleiben der neuen Station nur drei Monate, um sich ein Bild von einer Mitarbeiterin zu machen, die woanders bereits als den Anforderungen nicht entsprechend eingestuft worden ist.

Beispiel:
Der Pfleger R. arbeitet schon seit zehn Jahren auf der Station M1. Er war nie der fleißigste Mitarbeiter; hin und wieder kamen auch schon einmal kleinere Fehler vor oder er war Patienten und Mitarbeitern gegenüber unfreundlich. Über die Jahre hat es die Stationsleitung aufgegeben, an dieser Situation etwas zu ändern, zumal aus dem Kreis der Mitarbeiter zwar ab und zu mal gemurrt wurde, aber ernsthafte Klagen der Leitung gegenüber nie geführt wurden. So kommt es auch, dass R. keinerlei Einträge wegen fehlerhaften Verhaltens oder Störung des Betriebsfriedens in seiner Personalakte hat. Er ist personalrechtlich im wahrsten Sinne des Wortes ein unbeschriebenes Blatt.
Die Situation auf Station hat sich nun in den letzten beiden Jahren stark verändert. Die Verweildauer der Patienten ist zurückgegangen, die Patienten sind im Durchschnitt pflegeaufwändiger, da älter, und zu allem Überfluss wurde die Planstelle, die aufgrund der Pflegeper-

sonalregelung (PPR) zugewiesen worden war, aus Kostengründen wieder eingezogen, da die PPR außer Kraft gesetzt ist. Die Arbeit hat sich also „verdichtet", die jahrelang mitgetragene Minderleistung des R. wird nicht mehr toleriert, das Team übt Druck auf die Stationsleitung aus, R. von der Station zu entfernen (vgl. Debong 1991).

Lösungsmöglichkeit:
Die Chancen, R. von der Station zu entfernen, sind denkbar gering. Aktenmäßig hat R. sich seit zehn Jahren nichts zuschulden kommen lassen. Er sieht daher nicht ein, dass seine Arbeitsergebnisse „plötzlich" nicht mehr zufriedenstellend sein sollen. Hier muss also ab sofort konsequent durch Gespräche und gegebenenfalls durch Abmahnungen gehandelt werden. Dies wird sich allerdings nach zehn Jahren nicht einfach gestalten. Zudem ist noch zu berücksichtigen, dass diese plötzliche Unzufriedenheit mit R. und die daraus resultierenden Forderungen nach Entfernung des R. von der Station leicht als Mobbing gewertet werden können.

Probezeit sollte der Prüfung der Leistungsfähigkeit neuer Mitarbeiter dienen.

Der Fehler liegt hier natürlich darin, dass Fehlverhalten meist viel zu lange mitgetragen wird. Da geht dann das Wort vom Kollegenverrat um, wobei hier meist die – verständliche – Angst kaschiert wird, selbst zu denen zu gehören, mit deren Leistung der Arbeitgeber unzufrieden ist. Gerade, um auch solche meist verfahrenen Situationen von vornherein zu vermeiden, sehen die Tarifverträge die sechsmonatige Probezeit vor. Innerhalb dieser Zeit müssen Sie sich als Stationsleitung ein Bild davon machen, ob ein neuer Mitarbeiter den Anforderungen auf der Station genügt.
Beispiele zum Kündigungsschutz bzw. erfolgreichen Kündigungen aus dem Gesundheitsbereich sind:

• Außerordentliche Kündigung wegen menschenverachtender Äußerungen gegenüber Heimbewohnern (Großkopf (2008).
• Keine außerordentliche Kündigung wegen Manipulation der Pflegedokumentation, weil Mitarbeiter seit 13 Jahren im Betrieb und 48 Jahre alt und darüber hinaus auf Zeitdruck hingewiesen hat (Weber 2008).
• Keine außerordentliche Kündigung, obwohl Blasenkatheter und Magensonde vom Pfleger ohne Anordnung gezogen wurden, weil unklar blieb, ob dies nicht schon öfters vom Arbeitgeber so hingenommen wurde Arbeitsgericht Göttingen (2006).

Literatur

Arbeitsgericht Göttingen (2006): Kündigung wegen pflegerischen Handelns ohne ärztliche Anweisung. In: Rechtsdepesche 3, S. 152–153
Debong, B./Andreas, M./Siegmund-Schultze, G. (1991): Der Arbeitgeber darf dem Entlassungsdruck der Kollegen nicht ohne weiteres nachgeben. In: Die Schwester/Der Pfleger 30, S. 928–929
Großkopf, V. (2008): Außerordentliche Kündigung wegen menschenverachtender Äußerungen. In: Die Schwester/Der Pfleger, 47, S. 284–285
Weber, M. (2008): Nicht erbrachte pflegerische Leistung: Außerordentliche Kündigung eventuell nicht gerechtfertigt. In: Pflegezeitschrift 61, S. 405–407

5.4.2 Das Zeugnis

Das Zeugnis stellt für einen Mitarbeiter die letzte Beurteilung dar, die er von seinem Arbeitgeber erhält. Da die Zeugnisse bei Bewerbungen vorgelegt werden müssen, kommt ihnen eine große Bedeutung zu.

In aller Regel ist es auch (noch) nicht Ihre Aufgabe als Stationsleitung, Zeugnisse zu erstellen. Dies liegt im Aufgabenbereich der Abteilungs- oder Pflegedienstleitungen. Diese benötigen aber für eine korrekte, den Tatsachen entsprechende Zeugniserstellung die Beurteilung der unmittelbar vorgesetzten Stationsleitung.

Sinnvoll ist es daher, wenn Sie der Pflegedienstleitung eine strukturierte Beurteilung geben. Dabei hat sich folgende Einteilung bewährt:

Strukturierte Beurteilung

- **Persönliche Daten:**
  Name, Vorname, Geburtsdatum und -ort, Beschäftigungsdauer
- **Tätigkeitsbeschreibung:**
  Insbesondere Erweiterungen des Aufgabengebiets (z. B. Mentorentätigkeit), Sonderaufgaben (z. B. Teilnahme an Arbeitsgruppen), besonderes Engagement (z. B. Fortbildungen auf Station abgehalten)
- **Fortbildungen:**
  Wegen der herausragenden Bedeutung von Fort- und Weiterbildungen sollte hier ein eigener Absatz im Zeugnis eingefügt werden (z. B. OP-Fachweiterbildung, regelmäßige Teilnahme an Fortbildungen, Seminaren)
- **Leistungsbeurteilung:**
  – Wie war die Arbeitsleistung?
  – Wie waren die Arbeitserfolge?
  – Wie war die Arbeitsweise?
- **Beurteilung des Verhaltens (Führung):**
  – Verhalten gegenüber Vorgesetzten und Mitarbeitern
  – Verhalten gegenüber den Patienten
  – Führungsverhalten (z. B. bei stellvertretender Stationsleitung)
- **Schlussformulierungen:**
  Worte des Dankes, Art der Beendigung des Arbeitsverhältnisses, Wünsche für den weiteren beruflichen Weg.

Im Zuge veränderter Führungsstrukturen wird den Stationsleitungen mehr Verantwortung übertragen werden. Dies wird vereinzelt bereits jetzt bei der Zeugniserstellung praktiziert. Wegen der überaus komplizierten Zeugnissprache und den gar nicht so seltenen juristischen Auseinandersetzungen um den Inhalt von Zeugnissen bedarf es hier einer eingehenden Schulung der Stationsleitungen. An dieser Stelle soll auf die Zeugnissprache nicht im Detail eingegangen werden. Wenn Sie sich für die Zeugnissprache interessieren, so finden Sie dazu in jeder Buchhandlung eine Vielzahl von Büchern und CDs, aus dem sich jeder das für ihn geeignete heraussuchen kann.

Zunehmende Einbeziehung der Stationsleitungen

Sofern Sie an einem Krankenhaus arbeiten, in dem die Zeugniserstellung durch die Pflegedienstleitung oder die Personalverwaltung vorgenommen wird, werden Sie sicherlich zu den in obiger Auflistung fett gedruckten Kriterien befragt werden. Nur Sie haben die notwendige Nähe zum Arbeitnehmer, um hier fundierte Angaben machen zu können.

Zeugnissprache Wichtig kann die Zeugnissprache für Stationsleitungen auch bei Vorstellungsgesprächen möglicher neuer Mitarbeiter werden. Zum einen, wenn die Stationsleitung selbst Einsicht in die Bewerbungsunterlagen erhält oder dies in der Zusammenarbeit zwischen Pflegebereichsleitungen und Stationsleitungen grundsätzlich so vereinbart ist. In diesem Zusammenhang ist die Stationsleitung dann gefordert, auch die Zeugnissprache und die Bewertungskriterien richtig zu interpretieren, um sich ein realistisches Bild des Bewerbers machen zu können. Zeugnisse können zwar niemals ein Bewerbungsgespräch ersetzen, sondern werden oft Thema eines Teils des Bewerbungsgesprächs sein. Dennoch dienen Sie als einer von mehreren Informationslieferanten für eine Entscheidung.

Rechtsanspruch auf ein Zeugnis Im Bereich der Mitarbeiterführung ist es wichtig, auch rechtliche Anspruchsgrundlagen zu kennen, wenn Sie von Ihren Mitarbeitern beispielsweise nach Zwischenzeugnissen, qualifizierten oder einfachen Zeugnissen gefragt werden.

Alle Arbeitnehmer können bei Beendigung des Arbeitsverhältnisses ein Zeugnis fordern. Dieser Zeugnisanspruch ergibt sich für alle Arbeitnehmer insbesondere aus dem Bürgerlichen Gesetzbuch (BGB), den Tarifverträgen und der Gewerbeordnung (GeWO) für ambulante private Pflegedienste. Auch das Berufsbildungsgesetz (BBiG) befasst sich mit der Zeugnisproblematik.

§ 630 BGB Pflicht zur Zeugniserteilung Bei Beendigung eines dauernden Dienstverhältnisses kann der Verpflichtete vom anderen Teil ein schriftliches Zeugnis über das Dienstverhältnis und dessen Dauer fordern. Das Zeugnis ist auf Verlangen auf die Leistungen und die Führung im Dienst zu erstrecken.

§ 35 TVöD und TV-L Zeugnis Bei Kündigung hat der Angestellte Anspruch auf unverzügliche Ausstellung eines vorläufigen Zeugnisses über Art und Dauer seiner Tätigkeit. Dieses Zeugnis ist bei Beendigung des Arbeitsverhältnisses sofort gegen ein endgültiges Zeugnis umzutauschen, das sich auf Antrag auch auf Führung und Leistung erstrecken muss.

Der Angestellte ist berechtigt, aus triftigen Gründen auch während des Arbeitsverhältnisses ein Zeugnis zu verlangen.

Bedeutungsvoll ist hier das Wort „sofort". Der Arbeitgeber darf sich nach TVöD keine Zeit lassen mit der Erstellung des endgültigen Zeugnisses. Er hat also innerbetrieblich sicherzustellen, dass dem ausscheidenden Beschäftigten das Zeugnis zum Kündigungstermin zur Verfügung steht. Es steht ihm hierzu also die Kündigungsfrist zur Verfügung.

§ 109 GeWO Zeugnis (1) Beim Abgang können die Arbeitnehmer ein Zeugnis über die Art und Dauer der Beschäftigung fordern.

(2) Dieses Zeugnis ist auf Verlangen der Arbeitnehmer auf ihre Führung und Leistungen auszudehnen.

§ 16 BBiG Zeugnis (1) Der Ausbildende hat dem Auszubildenden bei Beendigung des Berufsausbildungsverhältnisses ein Zeugnis auszustellen. Das Zeugnis muss Angaben enthalten über Art, Dauer und Ziel der Berufsausbildung sowie über die erworbenen Fertigkeiten und Kenntnisse des Auszubildenden. Auf Verlangen des Auszubildenden sind auch Angaben über Führung, Leistung und besondere fachliche Fähigkeiten aufzunehmen.

Die Gesetzestexte machen deutlich, das es drei Arten von Arbeitszeugnissen gibt:

- das einfache Zeugnis
- das qualifizierte Zeugnis
- das Zwischenzeugnis

Unabhängig von der Art des Zeugnisses sind turnusmäßig erstellte Beurteilungen für deren Erstellung hilfreich, da die Stationsleitung die Mitarbeiter am besten kennt. Liegen diese nicht vor, so ist die Pflegebereichsleitung gezwungen, über Gespräche die zeugnisrelevanten Informationen einzuholen. Letzteres kann bei Zeugnisberichtigungswünschen problematisch werden, nämlich dann, wenn keine Beurteilungsbögen vorliegen.

Literatur

Bruns, W./Andreas, M./Debong, B. (2000): Dichtung und Wahrheit im Arbeitszeugnis. In: Die Schwester/Der Pfleger 39, S. 787–792
Molkentin, T. (2000): Arbeitszeugnis. Kritik versteckt sich oft in Freundlichkeiten. In: Pflegezeitschrift 153, S. 831–834
Roßbruch, R. (2002): Kommentar zu einem Urteil des Landesarbeitsgerichtes Hamm mit grundsätzlichen Aussagen zum Zeugnisaufbau. In: Pflegerecht, 5, S. 359–368
Weidlich, U. (2005): Mitarbeiterbeurteilung in der Pflege. Systematisch bewerten – Zeugnisse erstellen. 2. Aufl. München/Wien: Urban und Schwarzenberg
Arbeitszeugnisse im Internet unter: http://www.zeugnis-profi.de

5.5 Der Umgang mit Suchterkrankungen

Gerade bei der Abhandlung dieses Themas wird deutlich, dass arbeitsrechtliche Fragen und Probleme der Mitarbeiterführung oft miteinander verzahnt sind. Daher wird im Folgenden auch stark auf Führungsthemen eingegangen.

Eines der schwierigsten Kapitel bei der Leitung einer Station stellt sicherlich der Umgang mit einem suchtkranken Mitarbeiter dar. Dabei ist zu unterscheiden zwischen der Alkoholerkrankung und anderen Suchterkrankungen, meist Medikamentenmissbrauch. Beiden gemeinsam ist zunächst einmal, dass die Mitarbeiter von der Suchtproblematik eines Kollegen in der Regel eher wissen als Sie, die vorgesetzte Stationsleitung. Da man aber bekanntlich Kollegen nicht „anschwärzt", wird die Erkrankung mit ihren negativen Auswirkungen im Stationsalltag erst einmal toleriert. Dies wohlgemerkt in einer Berufsgruppe, die bereits in der Ausbildung gelernt hat, dass ein suchtkranker Mensch nur dann eine Chance zur Heilung hat, wenn ihm die Grenzen unmissverständlich aufgezeigt werden.

5.5.1 Die Alkoholabhängigkeit

Es ist nicht leicht, aus einem Verdacht Gewissheit werden zu lassen. Dahinter steckt natürlich auch die Angst, jemanden zu Unrecht des Alkoholismus zu beschuldigen – keine einfache Aufgabe.
Typische Anzeichen für eine Alkoholabhängigkeit können sein:

Anzeichen
- häufiges Zuspätkommen mit immer absurderen Entschuldigungen („Bin die Treppe heruntergefallen", „Habe Unfall beim Weg zur Arbeit gehabt"; es fehlen aber zum Beispiel Verletzungszeichen),
- häufiges, kurzes „Verschwinden" des Mitarbeiters während des Dienstes,
- übertriebene Mundhygiene, Lutschen von „Pfefferminzbonbons",
- Flüchtigkeitsfehler bei der Arbeit,
- nachlassen im äußeren Erscheinungsbild (meist im fortgeschrittenen Stadium).

In der Regel kommt irgendwann der Punkt, an dem Sie als Stationsleitung zumindest zu ahnen beginnen, dass hier ein Problem vorliegt. Dies wird oft durch indirekte Beobachtungen verstärkt. Solche indirekten Hinweise sind beispielsweise:

- versteckte Hinweise aus dem Kreis der Mitarbeiter,
- die Tatsache, dass andere Mitarbeiter mit dem Kollegen zusammen keinen Dienst mehr machen möchten, zum Beispiel im Spät- oder Wochenenddienst.

Verhalten bei bloßem Verdacht

Die Schwierigkeit für Sie als Stationsleitung besteht darin, dass es zwar Verdachtsmomente gibt, aber keine Beweise. Was also tun?

Beispiel:
Aus dem Team kommen zunehmend Klagen über die Arbeitsleistung einer Kollegin. Insbesondere sei nicht hinzunehmen, dass die Kollegin während der Arbeitszeit öfter die Abteilung verlasse, ohne zu sagen, wohin sie gehe. Da es sich um eine Krankenschwester handelt, die schon seit acht Jahren auf der Station arbeitet, fällt es gerade den jüngeren Mitarbeiterinnen nicht leicht, Beschwerden vorzubringen. Schließlich fallen Sätze wie: „Ich glaube, Schwester S. hat ein Alkoholproblem – aber sagen Sie bitte nichts." Im Wunschkalender fällt der Stationsleitung schließlich auf, dass immer dann, wenn Schwester S. sich zum Nachtdienst einträgt, niemand sich als zweite Nachtwache dazuträgt. Trägt sich Schwester S. in einen Nachtdienst als zweite Nachtwache ein, streicht sich die erste Nachtwache wieder aus. Die Stationsleitung beobachtet darüber hinaus, dass Schwester S. zunehmend zu spät zum Dienst kommt und sich die Anzahl einzelner Krankheitstage zu häufen beginnt.

Was ist in einer solchen Situation zu tun?

Wie immer gibt es mehrere Möglichkeiten, um hier weiterzukommen. Auf jeden Fall haben Sie als Stationsleitung in einer derartigen Situation das Problem, dass Sie einerseits verhindern müssen, dass womöglich Pflegefehler durch die Mitarbeiterin entstehen, andererseits wissen Sie nicht, ob der Verdacht berechtigt ist, und vor allen Dingen können Sie sich nicht auf die Aussagen der anderen Mitarbeiter verlassen, die eine Kollegin nicht verraten wollen, andererseits aber auch nicht mehr mit ihr arbeiten wollen.

Der schnellste, gleichzeitig schwierigste Weg für Sie ist hier, dass Sie die Kolleginnen dieser Krankenschwester nicht aus der Verantwortung entlassen und sich das Problem nicht als reines Leitungsproblem aufhalsen lassen. Ein suchtkranker Mitarbeiter ist kein Leitungs-, sondern ein Teamproblem. Sie können lediglich im Rahmen Ihrer Führungsaufgaben helfen, dieses Problem zu lösen.

Vorgehen

- Dies bedeutet, dass Sie zum Beispiel Diensttausch oder Herausstreichen aus dem Wunschkalender nicht zulassen dürfen. Damit erhöht sich der Druck auf die Mitarbeiter, doch verwertbare Aussagen zu machen, warum sie mit der Kollegin nicht mehr arbeiten wollen.
- Zusätzlich kann beim Dienstplan darauf geachtet werden, dass nicht ausgerechnet die jüngsten Kolleginnen mit Schwester S. Dienst machen müssen. Gerade von (dienst)älteren Kolleginnen dürfen und müssen Sie als Stationsleitung erwarten, dass sie in einer so unangenehmen Situation Stellung beziehen.
- Unbedingt ist in einer solchen Lage ein Gespräch mit der Mitarbeiterin zu führen. Dies kann auf unterschiedlichen Ebenen geschehen:
  - Sie sprechen alleine mit der Mitarbeiterin und teilen ihr mit, dass es entsprechende Gerüchte gibt und Sie selbst auch Beobachtungen gemacht haben, wie beispielsweise häufiges Zuspätkommen. Unter Umständen kann die stellvertretende Stationsleitung zu diesem Gespräch hinzugezogen werden. Es ist erstaunlich, wie häufig Mitarbeiter, wenn sie erst einmal mit den Gerüchten konfrontiert werden, ihre Erkrankung zugeben, insbesondere, wenn in diesem konstruktiven Kritikgespräch auf die Hilfestellungen hingewiesen wird.
  - Eine andere Möglichkeit besteht darin, mit dem betriebsärztlichen Dienst Kontakt aufzunehmen und das Gespräch zu führen.
  - Viele Personalvertretungen verfügen inzwischen auch über Suchtbeauftragte. Einen Vertreter der Personalvertretung zum Gespräch hinzuzuziehen, empfiehlt sich daher auch, insbesondere natürlich, wenn mit der Personalvertretung eine vertrauensvolle Zusammenarbeit herrscht.

Wichtig ist in jedem Fall, dass Sie als Stationsleitung die vorgesetzte Bereichs- oder Pflegedienstleitung informieren und mit ihr das Vorgehen absprechen.

Hauptaufgabe bleibt also, Verdachtsmomente entweder klar auszuräumen oder aber zu erreichen, dass ein alkoholkranker Mitarbeiter möglichst schnell einer Entziehungskur zugeführt wird. Wird diese dann abgebrochen oder der Mitarbeiter anschließend wieder rückfällig, kann eine personenbedingte Kündigung ausgesprochen werden. Unter bestimmten Umständen kann sogar eine zweite Entwöhnungsmaßnahme gefordert werden.

Klärung des Verdachts

Um eindeutige Verhältnisse zu schaffen, empfiehlt sich das Vorgehen nach einer Suchtvereinbarung (Muster siehe Anhang 10).

Vorgehen gemäß
einer Suchtvereinbarung

5.5.2 Die Drogenabhängigkeit

Diebstahl von Betäubungsmitteln

Sinngemäß gilt das bisher ausgeführte auch für den drogenabhängigen Mitarbeiter. Häufig handelt es sich hierbei um Medikamentenmissbrauch, der noch schwieriger als der Alkoholmissbrauch festzustellen ist. Besonders kritisch kann es dann werden, wenn ein Mitarbeiter sich im Dienst Betäubungsmittel verschafft. Meist fällt zunächst ein Fehlbestand oder ein unerklärlicher Mehrverbrauch auf. Dies führt zu der extrem unangenehmen Situation, dass im schlimmsten Fall jeder jeden verdächtigt. Hier ist also schnelles Handeln erforderlich; als Stationsleitung müssen Sie die Pflegedienstleitung und den Stationsarzt informieren, auch wenn noch kein Verdacht gegen eine bestimmte Person besteht. Bei Betäubungsmitteln ist unter Umständen die Kriminalpolizei einzuschalten. Dies muss von der Klinikleitung entschieden werden.

> **Beispiel:**
> Eine Stationsleitung berichtet der Bereichsleitung, dass der Pfleger F. wiederholt Dormicum® und ähnliche Medikamente „ausleihen" wollte. Bei einer PDL-Besprechung wird festgestellt, dass der Pfleger auch auf anderen Stationen einschlägige Medikamente ausleihen wollte und diese zum Teil auch erhielt. Auf der Station dieses Mitarbeiters besteht jedoch für diese Medikamente kaum Bedarf. Es erhärtet sich somit der Verdacht, dass der Pfleger diese Medikamente entweder für sich selbst braucht oder für andere beschafft.

Vorgehen

Die Pflegedienstleitung erkundigt sich bei der Stationsleitung nach Auffälligkeiten dieses Mitarbeiters. Solche sind nicht bekannt. In einem Gespräch wird der Mitarbeiter informiert, dass aufgefallen ist, dass er sich auf unterschiedlichen Stationen Schlafmittel und ähnliche Medikamente besorgt habe. Der Pfleger bleibt dabei, dass diese Medikamente für Patienten der Station bestimmt gewesen seien, kann aber keine Angaben darüber machen, wer diese Patienten gewesen seien. Das Gespräch wird an dieser Stelle beendet, dem Pfleger aber mitgeteilt, dass ein Verdacht auf Medikamentenmissbrauch nicht ausgeräumt sei.
Wenige Tage später wird über erneutes „Ausleihen" berichtet. Es kommt zu einem zweiten Gespräch mit dem Mitarbeiter in Anwesenheit des Betriebsarztes. Nach einiger Zeit und einer Gesprächsführung, die deutlich macht, dass es darum geht zu helfen, gibt der Pfleger seinen Medikamentenmissbrauch zu. Er wird über den Betriebsarzt einer Entziehungskur zugeführt und nimmt einige Monate später die Arbeit wieder auf.

Klärung der Situation

Die beiden Beispiele zeigen deutlich, dass zwei Dinge im Vordergrund stehen müssen: Die Mauer des Schweigens und die Verleugnungstendenz bei den betroffenen Mitarbeitern muss konsequent durchbrochen werden. Jedes Hinziehen verschlimmert die Arbeitssituation auf der Station für alle Betroffenen (☞ Kapitel 3.3.3).

Kündigung als letztes Mittel

Außerdem ist eine enge Zusammenarbeit von Stationsleitung, Pflegedienstleitung und Personalvertretung unerlässlich. Nützen alle diese Interventionen nichts, hält sich der Mitarbeiter nicht an getroffene Vereinbarungen oder wird er rückfällig, so hilft nur noch die Kündigung. Auf keinen Fall darf dann noch Mitleid eine Rolle spielen. Dies wäre der berühmte Schrecken ohne Ende; denn eine Station kann darüber zerbrechen, zum Beispiel weil gute Mitarbeiter kündigen, um der Situation aus dem Weg zu gehen. Schlimmstenfalls kommt es sogar zu Patientengefährdungen.

5.6 Der leistungsschwache Mitarbeiter

Trotz aller Bemühungen wird es immer wieder Mitarbeiter geben, die durch ihr Verhalten zu harten arbeitsrechtlichen Maßnahmen zwingen. Hier greift dann sozusagen stufenartig das Instrumentarium von der Ermahnung bis zur Kündigung. Die Nutzung dieser Stufen hat einerseits den Zweck, dem Mitarbeiter deutlich zu machen, dass der Arbeitgeber mit seinem Verhalten unzufrieden ist. Andererseits soll es dem Mitarbeiter Gelegenheit geben, sein Verhalten zu ändern.

Der Umgang mit der Leistungsschwäche von Mitarbeitern

Unberührt davon sind natürlich Sachverhalte, die eine fristlose Kündigung notwendig machen. Allerdings sind die Anforderungen der Rechtsprechung an eine fristlose Kündigung so hoch gesteckt, dass diese in der Praxis nur noch extrem selten vorkommt.

5.6.1 Die Ermahnung und Abmahnung

> **Beispiel:**
> Pfleger D. führt die Dokumentation seiner pflegerischen Maßnahmen nur unzureichend durch. Es fehlen Eintragungen, bei den Pflegeberichten schreibt er meist: „Keine Besonderheiten", obwohl sich dann in der nächsten Schicht herausstellt, dass sehr wohl wichtige Maßnahmen durchgeführt wurden.
>
> **Lösungsmöglichkeit:**
> Als Stationsleitung können Sie in einem Stufenverfahren versuchen, eine Änderung im Verhalten des D. herbeizuführen. Dies könnte so aussehen:
>
> • Führen Sie ein Gespräch mit D., um die Gründe für die mangelhafte Pflegedokumentation herauszufinden. Gegebenenfalls wird eine Nachschulung angeboten.
>
> Führt dies zu keiner Verbesserung der Situation, können Sie
>
> • entweder eine mündliche Ermahnung in Gegenwart eines Zeugen (hier bietet sich natürlich die Stellvertretung an) aussprechen oder
> • eine schriftliche Ermahnung formulieren. Diese kann zur Personalakte gelegt werden. Sie ist ohne rechtliche Konsequenz, belegt aber, dass hier Mängel vorhanden sind und auch eine Besserung gefordert wurde.

Wenn auch dies ohne Erfolg bleibt, sollten

• Sie eine Abmahnung erwirken oder aussprechen.

Ansonsten gelten die Regeln für die Abfassung eines Berichts (☞ Kapitel 4.8.1).

Merke:
In der Regel werden Abmahnungen durch die Pflegedienstleitung oder die Personalabteilung ausgesprochen. Der Arbeitgeber kann das Recht auf Abmahnung allerdings an Sie als Stationsleitung delegieren.

Voraussetzungen und Inhalte einer Abmahnung

Wenn Sie eine Abmahnung durch die Pflegedienstleitung erwirken wollen, müssen zwei wesentliche Fragen in Ihrem Bericht an die Pflegedienstleitung beantwortet sein:

• Worin liegt das fehlerhafte Verhalten?
• Welche Pflichten wurden verletzt?

In der Abmahnung selbst müssen dann zusätzlich enthalten sein:

• die Wertung des Fehlverhaltens als Verletzung der vertraglichen Arbeitnehmerpflichten,
• die Aufforderung an den Beschäftigten, sich ab sofort vertragsgemäß zu verhalten,
• die Androhung arbeitsrechtlicher Folgen, z. B. der Kündigung im Wiederholungsfall.

Abmahnungen als Voraussetzung für eine Kündigung

Abmahnungen sind unabdingbare Voraussetzungen für ordentliche Kündigungen wegen Fehlverhaltens des Mitarbeiters. Ändert der Mitarbeiter sein Verhalten, so erlischt die rechtliche Wirksamkeit der Abmahnung. Über den Zeitpunkt, wann eine Abmahnung wieder aus einer Personalakte zu entfernen ist, gibt es unterschiedliche Angaben in der Literatur. Es kann aber wohl davon ausgegangen werden, dass eine Abmahnung mindestens ein Jahr in der Personalakte verbleibt.

Im öffentlichen Dienst muss der Mitarbeiter vor Erteilung einer Abmahnung und deren Aufnahme in die Personalakte zu den Vorwürfen gehört werden, seine Äußerungen sind zu den Personalakten zu nehmen (§ 3 Absatz 6, Satz 4 TV-L). Im § 3 Absatz 5 des TVöD wird das Recht auf Einsicht in die Personalakte formuliert.

5.6.2 Die Versetzung

Immer wieder wird von Stationsleitungen auch die Forderung an Pflegedienstleitungen herangetragen, Problemmitarbeiter auf eine andere Station zu versetzen. Solche Versetzungen oder Abordnungen (Abordnung ist die Umsetzung auf Zeit, z. B. für drei Monate) sind in aller Regel problematisch. In den wenigsten Fällen liegen bei Fehlverhalten eines Mitarbeiters solche Gründe vor, die auf einer anderen Station nicht mehr auftreten. Im Gegenteil, es dürfte wohl die Realität sein, dass die andere Station schon voreingenommen ist, weil sie einen „Problemmitarbeiter" erhält.

Umgekehrt sind Stationsleitungen nicht gezwungen, sich mit Problemmitarbeitern zu beschäftigen, wenn die Schwierigkeiten durch die Versetzung auf eine andere Station (scheinbar) gelöst werden. Der Beschäftigte bleibt letztlich dem Arbeitgeber als schwieriger Mitarbeiter erhalten. Versetzungen bei Fehlverhalten verlagern das Problem nur woanders hin, ohne es zu lösen. Dennoch können Versetzungen in einzelnen Fällen sinnvoll sein.

> **Beispiel:**
> Krankenschwester A. arbeitet schon seit zwölf Jahren auf der Station M1. Im Laufe dieser Zeit hat sie sich zu einer grauen Eminenz im Hintergrund entwickelt. Die Stationsleitung ist erst seit zwei Jahren in der Leitungsfunktion. Es kommt immer wieder zu Störungen des Arbeitsfriedens, weil A. die Leitung nicht akzeptiert. Das Team ist zerrissen, da A. aufgrund ihrer langjährigen Zugehörigkeit und unbestrittenen fachlichen Qualitäten eine hohe Autorität besitzt. A. führt auch immer wieder heftige Auseinandersetzungen, vor allen Dingen mit jungen, unerfahrenen Ärzten; sie ist wenig kooperativ. Die Stimmung auf der Station wird dadurch insgesamt belastet; junge Mitarbeiter kündigen sehr schnell wieder, sind aber nur mündlich bereit, das Verhalten von A. als Grund anzugeben.
> Hier kann eine Versetzung auf eine andere Station sinnvoll sein, um A. aus ihrer Rolle als machtvolle graue Eminenz im Hintergrund herauszuholen. Allerdings muss eine solche Versetzung sehr genau mit der Stationsleitung der neuen Station abgestimmt sein und von der Pflegedienstleitung eng begleitet werden.

5.6.3 Die Kündigung

Das letzte Mittel stellt schließlich die Kündigung dar. In Frage kommt hier in der Regel die personen- oder verhaltensbedingte Kündigung. Auf die betriebsbedingte Kündigung soll im Rahmen dieses Beitrags nicht eingegangen werden, weil diese Kündigungsform nicht von Ihnen als Stationsleitung in die Wege geleitet wird.

> **Merke:**
> Während der Probezeit ist der Arbeitgeber nicht verpflichtet, detaillierte Gründe für die Kündigung anzugeben. Es muss jedoch stichwortartig dem Betriebsrat mitgeteilt werden, worum es geht. Also beispielsweise „Mitarbeiter genügt den fachlichen Anforderungen nicht"; Einzelheiten wie bei einer ordentlichen Kündigung brauchen nicht ausgeführt zu werden. Arbeitgeber und Arbeitnehmer muss es in der Kennenlernphase möglich sein, sich „schnell und unkompliziert" zu trennen. Dies hat das Arbeitsgericht Frankfurt/Main 1998 in einem Urteil ausgeführt (AZ 4/13 Ca 2084/98).

Die personenbedingte Kündigung

Bei fehlender Eignung oder bei Erkrankung mit ungünstiger Prognose

Die personenbedingte Kündigung kommt in der Regel wegen mangelnder körperlicher oder geistiger Eignung des Mitarbeiters oder wegen Erkrankung des Mitarbeiters mit ungünstiger Prognose in Frage. Es ist ausschließlich Sache des Arbeitgebers, die notwendigen Beweise für eine personenbedingte Kündigung beizubringen. Deshalb sind derartige Kündigungen in der Praxis auch gar nicht einfach durchzusetzen.

> **Beispiel:**
> Bei Krankenschwester St. wurde eine Alkoholerkrankung festgestellt. St. wird daraufhin Gelegenheit zu einer Entziehungskur gegeben. Sie führt die Entwöhnung auch durch und nimmt die Arbeit wieder auf. Bald darauf bemerkt die Stationsleitung wieder deutliche Zeichen eines Alkoholmissbrauchs bei St.. Sie informiert den Arbeitgeber, der daraufhin die Kündigung ausspricht. Die Kündigung ist jedoch nur dann wirksam, wenn keine Umstände aus dem Arbeitsleben der St. für den Alkoholmissbrauch ursächlich sind. Auch besondere persönliche Belastungen wie zum Beispiel eine Scheidung oder der Tod eines nahe stehenden Menschen können dazu führen, dass St. noch eine Gelegenheit zur Entwöhnung erhält. Ebenso ist zu berücksichtigen, ob eine Suchtvereinbarung mit der Mitarbeitervertretung vorliegt. Dann muss natürlich das dort vereinbarte Verfahren eingehalten werden.

Die verhaltensbedingte Kündigung

Gründe

Häufig sind es Gründe aus dem Verhaltensbereich eines Mitarbeiters, die Anlass zur Forderung nach Kündigung geben. Dies können sein:

- Arbeitsverweigerung,
- ständiges Zuspätkommen,
- Missachtung von Dienstanweisungen:
  - Verstoß gegen Hygienevorschriften,
  - Verstoß gegen Vorschriften zur Schutzbekleidung.

Voraussetzung

Verhaltensbedingte Kündigungen setzen ein Verschulden des Mitarbeiters voraus. Außerdem muss der Mitarbeiter zuvor durch Abmahnungen auf sein Fehlverhalten aufmerksam gemacht worden sein, um ihm damit Gelegenheit zur Besserung zu geben.
Weiterhin muss eine Interessenabwägung sowohl bei personen- wie verhaltensbedingten Kündigungen vorgenommen werde. Dazu gehören nach Böhme (1998, S. 350):

- Auf Arbeitnehmerseite:
  - Art, Häufigkeit und Schwere der vorgeworfenen Pflichtverletzungen,
  - das frühere Verhalten des Arbeitnehmers,
  - Mitverschulden des Arbeitgebers,
  - Dauer der Betriebszugehörigkeit und Lebensalter,
  - soziale Lage des Arbeitnehmers,
  - Lage auf dem Arbeitsmarkt und Umsetzungsmöglichkeiten.

- Auf Arbeitgeberseite:
    - Ist die Funktionsfähigkeit des Betriebs beeinträchtigt?
    - Wird die Arbeitsdisziplin anderer Mitarbeiter in Mitleidenschaft gezogen?
    - Ist ein konkreter Schaden eingetreten?
    - Liegt Wiederholungsgefahr vor?
    - Liegt eine einschneidende Schädigung des Ansehens des Arbeitgebers vor?

Aus all dem ergibt sich, dass Kündigungen nur sehr schwer zu vollziehen sind. Dies ist auch verständlich, greift doch eine Kündigung ganz erheblich in das Leben eines Arbeitnehmers ein und kann schwer wiegende Nachteile mit sich bringen. Dennoch darf bei hartnäckigen Verstößen gegen die Treuepflicht gegenüber dem Arbeitgeber und gegen die beruflichen Sorgfaltspflichten nicht gezögert werden, auch die Kündigung eines Mitarbeiters anzustreben. Wegen der hohen Hürden, die einer Kündigung im Wege stehen, soll nochmals auf die Bedeutung der Probezeit hingewiesen werden.

Literatur

Bruns, W./Debong, B./Andreas, M. (2000): Kündigungsschutz im Arbeitsverhältnis. Teil 1 und 2. In: Die Schwester/Der Pfleger 39, S. 166–169 und S. 242–246

Großkopf, V. (2008): Änderungskündigung – Dokumentationsmängel können das Arbeitsverhältnis gefährden. In: Die Schwester/Der Pfleger 47, S. 576–578

Roßbruch, R. (2008): Außerordentliche verhaltensbedingte Kündigung – Nicht bewiesenes Fehlverhalten. In: Pflegerecht 11, S.76–81

Verwaltungsgericht Arnsberg (2007): Widerruf der Erlaubnis zum Führen der Berufsbezeichnung „Krankenschwester" wegen Alkoholsucht. In: Rechtsdepesche 4, 62–64

Weber, M. (2007a): Arbeitsrecht für Pflegeberufe. Stuttgart: Kohlhammer

Weber, M. (2007b): Whistleblowing – Ende der Pflicht zur Verschwiegenheit? In: Pflegezeitschrift 60, S. 44–46

5.6.4 Die betriebliche Mitbestimmung

Das Mitbestimmungswesen gründet sich auf das Betriebsverfassungsgesetz und die Personalvertretungsgesetze des Bundes und der Länder. Unterschieden werden muss dabei zwischen Mitbestimmung, Mitwirkung des Betriebs- bzw. Personalrats sowie Informationspflichten des Arbeitgebers gegenüber dem Betriebs- bzw. Personalrat.

Beispiel:
Stationsleitung D. hält eine Verschiebung der Dienstzeiten für sinnvoll, da dadurch Arbeitsspitzen besser abgefangen werden können. Da dies in ihren Augen eine sinnvolle Maßnahme ist, die dem Arbeitgeber entgegenkommt, teilt sie den Mitarbeitern mit, dass ab dem

nächsten Dienstplan neue Früh- und Spätdienstzeiten eingeführt werden. Ist dies korrekt?

Als Stationsleitung dürfen Sie Dienst- und Pausenzeiten nicht eigenmächtig verändern. Dies darf noch nicht einmal der Arbeitgeber. Beginn und Ende der Arbeitszeit, die Pausen sowie die Verteilung der Arbeit über die Woche sind mitbestimmungspflichtig (vgl. jedoch Kapitel 5.2.8 „Das Teilzeit- und Befristungsgesetz", hier § 8, in dem eine mögliche Unterhöhlung dieses Grundsatzes versteckt liegt).

Mitbestimmungs- bzw. mitwirkungspflichtige Maßnahmen

Weitere mitbestimmungs- bzw. mitwirkungspflichtige Maßnahmen sind:

• Einführung von Anlagen, die Leistungen der Mitarbeiter kontrollieren können (z. B. Stechuhren),
• Einstellung, Umgruppierung oder Versetzung von Mitarbeitern (allerdings Verweigerungsrecht der Personalvertretung unter bestimmten Voraussetzungen),
• Befragungen des Personals,
• Aufstellung von Beurteilungsgrundsätzen,
• Kündigung. Wird der Betriebs- bzw. Personalrat nicht gehört, ist die Kündigung unwirksam!

Umgang mit Problem-mitarbeitern

Insbesondere im Umgang mit Problemmitarbeitern erweist sich ein konstruktives Verhältnis zur Personalvertretung als wichtig. Oft entsteht der Eindruck, Personalvertretungen würden sich nur für die problematischen Mitarbeiter engagieren. Dies hat häufig seine Ursache darin, dass der Mitarbeiter, der Schwierigkeiten mit Ihnen als der vorgesetzten Stationsleitung hat, den Weg zur Personalvertretung sucht und damit die Initiative ergreift.Sie sollten als Vorgesetzter bei Problemen mit Mitarbeitern Ihrerseits frühzeitig die Personalvertretung einschalten. Beispielsweise kann es sehr sinnvoll sein, den Betriebs- oder Personalrat zu gemeinsamen Gesprächen hinzuzuziehen. So gewinnt der Personalvertreter seinerseits ein objektiveres Bild von der Situation. Meine Erfahrungen mit dieser Vorgehensweise waren bisher sehr positiv.

Gerade bei der Aufstellung von Beurteilungsgrundsätzen, der Entwicklung von Beurteilungsbögen sowie bei Mitarbeiterbefragungen ist der Personal- bzw. Betriebsrat einzubeziehen (vgl. Kapitel 5.4).

Ein Beispiel für eine Informationspflicht des Arbeitgebers ist § 20 des Teilzeit- und Befristungsgesetzes (TzBfG), das am 1. Januar 2001 in Kraft getreten ist. Danach sind der Arbeitnehmervertretung die Anzahl der befristet beschäftigten Arbeitnehmer und ihr Anteil an der Gesamtbelegschaft des Betriebs und des Unternehmens mitzuteilen.

5.7 Die Pflichten der Stationsleitung innerhalb der Organisation

War bisher von der arbeitsrechtlichen Seite Ihrer Tätigkeit als Stationsleitung die Rede, so soll es im Folgenden um Ihre sonstigen Pflichten als Leitung gehen. Diese ergeben sich im Wesentlichen aus der Tatsache, dass der Krankenhausträger mit den Patienten einen Vertrag abschließt. Zur Erfüllung seiner vertraglichen Pflichten bedient er sich des Personals aus Pflege, Medizin und Verwaltung. Verletzungen dieses Vertrags haben in der Regel zivilrechtliche Folgen. Unter Umständen können Sorgfaltspflichtverletzungen mit Patientenschädigung auch noch strafrechtliche Konsequenzen nach sich ziehen. Deshalb sollen zunächst nochmals die wichtigsten Grundzüge dargestellt werden.

Ihre rechtliche Stellung als Stationsleitung wird sich in den auch in den kommenden Jahren weiterhin deutlich zu mehr Verantwortung verschieben. Böhme (1999) bemerkt dazu treffend: „Die Verantwortungsverteilung ist einem Funktionswandel unterworfen. Während bisher die Stationsleitung im Wesentlichen Vorarbeiterfunktion hatte, verändert sie ihre Verantwortungsbereiche immer stärker hin zum mittleren Management." Ihre Zwitterstellung als Stationsleitung im arbeitsrechtlichen Sinne ergibt sich aus der Tatsache, dass Sie zum einen Arbeitnehmer sind, Ihnen zum anderen aber Personal unterstellt ist. Diesem Personal gegenüber haben Sie Arbeitgeberpflichten wahrzunehmen. Dies haben wir bereits bei den Schutzgesetzen gesehen. So müssen Sie als Stationsleitung beispielsweise im Rahmen der Dienstplanung dafür Sorge tragen, dass eine schwangere Mitarbeiterin nicht zur Nachtarbeit eingeteilt wird. Bereits 1984 hat Brenner zutreffend darauf hingewiesen, dass „die Stationsleitung die Verantwortung für die sach- und fachgerechte Durchführung der Grund- und Behandlungspflege in ihrem Stationsbereich hat." Böhme (1999, S. 40) betont, dass Sie als Stationsleitung von der Pflegedienstleitung übertragene Verantwortungsbereiche übernehmen. Die pflegerische Gesamtverantwortung liegt bei der Pflegedienstleitung. Dieser kommt daher auch die stichprobenartige Kontrollpflicht Ihnen gegenüber zu, so wie umgekehrt Sie im Rahmen der Ihnen zugewiesenen Führungsverantwortung das Personal stichprobenartig zu überwachen haben.

Zusammenfassend können in Anlehnung an Brenner und Böhme folgende Schwerpunktaufgaben (und Funktionen) zu Ihrem Verantwortungsbereich als Stationsleitung gezählt werden, wobei die Grenzen zur Gesamtverantwortung der Pflegedienstleitung fließend sind:

- **Fachliche Verantwortung:**
  - Sicherstellung der Pflege nach neuesten Erkenntnissen im Rahmen der Vorgaben des Krankenhausträgers,
  - Sicherstellung einer ordnungsgemäßen Pflegedokumentation,
  - Überwachung der Delegationsregeln;
- **Organisatorische Verantwortung:**
  - Erstellung gesetzes- und tarifkonformer Dienst- und Urlaubspläne,
  - Festlegung der Arbeitsorganisation unter fachlichen, hygienischen und wirtschaftlichen Gesichtspunkten,
  - Sicherstellung von Unfallverhütungsvorschriften und gesetzlichen Vorschriften wie MPG;
- **Führungsverantwortung:**
  - Personaleinteilung,
  - stichprobenartige Kontrolle der Mitarbeiter,
  - Mitarbeiterbeurteilung,
  - Beurteilung von Mitarbeitern insbesondere während der Probezeit,
  - Hilfestellung bei Abmahnungen und der Zeugniserstellung;

Wichtigste Grundzüge

Schwerpunktaufgaben

- **Administrative Verantwortung:**
  - Verwaltung des Stationsinventars,
  - Korrekte Lagerhaltung von Medikamenten und Pflegeartikeln,
  - Überwachung des Stationsbudgets.

Dass die Grenzen zur Gesamtverantwortung der Pflegedienstleitung als Vertreterin des Krankenhausträgers fließend sind, soll am Beispiel der Personaleinteilung verdeutlicht werden:

> **Beispiel:**
> Von zwölf Vollzeitstellen auf der Station sind drei Vollzeitstellen nicht besetzt. Eine Mitarbeiterin befindet sich im Mutterschutz. Eine weitere Mitarbeiterin hat gerade ihr Examen gemacht und ist erst seit vier Wochen auf der Station. Die Anzahl der belegbaren Betten wird trotz der kritischen Personalsituation vom ärztlichen Dienst nicht reduziert. Sie als Stationsleitung sind in dieser Situation verpflichtet, zunächst einmal alle Möglichkeiten auszuschöpfen, um eine sichere Pflege aufrechtzuerhalten. Dazu gehören vermehrte Wochenenddienste, Anordnung von Überstunden, Anforderung von Aushilfskräften, sofern diese genehmigt werden. Kommt es nun zu einem Zwischenfall, weil beispielsweise die unerfahrene Mitarbeiterin alleine im Spätdienst und damit überfordert und überlastet ist, kann Ihnen als Stationsleitung kein Vorwurf einer falschen Dienstplanung gemacht werden. Sie können nur das Personal zum Dienst einteilen, das Ihnen von der Pflegedienstleitung zur Verfügung gestellt wird. Sie haben keine Möglichkeit, selbst Personal ein- oder auszustellen. Ebenso haben Sie keine Möglichkeit, von sich aus Betten zu schließen. Dies liegt im Pflichtenkreis des ärztlichen Dienstes bzw. der Krankenhausleitung. Als Stationsleitung können Sie nur zur Verantwortung gezogen werden, wenn Sie Ihre ureigenen Sorgfaltspflichten verletzen. Dies ist im vorliegenden Falle nicht gegeben. Es liegt ein klassisches Organisationsverschulden des Krankenhausträgers wegen personeller Unterbesetzung vor.

Zusammenfassend kann festgehalten werden, dass Sie als Stationsleitung auf der Ihnen zugewiesenen Station Arbeitgeberfunktionen wahrnehmen. Diese Verantwortung der Stationsleitung wird in der nahen Zukunft weiter wachsen, was entsprechend qualifizierte Weiterbildungsmaßnahmen notwendig macht. Vor allem im Bereich Personalbudget, Patientensteuerung bis hin zum Case Management werden hier die Aufgaben wachsen.

Literatur

Böhme, H. (1999): Rechtsstellung der Pflegeleitung. In: Pflegen ambulant 10, S. 42–45

Brenner, G. (1984): Die rechtliche Stellung der Pflegepersonen, die einer Betten- oder Funktionseinheit vorstehen. In: Deutsche Krankenpflege Zeitschrift. 37, Beihefter zu Heft 7

Strässner, H./Ill-Groß, M. (2002): Das Recht der Stationsleitung. 2. Aufl. Stuttgart: Kohlhammer

5.7.1 Kurzer Abriss des zivilen und strafrechtlichen Haftungssystems

> **Fall 1:**
> Die erfahrene Intensivschwester S. zieht ein Antibiotikum statt mit 0,9 %iger Natriumchloridlösung mit Kaliumchlorid auf. Die so zubereiteten Antibiotika werden zwei Patienten verabreicht, die daraufhin versterben.

Zunächst sollen einige Begriffe und Grundregeln dargelegt werden, da diese zum Verständnis des Haftungssystems elementar notwendig sind. Jeder beruflich Tätige ist verpflichtet, die durch Aus- und Weiterbildung sowie im Rahmen der beruflichen Praxis erlernten Sorgfaltspflichten seines Berufs zu beachten. Nur die Verletzung von Sorgfaltspflichten kann zu einer Haftung führen.

Im Fall 1 bestand die Sorgfaltspflichtverletzung der Intensivschwester darin, dass sie nicht gelesen hatte, was auf der Medikamentenpackung stand. Diese Grundregel wird aber in der Pflegeausbildung vermittelt.

Grundsätze

Sorgfaltspflichten

> **Fall 2:**
> Einem Patienten soll am dritten postoperativen Tag den Blasendauerkatheter entfernt werden. Da dies dem Mitarbeiter nicht gelingt, holt er seine Stationsleitung zur Hilfe. Diese stellt fest, dass sich der Katheter nicht entblocken lässt. Daraufhin wird der zuständige Arzt verständigt. Bis zu dessen Eintreffen versuchen Stationsleitung und Pfleger weiterhin, den geblockten Blasendauerkatheter zu entfernen, was ihnen schließlich auch unter Schmerzäußerungen des Patienten und Blutung aus der Harnröhre gelingt (nach Andreas 1986).
> Im Fall 2 wurden dem Patienten in erster Instanz ein Schmerzensgeld in Höhe von 4.000,– DM zugesprochen, in der anschließenden Berufungsverhandlung jedoch nur noch 2.000,– DM obwohl das Berufungsgericht das Vorgehen der Pflegekräfte als grob fahrlässig eingestuft hatte.

Grundsätzlich gilt, dass man nur für etwas zur Rechenschaft gezogen werden kann, für das man auch Verantwortung trägt. Verantwortlich sein bedeutet, ein Geschehen beeinflussen zu können.

Die Verantwortung einer Stationsleitung bemisst sich zunächst einmal an ihrem erlernten Beruf als Krankenschwester und ihrer konkreten Berufserfahrung. Daneben wird ihr Verantwortungsrahmen durch den Arbeitsvertrag als Führungsperson bestimmt. Beeinflussen kann sie beispielsweise die Dienst- und Urlaubsplanung oder die Arbeitsablaufgestaltung der Station.

Durch stichprobenartige Kontrollen muss sie sich vom fachlichen Können der ihr unterstellten Mitarbeiter sowie von der Einhaltung der pflegerischen Sorgfaltspflichten durch die Mitarbeiter überzeugen.

Dagegen kann eine Stationsleitung die Zahl der Mitarbeiter und deren Qualifikation in der Regel nicht beeinflussen. Sie hat kein Recht, Mit-

Verantwortung

arbeiter einzustellen oder zu kündigen. Daher kann die Stationsleitung auch nicht verantwortlich gemacht werden, wenn die Personalausstattung der Station zu gering ist oder die Qualifikation der Mitarbeiter für die gestellten Aufgaben nicht ausreicht, weil überwiegend mit Pflegehelfern oder Zivildienstleistenden und Praktikanten gearbeitet werden muss. Dies ist, wie bereits ausgeführt wurde, eine typische Organisationsverantwortung des Trägers.

Beweislast In unserem Rechtsstaat liegt die Last der Beweisführung immer beim Kläger. Ein Patient, der Ansprüche gegen ein Krankenhaus und/oder einen Beschäftigten des Krankenhauses geltend macht, muss die Beweise für die Richtigkeit seiner Anschuldigungen beibringen.

Beweislastumkehr Unter bestimmten Voraussetzungen kann es während eines Verfahrens zu Beweiserleichterungen bis hin zur Beweislastumkehr kommen. Dann muss der Beklagte beweisen, dass ein eingetretener Schaden auch bei Beachtung aller Sorgfaltsregeln nicht zu vermeiden gewesen wäre.

Fall 3:
Ein 77-jähriger Patient (Kläger) erhält nach einer Carotisdesobliteration die Medikamente Decadron® und Liquemin® injiziert. Wenige Tage nach der Rückverlegung von der Intensivstation auf die Allgemeinstation bildet sich an der Injektionsstelle ein Spritzenabszess. Der Kläger muss erneut intensivmedizinisch behandelt werden; zweimal kommt es zu lebensbedrohlichen septischen Schockzuständen. Die stationäre Behandlung des Patienten wegen des Abszesses dauert zwei Monate.
Der Patient führt einen Zivilprozess gegen das Land als Trägerin des Krankenhauses. Er führt an, während der nächtlichen Injektion durch den Pfleger sei es zu einem Zwischenfall gekommen. Die Nadel sei abgebrochen und deshalb sei der Abszess entstanden.
Der Pfleger und die von ihm bei der fraglichen Injektion herbeigerufene Nachtschwester der Nachbarstation stellen einen Abbruch der Nadel in Abrede.

Urteil:
In zweiter Instanz gewann der Kläger den auf Schmerzensgeldzahlung gerichteten Zivilprozess. Während der Berufungsverhandlung stellte sich heraus, dass es sich bei dem Pfleger nicht um einen Krankenpfleger im Sinne des Krankenpflegegesetzes, sondern um eine studentische Aushilfskraft im dritten vorklinischen Semester gehandelt hatte. Der Student gab als Zeuge außerdem noch zu Protokoll, dass er noch nie zuvor eine intramuskuläre Injektion gemacht habe und dies zu Hause an einer Apfelsine geübt habe!
Der Kläger gewann den Prozess, weil das Berufungsgericht hier ein Organisationsverschulden wegen fehlerhafter Personalauswahl durch das beklagte Land sowie eine mangelhafte Anleitung des Studenten sah. Es kam zur Beweislastumkehr, nachdem ein Organisationsverschulden wegen fehlerhafter Personalauswahl gegeben war. Der Patient als Kläger musste nunmehr nicht mehr beweisen, dass die Injektionsnadel abgebrochen war. Vielmehr musste das beklagte Land den Beweis

führen, dass der Spritzenabszess auch dann entstanden wäre, wenn die Injektion von einer ausgewählten und angeleiteten Fachkraft durchgeführt worden wäre. Diesen Beweis konnte der Krankenhausträger nicht führen (Schneider 1987).

Typische Gründe für Beweiserleichterungen sind:

Gründe für Beweiserleichterungen

- grober Behandlungs- oder Pflegefehler,
- fehlende, lückenhafte oder gefälschte (Pflege-)Dokumentation,
- fehlende oder unzureichende Aufklärung,
- Organisationsverschulden des Trägers:
  - fehlerhafte Personalauswahl (Schneider 1987),
  - mangelhafte Personalausstattung (Debong 1994),
  - fehlerhafte Arbeitsablaufgestaltung (Schneider 1982),
  - mangelhafte Hygiene (Roßbruch 2005),
  - Sorgfaltspflichtverletzung im vollbeherrschbaren Pflichtenkreis (Lutterbeck 2000).

Drei Haftungsbereiche können unterschieden werden (☞ Abb. 13):

Haftungsbereiche

- die strafrechtliche Haftung,
- die zivilrechtliche Haftung,
- die arbeitsrechtliche Haftung.

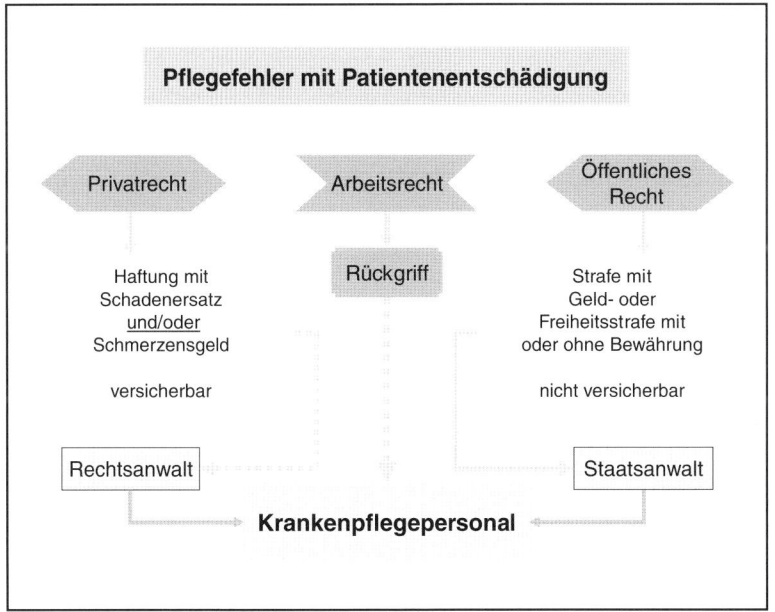

Abb. 13: Haftungsbereiche

Eine strafrechtliche Haftung kommt bei persönlichem Versagen in Betracht. Werden durch das Versagen Rechtsgüter verletzt und ist das Handeln oder die Unterlassung mit Strafe bedroht, so erfolgt eine Bestrafung. Gegen eine Bestrafung ist naturgemäß keine Versicherung

Strafrechtliche Haftung

möglich. Eine Geldstrafe muss also aus der eigenen Tasche bezahlt werden.

Das Strafrecht ist Teil des öffentlichen Rechts. Daher ermittelt hier die Staatsanwaltschaft sozusagen im Auftrag der Bürger. In der Regel geschieht dies auf eine Anzeige hin. Liegt jedoch die Aufklärung eines Sachverhalts im öffentlichen Interesse, ermittelt die Staatsanwaltschaft, auch ohne dass eine Anzeige vorliegt.

Fall 4:
Auf einer Kinderstation kommt es zur Verwechslung von 10 %iger Glucoselösung mit 40 %iger Glucose. Das Kind, dem gleich zweimal von zwei verschiedenen Kinderkrankenschwestern die falsche Glucoselösung infundiert wird, erleidet in der Folge eine erhebliche Hirnschädigung.

Die Eltern des Kindes erstatten bei der Staatsanwaltschaft keine Anzeige. Sie sind mit der pflegerischen Betreuung ihres Kindes auf der Station immer zufrieden gewesen und sind der Ansicht, dass eine Bestrafung der Kinderkrankenschwestern die Gesundheit ihres Kindes auch nicht wiederherstellt.
Dennoch kommt es zu staatsanwaltschaftlichen Ermittlungen und zur Erteilung einer Verwarnung unter Androhung einer Geldstrafe von 7.200,– DM bei einer zweijährigen Bewährung gegen die beiden Kinderkrankenschwestern, weil die Klärung so schwer wiegender Fehler in einem Krankenhaus im Interesse der Öffentlichkeit liegt (unveröffentlichter Fall).

Zivilrechtliche Haftung Anders ist die Situation im zivilen Haftungsrecht. Hier geht es um Wiedergutmachung für einen erlittenen Schaden, also nicht um eine Bestrafung. Diese Wiedergutmachung erfolgt in der Regel finanziell in Form von Schadenersatz und/oder Schmerzensgeld. Gegen diese zivilrechtlichen Ansprüche kann sich jeder Arbeitnehmer durch den Abschluss einer Berufshaftpflichtversicherung schützen. Meist besteht eine Versicherung des Arbeitgebers für seine Beschäftigten.

In der Regel wird ein (vermeintlich) geschädigter Patient einen Rechtsanwalt mit der Wahrnehmung seiner Interessen beauftragen. Hier gilt der Grundsatz: Wo kein Kläger, da kein Richter.

Arbeitsrechtliche Haftung Bei der Haftung im arbeitsrechtlichen Bereich geht es um die Frage, ob und in welchem Ausmaß der Arbeitgeber für Schadenersatzzahlungen, zum Beispiel wegen eines Pflegefehlers, beim Arbeitnehmer Rückgriff nehmen kann.

Fall 5:
Nach einer Operation bleiben zwei ungebrauchte Erythrozytenkonzentrate eines Patienten im Kühlschrank liegen, die von der Anästhesieschwester nicht ordnungsgemäß weggeräumt worden waren. Bei der nächsten Operation benötigt die Patientin Blut. Die Anästhesistin H. nimmt die beiden Blutkonserven und schließt diese an das intra-

venöse System der Patientin an. Sie vergleicht den Namen der Patientin nicht mit dem Protokoll der Konserven. Anschließend entnimmt sie aus dem venösen System Blut für den Bedside-Test. Dabei entnimmt sie jedoch statt Blut der Patientin Blut aus der bereits angehängten Konserve. Der Bedside-Test ist demzufolge in Ordnung. Die Patientin verstirbt an den Folgen der daraufhin applizierten falschen Konserven.

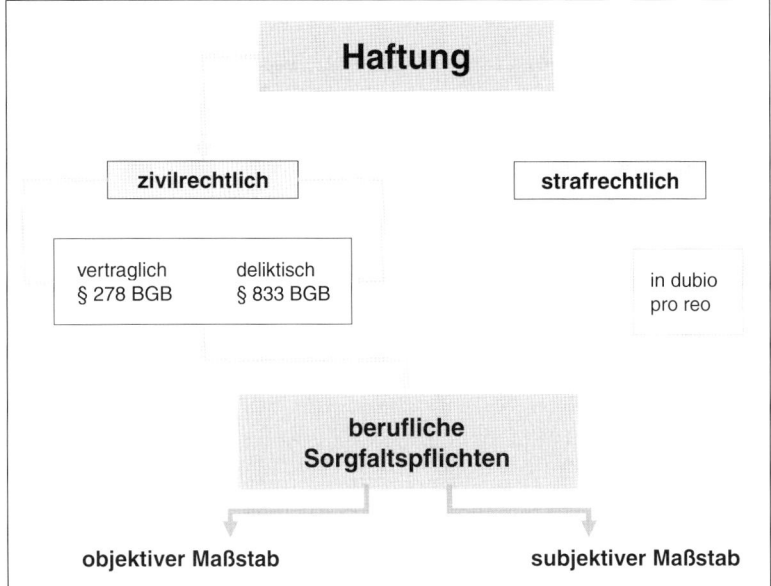

Abb. 14: Sorgfaltsmaßstäbe

Anhand von Abbildung 14 sollen noch einige wesentliche Grundsätze kurz verdeutlicht werden.

Im Strafrecht geht es um Bestrafung, mit allen Konsequenzen, die dies sozial und beruflich nach sich ziehen kann. Daher gilt der Satz: „Im Zweifel für den Angeklagten" (in dubio pro reo). Anders ausgedrückt: Es wird ein subjektiver Sorgfaltsmaßstab bei der Prüfung zu Grunde gelegt. Es wird die konkrete Situation betrachtet, in der die vermutete Straftat begangen wurde. Bis zum Beweis des Gegenteils gilt darüber hinaus in Deutschland die Unschuldsvermutung, das heißt, ein Beklagter gilt solange als unschuldig, bis ihm seine Schuld zweifelsfrei nachgewiesen werden kann.

Im Fall 1 lagen solche Entschuldigungsgründe nicht vor. Die Intensivschwester hatte schlicht eine pflegerische Sorgfaltspflicht im Umgang mit Medikamenten nicht beachtet: Sie hatte nicht gelesen, was auf der Packung stand. Die Firma hatte zwar die Verpackungen von NaCl und KCl optisch verändert und sehr ähnlich gestaltet; dies ändert aber nichts an dem fehlerhaften Verhalten der Krankenschwester, die in jedem Fall die Beschriftung der Packung und der Ampulle zu lesen hat. Es gibt in Deutschland keine rechtsverbindlichen Vorschriften zur Gestaltung von Arzneimittelpackungen – trotz der Forderungen aus der Praxis (vgl.

Subjektiver Sorgfaltsmaßstab

Jacobs 1993). Auch in den Fällen 2 und 4 gab es keine subjektiven Gründe, die in einem Strafverfahren entlastend hätten wirken können.

Objektiver Sorgfaltsmaßstab Da es im Zivilrecht nicht um Bestrafung, sondern um eine Wiedergutmachung für einen erlittenen Schaden geht, außerdem der Abschluss einer Berufshaftpflichtversicherung möglich ist, wird hier ein strenger, objektiver Maßstab bei der Beurteilung der Sorgfaltspflichtverletzung angelegt. Zu Grunde gelegt wird die Gewissenhaftigkeit einer Durchschnittskrankenschwester.

Im Fall 1 wäre die Sorgfaltspflicht gewesen, die Beschriftung von Verpackung und Ampullen zu lesen.

Im Fall 2 hätte die Sorgfaltspflicht darin bestanden, das Eintreffen des Arztes abzuwarten und einen geblockten Blasendauerkatheter nicht selbst zu ziehen.

Im Fall 5 hätten die Regeln beim Umgang mit Blutkonserven beachtet werden müssen.

Haftung wegen Vertragsverletzung Der klagende Patient kann im Zivilverfahren seine Ansprüche auf zwei Ebenen verfolgen: Zum einen wird er aus Vertragsgründen (Krankenhausaufnahmevertrag) gegen den Träger vorgehen, der nach § 278 BGB für seine Erfüllungsgehilfen einzustehen hat, ohne die Möglichkeit, sich entlasten zu können. Der Träger haftet also so, als wäre er selbst tätig geworden. Allenfalls kann er unter bestimmten Umständen Rückgriff beim Beschäftigten nehmen.

Deliktische Haftung Daneben kann der Kläger nach § 831 BGB Ansprüche aus der deliktischen Haftung für den Verrichtungsgehilfen geltend machen. Hier hat der Krankenhausträger aber die Möglichkeit der Entlastung, wenn er nachweisen kann, dass er bei der Auswahl und Überwachung des Personals keinen Fehler gemacht hat.

Im Fall 3 lag jedoch sowohl ein Auswahl- wie ein Überwachungsverschulden des Krankenhausträgers vor. Damit war der Krankenhausträger selbst in der Haftung.

Rückgriff des Arbeitgebers auf den Arbeitnehmer Bei der arbeitsrechtlichen Haftung kann der Arbeitgeber auf den Arbeitnehmer nur bei Vorsatz und grober Fahrlässigkeit in vollem Umfang Rückgriff nehmen. Bei mittlerer Fahrlässigkeit kann dies anteilsmäßig geschehen – der Rückgriff kann also beispielsweise die Hälfte der Summe betragen – und bei leichter Fahrlässigkeit kann in der Regel kein Rückgriff erfolgen. Nach § 276 BGB handelt fahrlässig, wer die im Verkehr erforderliche Sorgfalt außer Acht lässt.

Im Fall 5 ging es vor dem Bundesarbeitsgericht um die Frage, inwieweit die Anästhesistin die vom Arbeitgeber an die Hinterbliebenen gezahlten Gelder in Höhe von 110.418,10 DM an diesen in vollem Umfang zurückerstatten muss.

Das Bundesarbeitsgericht sah hier eine Form gröbster Fahrlässigkeit durch die Ärztin gegeben, weil diese gleich mehrere Sorgfaltspflichten verletzt habe:

- Sie hat vor der Operation nicht die Blutgruppe der Patientin in Erfahrung gebracht, obwohl die Art der Operation eine Transfusion wahrscheinlich machte.
- Sie hat den Namen auf dem Transfusionsprotokoll der Blutkonserven übersehen.

- Sie hat die ihr zuarbeitende Krankenschwester nicht kontrolliert.
- Sie hat den Bedside-Test gegen die Regeln der ärztlichen Kunst durchgeführt.

Die Anästhesistin verlor daher den Arbeitsgerichtsprozess und musste die 110.418,10 DM an ihren Arbeitgeber zurückerstatten, gegebenenfalls von ihrer Versicherung zahlen lassen.

Literatur

Andreas, M./Siegmund-Schultze, G. (1986): Sorgfaltspflichten bei der Entfernung eines Nélaton-Gummikatheters. In: Die Schwester/Der Pfleger 25, S. 512–513

Bruns, W./Debong, B./Andreas, M. (1997): Haftung des Arbeitnehmers, Regress des Arbeitgebers – Urteil des BAG. In: Die Schwester/Der Pfleger 37, S. 524–526

Debong, B./Andreas, M. (1994): Nachtwachen: Sorgfaltspflicht auf einer Belegarztstation. In: Die Schwester/Der Pfleger 33, S. 237–239

Jacobs, P. (1993): Selbstdarstellung contra Sicherheit. In: Die Schwester/Der Pfleger 32, S. 412–414

Lutterbeck, Ch. (2000):. Bettsturz einer Patientin während der Morgentoilette. In: Pflege- & Krankenhausrecht 3, S. 67–68

Roßbruch, R. (2005): Haftung des Klinikträgers für fehlerhaftes Verhalten des Pflegepersonals einer Kinderintensivstation. In: Pflegerecht 9, S. 560–566

Schneider, A. (1982): Die Haftung wegen Organisationsverschuldens im medizinisch-pflegerischen Bereich, dargestellt am zivilrechtlichen Haftungssystem. In: Deutsche Krankenpflege Zeitschrift 35, S. 764–767

Schneider, A. (1987): Zur Delegation von Injektionen an nicht hinreichend qualifiziertes Personal. In: Deutsche Krankenpflegezeitschrift 40, S. 778–780

5.7.2 Die Arbeitsablaufgestaltung auf der Station

Fall 6:
Bei einer Patientin muss wegen des Verdachts auf eine Hyperkalzämie ein so genannter Kyle-Test durchgeführt werden. Dazu ist es notwendig, einer Laevuloselösung Calcium gluconicum zuzumischen und diese Infusionslösung der Patientin zu infundieren. Abends wird die Infusion gerichtet. Sie wird dann vom diensthabenden Arzt gegen 21 Uhr angelegt. Eine Stunde später, noch während die Infusion läuft, treten bei der Patientin Schüttelfrost, hohes Fieber sowie Schmerz- und Beklemmungszustände auf. Die Infusion wird abgebrochen. Die Patientin muss wegen eines septischen Schocks intensivmedizinisch behandelt werden. Die Infusion ist durch bazillus enterobacter aerogenes verunreinigt.
Die Patientin klagt gegen die Diagnostik-Klinik. Sie macht geltend, die Infusion sei hygienisch nicht einwandfrei gewesen. Die Krankenschwester habe die Infusionslösung nicht erst unmittelbar vor der

Applikation gerichtet, sondern länger als eine Stunde vorher. In der Klinik war es damals üblich, die abendlichen Infusionen in der Zeit zwischen 13.00 und 20.00 Uhr zu richten.

Urteil:
Die Patientin erhielt vor dem BGH in letzter Instanz Recht und eine Schmerzensgeldzahlung in Höhe von 2.557,– € sowie die Verpflichtung der beklagten Klinik zum Ersatz des Zukunftsschadens zugesprochen.
Zur Begründung wurde unter anderem ausgeführt: „Das Berufungsgericht (BerGer) stellt auf Grund der Beweisaufnahme, insbesondere der Ausführungen des Sachverständigen Professor B. fest, die Infusionsflüssigkeit sei während der Vorbereitung der Infusion für den Kyle-Test verunreinigt worden. Das sei jedenfalls vor dem Schichtwechsel der Schwestern, der um 20.00 Uhr stattgefunden habe, geschehen. Da die Infusion wie vorgesehen gegen 21.00 Uhr angelegt worden sei, sei die für die Sterilhaltung der Infusionsflüssigkeit allenfalls vertretbare Zeitspanne von knapp einer Stunde schon von der Organisation her überschritten worden." (Zitiert nach Schneider 1982.)

Mängel umgehend beheben Die Konsequenz ist, dass Sie als Stationsleitung die Arbeitsablaufgestaltung Ihrer Station vor dem Hintergrund eines solchen höchstrichterlichen Urteils überprüfen müssen. Stellen Sie dabei entsprechende Mängel in der Ablauforganisation fest, müssen Sie diese umgehend beheben. Ihr Arbeitgeber ist verpflichtet, Ihnen derartige Urteile mit den Konsequenzen zur Kenntnis zu bringen.
Zwar ist jedes Urteil ein Einzelurteil auf Grund eines konkreten Geschehensablaufs. Werden jedoch in einem höchstrichterlichen Urteil durch Sachverständige fachliche Grundsätze aufgestellt, finden diese Eingang in die zu beachtenden Sorgfaltsmaßstäbe.
Im vorliegenden Urteil haftete der Krankenhausträger alleine. Das Pflegepersonal traf keine Schuld, weil es der Arbeitgeber nach Auffassung des BGH versäumt hatte, sein Personal ausreichend anzuleiten und die Praxis entsprechend zu überwachen. Daher musste er aus unerlaubter Handlung für seine Verrichtungsgehilfen selbst einstehen.

Ökonomische Verantwortung Neben dieser juristischen Betrachtungsweise gibt es noch Ihre ökonomische Verantwortung als Stationsleitung. Sie sind verpflichtet, die Organisation der Station unter wirtschaftlichen Gesichtspunkten zu gestalten. Beispiele hierfür sind die Diskussion um die Sinnhaftigkeit der so genannten Durchzüge, das routinemäßige Messen von Temperatur und Blutdruck (womöglich mehrmals täglich, gleichgültig, um welche Patienten es sich handelt).

Grenzen bei der Organisation Dieses letzte Beispiel macht allerdings deutlich, dass Ihnen als Stationsleitung bei der Organisation der Stationsabläufe dort Grenzen gesetzt sind, wo die Handlungen anderer Berufsgruppen betroffen sind. Gelingt eine Organisationsänderung nicht, weil zum Beispiel Ärzte an unsinnigen Routinen festhalten, weil andere Berufsgruppen keine Wochenend- und Feiertagsdienste zur Versorgung der Patienten einführen oder weil

die Versorgungseinrichtungen ihre Arbeitszeiten nicht den Patientenbe-
dürfnissen anpassen wollen, so muss dies der Pflegedienstleitung mitgeteilt werden. Deren Aufgabe ist es dann, der Krankenhausleitung diese
Verursacher von Ressourcenverschwendung zu benennen.

Sie als Stationsleitung haben damit wiederum Ihre Pflicht erfüllt (Re-
monstrationsverhalten) und können nicht für unwirtschaftliches Handeln zur Rechenschaft gezogen werden.

Literatur

Jacobs, P. (1999): Zum Richten von Tropfen mehrere Stunden vor der
Einnahme durch den Patienten – Leseranfrage. In: Pflege- & Krankenhausrecht 2, S. 55–56

Schneider, A. (1982): Die Haftung wegen Organisationsfehlern im medizinisch-pflegerischen Bereich, dargestellt am zivilrechtlichen Haftungssystem. In: Deutsche Krankenpflegezeitschrift 35, S. 764–767

5.7.3 Die Pflegestandards

Der Erstellung von Pflegestandards, Pflegerichtlinien oder Pflegeleitlini-
en wurde in den vergangenen Jahren viel Zeit, Geld und Aufmerksamkeit gewidmet. Bienstein (1995, S. 26) gibt die Kosten für die Erstellung
eines Pflegestandards mit DM 25.000,– (€ 12.782,–) an. Unbestritten
dienen solche Standards der Verbesserung und Sicherung der Pflegequalität. Inzwischen hat sich die Pflege in Deutschland für den Begriff
„Pflegestandard" entschieden (DBfK 2001). Dort, wo sie vorhanden
sind und als Dienstanweisung des Arbeitgebers für verbindlich erklärt
wurden, müssen sie auch beachtet werden. Geschieht dies im Einzelfall
nicht, muss dies zu einer Ermahnung, im Wiederholungsfall zu einer
Abmahnung der betroffenen Pflegekraft mit Kündigungsandrohung führen. Dies gilt selbstverständlich nicht, wenn die Gründe für die Nichterfüllung vom Arbeitgeber zu vertreten sind, wie dies beispielsweise bei
Personalmangel der Fall ist.

Pflegestandards dienen der Verbesserung und Sicherung der Pflegequalität.

Juristisch gesehen hat ein Patient auf Grund des Krankenhausaufnah-
mevertrags ein Anrecht auf medizinische und pflegerische Versorgung
nach den neuesten wissenschaftlichen Erkenntnissen und den gültigen
Sorgfaltsregeln. Hierzu würde beispielsweise die Anwendung von Pflegestandards gehören. Bei der Anwendung von Standards ist auch der
Zusammenarbeit zwischen ärztlichem und pflegerischem Dienst besondere Aufmerksamkeit zu widmen

Interdisziplinäre Zusammen-arbeit wichtig

Fall 7:
Bei einer Patientin wird ein Lipom am linken Oberschenkel operativ
entfernt. Dabei durchtrennt der operierende Arzt versehentlich zwei
Faszikel des Nervus peronaeus, näht diese jedoch sofort wieder zusammen.

Die Patientin leidet seitdem an einer dauerhaften Lähmung des Nervus peronaeus und einer Beeinträchtigung des Nervus tibialis. Ihr
linker Fuß ist gefühllos. Sie muss eine Schiene tragen.

Die Klägerin begehrte Schmerzensgeld und den Ersatz aller zukünftigen Schäden. Unter anderem machte sie geltend, der Arzt habe versäumt, das Pflegepersonal entsprechend zu unterrichten. Das Pflegepersonal habe die Klägerin aufgefordert aufzustehen und habe sie zur Toilette und zur Krankengymnastik gehen lassen.

Aus medizinischer Sicht wäre das Ruhigstellen des Beines erforderlich gewesen. Die Mobilisation erfolgte zur Vermeidung des Thrombose- und Embolierisikos. Der BGH machte dem behandelnden Arzt zum Vorwurf, keine detaillierten und dokumentierten Pflegeanweisungen getroffen zu haben, und verwies die Klage zur erneuten Verhandlung und Entscheidung an das Oberlandesgericht zurück.

Es liegt hier eine Sorgfaltspflichtverletzung des Operateurs vor, weil dieser seiner Informations- und daraus resultierend seiner Anordnungsverpflichtung gegenüber dem Pflegepersonal nicht nachgekommen ist. „Ebenso ist das Unterlassen der Anordnung von Maßnahmen der Krankenpflege, die über die Grundpflege hinaus im besonderen Fall aus medizinischer Sicht für den Heilerfolg erforderlich sind, ein Behandlungsfehler." (Bruns 1999, S. 509).

Die Anordnungspflicht des operierenden Arztes beruht insbesondere darauf, dass er sich als Operateur außerhalb der Routine, des Üblichen, bewegt hat, indem er intraoperativ durch die Nervendurchtrennung eine Komplikation geschaffen hat, die die übliche postoperative pflegerische Routine kontraindiziert werden ließ. Durch dieses ärztliche Versäumnis wurde in der postoperativen Pflege eine in diesem konkreten Fall kontraindizierte Mobilisation durchgeführt. Dabei hat sich das Pflegepersonal an seine Sorgfaltspflichten gehalten, die im Rahmen der Thrombose- und Embolieprophylaxe eine Mobilisation erfordern.

„Allgemeine und postoperative Behandlungsstandards (aktivierende Pflege statt Ruhigstellung) sind sicherlich als Grundpflege zu qualifizieren und deshalb im Grundsatz autonom von der Pflegeseite festzulegen." Diese Aussage des Gerichtes ist ein erfreulicher Fortschritt in der juristischen Anerkennung eines von der Pflege zu beherrschenden Arbeitsfelds, das sich wohl zukünftig auch einmal in entsprechender juristischer Verantwortung niederschlagen müsste.

Andererseits zeigt sich hier auch eine Problematik von (Pflege-)standards: Sie dürfen keinesfalls dazu führen, dass nur noch nach „Schema F" gearbeitet wird. Darüber hinaus müssen derartige Standards zwingend zwischen den beteiligten Berufsgruppen abgesprochen sein, um genau das zu verhindern, was die Juristen befürchten. „Ein ‚arztfreier Bereich‘ der Krankenpflege wird von der Rechtsprechung nicht akzeptiert, da diese sich weigert, die einheitliche Krankenhausbehandlung des Patienten in unterschiedliche Sektoren aufzuspalten." (Bruns 1999, S. 509).

Juristische Probleme

Das oben geschilderte Fallbeispiel eignet sich insbesondere, um die juristische Problematik im Zusammenhang mit der Entwicklung und Anwendung von Pflegestandards zu verdeutlichen. Dabei stehen zwei Dinge im Vordergrund:

• Vorhandene Standards oder Leitlinien entbinden alle an der Patientenversorgung beteiligten Ärzte und Pflegekräfte im Einzelfall nicht

von der Verpflichtung, notwendige Abweichungen vom Standard zu erkennen, nach dieser Erkenntnis zu handeln und dann die Abweichung sehr sorgfältig zu dokumentieren. Damit machen Pflegerichtlinien Kommunikation nicht etwa überflüssig.
• Pflegende, die Pflegestandards, -richtlinien oder -leitlinien erarbeiten, müssen sich der Tatsache bewusst sein, dass sie damit eine haftungsrechtlich relevante Vorgabe machen, da dem Patienten nach dem Behandlungsvertrag diese standardisierte Pflege geschuldet wird.

Hanika (1996) weist noch auf einen anderen Aspekt hin: „Pflegekräfte, die von den einmal festgeschriebenen Standards abweichen, werden diese Abweichung [...] im Haftungsfalle vor Gericht rechtfertigen müssen. Über diese Konsequenzen der Beweislastverteilung müssen sich Teilnehmer an Qualitätszirkeln sowie die Verfasser von Pflegestandards im Klaren sein, bevor sie die Messlatte für die pflegerische Qualität besonders hoch legen. Wer die Messlatte zu hoch legt, kann Pflegekräfte, die korrekt, aber abweichend behandeln, in Beweisnot bringen!" Die Expertenstandards bleiben auch nicht ohne Kritik (Meyer 2006), so dass es letztlich immer auf das Ergebnis ankommt: Verursacht die konkrete Pflege des Patienten keine Schäden, kann es auch nicht zu Regressansprüchen kommen – gleichgültig, ob die Pflege mit oder ohne Standards durchgeführt wurde.

In diesem Zusammenhang muss nochmals deutlich hervorgehoben werden, dass aus forensischer Sicht nach den Stufen der Schweizer Wegleitung (vgl. Abb. 15) für die Patienten „nur" eine sichere Pflege gewährleistet sein muss. Sicherheit bedeutet in diesem Zusammenhang die Abwesenheit von Gefahr durch Sorgfaltspflichtverletzungen. Umgekehrt bedeutet diese Sicherheit für die Pflegenden, dass der Patient keine begründeten Ansprüche gegen das Pflegepersonal stellen kann.

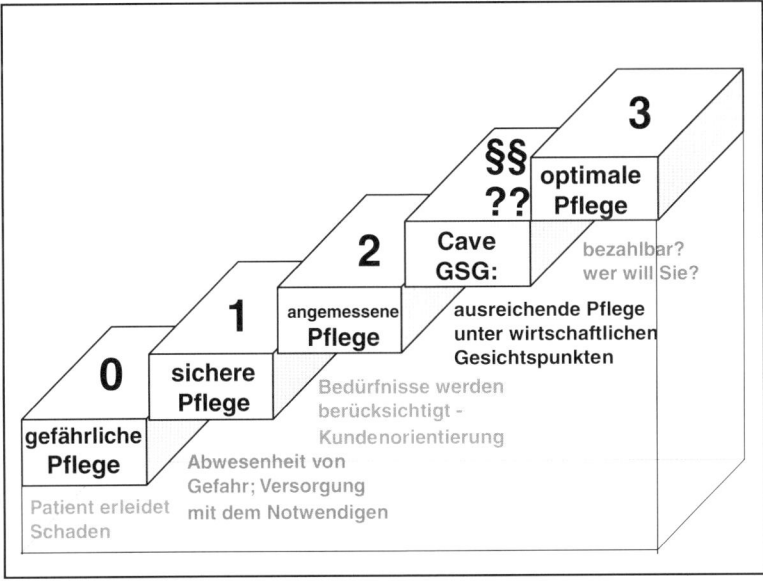

Abb. 15: Stufen der Pflegequalität (nach der Schweizer Wegleitung (Exchaquet 1975)

Rolle der Stationsleitung

Damit kommt Ihnen als Stationsleitung eine wichtige Rolle bei der Erstellung und Anwendung von Pflegestandards, -richtlinien oder -empfehlungen zu. Zum einen müssen Sie dafür Sorge tragen, dass bei der Erstellung keine unrealistischen Vorgaben gemacht werden, die nicht erfüllt werden können oder auch mit den Zielen des Krankenhausträgers nicht in Einklang stehen. Zum anderen müssen Sie kontrollieren, dass vorgegebene Standards auch eingehalten werden. Dies ist umso schwieriger, je weniger Spielraum ein Standard dem Pflegepersonal lässt.

Die Diskussion um die rechtliche Verbindlichkeit von Pflegestandards und daraus resultierenden forensischen Konsequenzen wird vor dem Hintergrund der Nationalen Expertenstandards und deren Aufnahme zur Sicherung und Weiterentwicklung der Qualität in der Pflege in § 113a sicherlich neuen Auftrieb gewinnen (vgl. Böhme 2008).

Literatur

Bienstein, Ch. (1995): Pflegestandards – Eine Hilfe zur Qualitätssicherung, Teil 1. In: Pflege aktuell 49, S, 24–26

Böhme, H. (2008): Das Gesetz zur strukturellen Weiterentwicklung der Pflegeversicherung. In: Pflege- & Krankenhausrecht 11, S. 29–34

Bruns, W./Andreas, M./Debong, B. (1999): Ärztliche Weisungsbefugnisse in der Pflege. In: Die Schwester/Der Pfleger 38, S. 508–509

Deutscher Berufsverband für Pflegeberufe (2001): Zur Verwendung der Begriffe Standards und Leitlinien im deutschen Gesundheitswesen. In: Pflege aktuell 55, S. 235

Exchaquet, N.F./Züblin, L. (1975): Wegleitung zur Berechnung des Pflegepersonalbedarfs für Krankenstationen in Allgemeinspitälern. Bern, o. V.

Hanika, H. (1996): Pflegestandards aus rechtlicher und wirtschaftlicher Sicht. In: PflegeAktuell 50, S. 662–665

Hanika, H. (2001): Standards, Richtlinien, Leitlinien sowie Empfehlungen aus juristischer und ökonomischer Sicht. In: PflegeRecht 5, S. 302–311

Jacobs, P. (2000): Zur Eigenverantwortung in der Pflege bei postoperativer Mobilisation. In: Pflege- & Krankenhausrecht 1, S. 13–16

Meyer, G./Köpke, S. (2006): Expertenstandards in der Pflege – Wirkungsvolle Instrumente zur Verbesserung der Pflegepraxis oder von ungewissem Nutzen? Zeitschrift für Gerontologie und Geriatrie 39, S. 211–216

Schneider, A. (2002): Richtlinien, Leitlinien und Standards – Anmerkungen aus juristischer Sicht. In: Die Schwester/Der Pfleger 41, S. 78–81

5.7.4 Die Personalfortbildung

Notwendig zur Sicherung der Pflegequalität

Zur Sicherung der Pflegequalität gehört beispielsweise die Verpflichtung, dafür Sorge zu tragen, dass notwendige Fortbildungsmaßnahmen vom Personal auch wahrgenommen werden. Als konkreter Arbeitgeber erfüllen Sie hier die Bringschuld des Arbeitgebers. Allerdings haben die Arbeitnehmer auch eine Holschuld. Das bedeutet, dass angebotene Fortbildungsmaßnahmen vom Personal auch wahrgenommen werden müssen. Dies gilt insbesondere für Pflichtfortbildungen, wie Fall 8 eindrücklich verdeutlicht. Nimmt ein Arbeitnehmer beharrlich nicht an angebotenen Fortbildungsmaßnahmen des Arbeitgebers teil, macht er sich unter Umständen bei einem Zwischenfall durch sein Nichtwissen schuldig.

Jeder Arbeitnehmer hat die Pflicht, sich persönlich, in seiner Freizeit und auf eigene Kosten fortzubilden. Dies hat das Reichsgericht bereits 1930 in einem Urteil deutlich formuliert, und es ist heute aktueller denn je. „Im Bereich der Humanmedizin ist der Arzt ebenso wie das Assistenzpersonal gehalten, sich *bis an die Grenze des Zumutbaren* über die Erkenntnisse und Erfahrungen der Wissenschaft unterrichtet zu halten." (Hervorhebung durch den Verfasser, Jacobs 1994).

Pflicht des Arbeitnehmers, sich weiterzubilden

Fall 8:

Ein Patient wird wegen einer Stirnhöhlenvereiterung operiert. Nach der Operation erwacht der Patient aus der Narkose und ist ansprechbar und mobil. Um 13.25 Uhr wird er zur Überwachung auf die HNO-Station verlegt. Die aufnehmende Krankenschwester verlässt den wachen Patienten um 13.40 Uhr. Als sie zehn Minuten später das Zimmer wieder betritt, findet sie den Patienten blass, mit blauen Lippen und einer Zyanose der Fingernägel vor. Es war ein Atemstillstand eingetreten. Die Krankenschwester alarmiert zwei weitere Schwestern und den Anästhesisten. Dann schiebt sie den Patienten in seinem Bett zum Fahrstuhl, um ihn zum OP zu bringen. Etwa 90 Sekunden nach Alarmierung erscheint der Anästhesist und beginnt mit den Reanimationsmaßnahmen, die erfolgreich verlaufen. Infolge des lang andauernden Sauerstoffmangels befindet sich der Patient in einem appallischen Zustand und ist schwerstpflegebedürftig.

Urteil:

Zwar wurden auch die beiden beteiligten Ärzte – HNO-Belegarzt und Anästhesist – neben dem Krankenhausträger zur Verantwortung gezogen, in der Hauptsache sah das Gericht aber ein Verschulden des Trägers. Das Gericht sah hier ein Fehlverhalten des Pflegepersonals der HNO-Station als gegeben an. Es ging davon aus, „dass die Patientenüberwachung auf der Allgemeinstation [...] den Pflegekräften obliegt. Hierfür müssen geschulte Pflegekräfte zur Verfügung stehen, die sich bei der Übernahme des Patienten über die vorangegangene Operation und deren besondere operative Gefahren sowie über die durchgeführte Anästhesie und deren mögliche Folgen sowie die notwendige Überwachung zu orientieren haben. Sie müssen ferner fachlich dazu in der Lage sein, im Falle eines Atem- und Kreislaufstillstands die notwendigen Sofortmaßnahmen zu ergreifen und nach einem vorgegebenen und eingeübten Schema ärztliche Hilfe herbeirufen." (Molkentin 1999)

Im vorliegenden Fall musste sich der Träger das Fehlverhalten der Krankenschwestern wie eigenes Verschulden anrechnen lassen. Es stellte sich nämlich heraus, dass der Krankenhausträger keine Schulungen in Reanimationsmaßnahmen angeboten hatte und darüber hinaus keine Anweisungen bestanden, wie im Notfall vorzugehen sei. Dies wertete das Gericht als Organisationsverschulden des Trägers.

Verantwortung der Stationsleitung für die Fortbildung ihrer Mitarbeiter

Daraus ist zu schließen, dass umgekehrt Sie als Stationsleitung an Krankenhäusern, die derartige Schulungen anbieten, dafür zu sorgen haben, dass die Pflegekräfte der Station auch daran teilnehmen. Bei derart wichtigen Schulungsmaßnahmen wie Brandschutz- oder Reanimationsübungen empfiehlt es sich, darüber einen schriftlichen Nachweis zu führen.

Literatur

Böhme, H. (2000): Fragen zur Fort- und Weiterbildung. In: Pflege- & Krankenhausrecht 3, S. 83

Jacobs, P. (1994): Persönliche Fortbildung als Qualitätsmerkmal. In: Standpunkte, Mitteilungsblatt des DBfK-Landesverbandes Bayern, 4, Nr. 5, S. 4–5

Molkentin, Th. (1999): Ist der Pflegedienst auf den Notfall vorbereitet? In: Pflegezeitschrift 52, S. 656–659

5.7.5 Die Aufsichtspflicht

Eine wichtige Rolle bei der Sicherung der Pflegequalität spielt die Aufsichtspflicht der Stationsleitungen gegenüber dem ihr unterstellten Personal. Durch stichprobenartige Kontrollen haben Sie sich davon zu überzeugen, ob das Pflegepersonal Ihrer Station sorgfältig und nach den jeweils gültigen Standards der Berufsgruppe arbeitet. Dabei ist auch auf die Einhaltung von Dienstanweisungen, wie sie zum Beispiel für verbindlich erklärte Pflegestandards darstellen, zu achten.

Stichprobenartige Kontrollen

Wie häufig Sie diese stichprobenartigen Kontrollen Ihres Personals vornehmen müssen, hängt von verschiedenen Faktoren ab:

• Berufserfahrung der jeweiligen Pflegekraft,
• Erfahrung im konkreten Arbeitsgebiet (z. B. einer jungen Krankenschwester auf der Intensivstation),
• Ausbildung des unterstellten Personals (Krankenschwester, Krankenpflegehelferin, Pflegehelfer, Zivildienstleistender, Praktikantin).

Ein nachdenkenswerter Fall im Zusammenhang mit der Entstehung eines Dekubitus, bei dem die Aufsichtspflicht eine Rolle spielte, wurde vor dem Amtsgericht München verhandelt (Putz/Jacobs 1997).

Fall 9:
Der Patient S. wird nach der Behandlung eines Schlaganfalls in das Pflegeheim E. verlegt. Zu diesem Zeitpunkt befindet sich ein winziges Dekubitalgeschwür am Steißbein, das mit einem kleinen Pflaster versorgt ist. Die Angehörigen werden von den Ärzten des Krankenhauses J. darauf hingewiesen. Darüber hinaus werden dem Pflegeheim die üblichen Hinweise in Arztbriefen erteilt.

Herr S. erleidet während seines zehntägigen Aufenthalts im Pflegeheim E. zusätzliche Dekubitus an den Fersen. Das Dekubitalgeschwür
am Steißbein vergrößert sich in dieser Zeit auf Handtellerfläche und
erreicht eine gefährliche Tiefe. Dies wird aber erst bei der Rückverlegung in die Klinik erkannt. Die Angehörigen haben die Rückverlegung erzwungen, weil sie den Eindruck haben, dass Herr S. während
des zehntägigen Aufenthalts im Pflegeheim nicht bewegt worden ist.
Die Tochter war dazu übergegangen, den Vater selbst zu versorgen
und, so gut es ging, zu betten. Sie merkte sich die Falten am Betttuch
und stellte so fest, dass außer ihr über weite Zeiträume niemand den
Vater neu gebettet hatte. Also konnte er auch nicht mit der notwendigen Dekubitusprophylaxe versorgt worden sein.
Bei der Rückverlegung in das Krankenhaus J. sind Ärzte und Pflege-
personal über das Ausmaß der Dekubitus, die in nur zehn Tagen
entstanden sind, entsetzt. Es wird eine Dokumentation mit Polaroid-
fotos hergestellt, die im Strafprozess von erheblicher Bedeutung ist.
(Zur Dokumentation durch Fotos vgl. Jacobs 1993 und 2002.)Die
Ermittlungen der Staatsanwaltschaft, bei der von den Angehörigen
Strafanzeige gegen das Pflegepersonal und den Pflegedienstleiter des
Heims gestellt worden war, dauerten mehrere Jahre. Es kam im
Endergebnis zum Freispruch aller Pflegepersonen, nicht zuletzt auf
Grund der Tatsache, dass eine Pflegedokumentation fehlte (☞ Kapitel 5.7.6).
Im Strafverfahren gegen den Heimleiter ging es um die Frage, ob die
schweren Dekubitus innerhalb von vier Tagen hätten entstehen können. Die ärztliche Gutachterin bejahte dies. Es könne nicht Aufgabe
eines Pflegedienstleiters sein, die Arbeit der ihm unterstellten Pflegekräfte in kürzeren Intervallen zu überprüfen. Damit wären die Dekubitus vom Pflegedienstleiter, wäre er seiner Aufsichtspflicht – Kontrolle im Abstand von vier Tagen – nachgekommen, nicht zu verhindern gewesen (Putz/Jacobs 1997 und Böhme 2000).

Deutlich wird an diesem Urteil aber, dass Vorgesetzte die Verpflichtung
haben, das ihnen unterstellte Pflegepersonal zu kontrollieren. Der Abstand von vier Tagen ist sicherlich nicht zu verallgemeinern, sondern auf
den konkreten Fall bezogen. Derartige Fragestellungen werden in der
Regel durch Gutachter entschieden.

Literatur

Böhme, H. (2000): Zum Kausalitätsnachweis in der Führungsverantwortung bei mangelhafter Dekubitusprophylaxe. In: Pflege- & Krankenhausrecht 3, S. 46–47
Jacobs, P. (1993): Richtiges Verhalten nach einem Zwischenfall. In: Die
Schwester/Der Pfleger 32, S. 896–899
Jacobs, P. (2002): Dekubitus – Zwischen ärztlicher Verantwortung und
pflegerischer Kompetenz. In: Die Schwester/Der Pfleger 41, S. 159
Jacobs, P. (2006): Richtiges Dekubitusmanagement in Pflegeeinrichtungen. In: Die Schwester/Der Pfleger 45, S. 1000–1003

Putz, W./Jacobs, P. (1997): Freispruch trotz Dekubitusentstehung – Ein Prozessbericht. In: Die Schwester/Der Pfleger 36, S. 67–69
Sträßner, H. (2007): Der Dekubitus im Lichte der jüngeren Rechtsprechung 2. Teil. In: Pflegerecht 11, 514–523

5.7.6 Die Pflegedokumentation

Darüber, dass Pflegemaßnahmen zu dokumentieren sind, herrscht inzwischen kein Zweifel mehr. Die Probleme liegen vielmehr häufig in der Art und Weise, wie Pflege dokumentiert oder auch nicht dokumentiert wird. Über 20 Jahre nach Einführung von Pflegeplanung und -dokumentation durch das geänderte Krankenpflegegesetz ist es nicht mehr nachvollziehbar, dass viele Pflegende immer noch nicht in der Lage sind, ihre Handlungen exakt zu dokumentieren.

Eine wesentliche Aufgabe von Ihnen als Stationsleitung ist daher darin zu sehen, auf der Station dafür Sorge zu tragen, dass die Pflegedokumentation ernst genommen wird. Dies kann erreicht werden durch:

- stationsinterne Schulung des Personals,
- Kurse über die innerbetrieblichen Fortbildungen,
- Anleitung durch Praxisanleiter,
- stichprobenartige Kontrollen.

Rechtliche Bedeutung

Fehlende, fehlerhafte oder gefälschte Pflegedokumentation führt in einem Prozess nahezu zwangsläufig zur Beweislastumkehr mit allen Konsequenzen für den Krankenhausträger. Ein besonders eklatantes Beispiel wurde vor dem Oberlandesgericht (OLG) München verhandelt.

Fall 10:
Im beklagten Krankenhaus wird ein Kind (= Kläger) durch Kaiserschnitt entbunden. Ein schriftlicher Operationsbericht liegt nicht (mehr) vor. Die APGAR-Punktzahl lag nach fünf Minuten bei 10; dieses von der Hebamme ausgefüllte Formular liegt vor. Eine halbe Stunde nach der Entbindung wird das Kind in das Neugeborenenzimmer verlegt. Zwei Stunden später verlässt die Hebamme das Kind. Der ebenfalls beklagte Arzt besucht vor Verlassen des Krankenhauses nochmals Mutter und Kind und kann dabei keine Auffälligkeiten feststellen. **Über den weiteren Verlauf des Tages existieren keine Aufzeichnungen** (Hervorhebung durch den Verfasser). Um etwa 21.00 Uhr wird das Kind dann unter Begleitung einer Krankenschwester und Sauerstoffbeatmung (ohne Intubation) mit einem Krankentransportwagen in eine andere Klinik gebracht. Der Transportauftrag für diese Verlegung trägt keine Unterschrift. Es ist ungeklärt, wer die Verlegung veranlasst hat, jedenfalls war dies nicht der beklagte Belegarzt. Bei Aufnahme in der Kinderklinik wird eine APGAR-Punktzahl von 7 festgestellt. Der ph-Wert liegt mit 6,85 außerhalb der Norm. Trotz aller sofort eingeleiteten Behandlungsmaßnahmen liegt bei dem Kind nunmehr infolge einer Gehirnschädigung durch Sauerstoffmangel eine Lähmung aller Extremitäten (Tetrapa-

rese) mit mangelnder Koordination der Bewegungen, sehr eingeschränkten feinmotorischen Fähigkeiten, Einschränkung der Sprache, des Sprachverständnisses und der kognitiven Fähigkeiten vor.

Urteil:
Das OLG München als Berufungsinstanz bestätigte das erstinstanzliche Urteil gegen den Krankenhausträger. Insbesondere wurde diesem das grob fahrlässige Verhalten des Pflegepersonals angelastet. Erschwerend kam hinzu, dass keinerlei Pflegedokumentation über das Kind existierte. Die nicht vorhandene Dokumentation machte eine Rekonstruktion der Ereignisse unmöglich. Es kam daher zur Beweislastumkehr. Erschwerend kam noch hinzu, dass der Vater des Kindes bei seinem Besuch eine Zyanose des Kindes bemerkt und dies an die betreuende Krankenschwester gemeldet hatte, ohne dass dies zu einer Reaktion geführt habe. (Verkürzt wiedergegeben nach Jacobs/Weber 1998)

Immer noch herrscht in der Pflege Unsicherheit darüber, was und wie viel zu dokumentieren ist. Hier kann folgender Grundsatz von Böhme herangezogen werden:

Wie ist zu dokumentieren?

Merke:
Je mehr sich das Geschehen im Routinebereich abspielt, desto weniger muss dokumentiert werden; je außergewöhnlicher das Geschehen ist, desto penibler muss dokumentiert werden." (Böhme 1995)

Im Fall 9 war vom Pflegepersonal des Pflegeheimes E. keine Dokumentation zur Dekubitusprophylaxe geführt worden. Das Personal musste im Strafverfahren sogar freigesprochen werden, obwohl der Patient S. unzweifelhaft innerhalb von zehn Tagen schwerste Druckgeschwüre erlitten hatte. Das Verfahren gegen die Pflegekräfte musste jedoch eingestellt werden. Grund hierfür war, dass jeder der Pfleger ausgesagt hatte, die Pflege korrekt durchgeführt zu haben, und auch nicht bemerkt habe, dass andere Pflegekräfte eine Dekubitusprophylaxe bei Herrn S. unterlassen hätten.
Der Grundsatz, der diesem Freispruch zugrunde liegt, besteht darin, dass nur im Zivilrecht, also wenn es um Ersatzansprüche geschädigter Patienten geht, die mangelnde Pflegedokumentation zur Beweislastumkehr geführt hätte. Im Strafrecht gilt dagegen der Grundsatz „im Zweifel für den Angeklagten". Dies sollte jedoch nicht zu der irrigen Annahme führen, es sei besser, nicht zu dokumentieren, um sich in einem Strafprozess nicht zu belasten. Eine solche Position verkennt entscheidende Dinge (Putz/Jacobs 1997):

- Eine derartige Forderung unterstellt, es sei gleichsam an der Tagesordnung, dass Pflegepersonal falsch oder unzureichend pflegt – und daher sei es besser, erst gar nicht zu dokumentieren. Das Gegenteil ist der Fall.
- Diese Position verkennt, dass eine sorgfältig geführte Pflegedokumentation die Erfüllung von Sorgfaltspflichten dokumentiert und damit

Argumente für eine sorgfältige Dokumentation

eher der Abwehr unbegründeter Patientenansprüche dient, als dass sie dem Patienten ermöglicht, Ansprüche durchzusetzen.
- Alle bisherigen Haftungsprozesse, in denen die Pflegedokumentation eine Rolle spielte, zeigen, dass eben das Fehlen oder die unzulängliche Pflegedokumentation den Ausschlag für den Prozessgewinn durch den Patienten ergab – und nicht etwa das Vorhandensein einer sorgfältig geführten Pflegedokumentation. Es muss im Gegenteil davon ausgegangen werden, dass sorgfältig geführte Dokumentationen dazu führen, dass es erst gar nicht zu derartigen Prozessen kommt.

Zusammenfassend kann festgehalten werden, dass die Pflegedokumentation in erster Linie ein fachliches Planungsinstrument ist. Sie gewährleistet unter organisatorischen Gesichtspunkten den Informationsaustausch der an der Betreuung, Versorgung, Pflege und Behandlung des Patienten beteiligten Berufsgruppen. Der zweite fachliche Aspekt liegt in der Verlaufskontrolle aufgrund der Pflegeplanung. Werden diese beiden Gesichtspunkte ausreichend berücksichtigt, sind die rechtlichen Anforderungen an die Pflegedokumentation quasi „automatisch" erfüllt (Jacobs/Kamm 2007, S. 555).

Literatur

Abt-Zegelin, A./Böhme, H./Jacobs, P. (2004): „Patient unauffällig" – Rechtliche und pflegefachliche Anforderungen an die Dokumentation unter besonderer Berücksichtigung von DRGs und PQsG – Teil 1–3. In: Die Schwester/Der Pfleger 43, S. 132–135, S. 218–221, S. 309–311
Großkopf, V. (1998): Pflegedokumentation. Die schriftlich festgehaltene Maßnahme gilt als bewiesen. In: Pflegezeitschrift 51, S. 672–674
Jacobs, P./Weber, J. (1998): Grober Pflegefehler im Rahmen der Krankenbeobachtung – Urteil des OLG München. In: Pflege- & Krankenhausrecht 1, S. 72–74
Jacobs, P. (2006): Digitale Fotodokumentation – was muss ich beachten? In: Die Schwester/Der Pfleger 45, S. 61
Jacobs, P./Kamm, J. (2007): Anforderungen an die Pflegedokumentation – Rechtssicherheit mit einer Unterschrift? In: Die Schwester/Der Pfleger 46, S. 554–558
Medizinischer Dienst der Spitzenverbände der Krankenkassen e. V. (2005): Grundsatzstellungnahme Pflegeprozess und Dokumentation. Essen: Selbstverlag

5.7.7 Die Verantwortung beim Schülereinsatz

Fall 11:
Bei einem 6-jährigen Kind, das unter starkem acetonämischen Erbrechen und Prätoxikose leidet, wird eine Dauertropfinfusion (Jonosteril®) angelegt. Im Laufe des Nachmittags wird für die zweite Flasche Jonosteril® die Zugabe von 10 ml Kaliumchlorid angeordnet. Diese Anordnung teilt der Stationsarzt der Stationsleitung mit. Die Krankenpflegeschülerin im dritten Ausbildungsjahr (ein halbes Jahr vor

dem Examen) wird von der Stationsleitung beauftragt, 10 ml 7,45 %iges Kaliumchlorid in eine Spritze aufzuziehen. Während die Stationsschwester sich mit einem anderen Kind beschäftigt, zieht die Krankenpflegeschülerin das Kaliumchlorid auf, geht zu der 6-jährigen Patientin und spritzt das KCl anstatt in die Infusionslösung unmittelbar in den Infusionsschlauch und damit direkt intravenös. Das Kind verstirbt an den Folgen dieser Injektion. (Böhme 1991, S. 222–227)

Das Landgericht München sprach gegen die Stationsschwester eine Verwarnung mit Strafvorbehalt aus. Begründung: Die Stationsschwester hätte bei einer Krankenpflegeschülerin mit der Möglichkeit von Fehlhandlungen im Zusammenhang mit der Beigabe von Spritzen rechnen müssen. Gerade beim Umgang mit Medikamenten sah es das Gericht als erwiesen an, dass erst das erfolgreich abgelegte Examen die Gewähr dafür erbringe, „ob sich eine Schwesternschülerin für die Tätigkeiten eignet, welche eine Krankenschwester entfalten darf". (Zitiert nach Böhme 1991, S. 226)

Hier zeigt sich deutlich, dass eine enge Absprache zwischen Krankenpflegeschule und der Station als Ort der praktischen Ausbildung erfolgen muss.

Enge Absprache zwischen Krankenpflegeschule und Station erforderlich

Andererseits wurde die Krankenpflegeschülerin im vorliegenden Fall zu einer Freiheitsstrafe von acht Monaten zur Bewährung verurteilt, erhielt also eine deutlich höhere Strafe als die Stationsleitung. Begründung: Das Handeln der Krankenpflegeschülerin war grob fahrlässig. Das Medikament Kaliumchlorid war im Pharmakologieunterricht besprochen worden. Dies ließ sich anhand der Unterrichtsprotokolle nachweisen. Damit gehörte es zur Sorgfaltspflicht der Krankenpflegeschülerin, dieses bereits erworbene Wissen auch richtig anzuwenden.

Zusammenfassend kann also festgehalten werden, dass Sie als Stationsleitung beim Einsatz von Krankenpflegeschülern dafür verantwortlich sind, dass diese lediglich mit Aufgaben betraut werden, die sie nach den Unterrichtsplänen der Krankenpflegeschule bereits beherrschen. Darüber hinaus ist darauf zu achten, dass Maßnahmen mit hoher Komplikationsdichte und Gefährdungsnähe zum Zwecke der praktischen Ausbildung nur in unmittelbarer Anwesenheit einer Krankenschwester oder eines Arztes vom Krankenpflegeschüler durchgeführt werden dürfen.

Krankenpflegeschüler dürfen nur solche Aufgaben übernehmen, die sie bereits im Unterricht durchgenommen haben.

Interessant ist in diesem Zusammenhang auch die Frage, ob und in wieweit die Anleitung von Krankenpflegeschülern dokumentiert werden muss. Hierzu haben Bruns u. a. (1998) zu einer Leseranfrage Stellung genommen. Sie fordern unter Berufung auf die Regeln zur Anfängeroperation die Dokumentation der Schülerüberwachung zum Beispiel durch Handzeichen der examinierten Pflegekraft, um damit zu gewährleisten, dass der Standard einer Fachkraft trotz Schülereinsatzes gegeben war.

Schriftliche Dokumentation der Schüleranleitung und -überwachung

5.7.8 Der Einsatz von Leiharbeitskräften

Das Jahr 2002 wird wohl als das Jahr der Leiharbeit in die Geschichte der Pflege eingehen. Vor dem Hintergrund drohender Erlösausfälle durch einen Mangel an qualifizierten Pflegekräften, insbesondere im erlössensiblen OP-Bereich und auf den Intensivstationen, wurden gerade in den Ballungsgebieten in nie gekanntem Ausmaß Leihkrankenschwestern und -pfleger eingesetzt.

Dies führte sekundär wiederum dazu, dass nicht wenige Pflegekräfte ihre Anstellung im Krankenhaus aufgaben, um sich zu attraktiveren Konditionen bei Leiharbeitsfirmen unter Vertrag nehmen zu lassen.

Inzwischen ist große Ernüchterung eingekehrt. Ebenso rasant wie die Leiharbeit angefordert wurde, gab man sie im Jahre 2003 auch wieder auf. Alleine am Klinikum der Verfasser wurde im Jahr 2003 für rund eine Mio. Euro weniger pflegerische Leiharbeit eingesetzt. Hierfür gibt es im Wesentlichen zwei Gründe:

1. Bundesweit kam es nicht zuletzt aufgrund des unerwartet hohen Tarifabschlusses Anfang 2003 mit 2,4 % Lohnerhöhung im öffentlichen Dienst zu einem Einstellungsstop für Pflegepersonal. Damit wurde quasi über Nacht aus dem Mangelberuf Pflege ein Überschussberuf.
2. Leiharbeit ist teuer. In Krankenhäusern, die mit einem Personalbudget arbeiten, belastet eine Leihschwester das Budget mit dem 1,5-fachen der Lohnkosten einer angestellten Krankenschwester. Wo noch mit Stellenplänen gearbeitet wird, wurden in der Regel für eine Leihschwester zwei Stellen gesperrt zur Finanzierung. Allerdings gibt es bereits wieder Anzeichen dafür, dass mit dem neuerlichen Personalmangel, der unmittelbar bevor steht, auch die Leiharbeit wieder zunehmen könnte.

Aus dieser Situation ergab sich auch für die Stationsleitungen eine Reihe von Problemen beim Einsatz von Leiharbeitskräften in der Pflege. Natürlich gab es auch Einsätze von Leihschwestern, die völlig ohne Probleme zur Zufriedenheit aller verliefen. Dies ist aber durchaus keine Selbstverständlichkeit, weshalb im Rahmen dieses Leitfadens einige Probleme aufgegriffen werden sollen.

Problem: Personal-vermittlungsstelle

Wie überall gibt es auch bei den Vermittlungsfirmen für Leiharbeitskräfte unterschiedliche Qualität und unterschiedliches Engagement. Typische Probleme dadurch sind:

- Der vereinbarte Termin der Arbeitsaufnahme wird nicht eingehalten.
- Die Leiharbeitskraft verfügt nicht über die versprochene Qualifikation (häufigster Mangel nach Erfahrung der Autoren).
- Der Einsatz ist nicht kontinuierlich, weil die Leihpflegekraft bereits Urlaub eingeplant hat.

Problem: Leihpflegepersonal

Probleme in der Person der Leihpflegekraft:

- Die Leihschwester hat Probleme, sich schnell genug einzuarbeiten.
- Die Leihschwester „prahlt" mit ihren besseren Arbeitsbedingungen und ihrer Bezahlung.
- Die Leihschwester versucht Mitarbeiter der Station abzuwerben.

Problem: Station und Leihpflegekraft

Probleme der Station mit Leihpflegekraft:

- Misstrauen bezüglich der Leistungsfähigkeit.
- Neid wegen vermeintlich besserer Bezahlung.
- Schwierigkeiten mit der zeitlich befristeten Zugehörigkeit zum Team.

> **Merke:**
> Der Einsatz von Leiharbeitskräften stellt für Stationleitungen eine große Herausforderung im Rahmen der Führungsverantwortung dar.

Aus den hier aufgelisteten potenziellen Problemen leiten sich die Aufgaben und die große Herausforderung für die Stationsleitungen beim Einsatz von Leiharbeitskräften ab.

Gibt es Probleme mit der Leistungsfähigkeit der Vermittlungsfirma, muss dies der Pflegedienstleitung sofort mitgeteilt werden. Es ist deren Aufgabe, im Rahmen der Personalbeschaffung für Abhilfe zu sorgen. Unter Umständen muss auch eine andere, zuverlässigere Vermittlungsfirma gesucht werden.

Bei Problemen sofort PDL einschalten!

Sehr schwierig ist das Thema Einarbeitung von Leihpflegekräften. Es ist keinesfalls möglich, dass das Leihpersonal noch eine wochenlange Einarbeitung, z. B. auf der Intensivstation, benötigt, um dann tätig zu werden. Solche Mitarbeiter müssen entweder sofort an die Vermittlungsfirma zurückgeschickt werden oder es muss eine Vereinbarung getroffen werden, dass sie ohne Geldleistung für eine bestimmte Dauer eingesetzt werden. Denn: Jeder erfolgreiche Einsatz erhöht den Wert der Leihpflegekraft für die Vermittlungsfirma. Aufgrund der hohen Kosten von Leiharbeit muss also ein zügiger Einsatz gefordert werden. Dies bedeutet, dass die üblichen (langwierigen) Einarbeitungskonzepte für neue Mitarbeiter hier nicht zum Zuge kommen dürfen. Es ist daher Aufgabe der Stationsleitungen, hier angepasste, auf eine kurze Zeit angelegte Einführungskonzepte zu erarbeiten.

Kurze Einarbeitungszeit

> **Merke:**
> Für Leihpflegepersonal kommen langwierige Einarbeitungszeiten wegen der hohen Kosten nicht in Frage.

Auch im Rahmen des Einsatzes der Leihpflegekraft kommt der Stationsleitung eine besondere Bedeutung zu. Wenn Sie merken, dass eine Leihpflegekraft für den Einsatz auf ihrer Station nicht geeignet ist, weil ihr die Kenntnisse fehlen, müssen Sie sich ein Bild machen, ob eine Einarbeitung schnell möglich ist oder ob die Leihpflegekraft wieder gehen muss. Denn Ihr Träger bezahlt für eine erfahrene Arbeitskraft und nicht für einen anzulernenden Anfänger.

Schätzen Sie die Lage richtig ein.

Bei Abwerbemaßnahmen oder Prahlerei über bessere Arbeitsbedingungen müssen Sie sofort einschreiten. Dies ist eine erhebliche Störung des Betriebsfriedens. Gegebenenfalls ist der Vermittlungsagentur vom Verhalten des Mitarbeiters Mitteilung zu machen.

Im Verlauf des Jahres 2007 hat die Einstellung von Leiharbeitskräften auch in den Krankenhäuser wieder zugenommen. Neue Tarifsteigerungen nicht zuletzt auch im ärztlichen Dienst haben die Personalbudgets in die Höhe getrieben. Leiharbeitskräfte, vor allem auch in der Pflege, sind inzwischen für die Arbeitgeber billiger geworden und stellen damit eine Alternative zu Festeinstellungen dar.

Heutige Situation

Die Leihpflegekräfte haben meist Klauseln in ihren Arbeitsverträgen, nach denen sie erst nach Ablauf von mehreren Monaten oder gar einem

Jahr zu einem Arbeitgeber, zu dem sie vermittelt wurden, als fest angestellte Arbeitskraft wechseln dürfen.

Bereiten Sie Ihr Team gut vor!

Schließlich haben Sie eine große Aufgabe bei der Vorbereitung des Stationsteams auf den Einsatz von Leihschwestern zu bewältigen.

Der Einsatz von Leiharbeitskräften sollte daher im Rahmen der Team-
besprechung thematisiert werden. Dazu gehören Informationen wie:

- Profil der Leiharbeitskraft,
- Dauer des Einsatzes,
- Festlegung der Einarbeiterinnen,
- Besonderheiten bei der Dienstplanung durch Vorgaben der Leihar-
  beitsfirma (z. B. kein Nachtdiensteinsatz),
- Diskussion über Chancen und Probleme mit dem Team über den
  Einsatz der Leiharbeitskraft.

Die Leihpflegekraft muss möglichst vom ersten Tag an einsetzbar sein,
um die Kosten zu rechtfertigen. Außerdem soll der Entlastungseffekt für
das Stationsteam möglichst schnell eintreten. Daher muss einerseits ein
Klima der Offenheit herrschen, andererseits muss Leistung schnell und
umfassend abgefordert werden – keine leichte Aufgabe.

> **Merke:**
> Zusammenfassend kann festgestellt werden, dass Leihpflegepersonal
> erster Qualität in der Lage ist, sich binnen weniger Tage auch in hoch
> spezialisierte Stationen und Abteilungen einzuarbeiten. Dies muss
> angesichts der hohen Kosten für Leiharbeit auch verlangt werden.

Stationsleitungen müssen gegebenenfalls die Pflegedienstleitung rechtzeitig unterrichten, wenn die Leiharbeitskraft nicht den Anforderungen
entspricht.

5.8 Besondere Fragestellungen

5.8.1 Das Entlastungsschreiben bei Personalmangel

*Ausreichende Personal-
ausstattung ist Aufgabe
des Krankenhausträgers*

Gerade die Frage nach der Verantwortung bei Personalmangel auf der
Station beschäftigt und verunsichert viele Stationsleitungen. Es ist ständige Rechtsprechung des Bundesgerichtshofes, dass ein Krankenhausträger ausreichend Personal im ärztlichen und nichtärztlichen Dienst zur
sicheren Patientenversorgung bereitzustellen hat. Notfalls muss er sogar
die Aufnahme weiterer Patienten – abgesehen von Notfällen – verweigern. Ausreichende Personalausstattung ist eine klassische Organisationspflicht des Trägers selbst, ohne dass er sich hier entlasten kann. Wie
bereits weiter oben dargelegt, obliegt die Einstellung bzw. Ausstellung
von Personal alleine dem Träger. Sie als Stationsleitung haben dieses
Recht nicht, können hier demzufolge also auch lediglich auf Mängel
hinweisen, ohne dem Träger gegenüber aber eine Durchsetzungsmög-
lichkeit zu haben. Daher kann Sie auch keine juristische Verantwortung

für Patientenschädigungen im Zusammenhang mit einer unzureichenden Personalausstattung treffen.

Fall 12:
Im Rahmen einer Intubationsnarkose erleidet der Patient einen schweren Hirnschaden wegen einer Beatmungsblockade, in deren Folge es zu einer Minderversorgung des Gehirns mit Sauerstoff kam. Die Narkose führt ein Assistenzarzt in Vertretung des Klinikchefs durch, der gleichzeitig für zwei andere Narkosen eingeteilt ist. Hierfür stehen ihm eine Ärztin und ein weiterer Assistenzarzt zur Verfügung (Dr. T.). Letzterer ist wiederum für eine erkrankte Ärztin eingesprungen. Er hat zu diesem Zeitpunkt erst an 53 Narkoseeinleitungen mitgewirkt. Nachdem die Narkose durch den Aufsicht führenden Assistenzarzt eingeleitet worden ist, übernimmt Dr. T. die Überwachung der Narkose. Die Beatmungsblockade können weder er noch die von ihm zur Hilfe gerufene Ärztin beseitigen. Als der Aufsicht führende Assistenzarzt eingreift, ist die Schädigung des Patienten wegen der unterbrochenen Sauerstoffzufuhr bereits eingetreten. (Verkürzt nach Weißauer 1986)

Urteil:
Der BGH erklärte in letzter Instanz das Land als Trägerin der Universitätsklinik, in der sich die Anästhesieabteilung befand, für haftbar aus Organisationsverschulden wegen unzureichender Personalausstattung der Anästhesieabteilung. Es wurde festgestellt, dass die Anästhesieabteilung personell unterbesetzt war. „Von den ausgewiesenen Stellen waren sechs nicht besetzt. Die verantwortlichen Ärzte hielten darüber hinaus den Stellenplan ohnehin für ganz unzureichend und hatten seit Jahren auf die personellen Engpässe in der Anästhesie hingewiesen. In diesem Zusammenhang ist es rechtlich ohne Bedeutung, ob das ‚mit besonderem Nachdruck' […] geschehen ist. […]
„Keinesfalls durfte die Streithelferin als Krankenhausträger vor den ihr bekannten Zuständen mit der Gefahr ‚illegaler Praktiken' und so genannter ‚Umimprovisationen' die Augen verschließen und darauf vertrauen, die in der Klinik tätigen Ärzte würden mit der jeweiligen Situation schon irgendwie fertig werden und sie würden sich nach Kräften bemühen, die Patienten trotz allem vor Schäden zu bewahren." (Zitiert nach Weißauer 1986)

Es lag also kein Haftungsfall des Leitenden Chefarztes der Anästhesieabteilung vor, wie dies noch von den Vorinstanzen gesehen wurde, weil sie es als Aufgabe des Klinikchefs ansahen, dafür Sorge zu tragen, dass kein zu unerfahrener Anästhesist eine Narkose alleine durchführt. Wie der BGH ausführt, … „hätte der Krankenhausträger dafür Sorge tragen müssen, dass in seiner Klinik nur Operationen ausgeführt wurden, die anästhesiologisch ordnungsgemäß betreut werden konnten. Solange er nicht genügend Anästhesisten für seine Klinik bekommen konnte, hätte er notfalls auf eine Ausweitung der chirurgischen Abteilung verzichten und weiter anordnen müssen, dass nach Erschöpfung der jeweils vorhandenen Kapazität die Patienten an andere Krankenhäuser zu verweisen seien." (Weißauer 1986)

Opderbecke (1986) führt dazu im Editorial aus: „Für den leitenden Anästhesisten einer unterbesetzten Anästhesieabteilung ergibt sich aus der BGH-Entscheidung die Verpflichtung, im Falle eines ärztlichen Personalmangels seinen Krankenhausträger mit allem Nachdruck schriftlich auf den Missstand und seine eventuellen Konsequenzen hinzuweisen." Dies wird juristisch als Remonstration bezeichnet.

Analoges gilt selbstverständlich auch für die Unterbesetzung mit Pflegepersonal, gleichgültig ob im Funktions- oder im stationären Bereich. Hier ist es Aufgabe der Pflegedienstleitung, den Krankenhausträger schriftlich und mit Nachdruck auf Mängel und Konsequenzen hinzuweisen.

Die Überwachung des Personalbestands ist Aufgabe der Pflegedienstleitung.

Die Frage ist in diesem Zusammenhang, ob bereits Sie als Stationsleitung schriftlich auf einen Personalmangel gegenüber der Pflegedienstleitung aufmerksam machen müssen. Der Verfasser ist inzwischen der Meinung, dass dies nicht sein muss, da es zur ureigenen Aufgabe von Pflegedienstleitungen gehört, über den jeweiligen Personalbestand Bescheid zu wissen und die Stationen zu kennen, auf denen unter Umständen chronischer Personalmangel herrscht. Keinesfalls wird sich aber eine Pflegedienstleitung auf Nichtwissen herausreden können.

Zudem hat die Erfahrung der letzten Jahre, insbesondere während des Personalmangels in den Pflegeberufen Ende der 80er-Jahre, bedauerlicherweise gezeigt, dass die meisten Entlastungsschreiben, die von Pflegenden verfasst wurden, eher subjektive, emotionsbeladene Zustandsbeschreibungen als eine objektive Tatsachenfeststellung waren. Auch der Versuch des Verfassers, hier mit einem entsprechenden Muster Abhilfe zu schaffen, hat zu keiner Verbesserung geführt (Jacobs 1990).

Immer wieder wird hier auch der Begriff „Überlastungsanzeige" benutzt. Er stammt aus einer Veröffentlichung der ÖTV aus dem Jahre 1987 (nachzulesen bei Jacobs 1990). Von diesem Begriff sollte jedoch dringend Abstand genommen werden, da er subjektiv ist. Salopp gesagt: Während sich die eine Krankenschwester bereits überlastet fühlt, pfeift die andere noch fröhlich ein Lied auf den Lippen. Leider bedienen sich auch heute noch die Juristen dieses Begriffes, der mehr Verwirrung denn Klarheit schafft (Bachstein 2008).

Abfassung eines Entlastungsschreibens alleinige Aufgabe der Stationsleitung

Deutlich soll nochmals hervorgehoben werden, dass die Abfassung derartiger Schreiben – so sie denn unumgänglich notwendig erscheinen – zu den Führungsaufgaben der Stationsleitung gehört. Ein solches Schreiben ist dann auch von der Stationsleitung zu unterschreiben – und zwar von ihr alleine. Aufhören sollte man mit der Unsitte, dass derartige Mitteilungen vom gesamten Personal der Station unterzeichnet werden. Dies könnte vom Arbeitgeber sogar als Störung des Arbeitsfriedens ausgelegt werden.

Halten die Pflegekräfte die Personalausstattung durch den Krankenhausträger tatsächlich für absolut untragbar, so bleibt immer noch die Einschaltung der Personalvertretung als legitimer Weg.

Die Meldung eines akuten Personalmangels sollte telefonisch erfolgen.

Davon zu unterscheiden ist der akute Personalmangel beispielsweise durch plötzliche Erkrankungen von Mitarbeitern. Dies muss natürlich umgehend sowohl dem Stationsarzt als auch der Pflegedienstleitung mitgeteilt werden, damit kurzfristige Maßnahmen ergriffen werden können. Hier wird die Mitteilung mündlich per Telefon erfolgen und nicht in Form eines Entlastungsschreibens. Das Muster für ein Entlastungsschreiben finden Sie im Anhang 12.

Literatur

Bachstein, E. (2008): Überlastungsanzeige – Auf unhaltsame Missstände hinweisen. In: Die Schwester/Der Pfleger 47, S. 502–505

Böhme, H./Jacobs, P. (1998): Zur Überbelegung des Aufwachraumes – Leseranfrage. In: Pflege- & Krankenhausrecht 1, S. 55–56

Bruns, W./Debong, B./Andreas, M. (1996): Personalmangel als grobes Organisationsverschulden des Krankenhausträgers? In: Die Schwester/Der Pfleger 35, S. 469–471

Bruns, W./Debong, B./Andreas, M. (1997): Personalmangel in der Anästhesie. In: Die Schwester/Der Pfleger 36, S. 864–866

Jacobs, P. (1992): Das Entlastungsschreiben. In: Die Schwester/Der Pfleger 31, S. 254–256

Jacobs, P. (1990): I.v.-Injektionen durch das Krankenpflegepersonal – erlaubt oder verboten? 2. Aufl., Melsungen: Bibliomed, S. 116–120

Opderbecke, H. W. (1986): BGH-Entscheidung zur Personalbesetzung in Anästhesieabteilungen. In: Anästhesiologie und Intensivmedizin 27, Editorial, S. III

Weißauer, W. (1986): Haftung des Krankenhausträgers bei personeller Unterbesetzung der Anästhesieabteilung – Urteil des Bundesgerichtshofes vom 18. Juni 1985. In: Anästhesiologie und Intensivmedizin 27, S. 24–27

5.8.2 Die Delegation von Aufgaben im Krankenhaus

Abbildung 16 fasst die von der Rechtsprechung und den Juristen aufgestellten Regeln zur Delegation zusammen. Dabei ist zu beachten, dass diese Regeln nicht nur im Delegationsverhältnis zwischen Ärzten und nichtärztlichem Personal Gültigkeit besitzen, sondern für alle Berufsgruppen gelten, die Aufgaben delegieren.

Juristische Regeln der Delegation

Die Frage, ob überhaupt eine Aufgabe an eine Person delegiert werden darf, die nicht über die eigentlich notwendige berufliche Qualifikation verfügt, hängt organisatorisch vom Direktionsrecht des Arbeitgebers ab. Die Delegationsregeln gewinnen vor dem Hintergrund der Diskussion um die Arbeitsteilung zwischen den Gesundheitsberufen neue Aktualität. In der Fach- und Tagespresse wird dieses Thema meist unter der Überschrift „Schwestern entlasten Ärzte" abgehandelt. Es geht inzwischen aber um wesentlich mehr als die Übernahme von Blutabnahmen, Injektionen etc. durch das Pflegepersonal (Jacobs 2007a-c). Spätestens seit der Analyse des Sachverständigenrats im Gesundheitswesen aus dem Jahr 2007 ist klar, dass es auch in Deutschland zu einer Neuverteilung der Aufgaben zwischen Ärzten und nichtärztlichen Berufen kommen muss und wird (Sachverständigenrat 2007). Dabei geht es in den Krankenhäusern darum, die Pflege verantwortlich in die Prozesssteuerung einzubinden. Aufnahme- und Entlassungsmanagement, Überleitung bis hin zum Casemanagement sind hier die Schlagworte. In den ambulanten Pflegediensten geht es um die im Pflegeweiterentwicklungsgesetz vorgesehenen Pflegestützpunkte und um Modellprojekte einer erweiterten Pflegeausbildung, an deren Ende die Möglichkeit zur Ausübung heilkundlicher Tätigkeiten durch entsprechendes Pflegepersonal steht. Hier wird derzeit heftig und kontrovers diskutiert, da insbesondere die ärztlichen Standesorganisationen erhebliche Einwände haben und den Status Quo retten wollen (Bundesärztekammer 2008).

In der Regel geht es bei der Delegation um die Verteilung von Arbeit. Hier steht der Krankenhausträger in der Verantwortung. Dabei ist er allerdings gebunden an:

- Gesetze
- Tarifverträge
- Arbeitsverträge.

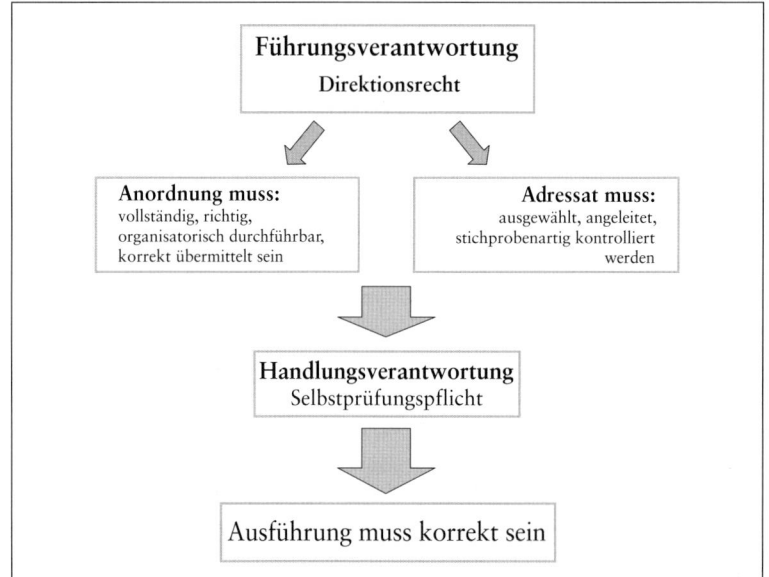

Abb. 16: Die Regeln der Delegation

Beispiel 1:
Die Krankenschwester A. beauftragt einen Zivildienstleistenden damit, einer 75-jährigen Diabetikerin, die nach einem Schlaganfall rechtsseitengelähmt ist, Hilfestellung bei der Nahrungsaufnahme zu geben. Die Patientin ist zeitlich, räumlich und persönlich orientiert. Weil sie Rechtshänderin ist, fällt es ihr mit 75 Jahren schwer, beim Essen mit der linken Hand alleine zurecht zu kommen. Daher ist im Rahmen einer aktivierenden Pflege lediglich eine Hilfestellung notwendig.
Die Krankenschwester A. hat bei dieser Delegation dieselben „Spielregeln" zu beachten, die beispielsweise ein Arzt zu beachten hat, der

eine Injektion an eine Krankenschwester delegiert. Der Zivildienstleistende darf überhaupt nur pflegerisch tätig werden, wenn er einen Auftrag durch eine Pflegeperson erhalten hat. Die Anordnung der Krankenschwester wiederum muss vollständig, entsprechend der 5-R-Regel, wie sie für die Medikamentengabe im Pharmakologieunterricht gelehrt wird, sein (☞ Abb. 17).
Das heißt im Fall der Essenseingabe:

• Name der Patientin,
• Art der Kostform,
• Uhrzeit,
• Art der Darreichung,
• Menge des Essens.

Dies mag auf den ersten Blick banal erscheinen. Unterläuft hier aber ein Fehler, weil der Zivildienstleistende keine vollständige Anordnung erhalten hat, trägt die anordnende Krankenschwester die Verantwortung dafür.
Beispielsweise könnte es sich um eine Zwischenmahlzeit handeln. Der 18-jährige, immer hungrige Zivildienstleistende findet aber, dass ein Magermilchjogurt für die nette, alte Dame etwas wenig ist, und gibt ihr noch einen Becher süßen Fruchtjoghurt, weil er die Art der Kostform nicht mitgeteilt bekommen hat.

Die Anordnung der Krankenschwester muss richtig sein. Beauftragt sie den Zivildienstleistenden, mit einem Normalkost-Essen zu der Diabetikerin zu gehen, haftet wiederum sie für mögliche Schädigungen der Patientin.

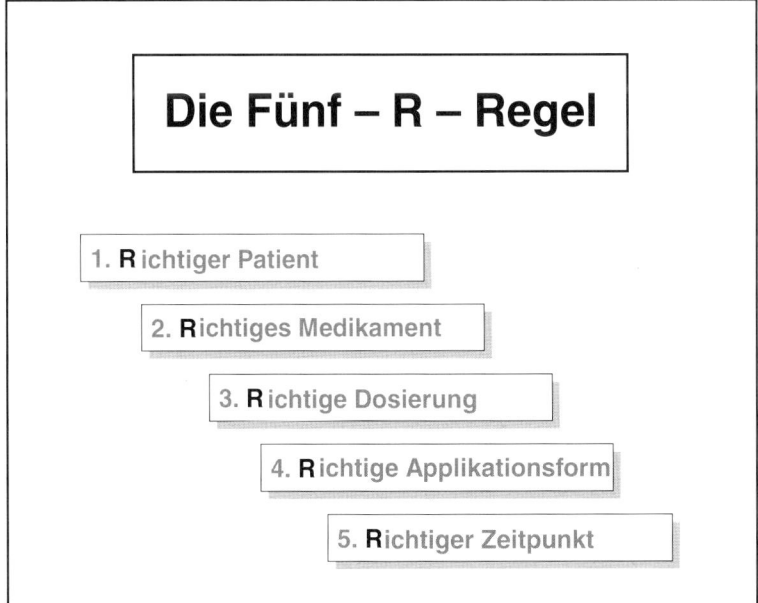

Die Fünf – R – Regel

1. **R**ichtiger Patient
2. **R**ichtiges Medikament
3. **R**ichtige Dosierung
4. **R**ichtige Applikationsform
5. **R**ichtiger Zeitpunkt

Abb. 17: Die Fünf-R-Regel

Die organisatorische Durchführbarkeit spielt in diesem Fall keine Rolle. Sie ist dann von Bedeutung, wenn – zum Beispiel durch Personalmangel bedingt – mehr Arbeit in der Pflege anfällt als mit dem vorhandenen Personal unter Ausnutzung aller Reserven bewältigt werden kann. Berücksichtigt dies der ärztliche Dienst bei der Bettenbelegung nicht, haftet er bzw. der Krankenhausträger für Patientenschäden, die infolge der personellen Unterbesetzung im Pflegedienst entstehen.

Die Anordnung muss schließlich korrekt weitergegeben werden. Dies berührt den sensiblen und umstrittenen Punkt der mündlichen Anordnung (☞ Kapitel 5.8.3).

Kriterien bei der Delegation Bei der Delegation muss eine personenenbezogene Auswahl getroffen werden. So genügt es nicht generell festzulegen, dass alle Zivildienstleistenden zum Beispiel Hilfestellung bei Nahrungsaufnahme geben dürfen. Jeder einzelne Zivildienstleistende ist daraufhin zu prüfen, ob er bestimmte pflegerische Maßnahmen übernehmen kann. Ebenso muss auch bei jeder Delegation der individuelle Zustand des Patienten berücksichtigt werden.

Entsprechendes gilt für die ärztliche Delegation auf Pflegepersonal. Allerdings hat der Arzt hier noch den Vorteil, dass er eine mindestens drei Jahre lang ausgebildete Fachkraft im Gesundheitswesen vor sich hat und damit die Kenntnisse einer Krankenpflegeausbildung als Voraussetzung betrachten darf. Das Pflegepersonal hat in aller Regel gänzlich ungelerntes bzw. angelerntes Personal zur Delegation pflegerischer Tätigkeiten zur Verfügung. Eine Ausnahme bilden hier die Krankenpflegehelfer, die über eine einjährige Ausbildung verfügen. Kenntnisse, die im Rahmen dieser Ausbildung vermittelt werden, dürfen als bekannt vorausgesetzt werden. Dies entspricht dem Vertrauensgrundsatz. Hat jemand eine Ausbildung erfolgreich abgeschlossen, darf unterstellt werden, dass er alle Kenntnisse, die er im Rahmen dieser Ausbildung vermittelt bekommen hat, auch beherrscht. Erst wenn sich durch konkretes Fehlverhalten ein Anhalt ergibt, dass jemand trotz Ausbildung Grundkenntnisse nicht beherrscht, muss die Stationsleitung dem nachgehen.

Der Zivildienstleistende muss natürlich überhaupt erst einmal in der Maßnahme „Hilfestellung bei der Nahrungsaufnahme" angeleitet werden. Die Anleitung beinhaltet die handwerklichen Fertigkeiten ebenso wie die notwendigen theoretischen Kenntnisse. Erst wenn die anleitende Pflegeperson sich davon überzeugt hat, dass der Zivildienstleistende die Maßnahme beherrscht, darf sie diese pflegerische Tätigkeit auf ihn übertragen.

Die stichprobenartigen Kontrollen des Zivildienstleistenden sind aber wiederum durch das Pflegepersonal durchzuführen. Dies bedeutet, dass es nicht genügt, eine Maßnahme einmal zu erklären und dann nie wieder zu überprüfen, ob der Zivildienstleistende die übernommene Tätigkeit auch weiterhin richtig ausführt.

Komplikationsdichte und Gefährdungsnähe beachten Weiterhin muss der Delegierende vor der Übertragung einer Aufgabe die Komplikationsdichte und die Gefährdungsnähe für den Patienten abschätzen. Es gilt: Je geringer die Komplikationsdichte ist und je geringer die Gefährdung des Patienten durch die Maßnahme ist, desto eher kann eine Aufgabe delegiert werden.

> **Beispiel 2:**
> Die Patientin aus Beispiel 1 bekommt während der Nacht einen
> weiteren Schlaganfall. Dieser ist glücklicherweise nicht sehr schwer
> wiegend. Die Patientin ist weiterhin zeitlich, räumlich und persönlich
> orientiert. Sie hat allerdings nunmehr eine leichte Schluckstörung. Im
> Rahmen der aktivierenden Behandlung und Pflege soll weiterhin
> orale Nahrungsaufnahme erfolgen.
> Darf der Zivildienstleistende der Patientin weiterhin Hilfestellung bei
> der Nahrungsaufnahme geben?
> Nach Auffassung des Verfassers darf der Zivildienstleistende dieser
> Patientin ab sofort keine Hilfestellung bei der Nahrungsaufnahme
> mehr geben. Es ist auch nicht möglich, den Zivildienstleistenden in
> der pflegerischen Aufgabe „Hilfestellung bei der Nahrungsaufnahme
> einer Patientin mit Schluckstörung" anzuleiten.
> Es verbietet sich eine Delegation dieser pflegerischen Tätigkeit von
> vornherein. Die Gefahr einer Aspiration von Nahrung bei Vorliegen
> einer Schluckstörung ist mit einer ungleich höheren Komplikations-
> dichte verbunden als bei Patienten ohne Schluckstörung. Daher muss
> hier mit besonderer Sorgfalt vorgegangen werden.
> Weiterhin ist im Falle des Verschluckens die Gefährdung der Patientin
> sehr hoch. Hier müssten geeignete Sofortmaßnahmen ergriffen wer-
> den, die der Zivildienstleistende nicht beherrschen kann, die Kran-
> kenschwester aber sehr wohl. Die Gefahr einer Aspirationspneumo-
> nie mit womöglich letalem Ausgang ist hoch.

Deutlich wird hier auch, dass nicht der Jurist bestimmt, was im ärztlich-
pflegerischen Alltag delegierbar ist und was nicht. Dies haben die Berufsgruppen aufgrund ihres Fachwissens selbst zu entscheiden. Im Scha-
densfall wird der Richter sich zur Beantwortung einer solchen Frage im
Zweifelsfall eines Gutachters bedienen.

Sicher stellt sich hier die Frage, wie die Haftung aussähe, wenn eine
Krankenschwester dieser Patientin mit Schluckstörung Hilfestellung bei
der Nahrungsaufnahme gibt, die Patientin sich verschluckt und in der
Folge eine Aspirationspneumonie mit letalem Ausgang entwickelt.

Hat die Krankenschwester keine Sorgfaltspflichtsverletzung bei dieser
Pflegemaßnahme begangen, tritt kein Haftungsfall ein, da die Übertragung dieser Aufgabe auf eine Krankenschwester eine korrekte Personalauswahl darstellt. Die Schwester wiederum hat sorgfältig gearbeitet. Ein
Verschlucken bei Schluckstörungen ist ein Risiko, das im Rahmen akti-
vierender, rehabilitativer Pflege in Kauf genommen werden muss. Andernfalls dürfte man prinzipiell Patienten mit Schluckstörungen keine
orale Nahrungszufuhr gewähren, um jegliches Risiko auszuschalten. Es
verwirklicht sich hier also ein natürliches Lebensrisiko.

Ohne Verletzung der Sorg-
faltspflicht kein Haftungsfall

Der Unterschied zum Einsatz eines Zivildienstleistenden besteht darin,
dass der Zivildienstleistende von der Auswahl her eine nicht ausreichend
qualifizierte Person für diese komplexe, mit Risiken behaftete Pflegemaßnahme darstellt. Es käme also wahrscheinlich zur Beweislastumkehr. Der Träger wird aber den Beweis, dass die Personalauswahl korrekt war, dann nicht mehr führen können.

Anderseits könnte sich der Krankenhausträger vom Vorwurf der fehlerhaften Personalauswahl entlasten, wenn die Hilfestellung von einer Krankenschwester durchgeführt worden wäre.

Im Bereich der ärztlichen Delegation ist das beste Beispiel die Transfusion. Komplikationsdichte und Gefährdungsnähe insbesondere bei einer Verwechslung von Blutkonserven sind hier besonders hoch. So stellte das Bundesarbeitsgericht (☞ Kapitel 5.7.1, Fall 5) fest: „Ein Mitverschulden der Anästhesieschwester sei nicht zu berücksichtigen, weil nach den Transfusionsrichtlinien der Bundesärztekammer und des Bundesgesundheitsamtes der transfundierende Arzt die Verantwortung für die Eignung der Blutkonserve trage." (Zitiert nach Bruns 1998.)

Sind alle zuvor ausgeführten Punkte erfüllt, hat die delegierende Krankenschwester ihre Sorgfaltspflichten im Rahmen der Führungsverantwortung erfüllt. Jetzt bleibt als Letztes die Handlungs- oder Durchführungsverantwortung des Zivildienstleistenden. Begeht er nunmehr einen Fehler, weil er das erlernte Wissen nicht anwendet, so haftet er selbst für die Folgen.

Handlungs- oder Durchführungsverantwortung der handelnden Person

Analoges gilt für das Pflegepersonal wie in den Fällen 1, 2 und 4 dargestellt. Ist die Anordnung korrekt und vollständig, die Maßnahme an das Pflegepersonal delegierbar und sind auch die Kriterien der Auswahl, Anleitung und Überwachung des Personals erfüllt, haftet für einen jetzt noch auftretenden Fehler die jeweils handelnde Pflegeperson.

Vor der endgültigen Durchführung einer Maßnahme muss sich das Pflegepersonal im Rahmen der Selbstprüfungspflicht fragen, ob es Gründe gibt, die eine Ablehnung der Durchführung einer ärztlich angeordneten Tätigkeit notwendig machen (Sträßner 2007).

Literatur

Bruns, W./Debong, B./Andreas, M. (1998): Haftung des Arbeitnehmers, Regress des Arbeitgebers. In: Die Schwester/Der Pfleger 37, S. 524–526

Bundesärztekammer (2008): Zusammenarbeit mit anderen Berufsgruppen. http://www.bundesaerztekammer.de/page.asp?his=0.2.20.5711.6205.6279.6289

Deutsches Krankenhausinstitut (2008): Neuordnung von Aufgaben des ärztlichen Dienstes. Kostenloser Download unter: http://dki.comnetinfo.de/index.php?TM=0&BM=6&LM=1

Isfort, M., Weidner, F. (2007): Paradoxe Personalsituation beeinträchtigt die Versorgungsqualität – Pflegethermometer 2007. In: Die Schwester/Der Pfleger 46, 716–720

Jacobs, P. (2007a): Was geschehen muss, ist eine Umverteilung von Arbeit. Die Gesundheitswirtschaft 1, S. 58–60

Jacobs, P. (2007b): Delegation – Übernahme – Allokation. In: Die Schwester/Der Pfleger 46, S. 739

Jacobs, P. (2007c): Delegation – mehr als eine Frage der Ärzteentlastung. In: Die Schwester/Der Pfleger 46, 970–974

Molkentin, Th. (2000): Nicht alle Arzt-Tätigkeiten sind delegierbar. In: Pflegezeitschrift 53, S. 196–199

Pflegeweiterentwicklungsgesetz (PfWG) (2007): http://www.bmg.bund.de/cln_117/nn_1168258/SharedDocs/Downloads/DE/GV/GT/Entwuerfe/PfWG-E.html?__nnn=true

Sachverständigenrat im Gesundheitswesen Gutachten 2007: http://
www.svr-gesundheit.de/Startseite/Startseite.htm
Sträßner, H. (2007): Das Recht der Leistungsverweigerung in der Pflege.
In: Pflegerecht 11, S. 3–14

5.8.3 Die mündliche ärztliche Anordnung

> **Beispiel:**
> Die Krankenschwester A. beobachtet während ihres Nachtdienstes
> eine Verschlechterung im Zustand des Patienten G. Ihre Beobachtung
> notiert sie im Pflegebericht. Telefonisch informiert sie den dienstha-
> benden Arzt Dr. M. Dieser verordnet über Telefon die Gabe des
> Medikamentes Y. Schwester A. führt diese telefonische Anordnung
> aus und notiert dazu: „Tel. Anordnung Dr. M." Am nächsten Tag
> behauptet Dr. M., diese Anordnung so nicht gegeben zu haben.
> Wer von beiden hat Recht?

Wohl kaum ein Vorgang führt im Krankenhausalltag beim Pflegepersonal zu so viel Verunsicherung wie die mündliche, insbesondere die telefonische, ärztliche Anordnung. Obwohl ständig die Angst vorherrscht,
hier den Ärzten ausgeliefert zu sein, werden mündliche ärztliche Anordnungen seit Jahrzehnten vom Pflegepersonal ausgeführt. Dieser Widerspruch ist mit logischen Überlegungen nicht nachzuvollziehen. Würde
andererseits die Ausführung mündlicher Anordnungen völlig gestoppt,
käme das Gesundheitswesen zum Stillstand.
Böhme und Jacobs (1997) haben dazu in einem grundlegenden Artikel
Stellung genommen. Zusammengefasst kann zum Vorgehen bei mündlichen (telefonischen) ärztlichen Anordnungen Folgendes empfohlen
werden:

- Dokumentation des Ereignisses in der Patientendokumentation,
- Wiederholung der telefonischen Anordnung,
- Ausführung der Anordnung,
- Dokumentation in der dafür vorgesehenen Rubrik der Patientendo-
  kumentation,
- Name des anordnenden Arztes mit Zusatz „mündlich" oder „telefo-
  nisch".

Empfehlung: schriftliche Dokumentation der münd-lichen ärztlichen Anordnung

Stellt nun der diensthabende Arzt wie im obigen Beispiel seine Anordnung in Abrede oder behauptet er, etwas anderes angeordnet zu haben,
so trifft ihn die Beweislast für diese Behauptung.

Lösungsvorschlag:
Am Klinikum des Verfassers wurde der von Böhme und Jacobs verfasste
Artikel ins Intranet eingestellt. Er ist für die Vorgehensweise in diesem
Bereich verbindlich. Zusätzlich wurde mit dem ärztlichen Direktor ver-
einbart, dass ein Arzt, der nachträglich die Richtigkeit einer mündlichen
Anordnung infrage stellt, dem Pflegedirektor zu melden ist. Dieser Arzt
wird dann schriftlich darüber informiert, dass aufgrund des Vertrauens-

bruchs für ihn mit sofortiger Wirkung nur noch schriftliche Anordnungen durch das Pflegepersonal ausgeführt werden dürfen. In zwölf Jahren ist dieser Fall noch nicht ein einziges Mal eingetreten.

Weiterhin müsste ein Arzt, der, ohne dies beweisen zu können, behauptet, eine Pflegeperson hätte seine mündlich gegebenen Anordnungen falsch ausgeführt, wegen Störung des Betriebsfriedens und Verletzung der Treuepflicht gegenüber dem Arbeitgeber abgemahnt werden! Eine reibungslose, für die Patienten bestmögliche Behandlung und Pflege lässt sich im stark arbeitsteiligen Betrieb Krankenhaus nur bei gegenseitigem Vertrauen verwirklichen (vgl. Sträßner/Ill-Groß 2002).

Abweichende Rechtsauffassung: Ausführung einer mündlichen ärztlichen Anordnung nur im Notfall

Der hier wiedergegebenen Auffassung von Böhme und Jacobs widerspricht Roßbruch (1998). Er empfiehlt Pflegekräften, grundsätzlich keine mündlichen ärztlichen Anordnungen auszuführen, sondern von ihrem Zurückbehaltungsrecht Gebrauch zu brauchen, also den Arzt darauf hinzuweisen, dass die mündliche Anordnung nicht ausgeführt wird. Eine Ausnahme findet lediglich im Notfall statt, wenn für den Patienten durch die Verzögerung eine Gefahr bestehen würde. Damit versetzt Roßbruch das Pflegepersonal allerdings in die unangenehme Situation, zusätzlich zur Ablehnung der Durchführung einer mündlich gegebenen Anordnung auch noch abzuwägen, ob tatsächlich keine Notfallsituation vorliegt – eine Einschätzung, die im Streitfall von einem ärztlichen Gutachter zu entscheiden wäre.

Schriftliche Dokumentation als Grundsatz; mündliche Anordnung als Ausnahme!

Im Übrigen gilt nach wie vor – wie Roßbruch zutreffend ausführt –, dass es zur ärztlichen Sorgfaltspflicht gehört, schriftlich zu dokumentieren. Geschieht dies nicht, liegt bereits ein Verschulden des Arztes vor. Weiterhin gelten nach den Regeln des Anscheinsbeweises schriftlich dokumentierte Maßnahmen solange als korrekt, bis das Gegenteil bewiesen wird (Großkopf 1998). Hier hätte also der Arzt zu beweisen, dass eine von ihm lediglich mündlich angeordnete und von der ausführenden Pflegekraft schriftlich dokumentierte Maßnahme so nicht angeordnet wurde. Diesen Beweis wird der Arzt nicht führen können.

Literatur

Böhme, H./Jacobs, P. (1997): Rechtsfragen bei ärztlichen Anordnungen. In: Die Schwester/Der Pfleger 36, S. 149–152
Großkopf, V. (1998): Pflegedokumentation. Die schriftlich festgehaltene Maßnahme gilt als bewiesen. In: Pflegezeitschrift 51, S. 672–674
Roßbruch, R. (1998): Die Pflegedokumentation aus haftungsrechtlicher Sicht. In: PflegeRecht 2, S. 126–138
Sträßner, H./Ill-Groß, M. (2002): Das Recht der Stationsleitung. Ein Leitfaden für Alten- und Krankenpflegepersonal. 2. Aufl. Stuttgart: Kohlhammer

5.8.4 Der Spritzenschein

Da die Frage der Zulässigkeit von Injektionen nach wie vor ein viel diskutiertes Problem im Stationsalltag darstellt, werden hier häufig so genannte Spritzenscheine ausgestellt. Meist handelt es sich dabei um formlose Schreiben von Chefärzten, auf denen den Pflegekräften einer Station mehr oder weniger pauschal die Erlaubnis zur Verabreichung von i.m.- und i.v.-Injektionen erteilt wird.

Solche Schreiben machen wenig Sinn. Wie anhand der Abbildung 16 (S. 282) dargestellt, muss bei delegierten ärztlichen Tätigkeiten eine Auswahl, Anleitung und Überwachung des Personals durch den Arzt erfolgen. Ein Spritzenschein macht daher, wenn überhaupt, nur Sinn, wenn in ihm die Personen namentlich aufgeführt sind, die Injektionen vornehmen dürfen. Weiterhin sollte unbedingt die Form und das Ausmaß der entsprechenden Anleitung vermerkt werden. Damit sind allerdings lediglich die Kriterien der Auswahl und Anleitung durch den Arzt schriftlich vermerkt. Die stichprobenartigen Kontrollen können naturgemäß nicht im Vorhinein notiert werden.

Dem Spritzenschein kommt damit eine organisatorische Bedeutung zu. Außerdem ermöglicht er den Nachweis einer personenbezogenen Auswahl und Anleitung. Allerdings muss jedes neue Medikament, das vom Pflegepersonal injiziert werden soll, wieder im Rahmen der Anleitung vom delegierenden Arzt erklärt werden. Anleitung bezieht sich nämlich nicht nur auf die rein manuelle Fertigkeit. Diese ist im Rahmen von intravenösen Injektionen in liegende Systeme weniger schwierig und komplikationsbeladen als beispielsweise die intramuskulären Injektionen. Vielmehr gehört zur Anleitung auch die Unterrichtung über die Hauptwirkungen, Nebenwirkungen, Komplikationen und Zubereitungsformen eines Medikamentes.

> Der Spritzenschein ermöglicht den Nachweis einer personenbezogenen Auswahl und Anleitung.

> Vor der Injektion neuer Medikamente muss das Pflegepersonal durch einen Arzt entsprechend angeleitet und unterrichtet werden.

Derzeit ist kein Spritzenscheinvordruck auf dem Formularmarkt erhältlich. Roßbruch (2000) weist kritisch darauf hin, dass wohl insbesondere im Internet verstärkt Formulare so genannter Spritzenscheine auftauchen. Vor deren unkritischem Gebrauch muss dringend gewarnt werden. Auf jeden Fall ändert der Spritzenschein nichts an der Handlungsverantwortung des injizierenden Pflegepersonals.

Literatur

Debong, B./Andreas, M./Siegmund-Schultze, G. (1992): Wozu berechtigt der Spritzenschein? In: Die Schwester/Der Pfleger 31, S. 966–967

Großkopf, V. (2002): Der Spritzenschein – Kein Freibrief für den Delegierenden. In: Pflegezeitschrift 55, S. 432–434

Jacobs, P. (1990): I.v.- Injektionen durch das Krankenpflegepersonal – erlaubt oder verboten? 2. Aufl.. Melsungen: Bibliomed ‚S. 59–65 und S. 113–115

Roßbruch, R. (2000): Die Renaissance einer Totgeburt oder welche haftungsrechtliche Bedeutung hat der Spritzenschein? (Editorial) In: Pflegerecht 4, S. 365

Sträßner, H. (2002): Der Spritzenschein – eine unendliche Geschichte? In: Pflege- & Krankenhausrecht 5, 29–38

5.8.5 Das Verhalten nach einem Zwischenfall

Trotz aller Vorsicht kommt es im pflegerischen Alltag auch zu Zwischenfällen mit Patientenschädigungen. Hieraus resultieren in der Regel

Auseinandersetzungen mit dem Anwalt des Patienten bis hin zu einem Zivilverfahren, in dem es um die Zahlung von Schadenersatz und/oder Schmerzensgeld geht. In seltenen Fällen kommt es wegen eines möglichen Fehlverhaltens einer Pflegekraft zu Ermittlungen der Staatsanwaltschaft und im ungünstigsten Fall zu einem Strafverfahren.

Es ist daher für Stationsleitungen wichtig, einige Grundregeln für derartige Fälle zu kennen, um sich selbst oder das Personal vor unnötigen Ansprüchen zu schützen.

Fall 13:

Eine Krankenschwester geht zu einem Patienten, der vom Toilettenstuhl auf die Bettkante gesetzt werden soll. Der 73-jährige Patient, 60 kg schwer, ist halbseitig gelähmt. Die Krankenschwester versucht, den Patienten auf den Bettrand zu setzen. Dabei entgleitet ihr der Patient, fällt auf den Boden und zieht sich eine Oberschenkelhalsfraktur zu.

Es soll hier einmal nicht um mögliche haftungsrechtliche Fragen gehen, sondern um die Frage: Was ist aus der Sicht der Krankenschwester zu tun?

Eine kleine Gedankenbrücke soll das folgende Schema bieten:

H ilfe holen
I nformation des zuständigen Arztes
L eitung des Pflegedienstes benachrichtigen
F ehlerhaftes Material und sonstige Beweise sichern
E rstellung einer sachlichen, widerspruchsfreien und wahrheitsgetreuen Dokumentation.

Zuerst muss Hilfe durch eine Kollegin oder einen Kollegen geholt werden.

Der Stationsarzt ist sofort zu benachrichtigen, um diagnostische und therapeutische Maßnahmen einleiten zu können.

Die diensthabende Vorgesetzte, Gruppenleitung, Stationsschwester oder Pflegedienstleitung ist zu informieren.

Beweismittel sind sicherzustellen. Sind die Beteiligten zum Beispiel der Meinung, das Bett sei trotz angezogener Bremsen weggerutscht, muss unter Zeugen festgestellt werden, ob die Bremsen defekt sind. Das Bett wäre dann ein Beweismittel und dürfte selbstverständlich zunächst einmal nicht repariert werden. Gleiches würde gelten, wenn behauptet wird, der Toilettenstuhl sei infolge eines Defekts weggerutscht. Auch hier müsste eine Sicherung des Beweismittels erfolgen, da andernfalls behauptet werden kann, die Bremsen des Bettes oder des Stuhls seien gar nicht angezogen gewesen.

Schließlich muss der Vorfall dokumentiert werden. Unter Umständen empfehlen sich eigene Aufzeichnungen als Gedächtnisstütze, die zuhause aufbewahrt werden sollten.

Diese Fallschilderung können Sie in jeder erdenklichen Weise abwandeln. Es kommt zu einer Medikamentenverwechslung: Heben Sie Verpackungen, leere Ampullen und Spritzen auf. Holen Sie diese gegebenenfalls auch wieder aus dem Abfall! All dies sagt sich im Zeitalter der Einmalprodukte leichter, als es in der Praxis ist.

Der Beweissicherung können auch Fotos dienen (vgl. Jacobs 2002, S. 159). Dies wird beispielsweise im Zusammenhang mit der Entstehung und Behandlung von Dekubitus immer wichtiger.

Fotografien können der Beweissicherung dienen.

Selbstverständlich kann Material nur dann sichergestellt werden, wenn ein Zwischenfall sofort erkannt wird. Da dies häufig nicht der Fall ist, kommt der sorgfältigen Dokumentation der Ereignisse herausragende Bedeutung zu. Richtschnur hierbei ist die Qualität der Dokumentation und nicht der Umfang der Aufzeichnungen. Es muss für einen Außenstehenden (z. B. den Staatsanwalt) nachvollziehbar sein, was sich wann und wo abgespielt hat (☞ Kapitel 4.8.1). Der Vorfall ist in enger Absprache mit dem Stationsarzt zu dokumentieren.

Vermeiden Sie jeden Versuch der Vertuschung, der Vernichtung von Beweismitteln oder der Fälschung Ihrer Dokumentation, da dies mit hoher Wahrscheinlichkeit zu umso unangenehmeren und langwierigeren Ermittlungen führt. Bei einem Zivilverfahren kann es darüber hinaus zur Beweislastumkehr kommen, wenn sich herausstellt, dass beispielsweise die Pflegedokumentation nachträglich geändert wurde.

Offener Umgang mit der Situation ist kein Eingeständnis von Schuld. Sie kennen dies aus Ihrem Privatleben: Bei einem Autounfall dürfen Sie aus versicherungstechnischen Gründen keine Erklärung abgeben, die einem Schuldeingeständnis gleichkäme. Gleiches gilt natürlich auch für den pflegerischen Zwischenfall. Dies bedeutet, dass Sie im Zweifelsfall die Aussage verweigern, bis Sie sich mit einem Anwalt beraten haben. Diesem Prinzip liegt eine wichtige Überlegung zugrunde: Gerade bei gravierenden Ereignissen wird man leicht unter dem Schock des Geschehens Angaben oder Zugeständnisse machen, die sich bei nüchterner Betrachtung und mit etwas Abstand zum Geschehen differenzierter darstellen. Dann können aber die ursprünglichen Aussagen kaum noch revidiert oder von Ihrem Anwalt widerlegt werden.

Umgang mit dem Zwischenfall

Im Zweifelsfall schalten Sie frühzeitig einen Rechtsanwalt ein. Geben Sie in keinem Fall der Polizei oder Angehörigen gegenüber mündliche Erklärungen ab. Insbesondere von Äußerungen gegenüber dem Patienten oder seinen Angehörigen ist abzuraten. Ein pflegerischer Zwischenfall beinhaltet meist auch medizinische Aspekte. Daher muss der Sachverhalt zunächst erst einmal zwischen dem Pflegepersonal und dem Arzt genau abgeklärt werden.

Im Zweifelsfall frühzeitig Rechtsanwalt einschalten

Übrigens: Das geschilderte Beispiel hat sich tatsächlich so zugetragen. Der Bundesgerichtshof hat in der Vorgehensweise der Schwester einen Pflegefehler gesehen, da sie keine zweite Person zur Hilfe geholt hat, um den Patienten zurück ins Bett zu legen (Nachzulesen bei Debong 1991).

Literatur

Faust, M. (2006): Bietet die Fotodokumentation Rechtssicherheit? In: Rechtsdepesche 3, S. 22

Jacobs, P. (1993): Richtiges Verhalten nach einem Zwischenfall. In: Die Schwester/Der Pfleger 32, S. 896–899

Jacobs, P. (2002): Dekubitus – Zwischen ärztlicher Verantwortung und pflegerischer Kompetenz. In: Die Schwester/Der Pfleger 41, S. 156–161

Jacobs, P. (2006): Digitale Fotodokumentation – was muss ich beachten? In: Die Schwester/Der Pfleger 45, S. 61

Debong, B./Andreas, M./Siegmund-Schultze, G (1991).: Haftung bei Sturz eines Patienten. In: Die Schwester/Der Pfleger 31, S. 452–453

Seibt, C. (2007): Einwilligung bei Fotodokumentation. In: Rechtsdepesche 4, S. 75

Gesetze und Gesetzestexte im Internet

Gesetze zum Arbeitsrecht finden Sie unter:
http://www.bma.bund.de/
Altersteilzeitgesetz, Arbeitsschutzgesetz (ArbSchG), Arbeitsmittelbenutzungsverordnung (AMBV), Arbeitsstättenverordnung (ArbStättV), Bildschirmarbeitsverordnung (BildscharbV), Arbeitszeitgesetz (ArbZG), Betriebsverfassungsgesetz (BetrVG), Bundeserziehungsgeldgesetz (BErzGG), Bundesurlaubsgesetz (BurlG), Jugendarbeitsschutzgesetz (JarbSchG), Kündigungsschutzgesetz (KSchG), Schwerbehindertengesetz (SchwbG), Sozialgesetzbuch (SGB), Tarifvertragsgesetz (TVG), Teilzeit- und Befristungsgesetz (TzBfG)

http://www.compuserve.de/bc_recht/gesetze/
Betäubungsmittelgesetz (BTMG), Bürgerliches Gesetzbuch (BGB), Arbeitsschutzgesetz (ArbSchG), Arbeitszeitgesetz (ArbZG), Kündigungsschutzgesetz (KSchG), Lohnfortzahlungsgesetz (LFZ), Tarifvertragsgesetz (TVG), Bundesurlaubsgesetz (BurlG)

Den Tarifvertrag Öffentlicher Dienst (TVöD) finden Sie unter:
http://www.tvoed-umsetzen.de/downloads.html

Das Strafgesetzbuch (StGB) finden Sie unter: http://dejure.org/gesetze/StGB

5.8.6 Die Anwendung alternativer Pflegemethoden

Zunehmend werden so genannte alternative Pflegemethoden in Krankenhäusern, Altenheimen und in der ambulanten Pflege angewandt. Aromapflege, Wickel und Auflagen, die Bachblütentherapie oder healing touch sind Beispiele hierfür. Wegen der nicht ganz einfachen rechtlichen und damit eventuellen haftungsrechtlichen Ausgangslage soll im Folgenden diese Thematik dargestellt werden.

Unterschied Langzeitpflege und Krankenhaus

Dabei ist wichtig, dass ein grundlegender Unterschied zwischen der Anwendung alternativer Pflegemethoden im Krankenhaus einerseits und in den Altenheimen und ambulanten Pflegediensten andererseits besteht. Der Grund hierfür liegt im Heilpraktikergesetz (☞ Abb. 18).

Ausübung nur durch Ärzte und Heilpraktiker

Danach dürfen nur Ärzte und Heilpraktiker die Heilkunde ausüben. Unter Ausübung von Heilkunde versteht der Gesetzgeber die Diagnose, Therapie und Linderung von Krankheiten, Leiden und Körperschäden am Menschen. Wer dies erwerbsmäßig tut, muss also Arzt oder Heilpraktiker sein. Damit wird deutlich, dass diese Definition, die aus dem Jahre 1939 stammt, nicht mehr im Einklang mit der modernen Arbeitsteilung in der Medizin steht.

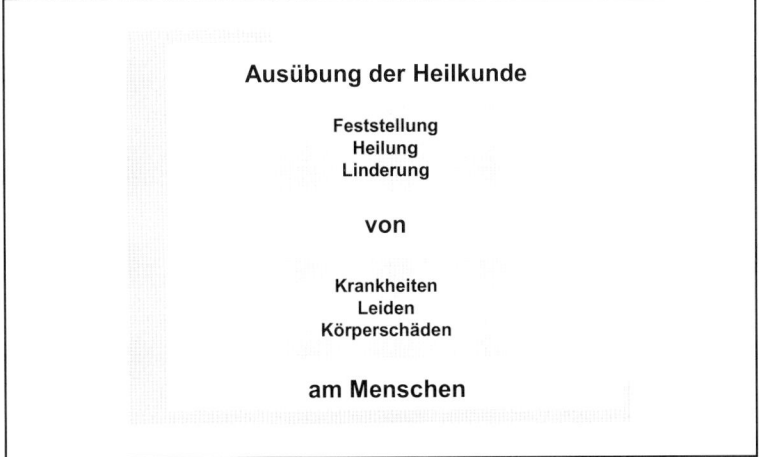

Abb. 18: Definition der Heilkunde

Tatsächlich lindern zahlreiche andere Berufe im Gesundheitswesen wie Physiotherapeuten, Kranken- und Altenpflegepersonal, Fußpfleger und viele andere erwerbsmäßig Krankheiten, Leiden und Körperschäden an Menschen.

Da ergänzend das Krankenpflegegesetz auch in der aktuellen Fassung, die seit dem 1. Januar 2004 in Kraft getreten ist, keine Vorbehaltstätigkeiten für Pflegepersonal festlegt (☞ Abb. 19), bleibt die (theoretische) Gesamtverantwortung des Arztes über seine Patienten gesetzlich zementiert. Daran ändert auch das Pflege-Weiterentwicklungsgesetz mit erweiterten Kompetenzen nach entsprechender Ausbildung derzeit nichts. Diese Gesamtverantwortung des Arztes über seine Patienten wird zunehmend in ihrer tatsächlichen Praktikabilität in Frage gestellt, was sich insbesondere in der jüngsten Rechtsprechung zur Dekubitusprophylaxe zeigt.

Gesamtverantwortung obliegt weiterhin dem Arzt.

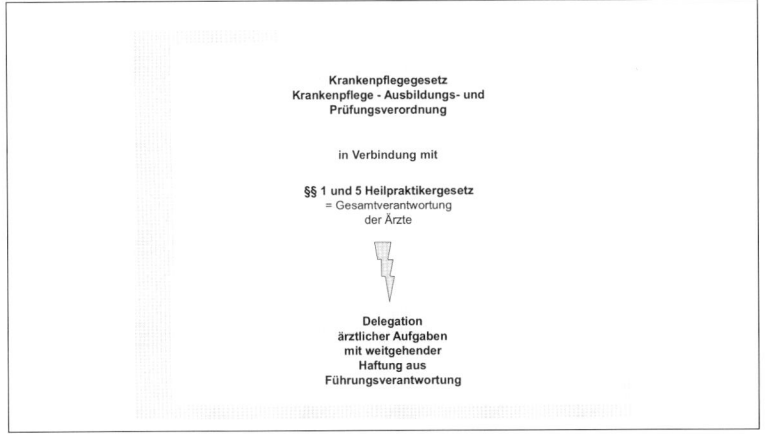

Abb. 19: Das Krankenpflegegesetz legt keine Vorbehaltstätigkeiten fest

Da im Krankenhaus Ärzte und Pflegepersonal Angestellte desselben Arbeitgebers sind, besteht ein medizinisch-fachliches Weisungsrecht

Weisungsrecht der Ärzte im Krankenhaus

des Arztes gegenüber dem Pflegepersonal nach den Regeln der Delegation (☞ Kapitel 5.8.2). Anders jedoch im Altenheim oder bei den ambulanten Pflegediensten. Hier sind keine angestellten Ärzte tätig, sondern die Bewohner der Altenheime beziehungsweise die Patienten zu Hause haben freie Arztwahl und werden von ihren Hausärzten versorgt. Damit entfällt die Ausgangslage, wie sie im Krankenhaus gilt: Das Altenpflegepersonal und das Personal der ambulanten Pflegedienste sind den Hausärzten gegenüber nicht weisungsgebunden (Böhme 1999).

Verantwortung im Pflegeheim und ambulanten Dienst

Dies bedeutet, dass Personal in den Pflegeheimen und ambulanten Pflegediensten somit bei der Anwendung alternativer Pflegemethoden in eigener Verantwortung tätig werden. Hieraus ergeben sich natürlich eine ganze Reihe von Konsequenzen, denn der oberste Grundsatz: „Dem Patienten/Bewohner darf kein Schaden zugefügt werden", gilt uneingeschränkt.

Analog zu den Sorgfaltspflichten im ärztlichen Bereich müssen daher bei der Anwendung alternativer Pflegemethoden die in Abbildung 20 dargestellten Forderungen zu den pflegerischen Sorgfaltspflichten erhoben werden.

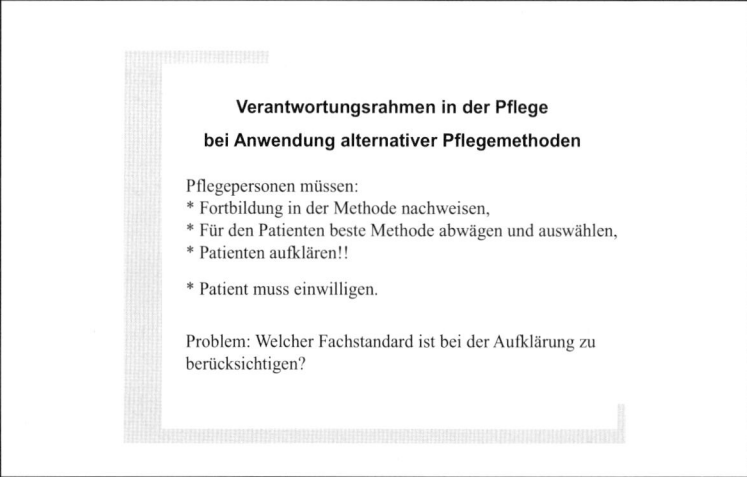

Verantwortungsrahmen in der Pflege

bei Anwendung alternativer Pflegemethoden

Pflegepersonen müssen:
* Fortbildung in der Methode nachweisen,
* Für den Patienten beste Methode abwägen und auswählen,
* Patienten aufklären!!

* Patient muss einwilligen.

Problem: Welcher Fachstandard ist bei der Aufklärung zu berücksichtigen?

Abb. 20: Verantwortung bei der Anwendung alternativer Pflegemethoden

Beachte:
Hobbymäßiger Einsatz alternativer Pflegemethoden, weil dies oder jenes gerade im Trend liegt, verbietet sich explizit.
Es ist besonders darauf zu achten, dass dem Patienten/Bewohner durch die Anwendung alternativer Pflegemethoden kein Schaden zugefügt wird.

Patienten/Bewohner aufklären!

Im Rahmen des Selbstbestimmungsrechts muss der Patient die Möglichkeit haben, die Anwendung alternativer Pflegemethoden ablehnen zu können. Zustimmung oder Ablehnung können aber erst erteilt werden, wenn der Patient/Bewohner über die Wirkungen, aber vor allem über die möglichen Nebenwirkungen der Methode aufgeklärt wurde. Dies wiederum setzt voraus, dass die anwendende Pflegeperson ihrerseits hierüber genau Bescheid weiß. Im Streitfall muss dies über entsprechende Fortbildungszertifikate nachgewiesen werden.

Damit ergibt sich zusammenfassend, dass dem Pflegepersonal insbesondere in Altenheimen und ambulanten Pflegediensten ein hohes Maß an Eigenverantwortung bei der Anwendung alternativer Pflegemethoden zukommt. Im Idealfall liegt ein Einvernehmen zwischen Hausarzt und dem Pflegepersonal bei der Anwendung alternativer Pflegemethoden vor. Demgegenüber darf das Pflegepersonal in Krankenhäusern alternative Pflegemethoden ohne Zustimmung des behandelnden Arztes nicht anwenden.

Eigenverantwortung der Pflegenden

> **Beachte:**
> Letzte Instanz, ob alternative Pflegemethoden zur Anwendung kommen, bleibt der selbstbestimmte Patient bzw. Bewohner.

> **Merke:**
> Als Stationsleitung sollten Sie im Rahmen Ihrer Führungsverantwortung darauf achten, dass alternative Pflegemethoden nur von Pflegepersonal angewandt wird, das den Nachweis einer Fortbildung in der angewandten Methode führt.
> In Altenheimen und ambulanten Pflegediensten muss weiterhin darauf geachtet werden, dass die Zustimmung der Patienten/Bewohner nach Aufklärung durch das Pflegepersonal vorliegt (Dokumentation).

Literatur

Böhme, H. (1996): Alternative Pflege – was ist erlaubt? In: Heilberufe 48, S. 52–53

Böhme, H. (1999): Alternative Pflegemethoden – am Beispiel von Wickel und Auflagen: Dürfen Pflegekräfte selbstständig darüber entscheiden? In: Pflegen ambulant 10, S. 38–42

Sonn, A. (1998): Pflegethema: Wickel und Auflagen. Stuttgart: Thieme

5.8.7 Die Fixierung von Patienten und Bewohnern

Während in der Vergangenheit die Fixierung von Patienten und Bewohnern vor allem in der Psychiatrie und in der Altenpflege ein wichtiges Thema war und ist, spielt sie aufgrund der Altersstruktur der Bevölkerung auch in den Akutkrankenhäusern zunehmend eine wichtige Rolle. Daher sollen hier zusammenfassend und schlaglichtartig die wichtigsten Grundregeln und Fragen im Zusammenhang mit der Fixierung dargestellt werden. Gerade im Bereich Qualitäts- und Risikomanagement spielt die Fixierung von Patienten und Bewohnern eine herausragende Rolle. Wegen der besonderen Bedeutung der Fixierung als Verstoß gegen ein Grundrecht wird auf die ausführliche Literaturzusammenstellung am

Grundregeln

Ende des Kapitels verwiesen, in der schwerpunktmäßig auf Artikel zu konkreten Fällen, meist im Zusammenhang mit der Sturzprophylaxe, verwiesen wird.

> **Merke:**
> Jede Fixierung eines Menschen stellt sowohl einen Verstoß gegen das Grundrecht auf freie Entfaltung der Persönlichkeit wie auch eine strafbare Handlung dar.

Richterliche Verfügung

Freiheitsentziehende Maßnahmen bedürfen daher in Deutschland grundsätzlich einer richterlichen Verfügung. Daran ist sogar die Polizei gebunden. Auch Ärzte haben grundsätzlich kein Recht, Patienten in ihrer Freiheit einzuschränken. Gleiches gilt natürlich für das Pflegepersonal, insbesondere in Altenheimen und ambulanten Pflegediensten mit ihrer relativen Arztferne und damit größeren Entscheidungsfreiheit und -verantwortung gegenüber den Bewohnern.

Ausnahmen

Von dieser Grundregel gibt es zwei Ausnahmen: Bei Vorliegen von Selbstgefährdung (suizidaler Patient) oder Fremdgefährdung (aggressiver Patient) darf eine Fixierung auf ärztliche Anordnung kurzzeitig auch ohne richterliche Verfügung vorgenommen und aufrecht erhalten werden.

Im Notfall

Das Pflegepersonal darf im Rahmen seiner Notfallkompetenz bei akuter Selbst- oder Fremdgefährdung ausnahmsweise ohne ärztliche Anordnung eine Fixierung vornehmen. Allerdings ist die ärztliche Anordnung **unverzüglich** nachzuholen. Diese hat schriftlich zu erfolgen. Eine penible Dokumentation, insbesondere was den Grund der Fixierung angeht, ist von absoluter Wichtigkeit. Erteilt der behandelnde Arzt die nachträgliche Anordnung zur Fixierung nicht, so ist dies zu dokumentieren und die Fixierung aufzuheben. Kommt es daraufhin zu einer Schädigung, ist medizinisch zu klären, ob eine Selbst- oder Fremdgefährdung vorlag, die eine Fixierungsanordnung notwendig gemacht hätte. Keinesfalls liegt bei dieser Fallgestaltung eine Sorgfaltspflichtverletzung des Pflegepersonals vor.

> **Merke:**
> Die Dokumentation ist im Falle einer Fixierung besonders wichtig!

Kurzzeitige" Fixierung

Nicht ganz eindeutig ist der Begriff „kurzzeitige" Fixierung definiert. Damit ist der Zeitraum gemeint, in dem ein Patient ohne richterliche Verfügung fixiert werden darf. In der Literatur schwanken die Angaben zwischen 24 und 48 Stunden. Klarheit kann hier ein Gespräch mit dem zuständigen Richter schaffen. Immer häufiger ziehen Krankenhäuser bei der Erstellung von Fixierungsstandards den Richter hinzu und können so garantieren, dass der Standard den gesetzlichen Vorgaben entspricht und der Begriff „kurzzeitig" eindeutig definiert wird.

Arzt/Heimleitung muss richterliche Verfügung einholen.

Nach Ablauf dieser Frist muss der behandelnde Arzt eine richterliche Verfügung einholen. Diese Aufgabe kann auch nicht delegiert werden, da sich der Richter ein genaues Bild über Diagnose und Prognose machen

wird und dies nur vom behandelnden Arzt zu vermitteln ist. Im Alten-
heimbereich wäre hierfür der Heimleiter zuständig.

Im ambulanten Bereich ist dies noch schwieriger, da das Pflegepersonal
des ambulanten Pflegedienstes nur punktuell zur Pflege der Patienten
erscheint. Eine Fixierung in der Privatsphäre, etwa durch Ehegatten oder
Kinder, entzieht sich aber dem Pflichtkreis des beruflich tätigen Pflegepersonals. Eine Verletzung der Aufsichtspflicht oder der Vorwurf der
unterlassenen Hilfeleistung würde – anders als im Krankenhaus oder im
Altenheim – in der ambulanten Pflege nicht greifen, da das Pflegepersonal des ambulanten Pflegedienstes eine solche Pflicht nur für die Dauer
der jeweiligen Tätigkeit am Patienten haben kann. Im Gegenteil: Würde
das Personal des ambulanten Pflegedienstes freiheitsentziehende Maßnahmen ergreifen, wäre dies eher eine Freiheitsberaubung. Vergleiche
hierzu den Fall des Abschließens einer Wohnungstür durch die Mitarbeiterin des ambulanten Pflegedienstes (LG München 1999).

Es liegt im Ermessen des Richters, ob er zusätzlich einen Besuch bei dem
Patienten/Bewohner macht, um sich ein Bild vor Ort zu machen. Der
Richter wird dann den Antrag entweder ablehnen oder verfügen, welche
Fixierung zu welchen Gelegenheiten wie lange durchgeführt werden
darf. Bei Ablehnung des Antrags darf selbstverständlich auch keine
freiheitsentziehende Maßnahme vorgenommen werden.

> **Merke:**
> Jede länger andauernde oder stets zum selben Zeitpunkt wiederkeh-
> rende Fixierung (etwa immer nachts oder im Stuhl zum Essen) bedarf
> der richterlichen Verfügung.

Unsicherheiten treten auch immer wieder bei der Frage auf, was denn
alles ein Fixierungsmittel sei. Jedes Mittel, das dazu eingesetzt wird,
einen Patienten oder Bewohner in seiner Freiheit einzuschränken, ist ein
Fixierungsmittel. Dazu gehören ganz eindeutig auch Bettseitenteile
(Sträßner 2001).

Fixiert werden kann schließlich nur ein Patient, der sich auch tatsächlich
frei bewegen kann. So stellt beispielsweise das Anbringen von Bettsei-
tenteilen bei einem Tetraplegiker keine Fixierung dar. Sie werden auch
gar nicht zum Zwecke der Fixierung angebracht, sondern als Lagerungs-
hilfsmittel. Werden einem Intensivpatienten, der sediert und relaxiert ist,
der aber im Basisreflex nach dem Tubus greift, die Hände fixiert, stellt
dies keine Fixierung dar, da es sich um keinen bewussten Akt handelt.
Wird allerdings einem halbseitengelähmten Patienten die frei bewegliche
Hand festgebunden, weil er sich beispielsweise den venösen Zugang
ziehen will, stellt dies eine Fixierung dar, weil es sich um einen Akt freier
Willensbestimmung handelt. Ebenso in der Psychiatrie: Wird ein Medikament zur Behandlung einer Erkrankung verabreicht, das als Neben-
wirkung eine so starke Sedierung hervorruft, dass der Patient sich de
facto nicht mehr aus seinem Bett oder Zimmer wegbewegen kann, stellt
dies keine Fixierung dar. Wird dasselbe Medikament aber verabreicht,
um den Patienten ruhig zu stellen, handelt es sich um eine medikamen-
töse Fixierung.

Fixierung in der ambulanten Pflege

Sachverhalt genau prüfen!

Ebenso wird keine richterliche Verfügung eingeholt, wenn der Patient oder Bewohner in die Fixierung (z. B. Anbringen von Bettgittern, um nächtliches Aufstehen zu verhindern) einwilligt. Diese Einwilligung, die dokumentiert und vom Patienten unterschrieben wird, kann natürlich vom Patienten oder Bewohner jederzeit widerrufen werden.

Fixierungen als Sturzschutz? Häufig fordern Angehörige bei Aufnahme eines Patienten vom Pflegepersonal die Fixierung mit dem Hinweis darauf, dass der Angehörige zu Hause zum Beispiel häufiger stürze. Hier müssen die Angehörigen an den behandelnden Arzt verwiesen werden. Dieser muss beurteilen, ob tatsächlich eine Selbstgefährdung vorliegt, die eine freiheitsentziehende Maßnahme indiziert erscheinen lässt. Gerade im Zusammenhang mit Stürzen von Heimbewohnern hat es in jüngster Zeit Urteile gegeben, die deutlich machen, dass das Grundrecht auf Selbstbestimmung und die Schutzmaßnahme Freiheitsentziehung einer strengen Prüfung zu unterziehen sind. Dabei ist der Entfaltung dieses Grundrechts eine hohe Bedeutung beizumessen (☞ Urteile des OLG Düsseldorf 2002 und des OLG Hamm 2002).

> **Merke:**
> Von herausragender Bedeutung bei der Fixierung ist die Dokumentation. Hier ist penibel und zeitnah nach der 6-W-Regel zur Erstellung von Berichten zu verfahren (☞ Abb. 21).

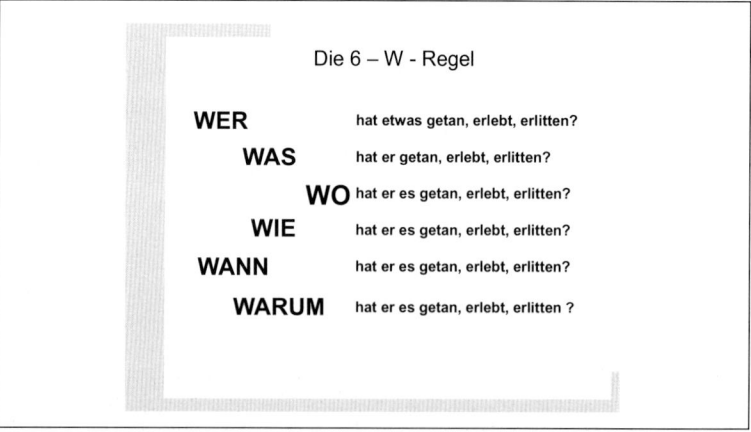

Abb. 21: Die 6-W-Regel

Wegen der besonderen Bedeutung der Fixierung muss unbedingt eine **schriftliche** ärztliche Anordnung eingeholt werden. In diesem Zusammenhang wird immer wieder die Frage gestellt, was passiert, wenn der behandelnde Arzt die notwendige richterliche Verfügung nicht einholt. Dies ist in der Tat eine unerfreuliche Situation, weil das Pflegepersonal hier in eine Zwickmühle gerät: Im Rahmen der Selbstprüfungspflicht bei der Delegation (☞ Abb. 22) muss das Pflegepersonal die Durchführung strafbarer oder rechtswidriger Handlungen ablehnen, um sich nicht der Gefahr einer Mitschuld auszusetzen.

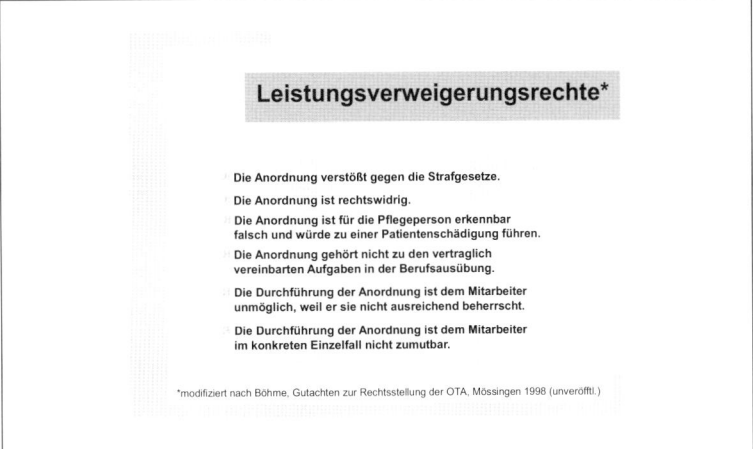

Leistungsverweigerungsrechte*

- Die Anordnung verstößt gegen die Strafgesetze.
- Die Anordnung ist rechtswidrig.
- Die Anordnung ist für die Pflegeperson erkennbar falsch und würde zu einer Patientenschädigung führen.
- Die Anordnung gehört nicht zu den vertraglich vereinbarten Aufgaben in der Berufsausübung.
- Die Durchführung der Anordnung ist dem Mitarbeiter unmöglich, weil er sie nicht ausreichend beherrscht.
- Die Durchführung der Anordnung ist dem Mitarbeiter im konkreten Einzelfall nicht zumutbar.

*modifiziert nach Böhme, Gutachten zur Rechtsstellung der OTA, Mössingen 1998 (unveröfftl.)

Abb. 22: Gründe für die Ablehnung der Durchführung einer angeordneten Maßnahme

Liegt allerdings Fremd- oder Selbstgefährdung des Patienten vor, eine Einschätzung, für die ausdrücklich der behandelnde Arzt verantwortlich ist, darf die Fixierungsmaßnahme nicht aufgehoben werden, um sich nicht der Gefahr einer unterlassenen Hilfeleistung auszusetzen. Es handelt sich hier – wie so oft bei der Zusammenarbeit – um ein Problem schlechter Zusammenarbeit verschiedener Berufsgruppen. Daher gibt es hierfür keine befriedigende Lösung durch den Juristen, hier wäre eher der Teamcoach gefragt.

Konkret sollte im vorliegenden Fall das Pflegepersonal die Fixierung belassen und sorgfältig dokumentieren, dass dies zum Schutz des Patienten ohne die ärztliche Anordnung geschieht. Parallel dazu ist von der Stationsleitung die Pflegedienst- oder Heimleitung schriftlich über das rechtswidrige Vorgehen des Arztes zu informieren und Abhilfe einzufordern. Wenn keine Abhilfe geleistet wird, ist der Träger der Einrichtung in der Organisationsverantwortung, da vom Mitarbeiter verständlicherweise nicht mehr verlangt werden kann.

Insbesondere in psychiatrischen Einrichtungen sind schon seit längerer Zeit so genannte Fixierungsprotokolle üblich.

Verhalten bei Nichteinholung der richterlichen Verfügung durch den Arzt

Merke:
Die besondere Führungsverantwortung der Stationsleitung bei der Anwendung freiheitsentziehender Maßnahmen liegt darin, darauf zu achten, dass im pflegerischen Bereich verantwortungsvoll und den Grundrechten und Gesetzen entsprechend mit diesen einschneidenden Eingriffen umgegangen wird.

Bei Missbrauch im ärztlichen Bereich muss die Stationsleitung die Pflegedienstleitung informieren. Es ist dann deren Aufgabe, weiter tätig zu werden.

Literatur

Bruns, W./Andreas, M./Debong, B. (2005): Unfälle im Pflegeheim – Gratwanderung des Pflegepersonals zwischen Schutzpflichten und dem

Selbstbestimmungsrecht der Bewohner. In: Die Schwester/Der Pfleger 44, S. 567–569

Huhn, S. (2002): Skala zur Einschätzung des Sturzrisikos bei älteren Patienten. In: Die Schwester/Der Pfleger 41, S. 227–229

Landgericht München (1999): Zeitweises Absperren der Wohnungstür beim Betreuten. In: Neue Juristische Wochenschrift 52, S. 3642–3643

Landgericht Zweibrücken (2006): Fixierungsmaßnahme gegen den Willen des Betreuers. In: Rechtsdepesche 4, S. 29–30

Lutterbeck, Ch. (2001): Der verhinderte Fenstersturz und seine haftungsrechtlichen Konsequenzen. In: PflegeRecht 4, 100–101

Lutterbeck, Ch. (2002): Sturz aus dem Rollstuhl im Altenpflegeheim – immer vermeidbar? In: PflegeRecht 5, S. 49–51

Roßbruch, R. (2002): Überwachungspflichten bei Selbstgefährdung eines deliranten Patienten. In: Pflegerecht 5, S. 244–255

Roßbruch, R. (2002): Haftung eines Altenheimträgers – Hier: Sturz aus dem Rollstuhl. Zum Urteil des OLG Koblenz vom 21.3.2002 – 5 U 1648/01. In: PflegeRecht 6, S. 379–383

Roßbruch, R. (2003): Zum Schadenersatzanspruch wegen eines Sturzes. In: PflegeRecht 7, 297–300

Strässner, H. (2001): Die Haftung des Krankenhauses bei Sturz des Patienten aus dem Bett. In: Pflege- & Krankenhausrecht 4, S. 70–73

Sträßner, H. (2008): Fixierung und Sedierung in der stationären und ambulanten Altenpflege. In: Pflegerecht 12, S. 253–263

5.8.8 Das Gesetz über Medizinprodukte (Medizinproduktegesetz – MPG)

MedGV   Am 1. Januar 1986 trat die Verordnung über die Sicherheit medizinisch-technischer Geräte (Medizingeräte-Verordnung – MedGV) in Kraft. Hintergrund zum Erlass dieser Verordnung waren die sich häufenden Zwischenfälle beim Einsatz medizinisch-technischer Geräte mit oft fatalen Folgen für die Patienten. Nach einer Untersuchung von über 1400 Zwischenfällen waren in circa 64 % der Fälle falsche oder unsachgemäße Bedienung der Geräte die Ursache (Kirchberg 2003, S. 12).

MPG   Am 1. Januar 1995 trat das Medizinproduktegesetz (MPG) in Kraft. Mit diesem Gesetz wurden mehrere Ziele verfolgt. Es galt, europäische Regelungen in das deutsche Recht aufzunehmen. Gleichzeitig sollte der Schutz von Anwendern, Patienten und Dritten beim Umgang mit medizinisch-technischen Geräten und Medizinprodukten weiter verbessert werden.

MPBetreibV   In der Praxis haben das MPG und die zum 7. Juli 1998 in Kraft getretene Medizinprodukte-Betreiberverordnung (MPBetreibV) jedoch auch zu viel Diskussion und Verunsicherung geführt. Näheres zu den Einzelheiten finden Sie in der Literatur von Kirchberg.

Im Rahmen dieses Kapitels sollen die wichtigsten Anforderungen für Stationsleitungen dargestellt werden. Hierzu kann generell angemerkt werden, dass die wesentlichen Elemente aus der MedGV übernommen wurden. Hierzu zählen:

- die Funktionsprüfung vor der Inbetriebnahme,
- die Einweisung der Anwender,
- die Führung von Gerätebüchern (eingeschränkt je nach Organisation für die Anwender).

Der Hauptzweck des MPG liegt für den Alltag auf der Station darin, den Schutz der Patienten, Anwender und Dritter im Umgang mit Medizinprodukten sicherzustellen. § 1 Zweck des Gesetzes

Diese genannten Personenkreise dürfen durch den Einsatz technischer Geräte und Verfahren in der Medizin und Pflege keinen Gefährdungen ausgesetzt werden oder gar Schaden an Leib und Leben nehmen.

Das Gesetz gilt für Medizinprodukte und deren Zubehör. Dabei wird das Zubehör als eigenständiges Produkt behandelt. Für die Praxis bedeutet dies, dass derjenige, der Zubehör für ein medizinisch-technisches Gerät einkauft, dafür verantwortlich ist, dass nur zugelassenes Zubehör eingekauft und damit angewendet wird. In Krankenhäusern und größeren Einrichtungen der Altenbetreuung oder zu Einkaufverbünden zusammengeschlossenen Einrichtungen trägt diese Verantwortung der Mitarbeiter der Verwaltung im Einkauf. Im Rahmen des Vertrauensgrundsatzes darf sich der Mitarbeiter der Station oder der ambulanten Pflegeeinrichtung darauf verlassen, dass ihm nur zugelassenes Zubehör zur Verfügung gestellt wird. § 2 Anwendungsbereich des Gesetzes

Wenn Pflegepersonal kleiner Einrichtungen oder von Funktionsabteilungen, wie z. B. Operationsabteilungen, Zubehör selbst bestellt, muss in diesen Fällen das Pflegepersonal selbst sicherstellen, dass nur zugelassenes Zubehör beschafft wird. Am besten lässt sich die Stations- oder Abteilungsleitung eine entsprechende Bescheinigung vom Hersteller des Produkts vorlegen.

In dieser Bestimmung zeigt sich das Dilemma des MPG gegenüber der alten MedGV deutlich. Das MPG ist für die Anwender bis zur Unverständlichkeit verkompliziert geworden. In § 3 werden 21 umständliche und unverständliche Definitionen festgelegt. Damit sind sie für die Praxis unbrauchbar. Am besten eignet sich die Kurzdefinition von Böckmann: „Medizinprodukte sind technische Produkte für die medizinische Anwendung an Menschen" (zitiert nach Kirchberg 2003, S. 30; dort sind auch Beispiele für Zuordnungen zu finden). § 3 Begriffsbestimmungen

Das MPG teilt die Medizinprodukte in vier Risikoklassen ein. Dabei wurden anstelle der vier Gerätegruppen nach MedGV die Risikoklassen I, IIa, IIb und III eingeführt. Dabei steigt das angenommene Risiko in der Anwendung eines Geräts mit steigender Ziffer. Wichtig ist an dieser Stelle, dass der Hersteller verantwortlich für die richtige Zuordnung zur entsprechenden Risikoklasse ist. Anders als bei der MedGV ist es für die Anwender kaum noch möglich, ein Gerät zweifelsfrei der richtigen Risikoklasse zuzuordnen. § 13 Klassifizierung von Medizinprodukten, Abgrenzung zu anderen Produkten

Eine deutliche Verschärfung gegenüber der MedGV stellt die Tatsache dar, dass nach dem MPG Verstöße gegen die Vorschriften im Höchstfall mit bis zu drei Jahren Freiheitsstrafe geahndet werden können. §§ 40–42 Straf- und Bußgeldvorschriften

5.8.9 Die Verordnung über das Errichten, Betreiben und Anwenden von Medizinprodukten (Medizinprodukte-Betreiberverordnung – MPBetreibV)

Die MPBetreibV ist für den Stationsalltag von größerer Bedeutung als das MPG. Die Führungsaufgaben der Stationsleitung finden hier ihren unmittelbaren Niederschlag. Soweit die Stationsleitung selbst medizinisch-technische Geräte am Patienten anwendet, gelten für sie natürlich dieselben Voraussetzungen wie für alle anderen pflegerischen Anwender. Für die Stationsleitung kommen aber zusätzlich Trägeraufgaben hinzu. Art und Umfang dieser Aufgaben, für die der Träger der Gesundheitseinrichtung als Betreiber verantwortlich ist, richten sich nach der konkreten Organisation zur Umsetzung des MPG in Ihrer Einrichtung. Hier empfiehlt sich grundsätzlich das von Jacobs in den achtziger Jahren entwickelte Modell für den Pflegedienst, da bis auf die Qualifikation des Einweisers (vgl. hierzu § 5 MPBetreibV) die Anforderungen an die Anwender im Vergleich zur MedGV gleich geblieben sind (Jacobs 1986 und 1987).

§ 2 Allgemeine Anforderungen

Von zentraler Bedeutung ist der Absatz 5. Danach muss sich der Anwender vor der Anwendung eines Medizinprodukts von der Funktionsfähigkeit und vom ordnungsgemäßen Zustand des Medizinprodukts überzeugen. Dies erstreckt sich auch auf miteinander verbundene Medizinprodukte und das Zubehör sowie die Software. Damit ist der Gesetzgeber hier über die ursprüngliche Bestimmung der MedGV hinausgegangen und hat insbesondere dem zunehmenden Einsatz von Software Rechnung getragen.

> **Beachte:**
> Unter Prüfung der Funktionsfähigkeit ist die Prüfung der Alarmsysteme zu verstehen: Dies geschieht bei modernen Geräten meist durch eine Selbsttestroutine, die beim Einschalten des Geräts in Gang gesetzt wird.
> Prüfung der Funktionsfähigkeit bedeutet nicht, dass der Anwender Förderraten, z. B. mit der Stoppuhr in der Hand, überprüfen muss. Derartige Prüfungen gehören in die sicherheitstechnische Kontrolle des technischen Fachpersonals (Jacobs 1989, S. 15).

> Die Prüfung des ordnungsgemäßen Zustands umfasst:
>
> * die Sichtkontrolle auf äußerliche Unversehrtheit des Produkts,
> * den richtigen Auf- und Zusammenbau des Produkts,
> * die hygienische Unbedenklichkeit,
> * die Verwendung zugelassenen Zubehörs sowie die Vollständigkeit des Zubehörs,
> * die Prüfung des Datums der nächsten sicherheitstechnischen Kontrolle oder
> * die Prüfung des Datums der nächsten messtechnischen Kontrolle.

Für die Instandhaltung der Medizinprodukte muss der Betreiber entsprechend geeignetes Personal einsetzen. Für die Leitungen von Zentralsterilisationen ist es jedoch sinnvoll, auf diese Bestimmung einzugehen. Produkte, die steril oder keimarm angewendet werden, müssen nach den Angaben der Hersteller mit geeigneten validierten Verfahren aufbereitet werden. Der Erfolg dieser Aufbereitung muss nachvollziehbar sein. Dies bedeutet für die Leiter von Sterilisationseinheiten, dass hier nur mit validierten Verfahren gearbeitet werden darf und darüber hinaus umfangreiche Chargen- sowie Funktionsdokumentationen der Sterilisatoren durchgeführt werden müssen.

Beachtet werden müssen ferner die gemeinsamen Empfehlungen der Kommission für Krankenhaushygiene und Infektionsprävention am Robert Koch-Institut und des Bundesinstituts für Arzneimittel und Medizinprodukte zu den Anforderungen an die Hygiene bei der Aufbereitung von Medizinprodukten. Wenn all dies beachtet und befolgt wird, wird eine ordnungsgemäße Aufbereitung vermutet.

§ 4 Instandhaltung

> **Merke:**
> Aufbereitungen in zentralen oder dezentralen Sterilisationseinheiten dürfen nur nach validierten Verfahren, die ausführlich dokumentiert werden müssen, durchgeführt werden.

Die MedGV hatte die medizinisch-technischen Geräte in vier Gruppen eingeteilt. Davon waren die Geräte der Gruppe 1 als besonders risikoreich eingestuft, und im Umgang mit ihnen waren die Bestimmungen am weitesten gefasst.

Nach der MPBetreibV werden diese als besonders risikoreich eingestuften Geräte als aktive Medizinprodukte bezeichnet, die in folgender Anlage aufgeführt sind.

§ 5 Betreiben und Anwenden

1   Nichtimplantierbare, aktive Medizinprodukte zur
1.1 Erzeugung und Anwendung elektrischer Energie zur unmittelbaren Beeinflussung der Funktion von Nerven und/oder Muskeln bzw. der Herztätigkeit einschließlich Defibrillatoren,
1.2 intrakardialen Messung elektrischer Größen oder Messung anderer Größen unter Verwendung elektrisch betriebener Messsonden in Blutgefäßen bzw. an freigelegten Blutgefäßen,
1.3 Erzeugung und Anwendung jeglicher Energie zur unmittelbaren Koagulation, Gewebezerstörung oder Zertrümmerung von Ablagerungen in Organen,
1.4 unmittelbare Einbringung von Substanzen und Flüssigkeiten in den Blutkreislauf unter potenziellem Druckaufbau, wobei die Substanzen und Flüssigkeiten auch aufbereitete oder speziell behandelte körpereigene sein können, deren Einbringen mit einer Entnahmefunktion direkt gekoppelt ist,
1.5 maschinelle Beatmung mit oder ohne Anästhesie,
1.6 Diagnose mit bildgebenden Verfahren nach dem Prinzip der Kernspinresonanz,
1.7 Therapie mit Druckkammern,

> 1.8 Therapie mittels Hypothermie und
> 2 Säuglingsinkubatoren sowie
> 3 externe, aktive Komponenten aktiver Implantate.

Klassifizierung ist Aufgabe der Hersteller und Betreiber

Damit ist die Einschätzung, ob es sich um ein aktives Medizinprodukt handelt, für den technischen Laien sehr viel schwieriger geworden als zur Zeit der MedGV. Es ist die Aufgabe von Herstellern und Betreibern mitzuteilen, um welche Klasse eines Medizinprodukts es sich im konkreten Fall handelt. Ganz pragmatisch kann aber festgestellt werden, dass dies alle Geräte sind, die in der MedGV zur Gruppe 1 gehörten – und einige mehr.

> **Beachte:**
> Die in Anlage 1 aufgeführten Geräte dürfen nur am Patienten angewendet werden, wenn der Hersteller
> 1. das Medizinprodukt am Betriebsort einer Funktionsprüfung unterzogen hat und
> 2. die vom Betreiber beauftragte Person anhand der Gebrauchsanweisung sowie sicherheitsrelevanter Informationen in die sachgerechte Handhabung und Anwendung eingewiesen hat.

Nach Absatz 3 müssen diese Funktionsprüfung und die Einweisung der vom Betreiber beauftragten Person belegt, das heißt schriftlich dokumentiert werden. Wie diese Dokumentation auf der Station oder Abteilung geführt und 30 Jahre aufbewahrt wird, muss mit dem Träger der Einrichtung geklärt werden.

Schulung des Personals

§ 5 Absatz 2 sorgt in der Praxis für viel Unmut. Danach dürfen Medizinprodukte nach Anlage 1 nur von Personen angewendet werden, die über eine Ausbildung oder Kenntnisse und Erfahrung verfügen. Darüber hinaus müssen sie vom Hersteller oder **einer vom Betreiber** benannten Person eingewiesen sein.

Schneeballsystem unzulässig?

Die überwiegende Auslegung – meist von Nichtjuristen – dieser Bestimmung bedeutet das „Aus" für das bisher durchaus erfolgreich praktizierte Schneeballsystem im Rahmen der Einweisung, z. B. bei der Einarbeitung neuer Mitarbeiter. Nunmehr, so wird argumentiert, dürfen nur noch so genannte Ersteinweiser das Pflegepersonal (natürlich auch die anderen Berufsgruppen) einweisen. Diese Ersteinweiser müssen von den Herstellern geschult werden. Kündigt ein Mitarbeiter, der vom Hersteller geschulter Ersteinweiser ist, muss der Betreiber einen neuen Mitarbeiter – gegen entsprechend hohe Kosten – schulen lassen. Gerade große Institutionen mit hoher Fluktuation oder kleine ambulante Pflegedienste mit knapper Kalkulation sind hier durch hohe Kosten bedroht. Andererseits deutet die Formulierung „vom Betreiber beauftragte Person" darauf hin, dass der Verordnungsgeber hier den Ende der achtziger Jahre erfolgreich eingeführten Gerätebeauftragten in die Verordnung aufgenommen hat (Jacobs 1987).

> **Merke:**
> Erkundigen Sie sich bei Ihrem Träger, wie er die Einweisung organisieren will und wer die beauftragte Person nach § 5 Absatz 2 ist.

Analog zur MedGV muss für bestimmte Geräte vom Betreiber ein Medizinproduktebuch geführt werden. Dies hat Dokumentencharakter, muss auf Verlangen der Aufsichtsbehörde vorgelegt werden und spielt natürlich bei Haftungsauseinandersetzungen wegen Patientenschädigung, bei denen Medizinprodukte eingesetzt waren, eine wichtige Rolle. Es muss nach § 9 noch fünf Jahre nach Außerbetriebnahme des Medizinprodukts aufbewahrt werden.

§ 7 Medizinproduktebuch

Die Gebrauchsanweisungen und die dem Produkt beigefügten Hinweise müssen so aufbewahrt werden, dass die Anwender jederzeit Einsicht nehmen können, also in der Regel im Stationszimmer. Auch die Medizinproduktebücher müssen dem Anwender während der Arbeitszeit zugänglich sein. Es ist sinnvoll, das Medizinproduktebuch direkt beim Betreiber aufzubewahren, z. B. in Krankenhäusern in der Verwaltung oder Abteilung Medizintechnik, in Altenheimen bei der Heimleitung und in ambulanten Pflegediensten bei der Leitung. Stationsleitungen müssen alle Einweisungen melden bzw. die ausgefüllten Einweisungsformulare weitergeben, damit diese in das Medizinproduktebuch aufgenommen werden können. Gerade wegen des Dokumentencharakters empfiehlt sich aufgrund der Verlustgefahr nicht eine Aufbewahrung im Stationszimmer. Das Kriterium „während der Arbeitszeit" bezieht sich dann auf die Arbeitszeit der Verwaltung.

§ 9 Aufbewahrung der Gebrauchsanweisungen und der Medizinproduktebücher

Verstöße gegen die Bestimmungen der MPBetreibV werden als Ordnungswidrigkeiten geahndet.

§ 13 Ordnungswidrigkeiten

Der Anwender eines medizinisch-technischen Produkts muss vor bzw. während der Anwendung des Produkts zusammenfassend Folgendes beachten:

- Er muss in die Handhabung des Geräts/Produkts eingewiesen sein **und** in der Lage sein, das Gerät auch tatsächlich bedienen zu können.
- Er muss das Verfallsdatum oder das Datum der nächstfälligen sicherheitstechnischen Kontrolle prüfen.
- Er muss das Gerät auf seine Funktionsfähigkeit und seinen ordnungsgemäßen Zustand überprüfen.
- Er darf das Gerät nur nach Maßgabe der in deutscher Sprache vorliegenden Gebrauchsanweisung anwenden.
- Er darf nur zugelassenes Zubehör benutzen.

Stationsleitungen, die selbst Medizinprodukte anwenden, müssen diese Punkte natürlich als Anwender ebenfalls beachten.

Zusätzlich müssen sie im Rahmen ihrer Führungs- und Organisationsverantwortung je nach Organisation des MPG in ihren Krankenhäusern, Altenheimen oder ambulanten Pflegediensten noch folgende Aufgaben wahrnehmen:

- Die Einweisungen müssen organisiert und die Teilnahme der Mitarbeiter überprüft werden.
- Die Namen der eingewiesenen Personen müssen in das Gerätebuch eingetragen werden oder zur Eintragung an die entsprechende Stelle weitergemeldet werden.
- Die Gebrauchsanweisungen in deutscher Sprache müssen für jeden Anwender jederzeit zugänglich aufbewahrt werden.

Zusätzliche Aufgaben der Stationsleitung

- Produkte, die verfallen sind oder bei denen eine sicherheitstechnische Kontrolle oder eine messtechnische Überprüfung (Eichung) notwendig ist, müssen der entsprechenden Abteilung übergeben werden, oder der Kundendienst muss informiert werden.
- Durch stichprobenartige Kontrollen müssen das Wissen und die sorgfältige Anwendung der Geräte durch die Mitarbeiter überprüft werden und gegebenenfalls Nachschulungen veranlasst werden.
- Diese Aufgaben kann die Stationsleitung z. B. auf einen Gerätebeauftragten übertragen.

Literatur

Jacobs, P. (1986): Krankenpflege und Medizingeräteverordnung. Melsungen: Bibliomed

Jacobs, P. (1987): Der Gerätebeauftragte. Ein Modellvorschlag zur Lösung praktischer Probleme der MedGV auf der Anwenderseite. In: führen & wirtschaften im Krankenhaus 4, Heft 2, 58–62.

Kirchberg, D. (2003): Das Medizinproduktegesetz: Was Pflegende wissen müssen. Hannover: Schlütersche

Medizinprodukte-Gesetz als kostenloser download unter: www.gesetze-im-internet.de/bundesrecht/mpg/gesamt.pdf

Medizinprodukte-Betreiberverordnung als kostenloser download unter: www.kv-bonn.drk.de/symposium/Regelwerk/MPBetreibV.pd

6 Patientenorientierung

Wolfgang Schäfer

Pflegekräfte auf einer Krankenstation haben die Verantwortung für zwei verschiedene Bereiche: Einmal sind sie zur Durchführung der von den Ärzten angeordneten Behandlungspflege verpflichtet und zweitens haben sie die alleinige Zuständigkeit für die Grundpflege. In der Behandlungspflege haben sie die Durchführungsverantwortung, in der Grundpflege können sie Pflege selber planen, durchführen, dokumentieren, kontrollieren und korrigieren. Diese Handlungsfreiheit in der allgemeinen Pflege gibt dem Pflegepersonal die Möglichkeit, eigene Arbeitskonzepte zu entwerfen, die an die pflegerischen Leitlinien des Hauses angepasst werden und zugleich den individuellen Bedürfnissen der Patienten gerecht werden. Durch diesen Entscheidungs- und Handlungspielraum in der allgemeinen Pflege haben die Pflegekräfte eine große Verantwortung gegenüber dem Patienten. Können sie bei Problemen, die in der speziellen Pflege auftreten, noch auf den Arzt verweisen, so müssen sie in der allgemeinen Pflege ihre Handlungsweisen gegenüber dem Patienten selbst vertreten. Sie als Stationsleitung sind für die Planung und Durchführung der Grund- und Behandlungspflege verantwortlich. Diese Verantwortung haben Sie gegenüber dem Arbeitgeber, der eine qualitativ hochwertige pflegerische Leistungserbringung von Ihrer Station erwartet, und Sie haben sie gegenüber dem Patienten. Die Verantwortung gegenüber dem Patienten wiegt dabei wesentlich schwerer als die gegenüber dem Arbeitgeber, denn viele pflegerische Maßnahmen haben direkte Auswirkungen auf den Patienten. Verletzungen und Schaden des Patienten an Körper und Seele müssen vermieden werden; pflegerische Maßnahmen müssen in seinem Interesse und zu seinem Wohl durchgeführt werden.

Alle Maßnahmen, die Sie als Stationsleitung ergreifen, wie Leitbildentwicklung, Mitarbeiterführung, Qualitätssicherung, Stationsorganisation, interdisziplinäre Zusammenarbeit, Fortbildung und die Beachtung von Recht und Gesetz müssen im Endeffekt dem Wohl des Patienten dienen, sonst verlieren sie ihre eigentlichen Werte. Diese Werte beziehen sich auf die Unterstützung des Patienten bei der Vermeidung von Krankheiten, bei der Genesung, beim Bewältigen von chronischen Krankheiten und auf die Begleitung von Sterbenden.

Es ist aufgrund der Unterschiedlichkeit der Bedürfnisse der Patienten schwer zu beurteilen, ob die pflegerische Betreuung den Ansprüchen der Patienten ausreichend gerecht wird. Auch eine theoretisch fundierte Pflege, die professionell mithilfe des Pflegeprozesses durchgeführt wird, kann nicht immer alle individuellen Ansprüche des Patienten erfassen und befriedigen. Um hier eine Annäherung der Interessen von Pflege und Patient zu erreichen, muss der Patient in die Entscheidungsprozesse mit integriert werden.

Behandlungspflege: Durchführungsverantwortung

Grundpflege: Gesamtverantwortung

Einbeziehung des Patienten in pflegerische Entscheidungen

Wenn Sie als Leitung den Patienten mehr in die pflegerischen Entscheidungen mit einbeziehen wollen, sollten Sie sich folgende Fragen stellen:

• Wie weit will und kann der Patient bei pflegerischen Maßnahmen mitentscheiden?
• Ist er zurzeit körperlich und geistig dazu in der Lage?
• Hat er die nötige persönliche Distanz?
• Wie weit müssen eventuell die Angehörigen in die Entscheidungen mit einbezogen werden?

Um diese Fragen zu klären und flexibel auf die Wünsche und Möglichkeiten des Patienten einzugehen, können Sie als Stationsleitung die „Übergabe am Krankenbett" einführen.

6.1 Die Pflegeübergabe am Bett

Qualität der Patientenbetreuung wird deutlich verbessert.

Die Pflegeübergabe am Bett, wie wir sie auf unserer Station seit 1992 durchführen, ist von mir als Stationsleitung in einen organisatorischen Rahmen eingefügt worden. Wir arbeiten nach dem Modell der Gruppenpflege, mit zwei Bereichen à 17 Betten. Je nach Personalstand der Station (13 Planstellen) sind drei bis vier Pflegekräfte im Frühdienst, zwei bis drei Pflegekräfte im Spätdienst und zwei Pflegekräfte im Nachtdienst eingeteilt. An Samstagen, Sonn- und Feiertagen sind im Früh- und Spätdienst jeweils zwei Pflegekräfte tätig. Die Pflegekräfte sprechen sich bei Dienstbeginn ab, welchen Bereich sie übernehmen (eine kontinuierliche Besetzung mit den gleichen Pflegekräften hat Priorität). Die für die Bereiche zuständigen Pflegekräfte sind für alle Aufgaben im Rahmen des Pflegeprozesses zuständig.
Die Pflegeübergabe am Bett findet täglich (außer Samstag/Sonntag) zum Schichtwechsel vom Frühdienst auf den Spätdienst statt. Diese Übergabe dauert ca. 60 Minuten. Es nehmen der gesamte Spätdienst der Station und die Pflegekräfte jeweils eines Bereichs der Station teil. Während ein Bereich seine Übergabe am Bett abhält, kümmert sich der Frühdienst des anderen Bereichs um die Belange der ganzen Station, sodass eine ungestörte Übergabe möglich ist. Die Übergabe wird von der zuständigen Bereichsschwester geleitet.

Inhalte der Übergabe am Krankenbett

Inhalte

• Dem Patienten werden ihm unbekannte Pflegekräfte vorgestellt und die für ihn im Spätdienst zuständige Bereichsschwester genannt.
• Vorstellung des Krankheitsbildes, Erläuterung der Pflegeprobleme und der eingeleiteten Pflegemaßnahmen. (Der Patient wird bei der Pflegeanamnese gefragt, ob er mit der Übergabe am Bett einverstanden ist. Damit wird der Verschwiegenheitspflicht, die sich aus § 203 StGB, so weit es den Patienten selbst betrifft, Genüge getan, da das Pflegepersonal nun annehmen kann, dass der Patient kein Interesse an der Geheimhaltung seiner Daten hat (Schriftliches Einverständnis erforderlich!).
• Aktuelle Befindlichkeit des Patienten.

- Inhalte, die nicht vor dem Patienten geäußert werden sollten, können außerhalb des Zimmers besprochen werden.
- Welche pflegerischen Maßnahmen wurden bereits durchgeführt und welche stehen noch aus?
- Inhaltliche Auseinandersetzung mit den Bedürfnissen des Patienten und den geplanten und durchgeführten pflegerischen und medizinischen Maßnahmen. Dies erfolgt in einer kurzen Diskussion zwischen Pflegekräften und Patient. Vermeiden Sie eine inhaltliche Diskussion in epischer Breite, wie sie so oft von Pflegewissenschaftlern (siehe Kellnhauser 1995) gefordert wird. Zum einen haben Sie dazu zu wenig Zeit, und zum anderen ist so mancher Patient schnell überfordert.
- Bei Bedarf Übergabe personell erweitern (Arzt/Krankengymnastik).

Als Leitung müssen Sie darauf achten, dass die Pflegeübergabe am Bett nicht ihren eigentlichen Zweck verliert: die **Patientenintegration.**
Äußere Anzeichen eines Qualitätsverfalls sind:

- kaum Augenkontakt zum Patienten,
- keine Befragung des Patienten nach seiner Befindlichkeit, kein Einbeziehen seiner Interessen (Wenn man die Antwort nicht hören will, dann soll man keine Fragen stellen.),
- keine Vorstellung des Personals,
- die Übergabe findet nicht direkt am Bett, sondern irgendwo im Patientenzimmer statt,
- wenn der Eindruck entsteht, dass die Übergabe genauso im Pflegestützpunkt stattfinden könnte.

Die Vorteile der Pflegeübergabe am Bett gegenüber der herkömmlichen Übergabe im Pflegestützpunkt sind:

Vorteile für Patienten und Pflegekräfte

- Der Patient hat die Möglichkeit der Teilnahme, kann seine Interessen vertreten und ist auf dem neuesten Stand.
- Die Beziehung zwischen den Patienten und dem Pflegepersonal wird deutlich verbessert.
- Das Pflegepersonal hat einen aktuellen Eindruck von der Befindlichkeit des Patienten und den laufenden pflegerischen und medizinischen Maßnahmen.
- Die Übergabe am Bett ist intensiver und unterliegt weniger Störungen durch Telefon, Ärzte oder anderes Personal als die herkömmliche Übergabe im Pflegestützpunkt.

Die Bedeutung der Pflegeübergabe am Bett für Sie als Stationsleitung:

Vorteile für die Stationsleitung

- Es ist ein Konzept der Qualitätssicherung und -verbesserung.
- Die Zufriedenheit von Patienten und Personal wird deutlich gesteigert.
- Das Ansehen der Pflegekräfte auf Ihrer Station steigt.
- Erstellung einer Stationsrichtlinie „Pflegeübergabe am Krankenbett".

Spezielle Aufgaben für Sie als Stationsleitung

- Qualifizierter Personaleinsatz für die Pflegeübergabe am Bett ist bei der Dienstplanung zu berücksichtigen. Kein Pflegehilfspersonal für die Leitung der Übergabe einsetzen.
- Eventuell Durchführung eines stationsinternen Qualitätszirkels zur kontinuierlichen Verbesserung der Übergabe.
- Stichpunktartige Kontrollen der Übergabequalität.

Musterrichtlinie Pflegeübergabe am Bett
Die Stationsleitung ist für die Planung und Realisierung der Pflegeübergabe am Bett verantwortlich.

Ziele

Die Pflegeübergabe am Bett soll:
- den Patienten mit seinen Bedürfnissen mit einbeziehen und ihn an den pflegerischen Entscheidungen teilnehmen lassen,
- eine fortlaufende Kontrolle der Pflegequalität ermöglichen,
- der folgenden Schicht ein aktuelles, umfassendes pflegerisches und medizinisches Bild des Patienten vermitteln,
- ein Austausch von Erfahrungen, Beobachtungen und Kenntnissen sein, die zu konstruktiven Lösungen bei pflegerischen Problemen führen,
- eine Aufgabenplanung für die nächste Schicht ermöglichen, besonders wenn noch ausstehende Arbeiten übernommen werden müssen,
- eine einheitliche Anwendung von Pflegemaßnahmen garantieren,
- den Kontakt mit dem Patienten vertiefen, indem mehr Zeit „am Bett" verbracht wird.

Inhalte

Die Inhalte der Übergabe orientieren sich an:
- den Wünschen des Patienten,
- Pflegedokumentation – Pflegestammblatt – Pflegemaßnahmen – Pflegebericht,
- den medizinischen Anordnungen,
- Untersuchungen und Untersuchungsergebnissen.

Ablauf/Regeln

- Begrüßung und Vorstellung von neuen Patienten und Kollegen,
- Angehörige aus dem Zimmer bitten oder bei Bedarf mit einbeziehen,
- Patienten aktiv mit einbeziehen und informieren,
- Konzentration auf die Übergabe; Störfaktoren auf ein Minimum reduzieren,
- informierende Mitarbeiter ausreden lassen,
- Überprüfung und Bewertung durchgeführter Pflegemaßnahmen, bei Bedarf Festlegung neuer Pflegeziele,
- bei Patienten, die eine Übergabe am Bett ablehnen, wird diese außerhalb des Zimmers durchgeführt,
- Themen, die Diskretion erfordern, außerhalb des Patientenzimmers besprechen.

Organisationsfragen

- Bei zwei Pflegebereichen sorgt der Frühdienst eines Bereichs für den Ablauf auf der ganzen Station, während der andere Bereich und der gesamte Spätdienst die Pflegeübergabe am Bett durchführen.
- Unterlagen für die Pflegeübergabe am Bett sind bereit.

6.2 Der Patient als Kunde

Den Patienten als Kunden oder Klienten zu betrachten ist eine recht neue Perspektive für die Pflege. Es ergeben sich dadurch neue interessante Aspekte, die man vorher eher unbeachtet gelassen hat. Im folgenden Teil benutze ich bewusst die Begriffe Kunde/Klient statt Patient sowie ähnliche Begriffe aus dem Management.

Der Kunde, der zu Ihnen auf Station kommt, wird oft nicht wissen, welche medizinischen und pflegerischen Entscheidungen er befürworten oder ablehnen soll. Wenn der Klient zum Beispiel zur Behandlung seiner Erkrankung auf Ihre Station kommt, dann will er nicht nur die rein medizinisch-pflegerische Betreuung, sondern er erwartet in der Regel wesentlich mehr:

- einen guten Service (Kundenbetreuung),
- eine angenehme Atmosphäre,
- ein wohltuendes Ambiente,
- das Gefühl, etwas Besonderes unter all den anderen Patienten zu sein.

Diese Wünsche des Kunden sollen Sie als Stationsleitung kennen und in Ihrem pflegerischen Angebot berücksichtigen.

> **Beispiel:**
> Der Kunde A. kommt zur Behandlung seiner Hepatitis auf die Krankenstation. Er wünscht sich seine Behandlung in einer angenehmen Atmosphäre. Darunter stellt er sich konkret Folgendes vor: Unterbringung in einem ruhigen Zweibettzimmer mit Dusche, Telefon und Fernsehen. Das Essen soll nett serviert, wohlschmeckend und auf seine individuellen Wünsche abgestimmt sein. Vom Personal erwartet er ein freundliches, entgegenkommendes und auf seine Wünsche eingehendes Verhalten. Außerdem wünscht er sich eine bestmögliche Behandlung, bei der sich jeder genügend Zeit nimmt und ihn nicht übermäßig lange warten lässt.

Wenn Sie und Ihr Team in der Lage sind, die Wünsche des Klienten weitestgehend zu erfüllen und nicht nur das tun, was Sie für richtig halten, dann arbeiten Sie kundenorientiert. Auf diese Weise vermitteln Sie dem Kunden, dass es zwischen ihm und der Station etwas Gemeinsames gibt und eine Beziehung besteht. Wenn es Ihnen gelingt, Ihre Kunden zu „lieben", dann haben Sie den Gipfel der Kundenorientierung erreicht. Der Kunde wird infolgedessen ein tiefes Vertrauen in die Leistungen der Station entwickeln, wird mit dem Personal kooperieren und, da er sich als „dazugehörig" betrachtet, bei erneuten gesundheitlichen Problemen wieder vertrauensvoll auf die Station zurückkehren.

Wünsche des Klienten berücksichtigen

Wenn Sie sich als Stationsleitung auf diese Sicht- und Handlungsweise einlassen, müssen Sie zuerst an einer Marktforschung teilnehmen, um sich darüber klar zu werden: Wer sind meine Kunden und welche konkreten Wünsche haben sie? Dabei sollten Sie bedenken: Was muss ich herausfinden und mit welcher Methode ist das möglich? Dabei werden Sie merken, wie differenziert die Antworten sind. Dazu einige Beispiele:

Wer sind Ihre Klienten?

- Ihre Kundschaft umfasst in der Regel alle Altersgruppen männlichen und weiblichen Geschlechts.
- Sie kommen aus verschiedenen gesellschaftlichen Schichten.
- Sie gehören unterschiedlichen Nationalitäten an.

Analyse der Klientenstruktur

> **Merke:**
> Generell gilt, dass die Kunden Ihrer Station keine Produkte (z. B. Medikamente) oder Dienstleistungen erwarten, sondern Problemlösungen.

Im Einzelnen erwarten die Kundengruppen:

Erwartungen der Kundengruppen (Beispiele)

- Männer und Frauen wollen in der Regel von gleichgeschlechtlichem Pflegepersonal gewaschen werden. (Dies gilt insbesondere für die Intimpflege.)
- Klienten aus gebildeteren Gesellschaftsschichten hinterfragen oft den Sinn der Pflegemaßnahmen.
- Kunden aus dem arabischen Kulturkreis essen eine spezielle Kost ohne Schweinefleisch und haben in der Regel einen großen Verwandten- und Freundeskreis, der häufig zu Besuch kommt.

Wie führen Sie auf Ihrer Station Marktforschung durch?

Durchführung von Marktforschung

- Erkundigen Sie sich bei der Pflegedienstleitung, ob es im Haus schon Kundenbefragungen gab und bitten Sie gegebenenfalls darum, die erhobenen Daten einzusehen. Besonders interessant sind gezielte Befragungen durch Pflegewissenschaftler, da Sie hier pflegerelevante Themen finden.
- Eventuell finden Sie auch Kundenstatistiken mit Informationen über die Häufigkeit der Diagnosen, die Anzahl der Klienten, die durchschnittliche Belegung, das Geschlecht der Kunden und deren Nationalität. Heutzutage finden Sie viele dieser Informationen auf der Homepage der Klinik im Qualitätsbericht.
- Führen Sie einen Erfahrungsaustausch mit anderen Stationsleitungen in Ihrem Hause durch.
- Sie können auch Primärerhebungen durchführen, indem Sie Kunden danach fragen, welche Erfahrungen und Einschätzungen sie haben. Zwei Leitfragen wären: Wie zufrieden sind Sie mit den pflegerischen Leistungen? Was können wir verbessern? Beachten Sie dabei aber, dass Sie der Zuhörer sind und nicht der Redner.
- Kunden äußern von sich aus in der Regel mehr Beschwerden als dass sie Dinge nennen, die ihnen gefallen. Durch anonyme Befragungen können Sie jedoch auch diese ermitteln.
- Bewerten Sie einzelne Aussagen nicht zu hoch; erst wenn ein bedeutender Anteil Ihrer Kunden die gleiche Beschwerde äußert, sollten Sie handeln.
- Aktualisieren Sie Ihre Informationen in regelmäßigen Abständen.
- Haben Sie zum Beispiel einen hohen Anteil an türkischen Klienten, dann lohnt es sich, sich mit der Eigenart der Kultur auseinander zu setzen und Ihr Pflegepersonal entsprechend zu schulen.

Wie können Sie die vorhandenen Informationen über den Kunden nutzen?

Nutzung der Informationen

- Bilden Sie einen Qualitätszirkel mit dem Ziel der kontinuierlichen Verbesserung der Kundenorientierung. Bleiben Sie bei den Zielsetzungen realistisch und beachten Sie Ihre Personal- und Zeitressourcen.

- Diskutieren Sie mit Ihren Mitarbeitern das Thema Kundenorientierung und die Möglichkeiten einer Verbesserung. Schlagen Sie ihnen vor, sich in die Rolle des Kunden zu versetzen, um diesen besser zu verstehen.
- Betrachten Sie Beschwerden der Klienten als kostenlose Marktforschung.
- Regen Sie Ihr Team dazu an, selbst Primärbefragungen durchzuführen sowie aus den Informationen Schlussfolgerungen und Konsequenzen zu ziehen.
- Regen Sie Ihre Mitarbeiter an, so oft wie möglich den Kontakt zu den Kunden zu suchen und sich nicht allzu lange mit administrativen Tätigkeiten zu beschäftigen. Seien Sie dabei in Ihrem Verhalten selbst ein Vorbild, indem Sie mit den Patienten regelmäßig sprechen.
- Sie können mit gezielter Kundenarbeit andere Stationen anstecken und sie dazu bringen, sich dieser Idee anzuschließen.
- Entwickeln Sie zusammen mit Ihren Mitarbeitern einen maßgeschneiderten und persönlichen Service für Ihre Kunden, um sich von einer unpersönlichen und anonymen zu einer freundlichen und kundenorientierten Station zu wandeln.

Welche Folgen ergeben sich aus einer konsequenten Kundenorientierung?

- Der Kunde fühlt sich weniger fremd auf der Station.
- Konflikte zwischen dem Pflegepersonal und den Klienten nehmen ab.
- Die Motivation der Mitarbeiter steigt, da sie von den Kunden anerkannt werden.
- Eine Atmosphäre der gegenseitigen Achtung und des Respekts zwischen Mitarbeitern und Kunden entsteht.
- Das Pflegeteam und die Kunden entwickeln ein „Wir-Gefühl".

Vorteile des kundenorientierten Arbeitens

Merke:
Kunden, die zufrieden sind, kommen wieder und empfehlen Sie weiter. Der Ruf Ihrer Station und Ihres Krankenhauses kann davon abhängen, denn: ohne Kunden kein Krankenhaus und keine Arbeitsplätze!

Mit welchen Schwierigkeiten müssen Sie rechnen, wenn Sie die Kundenorientierung auf Ihrer Station einführen?

- Wenn Sie im öffentlichen Dienst sind, müssen Sie damit rechnen, dass man hier nicht wirklich am Kunden interessiert ist. Erst die neuartige Konkurrenzsituation zwingt auch diese Häuser dazu, ihre Einstellung gegenüber dem Klienten zu ändern.
- Sie werden Beschwerden von Kunden hören, deren Ursachen Sie in Ihrer Position als Stationsleitung definitiv nicht beseitigen können. Es besteht die Gefahr, dass Sie dann resignieren und ganz vom Konzept der Kundenorientierung abweichen.
- Verhaltensweisen Ihrer Mitarbeiter wie Arroganz oder Gleichgültigkeit gegenüber dem Kunden lassen sich nur schwer und nur über einen längeren Zeitraum hinweg verändern.

- Ihre Bemühungen sind nicht echt; Sie versuchen vielmehr, ein Konzept mechanisch umzusetzen, ohne wirklich daran zu glauben und ohne die Menschen, die es betrifft, mit einzubeziehen. Der Misserfolg ist damit programmiert.
- Da sich die Meinungen Ihrer Kunden ändern, dürfen Sie sich nach einer positiven Veränderung nicht ausruhen, sondern müssen den Kontakt ständig pflegen.
- Sie können dem Klienten nicht wirklich zuhören, sondern versuchen ständig, sich zu rechtfertigen.

Da der Pflegeberuf mit extremen menschlichen Situationen wie lebensgefährlichen Zuständen oder dem Tod konfrontiert ist, gleichzeitig aber auch der Dienstleistungsberuf schlechthin ist, treffen hier zwei Extreme aufeinander. Die Herausforderung, unter diesen Bedingungen eine exzellente Kundenbetreuung zu entwickeln, ist ganz besonders groß. Ihr gerecht zu werden, verlangt besonders engagierte und begeisterungsfähige Menschen.

Kundenorientierung ist mit **Patientenorientierung** gleich zu setzen. Es handelt sich dabei um zwei verschiedene Perspektiven ein und derselben Sache, aber mit der Möglichkeit, sich mehr Klarheit im Umgang mit den Patienten bzw. Kunden zu verschaffen.

Der Kunde im ambulanten Bereich

Von ganz wesentlicher Bedeutung ist der Aspekt „Kunde" im ambulanten Bereich. Hier hängt die Existenz eines Pflegedienstes direkt vom Verkauf der Pflegeleistungen ab. Dabei ist der Umgang mit den ambulanten Kunden wesentlich schwieriger als der mit den Kunden im stationären Bereich. Der Grund dafür ist: Der ambulante Kunde wird in seiner häuslichen Umgebung versorgt. Hier ist er zuhause und fühlt sich sicher. Er erwartet Respekt, Wertschätzung und Vorsicht im Umgang mit seinem persönlichen Eigentum. Daher ist der Erstkontakt mit dem Kunden im ambulanten Bereich von besonderer Bedeutung. Hier werden die Leistungen ausgehandelt, die der Kunde für seine Versorgung wünscht. Dieser hochsensible Bereich des Erstbesuchs ist alleine der Stationsleitung oder deren Vertretung vorbehalten. Im Anhang 13 finden Sie einen Standard für das pflegerische Erstgespräch durch die Stationsleitung bzw. PDL einer Sozialstation.

Literatur

Heering, C./Heering, K./Müller, B./Bode, K. (1997): Pflegevisite und Partizipation. Berlin/Wiesbaden: Urban & Fischer

Kellnhauser, E. (1995): Patientenübergabe versus Pflegevisite. In: Die Schwester/Der Pfleger 7

Morris, S./Willcocks, G. (1998): Erfolgsfaktor Kundenorientierung. Kunden gewinnen, Kunden binden durch Relationship Marketing. Niedernhausen/Ts.: Falken

7 Personalentwicklung

Wolfgang Schäfer

Bildung = Die Fähigkeit, fast alles anhören zu können, ohne die Ruhe zu verlieren oder das Selbstvertrauen.

Robert Lee Frost

Das deutsche Krankenhauswesen steht aufgrund der Krise im Gesundheitswesen unter einem starken Veränderungsdruck. Um zu überleben, müssen Krankenhäuser innovativ, flexibel und sparsam sein. Sie reagieren mit ständigen Reformen, mit häufig wechselnden Managementmethoden und mit Personaleinsparungen. Grundlegende Veränderungen, die früher eher vereinzelt notwendig waren, werden nun kontinuierlich gefordert. Damit das Krankenhauspersonal mit diesen Veränderungen mithalten kann, muss eine ständige Personalentwicklung diese Prozesse begleiten. Personalentwicklung soll den einzelnen Mitarbeiter unter Berücksichtigung seiner persönlichen Interessen in die Lage versetzen, seine jetzigen und zukünftigen Aufgaben zu erkennen und zu erfüllen. Zur Personalentwicklung gehört außerdem die Personalpflege, das heißt das Wohlbefinden, die Zufriedenheit und die Gesundheit des Einzelnen. Personalpflege soll qualifiziertes Personal für die Institution erhalten (siehe Kapitel 3.6). Ein Bereich, der diese Aufgaben der Personalentwicklung im Krankenhaus für den Pflegedienst übernimmt, ist die Innerbetriebliche Fortbildung (IBF). Sie wird in der Regel durch eine Lehrkraft für Pflege geleitet.

Personalentwicklung unerlässlich zur Bewältigung des Strukturwandels

7.1 Fort- und Weiterbildung

Mit der schnellen Zunahme des medizinischen und pflegerischen Wissens, der zunehmenden Anzahl von Schwerkranken, insbesondere alter Menschen, steigen auch die Anforderungen an die Pflegekräfte. Die dreijährige Ausbildung reicht nicht aus, um mit dieser Entwicklung mitzuhalten. Die Veränderungen beruhen hauptsächlich auf:

Zunehmende Anforderungen machen ständige Fort- und Weiterbildung notwendig.

- medizinisch-technischen Veränderungen im Krankenhaus,
- dem Anspruch an wirtschaftlichen Umgang mit Ressourcen,
- der neuen Informationstechnologie,
- den Qualitätsforderungen,
- der Einführung von modernen Pflegesystemen wie Bezugspflege.

Die Grundlage für eine veränderungsfreudige und innovative Pflege, die diesem Wandel gerecht werden kann, ist Wissen und Kompetenz. Wissen muss schnell und wirksam aufgenommen, bearbeitet, entwickelt und angewendet werden. Letztendlich ist es aber der gesunde Menschenverstand, der realitätsbezogenes Handeln auf der Basis von Fakten und Informationen ermöglicht.

Die Erweiterung des Fachwissens und die Verbesserung von Kompetenzen muss durch Fort- und Weiterbildungen gewährleistet werden. Schwerpunkte sind:

- die Verbesserung der Pflegequalität,
- die Erhaltung der Berufszufriedenheit,
- die Integration von neuen pflegewissenschaftlichen und medizinischen Erkenntnissen in die tägliche Arbeitsroutine,
- die Erhaltung der Gesundheit,
- die Erleichterung des Transfers von Theoriewissen in die Praxis,
- die umfassende Einarbeitung neuer Mitarbeiter (gemeinsam mit dem Stationspersonal).

Fortbildung „Lernen zur Auffrischung und Vertiefung beruflicher Kenntnisse und Fähigkeiten, sowie die Anpassung der in der Aus- und Weiterbildung gewonnenen Qualifikation an den aktuellen Stand (...)" (Robert Bosch Stiftung (Hg.), 1992, S. 150).

Weiterbildung Eine Anhebung der beruflichen Qualifikation mit Abschlussprüfung, Urkunde und der Erlaubnis, eine neue Qualifikations- oder Berufsbezeichnung zu führen (z. B. Stationsleitung oder Anästhesie- und Intensivfachkraft).

Mit der zunehmenden Professionalisierung müssen Lehrkräfte und Pflegedienstleitungen eine universitäre Ausbildung erhalten. Lehrkräfte müssen in Zukunft pflegewissenschaftliche Erkenntnisse professionell vermitteln und Pflegedienstleitungen müssen erweiterte Managementqualitäten in Führung und Organisation beherrschen. Für die Stationsleitungen trifft Ähnliches zu, denn die ca. 480 Unterrichtsstunden, die für die Weiterbildung zur Stationsleitung gefordert waren, reichen nicht mehr aus, um ausreichende Führungs- und Managementqualitäten für die Führung einer Station zu entwickeln.

Rechtliche Regelungen zur Weiterbildung unterliegen der Länderhoheit. Praktisch richten sich die Länder bei der Entwicklung solcher Regelungen nach den Richtlinien der deutschen Krankenhausgesellschaft (DKG). Die DKG-Richtlinien besagen in § 19: „In einer Übergangszeit von 5 Jahren ist die in § 4 vorgegebene Zahl der Lehrgangsstunden ausgehend von mindestens 480 Lehrgangsstunden kontinuierlich und entsprechend anzuheben", nämlich auf 720 Stunden inklusive Praxisanteilen. Die geforderten 720 Stunden sind ab Mai 2001 für alle Weiterbildungsinstitute verbindlich. Damit gehen diese DKG-Richtlinien einen richtigen Schritt, um Stationsleitungen in Zukunft auf eine komplexe Führungs- und Organisationspraxis vorzubereiten.

Besonderheiten im ambulanten Dienst

Netzwerkbildung für die Fort- und Weiterbildung Fort- und Weiterbildung sind für einen ambulanten Dienst ebenso wichtig wie für eine stationäre Einrichtung. Da die Kosten dafür jedoch relativ hoch sind, schließen sich immer mehr ambulante Dienste zu Netzwerken zusammen, zum Beispiel mit Krankenhäusern, Alten- und Pflegeheimen sowie Tagespflegeeinrichtungen. So können unentgeltlich

Räumlichkeiten zur Verfügung gestellt werden und mögliche Referenten lassen sich leichter finden, zum Beispiel:

- Krankenhausapotheker für Schulungen in Arzneimittellehre,
- Diabetologen für Diabetesschulungen,
- Hygienefachkräfte für Hygieneschulungen.

Auch für die Hersteller verschiedenster Produkte stellen solche Veranstaltungen ein größeres Forum oder Publikum dar und sind daher für diese von Interesse, zum Beispiel zu den Themen:

- Techniken beim Anlegen von Inkontinenzprodukten,
- PEG-Schulungen,
- Wundberatung,
- Dekubitusprophylaxe.

Sie als Stationsleitung sind in der Regel nicht für eine Fort- und Weiterbildung auf Ihrer Station ausgebildet. Ihre Aufgaben liegen mehr in der Führungs- und Organisationsverantwortung. In diesem Rahmen müssen Sie sich um folgende Aspekte bei der Entwicklung Ihres Personals bemühen:

Fachliche und psychosoziale Kompetenz,

Fort- und Weiterbildung als Führungsaufgabe

- Verantwortungsfähigkeit,
- Arbeitszufriedenheit,
- Motivation,
- Einarbeitung neuer Mitarbeiter,
- Gesundheit,
- Entwicklung von Qualitätsbewusstsein.

Sie können einen Teil dieser Personalentwicklung selbst leisten. Aufgrund Ihrer eingeschränkten Ausbildung und den knappen zeitlichen Ressourcen müssen Sie aber im Krankenhaus in enger Kooperation mit der Innerbetrieblichen Fortbildung (IBF) arbeiten.

Zunächst müssen Sie die Wissensdefizite Ihrer Mitarbeiter identifizieren, analysieren und dann den betreffenden Mitarbeiter für die richtige Fort- und Weiterbildung anmelden. Nachdem der Mitarbeiter geschult wurde, helfen Sie ihm beim Theorie-Praxis-Transfer, damit das erworbene Wissen nicht wieder vergessen wird.

Bei der Analyse des Wissensstandes Ihrer Mitarbeiter überlegen Sie, ob jeder für seinen Aufgabenbereich ausreichend qualifiziert ist. Zum Beispiel:

Bedarfsanalyse

- bei einzelnen Mitarbeitern:
  - stellvertretende Stationsleitung: Hat sie den Stationsleitungskurs gemacht?
  - Praxisanleiter: Haben sie die Ausbildung zum Praxisanleiter durchlaufen?
- beim gesamten Team:
  - Sie wollen mit der Gruppenpflege beginnen: Haben alle Mitarbeiter die theoretischen Grundlage für ein patientenorientiertes Pflegesystem verstanden?
  - Sie wollen das Konzept der Kinästhetik einführen: Haben die Mitarbeiter alle einen Grund- und Aufbaukurs gemacht?

Damit Sie den Überblick über den Fort- und Weiterbildungsstand Ihrer Mitarbeiter haben, führen Sie eine Gesamtübersicht, auf der Sie auf einen Blick den Ausbildungsstand Ihrer Mitarbeiter erkennen können.

Anmeldung

Da in der Regel nur begrenzte Plätze für die Fort- und Weiterbildung zur Verfügung stehen, müssen Sie rechtzeitig mit der Planung beginnen. Sobald der Jahresplan der Fort- und Weiterbildung vorliegt, nehmen Sie mit Ihren Mitarbeitern eine entsprechende Jahresplanung vor. Sprechen Sie diese mit der Pflegedienstleitung ab und machen nach Möglichkeit feste Termine aus. Nur so können Sie unter Berücksichtigung der Jahresurlaubsplanung, der Dienstplanung und dem Einsatz von eventuell notwendigen Vertretungen eine gezielte Personalentwicklung betreiben.

Theorie-Praxis-Transfer

Haben Fort- und Weiterbildungmaßnahmen Ihrer Mitarbeiter stattgefunden, dann müssen Sie als Problemlöser und Prozessberater beim Theorie-Praxis-Transfer helfen. Achten Sie darauf, dass die Problemlösungen und die Ablauforganisation immer mehr in die Hände Ihrer Mitarbeiter übergehen, damit diese eigenständiger und Sie selbst entlastet werden und sich dadurch neuen Projekten widmen können.

Beispiele:
1. Die Stationsleitung hat die Pflegekraft A. zum Praxisanleiter ausbilden lassen. Nach der Ausbildung setzt sie sie für die Betreuung von Schülern ein, unterstützt Praxiseinsätze der Lehrkräfte der IBF auf der Station und reflektiert gemeinsam mit A. deren Praxisanleitertätigkeit. Nach einem Jahr braucht A. fast keine Unterstützung mehr und betreut die Schüler weitestgehend selbstständig.
2. Die Stationsleitung B. hat innerhalb eines halben Jahres ihre sämtlichen Mitarbeiter in Kinästhetik ausbilden lassen. Jetzt beginnt B. mithilfe des Kinästhetikausbilders den Praxistransfer. Sie bespricht mit allen Mitarbeitern ein Umsetzungskonzept, vereinbart Ziele und setzt einen konkreten Termin fest. Während dieser Umsetzungsphase koordiniert B. den Personaleinsatz und hilft, entstehende Probleme zu bewältigen. Nach einem halben Jahr sind viele Ansätze des Konzepts umgesetzt und in die tägliche Arbeitsroutine übergegangen. B. braucht sich in der Folgezeit nur noch um eine kontinuierliche Erhaltung und Verbesserung zu kümmern und die Mitarbeiter zu Auffrischungskursen zu schicken.

Merke:
Fort- und Weiterbildungsmaßnahmen sind kein Selbstzweck, sondern sollen die Arbeitsleistungen Ihrer Mitarbeiter verbessern.

Beispiel:
Die Pflegekraft A. möchte gerne den Kurs „Basale Stimulation" besuchen. A. sagt ganz offen, dass sie den Kurs aus persönlichem Interesse besuchen möchte. Das neu erworbene Wissen auf der Station einzusetzen und andere Mitarbeiter über das neu erworbene Wissen zu informieren, sei ihr zu anstrengend. Die Stationsleitung lehnt daher das Ansinnen von A. ab.

Wenn Sie als Stationsleitung den psychischen Belastungen Ihrer Mitarbeiter, die unter den hohen Anforderungen der täglichen Stationsarbeit entstehen, nicht mehr gerecht werden können, dann haben Sie die Möglichkeit, eine Gruppen- oder Einzelsupervison auf Ihrer Station einzuleiten. Supervision ist eine gezielte Fortbildungsmaßnahme unter Anleitung eines Supervisors, um berufliche Erlebnisse und Probleme im Kontext mit den eigenen körperlichen und seelischen Kräften durchzusprechen, gemeinsam Lösungsstrategien zu entwickeln, sie anzuwenden und sie in der Folge zu reflektieren. Sie soll den Mitarbeitern ermöglichen, ihre eigene Position im Wechselspiel Beruf – Familie – Gesellschaft genauer zu bestimmen, die bestehenden Konfliktfelder zu erkennen, ihre Persönlichkeit zu entwickeln und ihnen schließlich die Fähigkeit zur eigenständigen Problemlösung vermitteln.

Wenn Sie als Stationsleitung eine Teamsupervision anstreben, müssen Sie deren Organisation mit der Pflegedienstleitung absprechen.

Der Ablauf einer Teamsupervision beinhaltet im Wesentlichen folgende Aspekte:

Supervision

Ablauf

- Der Supervisor muss eine unabhängige Person sein, die nicht im Krankenhaus angestellt ist (denn es soll vermieden werden, dass der Supervisor die Interessen des Arbeitgebers vertritt).
- Er achtet auch auf die ablaufenden Gruppenprozesse und steuert sie.
- Im Mittelpunkt stehen Fallschilderungen der Konfliktsituationen einzelner Gruppenmitglieder. Begleitende Gefühle und Gedanken werden konkret geäußert.
- Die Gruppe analysiert Denk- und Verhaltensweisen des Einzelnen, die daraus resultierenden Konflikte und entwickelt Lösungsvorschläge.

Im besten Fall wird der Mitarbeiter durch die Supervision in die Lage versetzt,

- seine Wahrnehmung zu schärfen,
- seine Belastbarkeit zu stärken, Probleme eigenständig und in Kooperation mit anderen zu lösen,
- seine Teamfähigkeit zu verbessern und zu einem positiven Stationsklima beizutragen,
- seine Motivation zu erhöhen,
- seinen Stress zu reduzieren,
- seine Effektivität zu steigern.

Wenn Sie als Leitung die Supervision auf Ihrer Station als Mittel einsetzen, um bestehende Spannungen und Konflikte zu bewältigen, dann darf dies kein Mittel sein, um Ihre eigene Führungsschwäche zu kaschieren, sondern es sollte nur dann von Ihnen eingesetzt werden, wenn alle anderen Konfliktlösungsstrategien (z. B. Stationsbesprechungen, Konfliktgespräche) nicht zum Erfolg geführt haben. Bedenken Sie auch, dass die Supervision eine zusätzliche zeitliche Belastung für Ihre Mitarbeiter bedeutet (z. B. 15 Abende à eine Stunde). Die Supervision darf auch keine Kompensation für eine zu geringe Personalbesetzung, die in der Folgezeit zu bedrohlichen und überlastenden Situationen führen kann, sein. Hier steht der Arbeitgeber in der Pflicht, die Situation durch eine adäquate Personalbesetzung zu verbessern.

Einsatzmöglichkeiten

7.2 Stationsinterne Fortbildung

Bedeutung der stations-
internen Fortbildung wächst

Als Stationsleitung haben Sie die Möglichkeit, Ihre Mitarbeiter bei der Fortbildung gezielt zu unterstützen. Dies können Sie tun, indem Sie:

• eine umfangreiche Handbibliothek anlegen, in der Ihre Mitarbeiter sich aktuelle Pflegeliteratur ausleihen können oder sich bei bestehenden Pflegeproblemen belesen können,
• eine Pflegezeitschrift für Ihre Mitarbeiter abonnieren, die Sie auf Station archivieren,
• mit anderen Berufsgruppen oder Pflegebereichen Fortbildungsmaßnahmen auf der Station absprechen, wie zum Beispiel:
  – Reanimationsübungen durch Pflegekräfte aus dem Anästhesiebereich,
  – ärztliche Fortbildungen im Bereich medizinisches Fachwissen,
  – Krankengymnastik und Ergotherapie zum Thema Rehabilitation, Mobilisation und Bewegungsübungen,
• Stationsbesprechungen durchführen, die Sie mit Fortbildungsmaßnahmen zu verschiedenen Themen verbinden, wie:
  – stationsinterne Pflegerichtlinien,
  – gezielte EDV-Nutzung für die Bedürfnisse der Station,
  – neue Arbeitskonzepte.

7.3 Fort- und Weiterbildung der Stationsleitung

Möglichkeiten

Was für Ihre Mitarbeiter gilt, ist auch für Sie als Stationsleitung verbindlich: eine ständige und umfassende Fort- oder Weiterbildung und die Umsetzung des erworbenen Wissens in die Praxis. Gerade bei strukturellen Veränderungen und einem Wandel der Arbeitsinhalte müssen Sie sich als Stationsleitung auf neue Aufgabenprofile gründlich vorbereiten, damit diese Maßnahmen zum Erfolg führen. Welche Möglichkeiten bieten sich speziell für Sie als Stationsleitung an?

• Hausinterne Schulungen, besonders bei einer Umstrukturierung der Arbeitsabläufe (z. B. durch die Einführung von EDV);
• Fort- und Weiterbildungsinstitute bieten gezielte Kurse für Stationsleitungen an, wie zum Beispiel:
  – Zeitmanagementseminare,
  – Qualitätssicherung und -management in der Pflege,
  – Moderation von Teamgesprächen,
  – Gesprächsführung,
• regelmäßige Lektüre von Fachzeitschriften;
• Teilnahme an medizinischen Fortbildungen (besonders bei Themen, die für Ihre Station relevant sind).

Weiterbildung zur Pflege-
dienstleitung empfohlen

Da ich davon ausgehe, dass auch der erweiterte Stationsleitungskurs (mit 720 Lehrgangsstunden) in Zukunft nicht mehr ausreichen wird, um eine

Station zu leiten (in Krankenhäusern werden zurzeit immer mehr Stationen zusammengelegt, sodass die Einheiten, die eine Leitung betreut, deutlich größer werden), empfehle ich jeder Stationsleitung, eine klassische Ausbildung zur Pflegedienstleitung (z. B. an einer Berufsakademie) zu absolvieren, um zukünftigen Anforderungen gerecht zu werden. Der Grund dafür ist folgender: Die Pflegedienstleitungen der heutigen Generation werden von den Hochschulabsolventen des Pflegemanagements abgelöst werden. Diplomierte bzw. Pflegemanager mit Bachelor-/Masterabschluss werden in Zukunft jedoch reine Managementfunktionen ausführen ohne engen Bezug zu den Stationen, da sie kaum Leitungserfahrungen auf dieser Ebene haben werden. Das hat zur Folge, dass die Verantwortung und das Aufgabengebiet der Stationsleitungen größer werden. Die Zunahme von teuren, für das gehobene Management ausgebildeten Pflegemanagern wird ein Schrumpfen dieser Berufsgruppe und ein Heranwachsen der Stationen zu selbstständigen Einheiten, die weitestgehend unabhängig vom Pflegemanagement agieren, zur Folge haben. Gerade dieser Zuwachs an Verantwortung macht die höhere Qualifikation der Stationsleitung notwendig.

Adressen von Fort- und Weiterbildungsinstituten finden Sie im Internet.

7.4   Kompetenztraining

Wissen erlernt man in den Schulen. Kompetenzen, wie z. B. Handlungsstrategien, kommunikative Eigenschaften und andere Mittel, die dem Theorie-Praxistransfer dienen, erlernt man durch praktische Erfahrungen. Auch Fachwissen wird zu einem Großteil durch den Erfahrungsaustausch und Beobachtung von Kollegen erlernt. Würde man, wie in anderen Ländern durchaus üblich, Kompetenzprüfungen der Mitarbeiter durchführen, so könnten staatliche Zeugnisse und Diplome auch durch nicht formal erworbene Berufserfahrung erworben werden. Voraussetzung wäre eine klare Arbeitsplatzbeschreibung (was muss ich können), kompetente Prüfer (aus der Praxis, die die Ansprüche aus eigener Erfahrung beurteilen können) und eindeutige Prüfungsrichtlinien für eine Kompetenzprüfung. Bisher wird in der deutschen Pflegelandschaft dieser Ansatz kaum diskutiert, obwohl er ein enormes Entwicklungspotenzial enthält.

Literatur

Hellige, B./Holler, G. (1993): Leitfaden zur Neuordnung des Pflegedienstes. Baden-Baden: Nomos
Hoefert, H. W. (1997): Führung und Management im Krankenhaus. Göttingen/Bern/Toronto/Seattle: Hogrefe

8 Führungskräfte in der Pflege: Ihre Verantwortung in Vergangenheit, Gegenwart und Zukunft

Wolfgang Schäfer

Die Pflegekräfte jeder Epoche unserer Geschichte haben eines gemeinsam: Ihre berufliche Motivation beruht(e) im Wesentlichen auf ihrer prosozialen, humanitären Einstellung. Sie pfleg(t)en aus Nächstenliebe, aus Mitmenschlichkeit, aus Idealismus, aus Güte und Barmherzigkeit.

> **Merke:**
> Die prosoziale Einstellung der Pflegekräfte ist ihre große Stärke, aber auch ihre große Schwäche.

Pflegekräfte wurden in der Vergangenheit häufig ausgenutzt.

Bis heute keine Eigenständigkeit bei der Berufsausübung

Ihre Fähigkeit, die innersten Bedürfnisse eines Menschen nach Zuwendung und Mitmenschlichkeit zu erkennen und ihnen gerecht zu werden, machte die Pflegekräfte stets schwach gegenüber bestehenden Hierarchien wie der Kirche, dem Staat und dem Berufsstand der Ärzte, die die Menschlichkeit des Pflegepersonals für ihre Zwecke ausnutzten. Diese seit Jahrhunderten rein patriarchalischen Strukturen instrumentalisierten die bis in die heutigen Tage vorwiegend weiblich besetzte Krankenpflege und ließ ihr dabei kaum Gelegenheit, die Angelegenheiten ihres Berufsstandes zu vertreten und ihren Anspruch auf Eigenständigkeit zu verwirklichen. Auch in der heutigen Zeit, da die Krankenpflege durch Berufsverbände vertreten ist und Pflegekräfte ihren Beruf studieren, ist keine echte Eigenständigkeit erreicht worden. Die Werkzeuge der Instrumentalisierung einer immer noch patriarchalisch dominierten Gesellschaft sind nur feiner geworden und schwerer zu durchschauen.

Die Leitungskräfte der Krankenpflege hatten eine besondere Stellung bei dieser Instrumentalisierung der Pflege. Sie waren es, die den Machthabern von Kirche, Staat und Ärzteschaft die Verwirklichung ihrer Machtansprüche und die Durchsetzung ihrer finanziellen Interessen erst möglich machten. Wie fing nun alles an, wie entwickelte sich die Krankenpflege in der Geschichte, wo steht sie jetzt, welcher möglichen Zukunft sieht sie entgegen und welche Rolle spielt(e) die pflegerische Leitung in jedem dieser Zeitabschnitte?

8.1 Die Vergangenheit

Das Direktionsrecht des Vorgesetzten muss hinter dem Gewissensrecht des Arbeitnehmers zurückstehen, entschied 1989 das Bundesarbeitsgericht in Kassel.

Die Krankenpflege hat ihren Ursprung in der familiären, häuslichen Versorgung von Schwachen und Kranken. Lag ein Mensch krank danieder und konnte sich selbst nicht mehr ausreichend helfen, dann waren andere für ihn da, gaben ihm zu essen, reinigten ihn, versorgten seine Wunden, lagerten ihn, gaben ihm menschlichen Trost und linderten seine Leiden nach bestem Ermessen. Sie kümmerten sich damit um alle körperlichen, geistig-seelischen und sozialen Bedürfnisse des Erkrankten. Die Pflege beinhaltete bis in das Mittelalter hinein auch die Behandlung, da Ärzte, wenn überhaupt vorhanden, nur den Privilegierten zur Verfügung standen.

Familiäre Pflege als Ursprung der Krankenpflege

Diese ursprüngliche und tief im Menschen verwurzelte Fähigkeit der Pflege von Kranken und die daraus resultierende Freude und Dankbarkeit des Gepflegten über die ihm entgegengebrachte Zuwendung löst in dem Pflegenden eine innerliche Zufriedenheit und ein Glücksgefühl aus, das durch das Erlangen von Reichtum und Macht nicht zu ersetzen ist. Die elementare Bedeutung und das versteckte Machtpotenzial des Handelns aufgrund menschlicher Liebe und Zuneigung erkannten die Vertreter des Christentums sehr frühzeitig und machten es zu einer Maxime christlichen Handelns. Benedikt von Nursia, der im Jahre 525 nach Christus in Monte Cassino das erste Kloster errichtete, instrumentalisierte die Krankenpflege für christliche Interessen. Menschliche Zuneigung wurde zur christlichen Nächstenliebe und Barmherzigkeit. Mithilfe dieser Einstellung und den Grundlagen der griechischen Heilkunde (Natur und Mensch unterliegen mit ihren Bedürfnissen den Gesetzen der Harmonie) schuf er die Grundlagen späterer Krankenpflege.

Frühes Christentum

In der Zeit der Kreuzzüge vom 11. bis zum Ende des 13. Jahrhunderts entstanden viele Pflegeorden, die sich die Versorgung von kranken und schwachen Kreuzrittern sowie Pilgern zur Aufgabe gemacht hatten. Dazu zählten der Johanniterorden und der Deutschorden. Diese Organisationen der stationären Krankenpflege dienten anderen Orden bei der Gründung von Spitälern als Vorbild.

Gründung von Pflegeorden im 11. bis 13. Jahrhundert

Im 11. Jahrhundert kam es zur Bildung einer neuen frommen Bewegung ohne Bindung an die bestehenden Orden, die in der sich in Frankreich entwickelnden Armutsbewegung wurzelte. Die Konsequenz war eine Loslösung vom isolierten Priester- und Mönchtum. Ein wichtiger Teil dieser Bewegung waren die Beginen. Diese Frauen pflegten Kranke und Aussätzige und begruben Tote. Mit den Beginen etablierte sich eine Bewegung, die ihre Vorbilder in „modernen" Heiligen wie Franz von Assisi und Elisabeth von Thüringen, einer ungarische Königstochter, sahen, die beide auf Macht und Wohlstand verzichteten und sich ganz der Pflege von Armen und Leidenden widmeten. An der Spitze einer schwesterlichen Einrichtung stand eine „Meisterin", die vom Konvent gewählt wurde. Unterstützt wurde sie in der Verwaltung und Hauswirt-

Die Bewegung der Beginen

schaft von weiteren Schwestern. Schon bald erkannten Kirche und Gesellschaft die Bedeutung der pflegerisch engagierten Frauenbewegung. Die relative Freiheit dieser weltlichen Gemeinschaften wurde schon bald eingeschränkt, indem man die Frauen der Ketzerei verdächtigte und sie damit zwang, den Anschluss an die etablierten kirchlichen Orden zu suchen, wie zum Beispiel den Dritten Orden, die Franziskaner und die Dominikaner. Nachdem sie strengen Gehorsam gegenüber den Orden gelobt hatten, konnten die Frauen durch kluges Management aus der armen Beginengemeinschaft ein erfolgreiches Wirtschaftsunternehmen machen (vgl. Schulz 1992, S. 26–28).

Das mittelalterliche Spital

Die Spitäler des Mittelalters wurden in der Regel von Meisterinnen und Siechenmeisterinnen geführt (diese waren gebildet und hatten eine bedeutende Rolle in der Krankenversorgung inne) sowie von den zuständigen Ordensleuten. Im Laufe der Jahrhunderte und im Zusammenhang mit der wachsenden Macht der Städte kamen die Spitäler in zunehmendem Maße von der kirchlichen unter die städtische Verwaltung (ca. ab dem 15. Jahrhundert) und wurden dadurch zu kommunalen Anstalten. Die Kommunen setzten für die Leitung der Spitäler Hofmeister in der Rolle des Verwaltungsleiters ein. Der Spitalmeister war weiterhin für den geistlichen und seelsorgerischen Bereich zuständig und die Siechenmeisterin für die pflegerische Betreuung. Das Vermögen der Spitäler jedoch befand sich in den Händen der Kommunen, was der Kirche lange Zeit ein Dorn im Auge war.

Zunehmender Einfluss der Ärzte auf die Spitäler im 16. Jahrhundert

Ende des 16. Jahrhunderts begannen die Ärzte zunehmend Einfluss auf die Spitäler zu nehmen. In einer Pestverordnung für die Brechenhäuser (= Krankenhäuser für Pest- und Seuchenkranke) von 1600 und 1687 werden zwei „Doctores" als fachliche und disziplinarische Vorgesetzte aller Bediensteten genannt (Schulz 1992, S. 78). Schwestern begannen zu dieser Zeit mit der Behandlungspflege.

War im Mittelalter das heilkundliche Wirken der Frauen noch eine Selbstverständlichkeit beziehungsweise eine Notwendigkeit gewesen, setzte mit der Gründung der ersten Universitäten, an denen nur Männer zugelassen waren, eine stärkere Trennung der Geschlechter im Gesundheitswesen ein. Heilkunde wurde nun der Wirkungsbereich der studierten Männer und die Pflege überwiegend der Beruf der Frauen.

Am Anfang des 19. Jahrhunderts wurde die Krankenpflege von weltlichen Vereinen und konfessionellen Trägern durchgeführt. Ein Schritt in die neuzeitliche Pflege wurde mit der Gründung des Diakonissenhauses nach dem Mutterhausprinzip in Kaiserswerth (bei Düsseldorf) gemacht. Der Gründer des Diakonissenhauses, Pastor Theodor Fliedner, bestimmte, dass nur Frauen zugelassen wurden. Dahinter steckte die Absicht, die Kräfte der bürgerlichen Frauen für die christliche Liebestätigkeit zu nutzen. 1897 gab es 80 Mutterhäuser mit 14 000 Diakonissen (Bischoff 1992, S. 28).

Eine weitere Veränderung brachte die Gründung des Roten Kreuzes 1864 mit sich. Das Rote Kreuz bildete Pflegekräfte für die Versorgung von Kriegsverletzten aus.

Entwicklung des Krankenpflegeberufs zum reinen „Frauenberuf"

Im 19. Jahrhundert wurde der Krankenpflegeberuf immer mehr zu einem „Frauenberuf". Das Leitbild war die Frau, die sich dem Mann unterzuordnen und sich auf die weibliche Liebestätigkeit zu konzentrie-

ren hatte. Ärzte, die ab dem Ende des 19. Jahrhunderts ihre ersten
großen naturwissenschaftlichen Erfolge hatten, brauchten für die praktische Hospitalarbeit dringend Unterstützung. Die Hospitäler waren
zum Teil in einem äußerst verwahrlosten Zustand. Um sie sauber zu
halten und den neuen hygienischen Erkenntnissen gerecht zu werden,
sah man in den bürgerlichen Frauen eine geeignete Kraft. Sie taten ihre
Arbeit aus Liebe (ihre Natur!), hatten dem Mann zu gehorchen und
erhielten, wenn sie überhaupt bezahlt wurden, weniger Geld als Männer.
Andererseits erkannte man sehr wohl, dass die Pflege ein Heilfaktor ist
und damit für das Hospital unentbehrlich war.

In dieser Zeit wandelte sich das Hospital zu einer Klinik nur für Kranke, **Wandel vom Hospital zum**
dem heutigen Krankenhaus entsprechend. Ärzte etablierten sich in ih- **modernen Krankenhaus**
nen, um Ausbildung, Lehre und Forschung zu betreiben. Der Wandel
vom Hospital zum Krankenhaus wurde durch gesellschaftliche Umstände beschleunigt: Die Industrialisierung brachte eine Zunahme von Mas-
senerkrankungen und arbeitsbedingten Verletzungen mit sich und erfor-
derte zugleich eine schnelle Wiederherstellung der Gesundheit der Arbeiter.

Zum Jahrhundertwechsel gab es drei große Gruppen in der Krankenpflege: religiöse Pflege im Mutterhaussystem, genossenschaftlich-weltli-
che Pflege wie das Rote Kreuz sowie freiberufliche Pflege. Das Personal
bestand aus Schwestern, Pflegepersonal, Wärtern und Wärterinnen. Die
Führungskräfte kamen in der Regel aus der Gruppe der Schwestern, da
diese in der Regel den höheren Ständen angehörten.

Wie sehr diese aufopfernde Pflege auch von der pflegerischen Leitung
gefordert wurde ist aus dem folgenden Text einer Oberin zum Thema
Berufsethik (1911) zu erkennen (Bischoff 1992, S. 87): „Mit ihrer eigenen Gesundheit darf die Schwester nicht aus Egoismus oder Verzärtelung
ängstlich sein, übertrieben auf sie achten. Sie muss mit ihren Pflegebe-
fohlenen weich, mit sich hart sein, sobald es sich um das Ertragen
körperlicher Störungen handelt."

Und das bei 11 bis 13,5 Stunden täglicher Arbeitszeit, die mit größten **Das Leitbild der sich**
physischen und psychischen Anstrengungen verbunden war, denn außer **aufopfernden Kranken-**
für die Pflege waren die Schwestern auch noch für die Haus- und Reini- **schwester**
gungsarbeiten (kostengünstig!) zuständig, zu denen gerade die bürgerlichen Frauen durch ihre Ausbildung in Hausarbeit bestens geeignet waren.
Durch ihre Aufopferung machten die Schwestern es den Ärzten möglich,
Geld, Macht und Ruhm zu erlangen. Leitende Schwestern unterstützten
diese Politik der Ärzte, da sie sich vollends mit der Rolle der aufopfernden Frau identifiziert hatten. Männer wurden in der Pflege zu dieser Zeit
hauptsächlich in Männerstationen und Irrenanstalten eingesetzt. Die
bürgerlichen Schwestern wurden hier aber bewusst als Führungskräfte
eingesetzt, damit sie die Wärter disziplinierten und kontrollierten.

So war die Pflege zu Beginn des 20. Jahrhunderts mithilfe der „bürgerlichen Frau" verweiblicht, war in der Hilfsfunktion gegenüber den Ärzten, und ihre Arbeitskraft wurde mit Unterstützung der Betroffenen
ausgebeutet (sie waren widerstandslos, ausnutzbar, angepasst und wil-
lig). Die Pflege war zu einem idealisierten Frauenberuf geworden, dessen
wesentliches Merkmal die aufopfernde Liebestätigkeit war. Die Mutterhäuser konnten den gesellschaftlichen Bedarf an Krankenpflege nicht

mehr decken. Die Ärzte hatten kein Interesse daran, dieses System weiter zu entwickeln, da sie ihre eigenen Hierarchiestrukturen hatten und sich dadurch ihrem Einfluss entziehen konnten. Diese Trennung von Berufung und Beruf durch christliche und weltliche Schwestern wurde innerhalb der Pflege zu einem Punkt der ständigen Auseinandersetzungen.

1907: Einführung einer gesetzlich geregelten Krankenpflegeausbildung

Ab 1907 gab es eine erste gesetzlich geregelte, einjährige Ausbildung in der Krankenpflege.

Erstaunlich war ein Vorfall nach dem 1. Weltkrieg. In der Demobilmachungsverordnung wurde der Acht-Stunden-Tag für alle gewerblichen Arbeiter eingeführt, nur die Pflege wehrte sich erfolgreich. Die Berufsorganisation der Agnes Karll verkündete stolz, dass sie gegen den Acht-Stunden-Tag gestimmt hatte (vgl. Steppe 1996, S. 45).

Krankenpflege in der NS-Zeit

Wie weit die Aufopferung, der blinde Gehorsam und die Anpassung gegenüber den Ärzten und der Gesellschaft führen kann, hat auf erschreckende Weise der Nationalsozialismus gezeigt, in dem die Pflegekräfte an Menschenversuchen und an der Ermordung von psychisch Kranken und Behinderten aktiv beteiligt waren.

Sobald die Nationalsozialisten an der Macht waren, versuchten sie, die zersplitterten Berufsverbände im Pflegebereich unter einer nationalsozialistischen Führung zusammenzufassen und die Berufsauffassung der Pflege mit den nationalsozialistischen Vorstellungen (wie der Erb- und Rassenpflege) zu durchdringen. Die völlige Vereinheitlichung der unterschiedlichen Pflegekräfte ist jedoch nie ganz gelungen, und da ein ständiger Mangel an Schwestern herrschte, tolerierten die Nationalsozialisten konfessionelle Schwesternschaften, bei denen die „Gleichschaltung" so schwierig umzusetzen war.

Beim Roten Kreuz hatten die Nationalsozialisten keine allzu großen Probleme, sie in ihren Apparat zu integrieren, denn dessen Angehörige waren sofort und ohne nennenswerten Widerstand dazu bereit, sich in den Dienst des NS-Staates einspannen zu lassen und bildeten damit eine wichtige Voraussetzung für die Angriffspläne der Nationalsozialisten (vgl. Steppe 1996, S. 119).

Die „NS-Schwester"

Die Nationalsozialisten erweiterten den Aufgabenbereich der so genannten NS-Schwester und wertete den Schwesternberuf enorm auf. Die Schwester war nun für die Volksgesundheit zuständig, indem sie besonders in den Gemeinden Aufgaben der Beratung, Aufsicht und Erziehung zur Gesunderhaltung der Bevölkerung übernahm. Sie gab Tipps zur Vorratshaltung, rief zur Sparsamkeit auf und hatte zu entscheiden, welche Meldungen weitergegeben werden sollten, wie zum Beispiel Kuren oder Kinderlandverschickungen, genau wie Meldungen von „abweichendem" Verhalten (vgl. Steppe 1996), S. 73). Der Grund: Die Nationalsozialisten erkannten sehr wohl, welch engen Kontakt die Pflegenden zur Bevölkerung hatten und welchen Einfluss sie dadurch nehmen konnten. Obwohl die Nationalsozialisten auch die höchsten Positionen im Schwesternwesen mit Schwestern besetzten, so blieb doch die eigentliche Entscheidungsmacht bei den Ärzten, denen sie völlig untergeordnet waren.

Um das Verhalten des Pflegepersonals, das an den Tötungen von geistig Behinderten beteiligt war, besser nachvollziehen zu können, muss man auch einen Blick auf deren Biografien werfen. Für diese „pflegerischen"

Arbeiten wurden hauptsächlich Personen aus kleinbürgerlichen Verhältnissen gewählt, die dringend sichere Arbeitsplätze benötigten, um ihren Lebensunterhalt zu finanzieren. Ihre Loyalität gegenüber dem NS-Staat wurde gründlich überprüft, und eine hohe Identifikation mit den nationalsozialistischen Werten galt als wahrscheinlich. Ein typisches Beispiel für eine Führungskraft war Eleonore Baur, erst Dienstmagd, dann Hilfspflegerin, dann „Schwester Pia", eine Heldin der Bewegung. Sie wurde SS-Oberführer, Ehrenoberin der nationalsozialistischen Schwesternschaft und Trägerin des „Blutordens". Sie war es aber auch, die Gefangene nackt bei eisiger Kälte im Hof antreten ließ und mit Neugier bei Malaria- und Kälteexperimenten an Gefangenen zuschaute (SZ, 28.01.2000).

Das Pflegepersonal nahm nachweislich an allen Phasen der systematischen Tötungen teil; vom Abtransport über die Begleitung bei den Transporten, den Eintritt in die Tötungsanstalten, die Begleitung zur Gaskammer bis hin zur Entgegennahme der persönlichen Gegenstände nach der Tötung (vgl. Steppe 1996, S. 152). *Beteiligung an systematischen Tötungen*

In der Phase der „wilden Euthanasie" in den Anstalten selbst wurden bei der Auswahl der durch die Ärzte zu Tötenden eine Namesliste durch die Oberpflegekräfte erstellt. Für die weitere „Behandlung" sorgten die Ober- und Abteilungspflegekräfte und das sonstige Pflegepersonal, die die Ausgewählten in spezielle Zimmer verlegten, wo sie entweder durch Nahrungsentzug, Medikamente oder Spritzen zu Tode kamen (Steppe 1996, S. 157).

Wie weit das ging, ersieht man aus dem Zitat von Luise E. über die Tötung von geistig Behinderten beim Obrawalde-Prozess (Steppe 1996, S. 160):

„... andere waren nicht in der Lage oder wollten nicht trinken. Ihnen musste das Mittel mit Löffeln eingegeben werden. Im Allgemeinen ging es so vor sich, dass die Abteilungspflegerin oder ich die Patientin aufrichtete und in den Arm nahm. Dabei wurde ihnen gut zugeredet, so weit es möglich war."

Ein weiteres Zitat von Luise E. (aus Steppe, S. 162):

„... Als Schwester oder Pflegerin besitzt man nicht den Bildungsgrad eines Arztes und kann daher nicht werten, ob die vom Arzt getroffenen Maßnahme oder Anordnung richtig ist. Die ständige Übung den Anordnungen eines Arztes zu folgen, geht so in Fleisch und Blut über, dass das eigene Denken ausgeschaltet wird."

Und wer nicht gehorchte, wurde umgehend ersetzt; es herrschte sowohl in Pflegekreisen wie auch im Arzt-Schwestern-Verhältnis eine absolute Disziplin. Verstöße wurden in der Regel umgehend bestraft.

Auch wenn man in den Geschichtsbüchern nur wenige konkrete Aussagen über die Aufgaben von Leitungspersonen findet, so ist doch klar zu erkennen, dass sie durch sämtliche Jahrhunderte hindurch immer zum Werkzeug von Macht- und Geldinteressen gemacht worden sind. Je mehr sich Pflegekräfte mit den bestehenden Machthabern identifizierten, desto eher kamen sie in Leitungspositionen. *Zweifelhafte Rolle leitender Pflegekräfte*

Nach diesem dunklen Kapitel der Krankenpflege möchte ich den Schritt in die Gegenwart machen.

8.2   Die Gegenwart

"Patientenorientierte
Pflege" als neues Leitbild

Für die Krankenpflege der Gegenwart stellt die „patientenorientierte Pflege" das neue Leitbild für die Verwirklichung einer humanistischen und umfassenden Pflege dar. Der Anspruch, den die Pflege an sich selbst stellt, indem sie ein pro-soziales und umfassendes Pflegekonzept propagiert, steht eindeutig im Widerspruch zur derzeitigen gesellschaftlichen Entwicklung. Einsparungsmaßnahmen, besonders beim Pflegepersonal, die zunehmende Arbeitsdichte, die hoch technisierten Arbeitsweisen im Krankenhaus – all dies sind Entwicklungen, die das Krankenhauspersonal immer weiter vom Patienten entfernen. Dazu ein Zitat von Claudia Bischoff (1992, S. 11):

„...: dass nämlich Krankenhaus und Medizin die patientenorientierte Pflege als humanes Alibi gegenüber Kritik von außen (miss-)brauchen, um alle diejenigen Bedingungen und Strukturen aufrechtzuerhalten, die die Krankenversorgung erst inhuman machen ...“

In diesem Konflikt zwischen Anspruch und Realität sucht die Pflege weiterhin ihre Identität.

Zwischen diesen Punkten besteht ein schwer lösbarer Konflikt, und Sie als Stationsleitung stehen im Zentrum dieses Konflikts:

Die Stationsleitung im Spannungsfeld zwischen
Anspruch und Realität

• Der Patient erwartet von Ihren Mitarbeitern und dadurch letztendlich von Ihnen, dass sich alle genügend Zeit für ihn nehmen und möglichst viele seiner Wünsche erfüllen.

• Das Pflegepersonal erwartet (stellvertretend für den Anspruch des eigenen Berufsstandes) von Ihnen, dass Sie den Arbeitsablauf so organisieren, dass ausreichend Zeit für die patientenorientierte Pflege der Kranken bleibt.

• Sie müssen den Ansprüchen Ihres Arbeitgebers gerecht werden, der eine hohe Leistung bei geringen Kosten erwartet (Kundenperspektive). Die Pflegedienstleitung ist Ihr direkter Vorgesetzter, der diese Ansprüche des Arbeitgebers Ihnen gegenüber durchsetzt.

• Die Ärzte sehen im Pflegepersonal weiterhin ihre Erfüllungsgehilfen und erwarten von Ihnen als Leitung, dass Sie Ihr Personal in diesem Sinne führen.

• Die Gesetzgebung lässt Ihnen nur einen begrenzten Entscheidungs- und Handlungsrahmen.

Analyse der eigenen Position

Da Sie als Stationsleitung niemals alle diese gegensätzlichen Ansprüche erfüllen können, müssen Sie nach eigenen Lösungen suchen, um nicht zwischen den Kräften aufgerieben zu werden.

Zuerst einmal müssen Sie verstehen, welchen Kräften Sie in Ihrer Arbeit ausgesetzt sind. Sie müssen die Macht- und Hierarchiestrukturen und die Motivation der einzelnen Machthaber und Mitarbeiter kennen. Dann müssen Sie einen klaren Blick für das Machbare entwickeln. Treffen Sie dann grundlegende Entscheidungen im Rahmen des Möglichen und bleiben Sie sich dabei selbst treu. Sobald Sie sich zum Lobbyisten einer Seite machen, erkennen das die anderen und werden Sie verstärkt beeinflussen wollen, was unweigerlich zu einer Konfliktverstärkung führt.

> **Merke:**
> Führungsstärke beruht auf der Fähigkeit, eigene klare Entscheidungen zu treffen und dafür die Verantwortung zu tragen.

8.3 Die Zukunft

„Der Umgang mit Leben und Sterben wird zu einer kaufmännischen Angelegenheit. Die Kosten-Nutzen-Relation ist der Leitgedanke in der Gesundheitsversorgung"

(Unbekannter Autor)

Um sich eine Vorstellung von einer möglichen Zukunft der Leitungsarbeit in der Pflege von Patienten und Bewohnern zu machen, müssen wir uns den kalkulierbaren Fakten im Gesundheitswesen zuwenden.

Laut dem Statistischen Bundesamt (Destatis) kommen heute auf 100 Personen im Erwerbsalter (20 bis unter 65 Jahre) 32 Personen im Rentenalter (ab 65 Jahre); 2030 dürften es mehr als 50 sein. Die Lebenserwartung von Neugeborenen liegt heutzutage für Jungen bei 77,6 Jahre und für Mädchen bei 82,7 Jahren, diese wird im Jahr 2030 bei Jungen 80,6 Jahre und bei Mädchen 85,5 Jahre sein. Die Zahl der Neugeborenen hat seit 1991 bis 2005 um 17 % abgenommen. Bis 2030 erwartet man einen weiteren Rückgang um 17 %. Die Zahl der Sterbefälle ist von 1991 bis 2005 kontinuierlich zurückgegangen. Seitdem stagniert sie. Künftig dürfte die Anzahl wieder steigen.

Demografischer Wandel

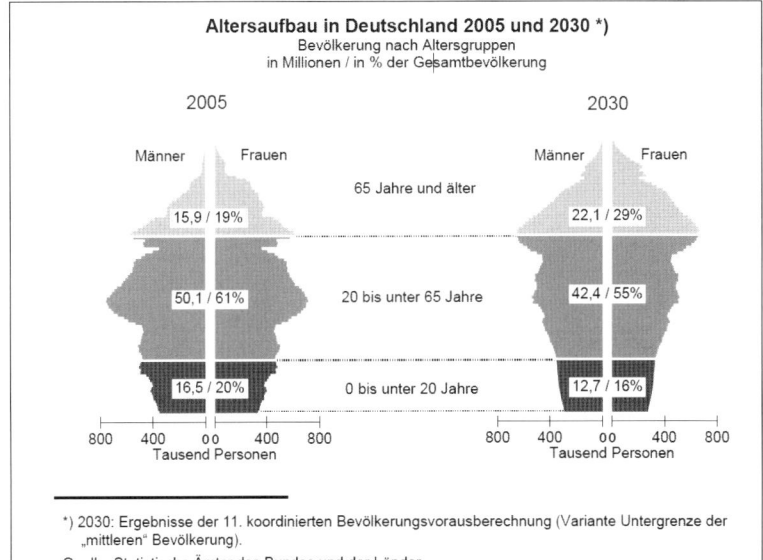

Abb. 23: Altersaufbau in Deutschland 2005–2030

Nach Angaben des Statistischen Landesamtes erhielten Ende 2005 in Bayern 302 706 pflegebedürftige Personen Leistungen nach dem Pflegeversicherungsgesetz. 67 % wurden im häuslichen Bereich versorgt und 33 % erhielten ihre Leistungen in Pflegeheimen. 2/3 der versorgten Personen waren weiblich. Die Anzahl der Pflegeheime stieg von 1999 bis 2005 um 282 auf 1544.

Hohe Verschuldung

Wie sieht es mit den öffentlichen Finanzen aus? Laut dem Bund der Steuerzahler lag die Staatsverschuldung Ende 2007 bei 1.497.339.160.000 Euro. Pro Sekunde erhöhen sich diese Schulden um 539 Euro. Die Pro-Kopf-Verschuldung beträgt 18.178 Euro. Die Zinszahlungen allein betrugen im Jahr 2007 66 Milliarden Euro (Zinsen pro Sekunde 2092 Euro).

In der gesetzlichen Krankenversicherung betrug der Beitrag 1970 8,2 %, heute 14,4 % und je nach Entwicklung im Jahre 2030 bis zu 26 %.

Steigende Gesundheitsausgaben

Die Gesundheitsausgaben in Deutschland stiegen ab 1992 von 163,2 Milliarden Euro auf 239,4 Milliarden Euro im Jahr 2005. Ein mitbestimmender Faktor waren die Zusatzbelastungen durch die Wiedervereinigung. Die wirtschaftlichen Lasten tragen dabei die privaten Haushalte/privaten Organisationen, die Arbeitgeber und die öffentlichen Haushalte. Seit 1992 verschieben sich die Lasten zu Gunsten der öffentlichen Haushalte und zu Ungunsten der privaten Haushalte/privaten Organisationen und der Arbeitgeber.

Betten- und Personalabbau

Weitere wichtige Entwicklungen sind die Abnahme der Anzahl der Krankenhäuser in Deutschland und der damit verbundene Bettenabbau. Gleichzeitig verringert sich die Verweildauer, das vorhandene Personal wird reduziert, und mehr Patienten (die immer multimorbider werden) werden stationär versorgt.

Seit 1973 unterschiedlichste Finanzierungssysteme

Um die Finanzen im Krankenhaus in den Griff zu bekommen, wurden ab 1973 die unterschiedlichsten Finanzierungssysteme verabschiedet: 1973–1985 Duale Finanzierung, 1986–1992 Flexible Budgetierung, 1993–1995 Gesundheitsstrukturgesetz – GSG/Budgetdeckelung, 1996 Fallpauschalen (FP), Sonderentgelte (SE) und Basispflegesatz. Seit 2004 gilt das DRG-System. Bisher konnte keines der Finanzierungssysteme die finanziellen Probleme der Krankenhäuser in den Griff bekommen. Das aktuelle Abrechnungssystem (DRG) zielt eindeutig auf einen weiteren Betten- und Personalabbau in den Krankenhäusern ab, indem es die Häuser dem Wettbewerb untereinander aussetzt (gleiches Geld für gleiche Leistung). Will man die internationale Benchmark von 4 Betten pro 1000 Einwohner erreichen, dann müssen in Deutschland 200 000 Betten abgebaut werden (2005 standen in Deutschland 523 824 Krankenbetten zur Verfügung, das sind 6,35 Betten pro 1000 Einwohner).

Situation der Krankenhäuser wird noch schwieriger

Die Gesamtsituation der Krankenhäuser wird erschwert durch die Umsetzung der Europäischen Gesetze zur Arbeitszeit, in denen Bereitschaftsdienst als Arbeitszeit zu werten ist. Erschwerend kommt hinzu, dass seit Herbst 2004 eine neue Approbationsordnung der Ärzte gültig ist. Dies hat zur Folge, dass durch den Wegfall von AiP-Stellen ebenfalls weniger Ärzte im Krankenhaus arbeiten werden. Eine notwendige Personalaufstockung in den Krankenhäusern ist in beiden Fällen kaum zu realisieren.

In Deutschland wird zurzeit mit allen Mitteln versucht, Kosten im Gesundheitswesen zu reduzieren. Um den dabei drohenden Qualitätsverlust und die Einhaltung von kostenreduzierenden Maßnahmen zu gewährleisten, werden unter anderem immer mehr Gesetze zur Qualitätssicherung erlassen. Da aber die Umsetzung und Kontrolle von umfassender Qualitätssicherung mit immensen Kosten verbunden ist, ist dieser Ansatz nur sehr schwer umzusetzen. Die vom Gesetzgeber geforderte Fürsorge ist rechnerisch nicht möglich.

Gesetze zur Qualitätssicherung

Wie sieht es nun in anderen europäischen Ländern aus, die mit ähnlichen Problemen zu kämpfen haben? In Schweden wurden aufgrund der Wirtschaftskrise Anfang der 90er-Jahre umfassende Einsparungsmaßnahmen ergriffen, unter anderem im Gesundheitssystem. Die Zahl der zur Verfügung stehenden Krankenhausbetten wurde halbiert, das Ärzte- und Pflegepersonal um ein Viertel gekürzt. Das führte zu langen Wartezeiten in den Notaufnahmen und bei Operationen. Wenig und schlecht bezahltes Krankenhauspersonal (Ärzte- und Pflegepersonal) kann den Ansprüchen einer ganzheitlichen Versorgung nur schwer gerecht werden, und so manche Hilfe kommt zu spät.

Schweden

In Großbritannien ist das 1848 eingeführte Gesundheitssystem National Health Service (NHS) für die Gesundheitsversorgung verantwortlich. Der Anteil des Bruttosozialprodukts beträgt 8,4 %, hinter Deutschland mit 10,6 % und den USA mit 15,3 %. Die steigenden Gesundheitskosten durch die Zunahme altersbedingter Krankenheiten (Anteil der älteren Bevölkerung wächst) und der teurer werdende Klinikaufenthalt (Apparatemedizin und kostspielige Arzneimittel) hat Folgen. Jährlich sterben tausende Patienten in britischen Krankenhäusern aufgrund mangelnder Hygiene, die Wartezeiten auf Operationen liegen z. B. in der Orthopädie bei 58 Tagen und der allgemeinen Chirurgie bei 42 Tagen. Milliardenhohe Zuschüsse des Staates führten zwar zu Erleichterungen, blähten aber auch Bürokatie, Beraterverträge und die Anzahl der Studien unnötig auf. (SZ 11.07.2008 „Der große Wurf, der zum Alptraum wurde")

Großbritannien

Auch die Kosten im holländischen Gesundheitssystem sind kaum noch zu finanzieren. Wer ins Krankenhaus möchte/muss, muss mit langen Wartezeiten rechnen. Die Anzahl der Betten in den Krankenhäusern ist in den letzten Jahren drastisch reduziert worden. Die Aufenthaltsdauer der Patienten wurde deutlich reduziert. Aufgrund der technologischen Entwicklungen werden immer mehr Leistungen, die vorher nur in Krankenhäusern erbracht wurden, außerhalb der Häuser erbracht.

Niederlande

Vergleicht man die Ausgaben der Gesundheitssysteme in den Industrieländern, zeigt sich in allen Ländern ein Ansteigen der Ausgaben. Gründe sind die zunehmende Vergreisung, wachsende Ansprüche und der medizinisch-technische Fortschritt.

Ob die Lösung der Probleme der Gesundheitssysteme in der Privatisierung und der Auflösung der Solidarsysteme liegt, ist ernsthaft zu hinterfragen. In den USA mit dem am weitesten privatisierten Gesundheitssystem sind die Ausgaben weltweit am höchsten. Dabei werden viele US-Bürger schlechter versorgt als Engländer oder Franzosen.

USA

Trotz jahrelanger Versuche der deutschen Parteien, Gesetze und Regelungen zur Kontrolle des Gesundheitswesens zu schaffen, ist es nicht gelungen, die bestehenden Probleme in den Griff zu bekommen. Dabei behindern sich die Parteien oft gegenseitig durch ihr ständiges Streben nach Macht und Wählerstimmen. Auch der Einfluss von Ärzten, Apothekern und Vertretern der Pharmaindustrie behindert die Entwicklung und Etablierung von guten sach- und problemorientierten Gesetzen. Wer einen bleibenden Eindruck von diesem System bekommen möchte, sollte sich den Dokumentarfilm „Sicko" von Michael Moore ansehen, der die Zustände im amerikanischen Gesundheitssystem dort plastisch schildert.

Höhere Eigenbeteiligung durch die Patienten

Durch die jetzige Entwicklung im Gesundheitswesen wurde die Eigenbeteiligung der Patienten deutlich erhöht. Da die Belastungen der Aktiven jedoch nicht unendlich gesteigert werden können, muss das Leistungsniveau begrenzt werden.

Ein zukünftiges Gesundheitswesen, das den menschlichen Anteil genauso berücksichtigt wie das Preis-Leistungs-Verhältnis, erfordert eine Politik, in der die besten Lösungen mit Vertretern aller Betroffenen erarbeitet und verwirklicht werden. Der Einfluss der Lobbyisten sollte sich auf eine gute, sachorientierte Problemlösung beschränken. Es ist bedenklich, wenn die Pharmaindustrie die Gesundheit neu definiert, indem sie normale Lebensabschnitte zu neuen Krankheiten umdefiniert und aus seriöser Medizin ein Marketingprojekt macht. Beispiele sind die Abnahme von Hausgeburten mit gleichzeitiger Zunahme von Geburten in Krankenhäusern. Es ist aus anderen Ländern wie den Niederlanden (mit einer hohen Anzahl an Hausgeburten) bekannt, dass die Säuglingssterblichkeitsrate deutlich niedriger als in Deutschland ist. Ein weiteres Beispiel ist das Klimakterium der Frauen. Hier bekommt ein besonderer Lebensabschnitt den Status der Krankheit, der therapiert werden muss. Weitere Beispiele sind Potenzmittel bei altersbedingt abnehmender Potenz; Psychopharmaka, die positives Denken fördern; Mittel, die bei prämenstruellen Beschwerden eingesetzt werden; Medikamente, die den natürlichen Schlaf reduzieren; Schönheitsoperationen, die ein ständig änderndes Schönheitsideal ermöglichen sollen; Haarwuchsmittel gegen natürlichen Haarausfall usw.

Die Kosten-Nutzen-Relation ist der zukünftige Leitgedanke bei der Versorgung der Patienten. Die Rolle der Politik kann hier nur unterstützend und nicht bestimmend sein. Der Patient sollte in den Prozess der angebotenen Leistungen mit einbezogen werden. Er sollte die entstehenden Kosten kennen und durch Mitbestimmung seinen finanziellen Anteil steuern.

Nehmen Sie aktiv an den Entwicklungen teil!

Menschen, die in der Pflege arbeiten, besonders in den Leitungspositionen, sollten die oben genannten Entwicklungen kennen und verstehen, um rechtzeitig konstruktive Lösungen für ihre Bereiche der Pflege zu finden. Viele alltägliche Probleme werden wesentlich verständlicher, wenn man Hintergründe und Möglichkeiten kennt. Das eröffnet wiederum den nötigen Handlungsspielraum, um aktiv an der Entwicklung teilzunehmen.

Literatur

Bischoff, C. (1992): Frauen in der Krankenpflege. Zur Entwicklung von Frauenrolle und Frauenberufstätigkeit im 19. und 20. Jahrhundert. Frankfurt/Main: Campus

Höfl-Hilscher, E.: Der grausame „Engel von Dachau". In: Süddeutsche Zeitung, 28.01.2000

Schulz, I. (1992): Schwestern, Beginen und Meisterinnen. Hygieias christliche Töchter im Gesundheitswesen einer Stadt. Ulm: Universitäts-verlag

Steppe, H. (1996): Krankenpflege im Nationalsozialismus. Frankfurt/Main: Mabuse

Anhang

1 Statistik

1.1 Ärztliches und nichtärztliches Personal in Krankenhäusern

Jahr	Beschäftigte am 31.12.						Umgerechnet in Vollkräfte im Jahresdurchschnitt				
	Insgesamt	davon					Insgesamt	davon			
		Ärztlicher Dienst	Nichtärztlicher Dienst					Ärztlicher Dienst	Nichtärztlicher Dienst		
			zusammen	Pflegedienst	darunter				zusammen	Pflegedienst	darunter med.-techn. Dienst
					med.-techn. Dienst	Schüler/-innen und Auszubildende					
					Anzahl						
1991	1 119 791	110 569	1 009 222	389 511	140 551	89 177	875 816	95 208	780 608	326 072	122 018
1992	1 133 050	112 602	1 020 448	399 915	143 302	87 370	882 449	97 673	784 776	331 301	122 910
1993	1 134 690	113 063	1 021 627	405 848	143 776	85 896	875 115	95 640	779 474	332 724	121 748
1994	1 146 779	115 714	1 031 065	417 272	143 727	87 109	880 150	97 105	783 045	342 324	120 321
1995	1 161 863	117 805	1 044 058	429 183	150 493	88 841	887 564	101 590	785 974	350 571	124 503
1996	1 150 857	119 419	1 031 438	427 271	151 998	89 186	880 000	104 352	775 648	349 423	125 763
1997	1 133 409	119 936	1 013 473	420 306	152 177	88 270	861 549	105 618	755 930	341 138	124 500
1998	1 124 881	121 232	1 003 649	419 284	151 791	85 261	850 948	107 106	743 842	337 716	123 825
1999	1 114 178	121 918	992 260	415 865	152 208	82 149	843 452	107 900	735 552	334 890	123 674
2000	1 108 646	123 381	985 265	414 478	153 810	81 008	834 585	108 696	725 889	332 269	123 852
2001	1 109 420	125 156	984 264	416 319	155 164	78 117	832 530	110 152	722 379	331 472	124 211
2002	1 120 773	127 401	993 372	417 282	157 425	78 503	833 541	112 763	720 778	327 384	124 568
2003	1 104 610	130 298	974 312	408 183	157 793	77 445	823 939	114 105	709 834	320 158	124 927
2004	1 079 831	131 175	948 656	396 691	156 650	73 981	805 988	117 681	688 307	309 510	123 465
2005	1 070 655	132 380	938 275	393 186	157 225	72 330	796 097	121 610	674 488	302 346	122 810
2006	1 071 995	135 135	936 860	392 711	157 380	72 640	791 914	123 715	668 200	299 328	122 620

Quelle: Statistisches Bundesamt, Grunddaten der Krankenhäuser 10/07

1.2   Krankenhäuser, Betten und Patientenbewegung 1991–2006

Jahr	Krankenhäuser		Patientenbewegung		
	insgesamt	aufgestellte Betten insgesamt	Fallzahl	durchschnittliche	
				Verweildauer	Bettenauslastung
	Anzahl		Anzahl	in Tagen	in Prozent
1991	2 411	665 565	14 576 613	14,0	84,1
1992	2 381	646 995	14 974 845	13,2	83,9
1993	2 354	628 658	15 191 174	12,5	83,1
1994	2 337	618 176	15 497 702	11,9	82,5
1995	2 325	609 123	15 931 168	11,4	82,1
1996	2 269	593 743	16 165 019	10,8	80,6
1997	2 258	580 425	16 429 031	10,4	81,1
1998	2 263	571 629	16 847 477	10,1	82,3
1999	2 252	565 268	17 092 707	9,9	82,2
2000	2 242	559 651	17 262 929	9,7	81,9
2001	2 240	552 680	17 325 083	9,4	81,1
2002	2 221	547 284	17 432 272	9,2	80,1
2003	2 197	541 901	17 295 910	8,9	77,6
2004	2 166	531 333	16 801 649	8,7	75,5
2005	2 139	523 824	16 539 398	8,7	74,9
2006	2 104	510 767	16 832 883	8,5	76,3

Quelle: Statistisches Bundesamt, Grunddaten der Krankenhäuser 10/07

1.3   Eckdaten der Krankenhäuser 2006 – Kostenarten 2006 nach Krankenhaustyp

Gegenstand der Nachweisung	Krankenhäuser						Freigemein- nützige Kranken- häuser	Private Kranken- häuser
			Öffentliche Krankenhäuser			in privat- rechtlicher Form		
	Ins- gesamt	zusammen	in öffentlich-rechtlicher Form					
			zu- sammen	rechtlich selbstständig	rechtlich un- selbstständig			
	in 1 000 EUR							
Personal- kosten insgesamt	**41 217 848**	**24 066 882**	**13 636 969**	**7 444 085**	**6 192 884**	**10 429 913**	**12 457 420**	**4 693 546**
Ärztlicher Dienst	10 705 285	6 251 847	3 459 719	1 949 311	1 510 409	2 792 128	3 221 183	1 232 255
Pflegedienst	13 885 698	7 802 024	4 186 208	2 063 634	2 122 574	3 615 816	4 496 889	1 586 785
Medizinisch-technischer Dienst	5 527 234	3 521 077	2 313 106	1 383 732	929 374	1 207 972	1 418 741	587 416
Funktionsdienst	3 984 887	2 269 271	1 182 412	629 924	552 489	1 086 858	1 246 842	468 774
Klinisches Hauspersonal	442 167	271 376	161 415	93 342	68 073	109 961	117 808	52 982
Wirtschafts- und Versorgungsdienst	1 797 062	1 073 990	608 791	313 531	295 260	465 199	550 625	172 446
Technischer Dienst	847 591	535 912	324 891	190 667	134 224	211 021	227 715	83 964
Verwaltungsdienst	2 722 900	1 553 020	900 171	514 628	385 543	652 848	826 720	343 161
Sonderdienste	204 960	123 911	62 717	35 365	27 351	61 194	62 620	18 429
Sonstiges Personal	313 273	203 145	131 878	87 797	44 081	71 267	71 092	39 037
Nicht zurechenbare Personalkosten	786 791	461 310	305 660	182 154	123 506	155 650	217 185	108 297

Sachkosten insgesamt			23 964 796	13 550 898	7 633 325	4 368 100	3 265 224	5 917 573	7 310 653	3 103 245
	Lebensmittel		1 353 586	682 006	332 841	160 451	172 390	349 165	479 786	191 793
	Medizinischer Bedarf		11 394 940	6 557 599	3 785 258	2 253 878	1 531 381	2 772 340	3 372 366	1 464 975
	dar.:	Arzneimittel	2 732 299	1 672 763	1 005 182	613 620	391 562	667 581	743 815	315 721
		Blut, Blutkonserven und -plasma	655 945	425 538	262 620	156 556	106 063	162 919	160 170	70 237
		Verband-, Heil-, Hilfsmittel	235 070	130 431	67 671	37 952	29 719	62 760	71 211	33 428
		Ärztl. und pfleger. Verbrauchsmaterial, Instrumente	1 264 175	746 741	433 796	252 348	181 448	312 945	357 889	159 545
		Narkose- und sonstiger OP-Bedarf	1 354 391	698 961	361 678	209 543	152 136	337 283	467 162	188 268
		Laborbedarf	907 339	657 320	477 527	311 763	165 764	179 793	171 998	78 022
	Wasser, Energie, Brennstoffe		1 664 893	982 876	561 479	320 476	241 003	421 398	478 471	203 545
	Wirtschaftsbedarf		2 309 769	1 301 318	710 841	369 888	340 953	590 477	740 966	267 485
	Verwaltungsbedarf		1 542 228	834 629	458 004	251 927	206 077	376 625	497 122	210 477
	Zentrale Verwaltungsdienste		506 827	284 260	138 580	98 027	40 553	145 680	147 967	74 600
	Zentrale Gemeinschaftsdienste		219 154	92 924	41 800	17 115	24 685	51 124	90 753	35 477
	Versicherungen und sonstige Abgaben		658 714	339 492	172 563	99 047	73 517	166 929	229 789	89 433
	Pflegesatzfähige Instandhaltung		2 891 773	1 710 799	996 430	560 245	436 186	714 368	885 947	295 027
	Wiederbeschaffte Gebrauchsgüter		59 430	28 666	14 739	9 114	5 625	13 927	20 604	10 161
	Sonstiges		1 363 483	736 329	420 789	227 934	192 855	315 540	366 883	260 271
Zinsen und ähnliche Aufwendungen			262 400	128 159	38 091	18 381	19 710	90 068	58 190	76 051
Steuern			99 970	38 404	23 735	17 380	6 355	14 668	13 409	48 157
Kosten der Krankenhäuser insgesamt			65 545 014	37 784 343	21 332 120	11 847 946	9 484 174	16 452 223	19 839 672	7 921 000
Kosten der Ausbildungsstätten			634 347	367 750	200 034	108 732	91 302	167 715	204 434	62 163
Brutto-Gesamtkosten			66 179 361	38 152 092	21 532 154	11 956 678	9 575 476	16 619 938	20 044 106	7 983 163
Abzüge insgesamt			8 098 683	6 188 879	4 765 082	3 263 885	1 501 197	1 423 796	1 423 392	486 413
	Ambulanz		2 671 266	1 918 733	1 363 934	932 628	431 306	554 799	570 382	182 151
	Wissenschaftliche Forschung und Lehre		2 225 233	2 140 587	2 112 199	1 498 536	613 663	28 387	18 658	65 988
	Sonstige Abzüge		3 202 184	2 129 559	1 288 949	832 722	456 228	840 610	834 351	238 273
Bereinigte Kosten			58 080 678	31 963 214	16 767 072	8 692 793	8 074 279	15 196 142	18 620 714	7 496 750

Quelle: Statistisches Bundesamt, Grunddaten der Krankenhäuser 10/07

1.4 Beispiele für Artikel, die den höchsten Umsatz erzielen

Beispiel 1

Analyse: Artikelumsatz erstellt aus Rechnungsbetrag/gleitender Preis
Datum : 07.01.2008   Artikelumsatz Apotheke XXX
Von Kostenstelle:
Zeitraum von: 01.01.2007–31.12.2007
Materialart von:
Warengruppe von:

Lauf. Nr.	Bezeichnung		Umsatz	%-Ant	Menge	Preis/Stück
1	Hepatitis B Immunglobulin ®2000 IE/40 ml	EUR	24.757,09	8,5	16	1.547,32
2	Meropenem® AFl 1000 mg	EUR	21.542,39	7,4	930	23,16
3	TAZOBAC® IFL 4,5 g	EUR	20.326,91	7	1.536	13,23
4	Human-Albumin® 20 %/100 ml	EUR	19.126,50	6,6	374	51,14
5	Caspofungin® AFl 50 mg	EUR	10.818,45	3,7	29	373,05
6	Sorafenib® FTbl 200 mg	EUR	8.556,70	2,9	224	38,2
7	Octreotid® IFL 1000 µg/5 ml	EUR	7.102,74	2,4	61	116,44
8	Infliximab® AFL 100 mg	EUR	6.866,85	2,4	12	572,24
9	Immunglobulin®-7s 10 g/100 ml KIOVIG	EUR	6.824,25	2,3	12	568,69
10	Meropenem® AFl 500 mg	EUR	5.712,30	2	500	11,42
11	Tinzaparin-Na® AFL 40.000 IE/2 ml	EUR	5.498,76	1,9	50	109,98
12	FAKTOR VIII® 500 IE+WILLEBRANDFAK 1100 IE	EUR	4.810,21	1,6	11	437,29
13	Faktor VIII® 1000 IE+Willebrandfakt 2200 IE	EUR	4.343,20	1,5	5	868,64
14	Linezolid® Tbl 600 mg	EUR	4.316,86	1,5	70	61,67
15	Epoetin Alfa® FS 2.000 IE	EUR	4.218,39	1,4	192	21,97
16	NUTRIFLEX® PLUS Btl 2.000 ml	EUR	4.149,12	1,4	239	17,36
17	Linezolid® Infusion Btl 600 mg/300 ml	EUR	4.122,32	1,4	60	68,71
18	Filgrastim® FS 48MIO/480 µg 0,5 ml	EUR	3.799,47	1,3	36	105,54
19	Porfimer®-Na AFl 75 mg	EUR	3.236,80	1,1	2	1.618,40
20	Tacrolimus® Kps 1 mg	EUR	2.888,66	1	900	3,21
21	Na-chlorid® 0,9 % 100 ml Plastik	EUR	2.796,93	1	4.500	0,62
22	Tropisetron® Amp 5 mg	EUR	2.785,90	1	245	11,37
23	Immunglobulin®-7s 5 g/100 ml INTRATECT	EUR	2.735,33	0,9	12	227,94
24	Tacrolimus® Kps 5 mg	EUR	2.679,17	0,9	200	13,4
25	Prothrombinkonzentrat® AFL 500 IE/20 ml	EUR	2.676,38	0,9	17	157,43
26	Octreotid® Monatsdepot AFL 30 mg	EUR	2.649,92	0,9	1	2.649,92
27	EUCERIN® TR.Haut 10 % UREA Lotio 250 ml	EUR	2.344,98	0,8	233	10,06
28	ASCENSIA® ELITE Sensoren PCK = 100ST	EUR	2.301,04	0,8	51	45,12
29	Enoxaparin®-Na 100 mg/ ml IJF 5 ml	EUR	2.293,96	0,8	115	19,95
30	Sulbactam® AFl 1 g	EUR	2.214,90	0,8	475	4,66
31	Clarithromycin® iv Amp 500 mg	EUR	2.097,76	0,7	180	11,65
32	Erlotinib® Tbl 100 mg	EUR	2.054,70	0,7	30	68,49
33	Caspofungin® AFl 70 mg	EUR	1.927,10	0,7	4	481,78
34	NUTRIFLEX® PLUS Btl 1.000 ml	EUR	1.865,01	0,6	165	11,3
35	Moxifloxacin® IFl 400 mg	EUR	1.830,74	0,6	50	36,61
36	Valganciclovir® Tbl 450 mg	EUR	1.597,83	0,5	60	26,63

Lauf. Nr.	Bezeichnung		Umsatz	%-Ant	Menge	Preis/Stück
37	Elektrolytgrundlösung® 1000 ml Plastik	EUR	1.518,45	0,5	1.360	1,12
38	Sirolimus® Tbl 1 mg	EUR	1.391,74	0,5	220	6,33
39	LIPOFUNDIN® MCT 20 % IFl 250 ml	EUR	1.337,11	0,5	120	11,14
40	LIPOFUNDIN ®MCT 10 %/250 ml IFL	EUR	1.323,17	0,5	140	9,45
41	Human-Albumin® 20 %/50 ml	EUR	1.289,41	0,4	50	25,79
42	Entecavir ®Tbl 0,5 mg	EUR	1.201,86	0,4	60	20,03
43	Voriconazol®Tbl 200 mg	EUR	1.142,05	0,4	30	38,07
44	Mycophenolatmofetil ®Tbl 500 mg	EUR	1.082,17	0,4	350	3,09
45	Ursodeoxycholsäure® Kps 250 mg*	EUR	1.074,31	0,4	2.900	0,37
46	Corticorelin® human Amp 100 µg/1 ml	EUR	1.008,28	0,3	10	100,83
47	Ganciclovir ®AFl 500 mg*	EUR	994,8	0,3	20	49,74
48	CERNEVIT® TRS 750 mg	EUR	985,09	0,3	150	6,57
49	MORPHIN® MERCK 100 mg Ampullen	EUR	897,36	0,3	80	11,22
50	Ceruletid® AFl 5 µg/1 ml	EUR	894,29	0,3	70	12,78
51-760	................etc.					
	Summe 760 Artikel	EUR	291751,44	100		

Beispiel 2

Analyse: Artikelumsatz erstellt aus Rechnungsbetrag/gleitender Preis						
Datum : 07.01.2008	Artikelumsatz Apotheke XXX					
	Von Kostenstelle:					
	Zeitraum von: 01.01.2007–31.12.2007					
	Materialart von:					
	Warengruppe von:					

Lauf. Nr.	Bezeichnung		Umsatz	%-Ant	Menge	Preis/Stück
1	Infusionsbesteck druckfest LL 15my 175 cm	EUR	5.315,11	9,8	11.800	0,45
2	Miete	EUR	3.971,14	7,3	10	397,11
3	Wasserfilter f. Dusche 14Tg Aquasafe	EUR	2.203,94	4	40	55,1
4	Toner HP Q6511X® schwarz LJ2400/2420	EUR	2.102,94	3,9	14	150,21
5	Doppelbeutelsystem z.Bauchhöhlenpunktion	EUR	1.861,31	3,4	125	14,89
6	Venenverw.Kan.m.Inj.ven.G20 1,1x33 mm „S"	EUR	1.652,09	3	1.400	1,18
7	Infusionsverlängerung K 5195 3-fach Set	EUR	1.514,64	2,8	250	6,06
8	Portnadel m. Schlauch 19G 15 mm Gripstick	EUR	1.102,65	2	165	6,68
9	Handschuhe Latex unster. pud.frei mittel	EUR	1.037,91	1,9	38.300	0,03
10	Planettentasche Modell Großhadern	EUR	934,98	1,7	80	11,69
11	Infusionssys.Zyto 1-f.Verb. RV Inf.Pumpe	EUR	914,21	1,7	180	5,08
12	Infusionssys.Zyto 2-f.Verb. RV Inf.Pumpe	EUR	810,32	1,5	135	6
13	OPTI ®Befundsammeltasche Ring 3 rot mit	EUR	803,25	1,5	50	16,07
14	Infusionsfilter 0,2um St,Zeit 96 Stunden	EUR	683,08	1,3	300	2,28
15	Handschuhe Latex unster. pud.frei groß	EUR	602,66	1,1	22.300	0,03
16	Krankenunterlagen 60x90 cm Molinea Plus	EUR	588,12	1,1	3.000	0,2
17	Multi-Adapter Luer® für S-Monovette	EUR	583,44	1,1	6.000	0,1
18	PET 3 Patientenetikett	EUR	580,09	1,1	11.500	0,05
19	Venenverw.Kan.m.Inj.ven.G18 1,3x33 mm „S"	EUR	577,14	1,1	400	1,44

Lauf. Nr.	Bezeichnung		Umsatz	%-Ant	Menge	Preis/Stück
20	OPTI ®OP-4119 Register	EUR	571,38	1	1.000	0,57
21	Flasche Blutkult,Bactec®-Plus-Anaerob FM.	EUR	555,2	1	250	2,22
22	Handschuhe Latex unster. pud.frei klein	EUR	536,2	1	19.800	0,03
23	Flasche Blutkult,Bactec®-Plus Aerob FMed.	EUR	516,57	0,9	250	2,07
24	Kopierpapier A4 80g weiß	EUR	469,66	0,9	148	3,17
25	S-Monovette Kalium-EDTA rot 2,3 ml	EUR	459,9	0,8	5.200	0,09
26	Perfusionsbest.Flügel Ecoflo 21G0,8x19 mm	EUR	457,43	0,8	4.800	0,1
27	ZVK 2-Lum. 8F 2x14G AD12802GH 16 cm Arrow®	EUR	446,9	0,8	30	14,9
28	Wundkissen 22,5 cm x 22,1 cm Allevyn®Sacrum	EUR	414,34	0,8	30	13,81
29	Standard Geräte PVC-Leitung L.260 cm	EUR	392,44	0,7	470	0,83
30	Überleitungskanülen für Infusionen Mepro	EUR	392,23	0,7	5.700	0,07
31	Dreiwegehahn blau LL steril 360 drehbar	EUR	391,77	0,7	1.800	0,22
32	S-Monovette Serum weiß 4,5 ml	EUR	372,41	0,7	4.450	0,08
33	Messhülsen für Ohrthermometer GENIUS 2	EUR	371,49	0,7	14.016	0,03
34	Einwegdecke weiß 130x200 cm (Winter)	EUR	350,31	0,6	87	4,03
35	S-Monovette Citrat 1:10 grün 5,0 ml	EUR	347,29	0,6	3.700	0,09
36	Wasserfilter f.Wasserhahn 14Tg Aquasafe	EUR	343	0,6	10	34,3
37	Sterilwasser 500 ml RESPIFLO universal	EUR	334,83	0,6	195	1,72
38	Silikonkath. Nelaton® ger. 5 ml Ch.26 43 cm	EUR	311,19	0,6	100	3,11
39	Kanülenfixierpflaster 8,8x6,5 cm Curapor	EUR	311,1	0,6	2.750	0,11
40	Toner Panasonic® Fax UF 580/585/590/595/	EUR	300,37	0,6	3	100,12
41	Mandrin f.Venenverw.Kan.20G rosa Vasofix	EUR	300,13	0,6	2.600	0,12
42	Insulinspritze 1,0 ml U-40 Kan. 0,30x 8,0	EUR	290,68	0,5	1.800	0,16
43	Venendruck-Messung System Druckf. L.2,4m	EUR	271,86	0,5	210	1,29
44	UriSet 24	EUR	269,17	0,5	107	2,52
45	Urin-Mess-System 120 cm Schlauch AB5000	EUR	267,88	0,5	120	2,23
46	S-Monovette Serum weiß 9,0 ml	EUR	264,04	0,5	3.200	0,08
47	Belüftungskanüle m.5µm Filter ExtraSpike	EUR	249,25	0,5	500	0,5
48	Atemtrainer SMI und PEP Mediflo duo	EUR	248,22	0,5	56	4,43
49	Wundkissen 17x17 cm Allevyn Sacrum	EUR	246,7	0,5	20	12,34
50	Mehrwegehahnbank steril 5-fach LL blau	EUR	241,86	0,4	100	2,42
51	Transparentverb. 8,5x10,5 cm Tegaderm I.V	EUR	241,71	0,4	200	1,21
51-382	.................etc.					
	Summe 382 Artikel	EUR	54512,83	100		

2   Muster für die Stellenbeschreibung der Stationsleitung

(Erstellt von einer Arbeitsgruppe des Pflegedienstes im Klinikum Großhadern in Zusammenarbeit mit dem Personalrat)

Funktionsbeschreibung Leitung		
Funktionsbezeichnung	**Funktionsinhaber**	**gültig ab**
Stationsleitung Abteilungsleitung		
Zielsetzung: Ziel der Funktion ist die organisatorische und fachliche Leitung des Pflegepersonals der Station/Abteilung zur Erfüllung einer angemessenen Patientenversorgung. Grundsatz des Umgangs mit den Mitarbeitern/innen ist das Führen durch Zielsetzung. Bei der Erfüllung des Funktionszieles beachtet der/die Funktionsinhaberin die Klinikums- und Führungsgrundsätze sowie die Hausordnung.		

Funktionsbezeichnung des/der unmittelbaren Vorgesetzten	**Funktionsinhaber/in nimmt außerdem Weisungen entgegen von**
Pflegebereichsleiter/in	a) disziplinarisch: Verwaltungsdirektor b) pflegerisch-fachlich: Pflegedienstdirektor c) medizinisch-fachlich: – Klinikdirektor – für die Station zuständiger Oberarzt – für die Station zuständige Ärzte (in hierarchischer Reihenfolge)
Funktionsbezeichnung der direkt unterstellten Mitarbeiter/innen – Krankenschwester, -pfleger – Krankenpflegehelfer/in – Pflegehelfer/in – Krankenpflegeschüler/in im praktischen Einsatz – Stationshilfe – Stationsassistent/in – Praktikant/in – Zivildienstleistende der Station	**Funktionsinhaber/in kann fachliche Weisungen geben an** Krankentransportdienst
Der/die Funktionsinhaberin wird vertreten durch – Stellvertretende Stationsleitung – Stellvertretende Abteilungsleitung	**Der/die Funktionsinhaber/in vertritt** entfällt

Der Verantwortungsbereich erstreckt sich auf
a) **funktionell:** Gesamte Tätigkeiten des Pflegepersonals auf der Station/in der Abteilung
b) **räumlich:** Station/Abteilung

Beschreibung der einzelnen Tätigkeitsschwerpunkte und Tätigkeiten, die der/die Funktionsinhaber/in im Rahmen der Führungsgrundsätze selbstständig umzusetzen hat:

Führungsaufgaben

1. Planung und Disposition des Personaleinsatzes:
• Gestaltung des Dienstplanes inkl. Urlaubsplanung
• Anordnung von Überstunden und Freizeitausgleich
• Anforderung von Aushilfskräften

2. Personalentwicklung:
• Förderung der Verantwortungs- und Entscheidungsbereitschaft sowie der Entscheidungsfähigkeit der Mitarbeiter/innen
• Mitarbeiterbeurteilung, -gespräche
• Probezeitbeurteilung
• Mitwirkung bei der Zeugniserstellung
• laufende Information der Mitarbeiter/innen
• Durchführung von Mitarbeiterbesprechungen
• Förderung und Organisation der Fortbildung der Mitarbeiter/innen
• Gewährleistung der Einführung neuer Mitarbeiter/innen
• Leitung der praktischen Ausbildung der Krankenpflegeschüler/innen auf der Station

3. Organisation:
• zeitgemäße Organisation des Arbeits- und Tagesablaufes der Station/Abteilung
• Einteilung der Mitarbeiter in die einzelnen Pflegebereiche der Station/Abteilung
• Einführung neuer Pflegemethoden
• Mitwirkung bei der wirtschaftlichen Betriebsführung der Station
• Vorschläge für Umbauten

4. Kontrollfunktionen:
• Überwachung der Aufgabenerfüllung
• Kontrolle der Dienstzeiten und deren Abrechnung, Weitermeldung an das Personalreferat
• Führung von Statistiken

5. Zusammenarbeit:
• Gestaltung der interdisziplinären Zusammenarbeit auf der Station/Abteilung
• Teilnahme an Projektgruppen
• Vertretung der Station/Abteilung nach außen

6. Arbeitssicherheit:
• Überwachung der Hygiene- und Sicherheitsvorschriften
• Überwachung der MedGV/MPG
• Meldung von Reparaturen, Schäden und gefährlichen Zuständen

Fachaufgaben

1. Pflege:
• Erstellung, Förderung und Umsetzung zeitgemäßer Pflegestandards in Abstimmung mit der Pflegedienstleitung

- Anleitung und Kontrolle der fachgerechten Ausführung pflegerischer, diagnostischer und therapeutischer Maßnahmen
- Überwachung der Pflegequalität
- Teilnahme an Stationsvisiten
- Planung der Bettenbelegung und Verlegung der Patienten in Absprache mit dem verantwortlichen Arzt
- Zuordnung der Patienten an die Mitarbeiter/innen
- Überwachung des Pflege-Dokumentationssystems
- Kontaktpflege zu Patienten und Angehörigen

2. Administrative Aufgaben:
- Kontrolle und Führung des Betäubungsmittelbuches
- Überwachung der Medikamentenanforderung und -aufbewahrung
- Lager- und Bestandskontrolle sowie Überwachung der Anforderung bei Ge- und Verbrauchsgütern
- Anforderung von pflegerischem Sachbedarf
- Überwachung der Speisenbestellung

Persönliche Aufgaben

- Teilnahme am Weiterbildungslehrgang „Leitung einer Station/Abteilung"
- Bereitschaft zur kontinuierlichen Fortbildung

Besondere Befugnisse

Der/die Funktionsinhaber/in ist Ansprechpartner für die Belange der Station/Abteilung und erhält Zugang zu allen dafür relevanten Informationen. Er/sie ist bei allen Entscheidungen die Station/Abteilung betreffend hinzuzuziehen.

Sonstiges
Durch die Funktionsbeschreibung sind die Aufgaben und Kompetenzen der/des Funktionsinhaberin/s verbindlich festgelegt. Der/die Funktionsinhaber/in ist funktionell und räumlich für den ihm/ihr übertragenen Delegationsbereich verantwortlich. Er/sie hat die/den unmittelbare/n Vorgesetzte/n umgehend zu informieren, wenn sich in der Tätigkeit wesentliche Abweichungen von der Beschreibung ergeben haben. Der/die Funktionsinhaber/in führt neben den aufgeführten Daueraufgaben auf Weisung des/der Vorgesetzten Einzelaufträge durch, die dem Wesen nach zu seiner/ihrer Funktion gehören.

Unterschriften		
Datum	Datum	Datum
Funktionsinhaber/in	Vorgesetzte/r	Personalreferat

Muster für die Stellenbeschreibung der stellvertretenden Stationsleitung

Funktionsbeschreibung Stellvertretung
Funktionsbezeichnung Stellvertretende Stationsleitung Stellvertretende Abteilungsleitung
Name des/der Stellvertreters/in

Zielsetzung
Ziel der Funktion ist es, im Falle der Stellvertretung die in der beigefügten Funktionsbeschreibung aufgezeigten Aufgaben im Sinne des Funktionsinhabers verantwortlich wahrzunehmen. Für die Dauer der Abwesenheit geht die Funktionsbeschreibung auf den Stellvertreter über. Im Einzelnen wird nochmals auf die Klinikums- und Führungsgrundsätze verwiesen.

Unterschriften		
Datum	Datum	Datum
Funktionsinhaber/in	Vorgesetzte/r	Personalreferat

3 Stellenbeschreibung einer Stationsleitung im ambulanten Bereich

(Erstellt von Maria Schäfer)

1. Stelleninhaber/in	2. Qualifikation	3. Stellenbezeichnung
4. Eingruppierung		
5. Ziel – Selbstständige Durchführung ambulanter Alten- und Krankenpflege gemäß geltender Pflegestandards – Sicherstellung ganzheitlicher Pflege durch Planung, Koordination und Organisation des Pflegedienstes – Einsatzplanung der Mitarbeiter unter den Gesichtspunkten der Kundenzufriedenheit, der Wirtschaftlichkeit und der Zufriedenheit der Mitarbeiter		
6. Vorgesetzte Stelle		
7. Nachgeordnete Stellen – Alle in der Station beschäftigten Mitarbeiter		
8. Vertretung – Stelleninhaberin wird vertreten durch die stellvertr. Leitung der Station		
9. Aufgaben und Verantwortungsbereich		
9.1 Pflege – Zeitlich eingeschränkte Mitarbeit bei der Durchführung von Grund- und Behandlungspflege, gemäß geltender Pflegestandards – Fachgerechte Durchführung der Dokumentation, Pflegeplanung und Leistungserfassung – Vermittlung von ergänzenden Hilfen – Psychosoziale Begleitung von Patienten und deren Angehörigen – Sterbebegleitung – Durchführung von Pflegeeinsätzen nach § 37 – Entscheidung über Annahme oder Ablehnung eines Pflegeersuchens – Erstbesuche – Durchführung von Pflegevisiten (Erhebung der Kundenzufriedenheit, Überwachung der Einhaltung der vereinbarten Maßnahmen, Kontrolle der Dokumentation)		

9.2 Personal
- Personalgewinnung
- Sicherstellung der Anleitung und Integration neuer Mitarbeiter
- Anleitung und Motivation direkt unterstellter Mitarbeiter
- Überprüfung der Arbeitszeitnachweise
- Personalbeurteilung
- Planung und Organisation von Fortbildungen

9.3 Organisation
- Erstellung des Dienst- und Einsatzplanes
- Urlaubsplanung
- Organisation von Qualitätszirkeln
- Instandhaltung der Räumlichkeiten und des Inventars der Station
- Beaufsichtigung des Fuhrparks

9.4 Öffentlichkeitsarbeit
- Mitwirkung bei der Darstellung der Station in der Öffentlichkeit
- Mitwirkung bei den für die Station bedeutsamen öffentlichen und kirchlichen Veranstaltungen
- Teilnahme an Arbeitskreisen und Konferenzen

9.5 Verwaltung
- Bedarfsfeststellung im Personal- und Sachbereich
- Vorbereitung der Leistungsabrechnung

10. Zusammenarbeit mit anderen Bereichen
- Zusammenarbeit mit Geschäftsführung
- Kooperation mit Partnern der Station (Kranken- und Pflegekassen, Sozialamt, MDK, Ärzte, Apotheken, Nachbarschaftshilfe, Sanitätsfachgeschäfte, Krankenhaussozialdienste, ASD)
- Mitwirkung bei der Durchführung von Kursen für häusliche Krankenpflege

11. Hinweis
Durch diese Stellenbeschreibung sind die Aufgaben der Stelleninhaberin verbindlich festgelegt.
Die Stellenbeschreibung soll in regelmäßigen Abständen oder aus aktuellem Anlass von der Stelleninhaberin oder vom Vorgesetzten überprüft und überarbeitet werden.

12. Datum, Unterschriften
28. Oktober 2003

Stelleninhaber/in   unmittelbarer Vorgesetzter

4 Qualifikationsabhängige Tätigkeitsübersicht aller Mitarbeiter auf Sozialstationen, in Alten- und Pflegeheimen

S	selbstständig (Der Mitarbeiter ist durch eine Aus- oder Fortbildung qualifiziert.)
NAs	Nach Anleitung selbstständig (Der Mitarbeiter hat durch Praxisanleiter oder ex. Kräfte eine ausführliche Anleitung erhalten und ist nach ein- oder mehrmaliger Überprüfung nun zur selbstständigen Durchführung in der Lage. Er wurde über Risiken und sofortige Rückmeldung bei Problemen aufgeklärt.)
uA	unter Aufsicht mithelfen (Der Mitarbeiter arbeitet nicht selbstständig, er erhält vor der Tätigkeit eine Anweisung und wird bei der Durchführung überprüft oder hilft bei einer Pflegetätigkeit mit.)

Ex. AP	examinierte/r Altenpfleger/in
Ex. KS	Examinierte Krankenschwester
Ex. KP	Examinierter Krankenpfleger
AnP	Anerkennungspraktikant/in
APH	Altenpflegehelfer/in
KPH	Krankenpflegehelfer/in
SH	Schwesternhelfer/in
FSJ	Helferin im Freiwilligen Sozialen Jahr
ZDL	Zivildienstleistender

Medizinische Pflege/Behandlungspflege/Pflege

	Ex. AP	Ex. KS/ KP	AnP			APH KPH			SH			ZDL/FSJ		
			S	nAs	uA	S	nAs	uA	S	nAs	uA	S	nAs	uA
Überwachung i. v.-Infusion	X	X												
i. m.-Injektion	X	X												
s. c.-Injektion	X	X	X	X		X	X							
Septischer Verband	X	X	X	X		X	X							
Aseptischer Verband	X	X	X	X		X	X							
Kompressionsverband	X	X	X	X										
Pflasterwechsel	X	X	X	X	X	X	X		X	X				X
VW suprapub. Katheter	X	X	X	X		X	X							
VW PEG-Sonde	X	X	X	X	X	X	X							
Medikamenteneingabe	X	X	X	X	X	X	X			X				X
Tropfeneingabe	X	X	X	X		X	X			X				X
Suppositorieneingabe	X	X	X	X		X	X							
Medikamente stellen	X	X	X	X				X						
Einreibung	X	X	X	X	X	X	X			X				X
Blasenkatheterspülung	X	X	X	X		X	X							

	Ex. AP	Ex. KS/KP	AnP			APH KPH			SH			ZDL/FSJ		
			S	nAs	uA	S	nAs	uA	S	nAs	uA	S	nAs	uA
Blasenkathetherwechsel	X	X		X										
Microklist	X	X	X	X	X	X	X	X						
Klistier	X	X	X	X	X		X	X						
Normaler Einlauf	X	X		X	X		X	X						
Sprühinhalation	X	X	X	X	X		X	X			X			X
Hebe-Senkeinlauf	X	X		X	X									
Hoher Einlauf	X	X		X	X									
Anus-praeter-Versorgung	X	X		X	X		X	X						
Inhalation	X	X		X	X		X	X						
Sauerstoffgabe	X	X		X	X		X	X						
Absaugen	X	X			X			X						
Rotlichtgabe	X	X	X	X	X		X	X						
Emsersalzinhalation	X	X												
Ultraschallvernebler	X	X	X	X	X		X	X						
Pariboyinhalation	X	X		X	X		X	X	X	X		X	X	
Blutdruckmessung	X	X	X	X	X		X	X	X	X		X	X	
Pulsmessung	X	X	X	X	X	X	X	X	X	X		X	X	
Temperaturmessung ax.	X	X	X	X	X	X	X	X	X	X		X	X	
Temperaturmessung oral	X	X	X	X	X	X	X	X	X	X		X	X	
Temperaturmessung rect.	X	X	X	X	X	X	X	X	X	X		X	X	
Blutzuckermessung	X	X	X	X	X		X	X	X	X		X	X	
Gewichtskontrolle norm.	X	X	X	X	X		X	X	X	X		X	X	
Gewichtskon. Sitzwaage	X	X	X	X	X		X	X	X	X		X	X	
Urinkontrolle	X	X	X	X	X		X	X	X	X		X	X	
Ganzwaschung Waschb.	X	X	X	X	X	X	X	X	X	X		X	X	
Ganzwaschung Bett	X	X	X	X	X	X	X	X	X	X		X	X	
Teilwaschung Waschb.	X	X	X	X	X	X	X	X	X	X		X	X	
Teilwaschung Bett	X	X	X	X	X	X	X	X	X	X		X	X	
Vollbad	X	X		X	X		X	X			X			X
Duschen	X	X		X	X		X	X			X			X
Fußbad	X	X		X	X		X	X	X	X		X	X	
Haarwaschung	X	X	X	X	X	X	X	X	X	X		X	X	
Haarwaschung im Bett	X	X		X	X		X	X	X	X		X	X	
Haare richten	X	X	X	X	X	X	X	X	X	X	X	X	X	X
Kämmen	X	X	X	X	X	X	X	X	X	X	X	X	X	X
Rasur mit Hautpflege	X	X		X	X		X	X		X	X		X	X

	Ex. AP	Ex. KS/KP	AnP			APH KPH			SH			ZDL/FSJ		
			S	nAs	uA	S	nAs	uA	S	nAs	uA	S	nAs	uA
Reinigung Zahnprothese	X	X	X	X	X	X	X	X		X	X		X	X
Zähne putzen	X	X	X	X	X		X	X			X			X
Mundpflege	X	X		X	X		X	X						
Nagelpflege	X	X	X	X	X	X	X	X		X	X		X	X
Ankleiden	X	X	X	X	X	X	X	X		X	X		X	X
Auskleiden	X	X	X	X	X	X	X	X		X	X		X	X
Bekleidungswechsel	X	X	X	X	X	X	X	X		X	X		X	X
Bett beziehen	X	X	X	X	X	X	X	X		X	X		X	X
Bett machen	X	X	X	X	X	X	X	X		X	X		X	X
Mundger. Zubereitung der Nahrung	X	X	X	X	X	X	X	X		X	X		X	X
Teilhilfe bei der Nahrungsaufnahme	X	X	X	X	X	X	X	X		X	X		X	X
Vollständige Hilfe bei der Nahrungsaufnahme	X	X	X	X	X	X	X	X			X			X
Kontrolle der Flüssigkeitsaufnahme	X	X	X	X	X	X	X	X		X	X		X	X
Sondennahrung über Spritze eingeben	X	X		X	X		X	X						
Sondennahrung über Pumpe eingeben	X	X		X	X		X	X						
Hilfe beim Aufstehen	X	X	X	X	X	X	X	X		X	X		X	X
Hilfe beim Zubettgehen	X	X	X	X	X	X	X	X		X	X		X	X
Hilfe beim Stehen	X	X	X	X	X	X	X	X		X	X		X	X
Hilfe beim Gehen	X	X	X	X	X	X	X	X		X	X		X	X
Transfer Bett/Stuhl	X	X	X	X	X	X	X	X		X	X		X	X
Transfer Bett/Rollstuhl	X	X	X	X	X	X	X	X		X	X		X	X
Transfer Rollstuhl/Bett	X	X	X	X	X	X	X	X		X	X		X	X
Transfer Rollstuhl/Stuhl	X	X	X	X	X	X	X	X		X	X		X	X
Umgang mit Hebelifter	X	X		X	X		X	X						
Transfer mit Hebelifter	X	X		X	X		X	X						
Hilfe beim Treppensteigen	X	X		X	X		X	X		X	X		X	X
Handling Urinflasche	X	X	S	nAs	uA	S	nAs	uA		nAs	uA		nAs	uA
Handling Steckbecken	X	X	X	X	X	X	X	X		X	X		X	X
Vorlagenwechsel	X	X	X	X	X	X	X	X		X	X		X	X
Slip-/Pantswechsel	X	X	X	X	X	X	X	X		X	X		X	X
Toilettentraining	X	X	X	X	X		X	X		X	X		X	X
Toilettenstuhlbenutzung	X	X	X	X	X		X	X		X	X		X	X

	Ex. AP	Ex. KS/ KP	AnP			APH KPH			SH			ZDL/FSJ		
			S	nAs	uA	S	nAs	uA	S	nAs	uA	S	nAs	uA
Urinbeutel leeren	X	X	X	X	X		X	X		X	X		X	X
Urinbeutel wechseln	X	X	X	X	X		X	X		X	X		X	X
Transfer Rollstuhl/Toilette	X	X	X	X	X		X	X		X	X		X	X
Inkontinenzprophylaxe	X	X	X	X	X		X	X		X	X			X
Pneumonieprophylaxe	X	X	X	X	X		X	X		X	X			X
Obstipationsprophylaxe	X	X	X	X	X		X	X		X	X			X
Kontrakturenprophylaxe	X	X	X	X	X		X	X		X	X			X
Dekubitusprophylaxe	X	X	X	X	X		X	X		X	X			X
Prophylaxe bei:														
Sturz	X	X	X	X	X		X	X		X	X			X
Desorientierung	X	X	X	X	X		X	X		X	X			X
Soor	X	X	X	X	X		X	X		X	X			X
Parotitis	X	X	X	X	X		X	X		X	X			X
Intertrigor	X	X	X	X	X		X	X		X	X			X
Aspiration	X	X	X	X	X		X	X		X	X			X
Zystitis	X	X	X	X	X		X	X		X	X			X
Dehydratation	X	X	X	X	X		X	X		X	X			X
Lagerung im Bett	X	X		X	X			X			X			X
Lagerung nach Bobath	X	X		X	X			X			X			X
Handling nach Bobath	X	X		X	X			X			X			X
Beratung: Pflege	X	X		X	X			X						
Beratung: Betreuung	X	X		X	X			X						
Beratung von Angehörigen	X	X		X	X			X						
Tagesstrukturierung	X	X	X	X	X									
Psychosoziale Betreuung	X	X		X	X			X						
Sterbebegleitung	X	X		X	X		X	X						
Erledigung persönlicher Angelegenheiten	X	X		X	X			X						
Vermittlung von Leistungen	X	X		X	X									
Hilfestellung in rechtlichen/ Behörden-Angelegenheiten	X	X		X	X									
Begleit- und Fahrdienste	X	X	X	X	X		X	X		X	X		X	X

5   Aufgabenbereich von Zivildienstleistenden laut Bundesamt für den Zivildienst (24.07.2007)

„01 Pflege- und Betreuungsdienste

Arbeiten in der stationären oder ambulanten Betreuung oder Pflege alter, kranker oder in anderer Weise hilfebedürftiger Menschen sowie von Menschen mit Behinderungen. Der Einsatz kann in Kliniken, Tageseinrichtungen, Heimen oder im persönlichen Umfeld bedürftiger Personen erfolgen. Die möglichen Einsatzfelder in diesem Bereich sind so vielfältig, dass eine abschließende Aufzählung nicht möglich ist.

Im Wesentlichen zählen zu den Pflegehilfs- oder Betreuungstätigkeiten:

- **Körperpflege:** Mithilfe beim Waschen, Duschen und Baden, Mund und Haarpflege, Rasieren: Hilfestellung beim Gebrauch von Steckbecken oder Urinflasche.
- **Diagnostik und Therapie:** Mitarbeit bei Wiegen; Messen von Puls, Temperatur, Blutdruck; Verabreichung von vorbereiteten Medikamenten (nur im Beisein qualifizierter Fachkräfte); Mithilfe beim An- und Ablegen von Geräten; Mithilfe bei der Vor- oder Nachbereitung von Therapien, Eingriffen, Operationen.
- **Besonderes Beobachten:** Beobachtung nach Therapien, Eingriffen, Operationen; Narkosewache (gelegentlich und stets unter Anleitung).
- **Betten und Lagern:** Hilfe beim Aufsetzen, Umsetzen, Aufstehen, Hinlegen, Umbetten und Lagern; Versorgung druckgefährdeter Stellen; Betten machen, Wechseln der Bettwäsche.
- **Mobilisation:** Hilfe beim Aufstehen, An- und Auskleiden; Begleiten und ggf. Hilfestellung beim Toilettengang; Mithilfe bei therapeutischen oder gymnastischen Übungen; Patientenbegleitdienste.
- **Speiseversorgung:** Hilfe beim Anrichten, Abräumen, Darreichen von Nahrung; Tafeldienste.
- **Betreuungsaufgaben:** Hilfen im Haushalt; Begleitung bei Spaziergängen, Arzt- oder Behördengängen; Begleitung in der Freizeit, bei sportlichen Aktivitäten, Friedhofsgängen; Vorlesedienst; Kontaktaufnahme und Kontaktpflege; Hilfestellung beim Umgang mit (neuen) Medien; Patientenbegleitdienst in stationären Einrichtungen, z. B. von und zu Untersuchungen.
- **Behindertenfahrdienst:** Linienverkehr (zu Förderschulen oder Werkstätten für Menschen mit Behinderungen) und Individualverkehr für Menschen mit Behinderungen.
- **Personentransporte:** allgemeine Hol- und Bringdienste von hilfebedürftigen Personen; betreute Krankenfahrten (ohne qualifizierte Krankentransporte im Sinne der Tätigkeitsgruppe 08).
- Bettenschiebedienste; Betreuungs(ausflugs)-fahrten.
- **Essen auf Rädern:** Ausfahren von Mahlzeiten zu Bedürftigen.
- **Hausnotrufdienst:** Telefondienst (die in einem vermeintlichen oder tatsächlichen Notfall befindliche Klientel fernmündlich betreuen und beruhigen, ggf. bis Hilfe vor Ort ist); Aufbau, Wartung und Erklärung im Umgang mit den Geräten; Mithilfe bei Einsätzen vor Ort (Nachschauen bei einem Hausnotruf-Alarm, sofern kein Notfalleinsatz im Sinn der Tätigketisgruppe 08).
- **Sozialer Sport:** Mithilfe bei der Vor- und Nachbereitung sowie Durchführung von Behindertensport, Seniorensport, Koronarsport, kompensatorischem Sport oder Sport in Verbindung mit Integrationsbemühungen nach dem entsprechenden Merkblatt.
- **Betreuung von Kindern und Jugendlichen (ohne Behinderungen):** Mithilfe beim Aufsichtführen (Spielen und Toben im Innen- und Außenbereich der Einrichtung: Hausaufgabenbetreuung bei Kindern bis 14 Jahre – keine Schülernachhilfe), Mithilfe bei praktischen Anleitungen (z. B. Basteln, Kochen, Werken), Mithilfe bei Handgriffen des täglichen Lebens (z. B. Waschen, An- und Ausziehen, Zähne putzen, Windeln wechseln, Umgang mit Reißverschlüssen, Schnürsenkel binden), Mithilfe bei Übungen zum Spracherwerb und zur Alltagsorientierung (z. B. Farben, Jahreszeiten, Ziffern, Buchstaben, Uhr ablesen), Begleitdienste auf Ausflügen oder beim täglichen Gang von zu Hause und nach Hause; hierbei sind ausgeschlossen: selbstständige Einsätze, Projekte, Tätigkeiten

ohne Anleitung oder Aufsicht durch bzw. in Abstimmung mit hauptamtlichen Kräften der Zivildienststelle, die Vermittlung von Grundeinstellungen und Werten sowie Religionserziehung.
- **Ausgeschlossen** in allen vorgenannten Tätigkeitsfeldern der Tätigkeitsgruppe 01 sind Tätigkeiten (insbesondere bei ambulanten Diensten), für die fachliche Mindestqualifikationen vorgeschrieben sind, die der ZDL nicht erfüllt. Hierzu zählen insbesondere Tätigkeiten zur Aufrechterhaltung von Vitalfunktionen, Verabreichen von Injektionen, Blutzuckermessungen, Anlegen von Verbänden, Verabreichung von Sondennahrung, Legen und Entfernen von Sonden und Kathetern, Bedienen von medizinischen Geräten (Absauger, Sauerstoffgeräte)."

„Mobile Soziale Hilfsdienste (MSHD)

Stundenweise Tätigkeiten im privaten Umfeld hilfebedürftiger Menschen nach den Vorgaben des Merkblattes „Mobile Soziale Hilfsdienste". Dazu zählen:

- **Hilfen zur Erhaltung und Erweiterung von Kontakten zur Umwelt:** Besuchsdienst; Hilfe beim Schriftverkehr, Besorgungen; Hinbringen, Abholen oder Begleiten bei Besuchen, Veranstaltungen, Ausflügen, Fahrten, Feiern, Spaziergängen, Friedhofsbesuchen, sportlichen Veranstaltungen; Hilfe bei aktiver Sportausübung; sonstige Hilfen zur Erhaltung von Kontakten.
- Aber: keine reinen Fahrdienste wie z. B. Behindertenfahrdienste.
- **Hilfen im Haushalt:** Einkaufen, Wäsche waschen und bügeln, Hilfe beim Zubereiten von Mahlzeiten; Reinigen des Geschirrs, Aufräumen, Staubwischen, Reinigen von Badezimmer und WC, Säubern von Böden und Teppichen, Fensterputzen, Hilfe bei der Wohnungsbeheizung (z. B. Versorgung der Öfen, Heizmaterial besorgen etc.); Hilfe bei der Hausreinigung nach der Hausordnung (Treppenhaus, Keller, Speicher, Hof und Straße); kleinere handwerkliche Hilfen (Türschlösser ölen, Bilder aufhängen etc.); Vor- und Nacharbeiten im Zusammenhang mit Wohnungsrenovierung, sonstige Hilfen im Haushalt.
- **Pflegerische Hilfen:** Pflegerische Hilfen kann der ZDL nur nach besonderer Anleitung und mit Zustimmung durch eine Fachkraft des Trägers des Mobilen Sozialen Hilfsdienstes übernehmen.
- Dabei sind die Intimsphäre der betreuten Person und ihre Geschlechtszugehörigkeit besonders zu berücksichtigen Hilfe bei der Körperpflege, Betten und Lagern, Mobilisation, Speiseversorgung, Begleitung zum Arzt und zu Therapien; Beaufsichtigung oder Betreuung von Pflege- und Aufsichtsbedürftigen (in ihrem häuslichen Umfeld, bei vorübergehender Abwesenheit der Pflege- oder Aufsichtsperson); Transport von Pflegegeräten; sonstige pflegerische Hilfen.
- Neben den Vorgaben des Merkblattes „Mobile Soziale Hilfsdienste" gelten auch die Ausschlussgründe, die für die Tätigkeitsgruppe 01 angeführt sind."

„Individuelle Schwerstbehindertenbetreuung (ISB)

Ganztägige Assistenz, Hilfe bei der Pflege bzw. Betreuung von Menschen mit schwersten Behinderungen in ihrem privaten Umfeld nach den Vorgaben des Merkblattes „Die Individuelle Schwerstbehindertenbetreuung – ISB". Dazu zählen:

- **Hilfen in der Assistenz:** Pflegerische Hilfen oder Betreuung im Sinne der Tätigkeitsgruppe 01 im persönlichen Umfeld von Menschen mit schwersten Behinderungen.
- **Hilfen im Haushalt** im Sinne der Mobilen Sozialen Hilfsdienste (Tätigkeitsgruppe 11).
- **Hilfen zur Erhaltung und Erweiterung von Kontakten zur Umwelt** im Sinne der Mobilen Sozialen Hilfsdienste (Tätigkeitsgruppe 11).
- **Hilfen zur Aus- und Fortbildung sowie der Berufsausübung:** Begleitung zur Ausbildungs- bzw. Arbeitsstätte und Hilfen am Ausbildungsbzw. Arbeitsplatz, vorschulische Betreuung, schulische Aus- und Weiterbildung, soweit diese Hilfen nicht durch die Bildungseinrichtung bzw. den Arbeit-

geber zu erbringen sind, Studienbegleitung im Inland soweit der ZDL nicht derselben Fachrichtung wie die behinderte Person angehört und nicht an derselben Hochschule immatrikuliert ist.
• Neben den Vorgaben des Merkblattes „Die Individuelle Schwerstbehindertenbetreuung – ISB" gelten auch die Ausschlussgründe, die für Tätigkeitsgruppe 01 angeführt sind."

„Individuelle Schwerbehindertenbetreuung von Kindern in integrativen Schulen und Kindergärten (ISB-K)

Begleitung von Kindern und Jugendlichen mit schweren Behinderungen zu und Assistenz bei vor-schulischen oder schulischen Maßnahmen in integrativen Einrichtungen sowie außerhalb der Schul- oder Kindergartenzeiten in ihrem privaten Umfeld (stundenweise oder ganztägig) nach den Vorgaben des Merkblattes „Individuelle Schwerbehindertenbetreuung bei Kindern – ISB-K". Dazu zählen:

• Hilfen bei der vorschulischen und schulischen Förderung, bei der schulischen Aus- und Weiterbil-dung; Hilfen beim An- und Auskleiden, beim Gehen, bei Körperübungen, beim Essen; Hilfen beim Toilettengang; Abholen oder Begleiten bei Veranstaltungen, Ausflügen, Fahrten, Feiern, Spazier-gängen der integrativen Einrichtung; Hilfen bei aktiver Sportausübung; Beaufsichtigung oder Assistenz im häuslichen Umfeld bei vorübergehender Abwesenheit der Pflege- oder Aufsichtsper-son während unterrichts- oder kindergartenfreien Zeiten; sonstige Hilfen
Zivildienstleistende dürfen neben der Betreuung von Kindern mit schweren Behinderungen, in geringerem Umfang auch zur Betreuung anderer Kinder in der integrativen Einrichtung (ausge-nommen Schulen, die nicht Fördereinrichtung für Kinder bzw. Jugendliche mit Behinderungen sind) herangezogen werden, sofern darunter nicht die Schwerbehindertenbetreuung leidet.
• Neben den Vorgaben des Merkblattes „Die Individuelle Schwerbehindertenbetreuung bei Kindern – ISB-K" gelten auch die Ausschlussgründe, die für die Tätigkeitsgruppe 01 angeführt sind
Der Einsatz in Förderschulen oder Förderklassen ist nach vorheriger Abstimmung mit dem Bun-desamt ausnahmsweise zulässig, wenn der Betreuungsbedarf des einzelnen zu betreuenden Kindes deutlich höher liegt als bei den üblicherweise dort betreuten Kindern und es daher der gesonderten Einzelbetreuung durch einen ISB-K ZDL bedarf."

Quelle: Bundesamt für den Zivildienst unter http://www.zivildienst.de – Stichpunkt: Zivildienstplatz-merkmale

6 Mitarbeiterhandbuch (stationär)

Liebe neue Mitarbeiterin,
lieber neuer Mitarbeiter!

Herzlich willkommen in unserem Team.
Da wir aus eigener Erfahrung wissen, wie schwer die ersten Wochen an einem neuen Arbeitsplatz sein können, haben wir uns Gedanken darüber gemacht, wie wir Ihnen diese Einarbeitungszeit erleichtern können.
Dieses Handbuch ist eine Hilfe, die wir Ihnen anbieten möchten. Es stellt einen kleinen Leitfaden über unsere Stationsorganisation dar und strukturiert die Einarbeitungsphasen, damit Sie den Überblick besser wahren können.
Es ist sinnvoll, dieses Handbuch während der ersten zwei Monate stets auf Station griffbereit zu halten, auch um zusammen mit Ihrer Anleitungskraft, dem Praxisanleiter oder der Stationsleitung die Einarbeitung möglichst effektiv gestalten zu können.

Selbstverständlich sind wir auch offen für Änderungs-/Verbesserungsvorschläge und binden Ihre fachlichen Kenntnisse und persönlichen Erfahrungen gerne in unsere Arbeit ein.

Wir freuen uns auf unsere zukünftige Zusammenarbeit.

Die Krankenschwestern und Krankenpfleger der Station

1 Klinikbeschreibung (hier nicht aufgeführt)

2 Stationsbeschreibung (hier zum Teil nicht aufgeführt)

2.1 Größe und Räumlichkeit der Station
2.2 Die Klinikzugehörigkeit
2.3 Patientengut
Der Schwerpunkt der Erkrankungen liegt im Bereich der Gastroenterologie, Lebertransplantation, Hepatologie und Erkrankungen des Gallensystems.
Zusätzlich werden auch Patienten mit anderen internistischen Erkrankungen betreut, was eine sehr vielfältige und abwechslungsreiche Tätigkeit nach sich zieht.

2.4 Personalbesetzung

2.4.1 Examiniertes Personal
Der Stellenplan der F7 weist für 33 Betten 13 Planstellen für Pflegepersonal aus. Mit diesen Planstellen müssen sämtliche Schichten (einschließlich ND) und Urlaubs- und Ausfallzeiten abgedeckt werden.

2.4.2 Pflegeschüler/innen
Auf unserer Station sind in der Regel ein bis drei Pflegeschüler/innen aus dem ersten und dritten Ausbildungsjahr eingesetzt. Während ihrer Einsätze (Dauer acht oder neun Wochen) werden sie von uns im Rahmen der praktischen Ausbildung eingewiesen und angeleitet. Hierfür haben zwei unserer examinierten Kräfte eine Praxisanleiterausbildung abgeschlossen.
Nach einem hausinternen Beschluss dürfen Pflegeschüler nur montags bis freitags arbeiten, werden dafür aber nicht auf den Stellenplan angerechnet. An einem dieser Tage haben sie zusätzlich einen Studientag, sodass sie im Normalfall vier Tage in der Woche auf unserer Station anwesend sind.

2.4.3 Ärzte
A- und B-Seite werden von je einem Oberarzt und Stationsarzt sowie pro Seite ein bis zwei weiteren Ärzten betreut.
Zusätzlich sind häufig noch Medizinstudenten im PJ beschäftigt. Für ihre Einarbeitung sind die Ärzte selbst zuständig.

2.4.4 Sonstiges Personal
Die Pflegekräfte werden von einer Stationshilfe unterstützt. Sie ist der Stationsleitung unterstellt und entlastet uns bei hauswirtschaftlichen Tätigkeiten (Materialbestellungen, Essen austeilen, Schränke reinigen, Auffüllarbeiten usw.).
Gelegentlich werden unserer Station auch Praktikanten oder Zivildienstleistende zugeteilt, die uns ebenfalls im Tagdienst bei der Pflege und anderen Aufgaben unterstützen.
Mit der Reinigung der Böden und Nachtkästchen ist eine private Reinigungsfirma beauftragt.
Ferner ist eine Physiotherapeutin stundenweise auf unserer Station tätig und arbeitet mit dem Pflegepersonal zusammen.

2.5 Arbeitsorganisation

2.5.1 Dienstzeiten
Die Stationsarbeit wird im 3-Schicht-Dienst geleistet. Auch die Teilzeitkräfte arbeiten 7,7 Stunden im Tagdienst und 10 Stunden im Nachtdienst.

Dienstzeiten:

Frühdienst	06:25–14:37 Uhr	enthalten sind 30 Min. Pause
Spätdienst	13:55–22:07 Uhr	enthalten sind 30 Min. Pause
Zwischendienst	08:25–16:37 Uhr	enthalten sind 30 Min. Pause
Nachtdienst	21:30–07:00 Uhr	enthalten sind 45 Min. Pause

2.5.2 Pflegesystem

Auf der Station wird die Gruppenpflege durchgeführt. Je nach Personalstand der Station sind zum Beispiel
- drei bis vier Pflegekräfte im Frühdienst,
- zwei bis drei Pflegekräfte im Spätdienst und
- zwei Pflegekräfte im Nachtdienst eingeteilt (außer Samstags).

An Samstagen, Sonn- und Feiertagen sind im Früh- und Spätdienst jeweils zwei Pflegekräfte tätig.
Die Pflegekräfte sprechen sich bei Dienstbeginn ab, welche Stationshälfte sie übernehmen. Im Bedarfsfall wird natürlich auch bereichsübergreifend gearbeitet.
Die zuständige Pflegekraft ist für alle notwendigen Arbeiten (Pflegeplanung, Durchführung, Überwachungsaufgaben, Entsorgung von Untersuchungsmaterial u. ä.) und Terminierungen in ihrem Bereich zuständig.

2.5.3 Visitenregelung

Die täglichen Visiten finden um 9:30 Uhr statt. Wenn irgend möglich nimmt die für den Bereich zuständige Schwester daran teil. Im Anschluss daran wird die Visite ausgearbeitet. Am Nachmittag findet zusätzlich eine Kurvenvisite statt (die entweder vom Nachtdienst oder dem darauf folgenden Frühdienst ausgearbeitet wird).

2.5.4 Dokumentationssystem

Wir arbeiten auf der Station mit dem Dokumentationssystem der Fa. Optiplan®. Pro Patient gibt es eine zweigeteilte Patientenmappe. Der erste Teil umfasst die ärztliche Dokumentation (Kurvenblatt und Verordnungsbogen), der zweite Teil die pflegerische Dokumentation (Pflegeblatt und Pflegebericht).
Das Pflegeblatt wurde von einer Arbeitsgruppe des Pflegepersonals speziell für Großhadern entwickelt. Die Pflegeplanung baut auf den „Aktivitäten des Lebens" (ATLs) nach L. Juchli auf. Auf dem Pflegeblatt wird das Aufnahmegespräch dokumentiert und die Probleme und Maßnahmen formuliert. Ergänzend wird auf dem Blatt der Pflegebericht geführt, in dem stichpunktartig alle besonderen Vorkommnisse niedergeschrieben werden. Mit Unterstützung des Pflegeblattes ist eine geplante, einheitliche und transparente Pflege möglich.
Nach der Pflege-Personalverordnung ist jeder Patient einmal täglich einer von neun Pflegekategorien zuzuordnen. Diese Einstufung erfolgt zwischen 13:00 und 14:00 Uhr. Die ermittelte Kategorie wird im Kurvenblatt vermerkt und zusätzlich in der zentralen EDV dokumentiert.

2.6 Die Seelsorge auf der Station ist...

• ökumenisch

Für diese Station zuständig sind wechselnde Seelsorger. Sie stehen für *alle* Menschen auf der Station, für die Patient/innen und deren Angehörige ebenso wie für die Mitarbeitenden, als Gesprächspartner/in zur Verfügung.
Für die Angehörigen anderer Religionen existiert ein eigener Besuchsdienst ihrer Konfession.

• immer erreichbar

Es existiert ein ökumenischer Bereitschaftsdienst auch außerhalb der Kernzeiten von Mo–Fr von 8.00–17.00 Uhr, der über den Hausfunk oder die Zentrale (Tel. 118) erreicht werden kann rund um die Uhr und an den Wochenenden.

Von Mo–Fr von 8.00–17.00 Uhr ist über den Hausfunk oder über die Anschlüsse der evangelischen bzw. katholischen Seelsorge (siehe Aushang am Stützpunkt) seelsorgerlicher Beistand beider Konfessionen verfügbar.
Die Seelsorger/innen überreichen den Patient/innen bei ihren Besuchen Kärtchen, die ebenfalls die Telefonnummern der Seelsorge enthalten.

Das Selbstverständnis der Seelsorge

– *Wegbegleitung, Unterstützung, Vermittlung* Neben helfenden Einzelgesprächen halten die Seelsorger/innen zwischen den verschiedenen Personengruppen im Haus, also Patient/innen, Ärzt/innen, Pflegenden, den Mitarbeiter/innen des Sozialdienstes, den Stationshilfen usw. Verbindung und vermitteln auch im Bedarfsfall.
– *Christliche Seelsorge* Die Seelsorger/innen geben sich jeweils unterschiedlich als Vertreter/innen der/ihrer Kirche zu erkennen. Sie sind offen für die religiösen Bedürfnisse der Menschen, mit denen sie zu tun haben, ohne ihnen ihre eigenen Glaubensvorstellungen oder Gespräche über den Glauben aufdrängen zu wollen. Die Bedürfnisse der Menschen sind Zentrum ihrer Bemühungen.
– *Religiöse Handlungen* Die katholischen Priester und die evangelischen Pfarrerinnen und Pfarrer sind nach Wunsch gerne bereit, Beichte, Krankensalbung, Kommunion/Abendmahl oder ein Ritual zur Sterbebegleitung oder Aussegnung vorzunehmen.

Schlussbemerkung

Selbstverständlich unterliegen sowohl die ehrenamtlichen als auch die hauptamtlichen Seelsorger/innen der seelsorgerlichen Verschwiegenheit und haben sich verpflichtet, das Seelsorgegeheimnis zu wahren. Im Rahmen des vom Seelsorgegeheimnis und vom Datenschutz her Möglichen legen die Seelsorger/innen Wert auf Austausch mit den Pflegenden.

3. Tagesablauf Station F7

3.1 Der Frühdienst

6:30	Übergabe	Vorher Absprache über die Zuständigkeit für **A**- u. **B**-Seite
6:50	Vorbereiten der i. v.-Med.	
7:15	‚Durchgehen‘ (Examinierte Kraft muss dabei sein)	• Kontrolle und Verteilen der oralen Medikamente anhand der Patientenkurve • Messen und dokumentieren der Vitalwerte • Spritzen der Antikoagulantien sowie verabreichen anderer s. c.- und i. m.- Injektionen • Nüchtern-BZ messen (BZTP) • Bereitstellen der Insulin-Injektionen • Wiegen der Patienten nach Anordnung, außerdem am ersten Tag eines KurvenblattsNeuaufnahmen am Aufnahmetag • Hilfe beim Waschen der Patienten • Betten beziehen nach Bedarf (sowie am ersten Tag eines Kurvenblatts komplett) • Urin-, Stuhl- und Sputumproben einsammeln • Neue Infusionen anhängen, alle 48 Std. (bzw. mit Filter alle 96 Std.) wird auch das System gewechselt! • Sammelurine: Sammelmenge/-zeit im Intranet erfassen und Urine in Röhrchen abfüllen; Bilanzen rechnen • Drainagen wechseln/dokumentieren

	Nach dem Durchgehen	• Abschicken der Urine und der bakteriologischen Proben
	Frühstück für Patienten	• Verteilung durch Stationshilfe nach Rücksprache mit dem Pflegepersonal • Hilfestellung beim Essen • Bereitstellen der Medikamente bzw. eingeben durch examiniertes Personal
	Stationsorganisation	• Übergabe an Ärzte und Stationsassistentin • Organisatorische Tätigkeiten übernimmt die Stationsassistentin (nach Anweisung) • Die Stationsassistentin hat das Funktelefon und nimmt die eingehenden Gespräche an
Zwischen 8:00 und 12:00	Pflege der Patienten	• Alle Prophylaxen inbegriffen
	Verbände einschl. Dokumentation im Kurvenblatt	• Jeden 2. Tag periphere und zentrale Zugänge verbinden • andere Verbände einschließlich Stomaversorgung und Drainagebeutel
	Vorbereiten der Patienten zu diagnostischen bzw. therapeutischen Maßnahmen	• Abführen, Rasur etc. (manche Vorbereitungen beginnt bereits der Nachtdienst (z. B. Coloskopie)
8:45	Frühstücksgeschirr abräumen	• Essenskarten sortieren (Stationshilfe oder Schwestern)
	BKS Aufziehen	• BKS-Buch und Utensilien im Stützpunkt
zwischen 8:30 u. 9:30	Frühstück Pflegepersonal (30 Min.)	• Auf Station oder nach Wunsch z. B. in der Cafeteria (in zwei Gruppen)
10:00	BZ 2h nach Essen	Weitere BZTP-Zeiten: 12:00 + 17:00 Uhr
	Infusionssystem + Filterwechsel	• Jeden 4. Tag mit Dokumentation in der Patientenkurve
	Inhalations-/Inhalog-Systemwechsel	• min. 2-tägig • Intensive atem- und krankengymnastische Betreuung durch Physikalische Medizin
	Versorgung der neu aufgenommenen Patienten	• Durchführung der dringenden pflegerischen und medizinischen Maßnahmen • Aufnahmegespräch • Pflegemaßnahmen
	Visite begleiten + ausarbeiten	• ATLs aktualisieren • Pflegeberichte schreiben • Pflegekategorie bestimmen • 'Reiter' für den Spätdienst ziehen
12:00	BZ-Kontrolle vor d. Essen	• Weitere BZTP-Zeiten: 10:00 + 17:00 Uhr
	Mittagessen verteilen	• Durch Stationshilfe (bei vorheriger Information durch examiniertes Personal) • Essensänderungen vorbereiten (nach Anordnung)
–13:00	Mittagsgeschirr einsammeln	• Durch Stationshilfe • Menüwünsche der Patienten erfassen

13:50	i.v. Medikamente f. 14:00	Übernimmt Außendienst
14:00	Pflegevisite mit Spätdienst	• Frühdienst der jeweils anderen Seite macht Außendienst
	Apotheke einsortieren	• Medikamente nach Wirkstoffnamen • Haltbare nach hinten einordnen
	Nachsorge der Patienten nach diagnostischen bzw. therapeutischen Maßnahmen	• Frühdienst der jeweils anderen Seite macht Außendienst
14:37	Frühdienstende	Juppidu

3.2 Der Spätdienst

14:00	Pflegevisite	• Vorher Absprache über Zuständigkeit für A/B Seite
14.30	Überwachungsmaßnahmen durchführen	• z. B. nach Herzkatheter, Endoskopie, Leberpunktion, Angiographie etc.
	Patienten lagern	
	Termine vereinbaren bzw. restliche Untersuchungen organisieren	
14:45	Durchgang in den Patientenzimmern	• Vitalwertkontrolle bei allen Patienten: Puls, Temperatur; Stuhlgang aufschreiben (auffällige Werte oder Besonderheiten sofort examiniertem Personal bzw. Ärzten melden) Abwesenheit der Patienten dokumentieren und 'Reiter' für Vitalwert-Kontrolle belassen • Urinflaschen leeren, Patienten inhalieren lassen • Bilanzen überprüfen bzw. Trinkmengen nachtragen • Infusionen kontrollieren • Medikamenteneinnahme überprüfen, ggf. zusätzlich Medikamente verabreichen • Beim Patientennachtschrank auf Vollständigkeit achten (Klingel, Getränke, Abfallbeutel bei bettlägerigen Patienten) • Auf Ordnung im Zimmer achten
15:50	Vorbereiten der i. v.-Medikamente	• Bis auf Erstgaben (und bei bekannten Unverträglichkeiten) werden die 'gelisteten' Medikamente vom Pflegepersonal verabreicht
	Vorbereiten der bakteriologischen Untersuchungen	• Beim Abenddurchgang verteilen
16:30	Pflegemaßnahmen	• Durchführender neuen Verordnungen • Rasur • Mobilisation/Lagerung der Patienten
17:00	BZ-Kontrolle vor d. Essen	Insuline spritzen
	Essen austeilen	• Hilfestellung beim Essen • Coloskopie-Trinklösung austeilen
17:30	Abendessen Personal	

18:00	Patientengeschirr abräumen	• Essenskarten ordnen • Essensbestellungen für die geplanten Neuzugänge am nächsten Tag schreiben • evtl. Anmeldung zur Diätberatung beifügen • Essenswagen abschicken • Küche aufräumen
18:30	Überwachungsmaßnahmen	• z. B. nach Herzkatheter, Endoskopie, Leberpunktion, Angiographie, etc.
	Bettlägerige Patienten für die Nacht versorgen	• Mund-, Zahn-, Prothesenpflege • Prophylaxen • Betten/Lagern • Kontrolle der Vitalzeichen • Urin-, Drainagen-, Magensaftbeutel leeren (Menge dokumentieren)
	Abendvisite ausarbeiten (1)	• Nur sofortige Maßnahmen ausarbeiten • ‚Nüchternplan' für den nächsten Tag schreiben
19:00	‚Abenddurchgang'	• Messen der Vitalwerte bei Patienten mit 3 x täglicher Kontrolle (Orientierung nach Kurve + Reiter) • Verordnungen durchführen • Infusionen umhängen • Antikoagulantien spritzen • Patienten über am nächsten Tag geplante Untersuchungen informieren • Bedarfsmedikamente verabreichen (nach Rücksprache)
20:00	Vorbereiten der i. v.-Med.	• Bis auf Erstgaben (und bei bekannten Unverträglichkeiten) werden die 'gelisteten' Medikamente vom Pflegepersonal verabreicht
	Pflegedokumentation	• Pflegebericht
	Abendvisite ausarbeiten (2)	• Die restlichen Anordnungen ... • Blutentnahmen für Folgetag richten
21:35	Übergabe an den Nachtdienst	
22:07	Spätdienstende	Juppidu

3.3 Der Nachtdienst

21:30	• Dienstübergabe
22:00	Kurzer Zimmerdurchgang: • Kontrolle der Vitalwerte bei Überwachungspatienten • Blutzuckerkontrollen • Vorbereiten der 23:00 Uhr Antibiotika • Bereitstellen von Infusionen + Antibiotika für den nächsten Tag (i.v.-Med.)
23:00	1. Zimmerdurchgang: • Kontrolle der Vitalwerte bei Überwachungspatienten • Anhängen und Umstecken der Antibiotika • Kontrolle der Infusionen + Perfusoren • Med. verabreichen

23:30	• Richten der Medikamente für den ganzen Tag (gerichtete Medikamente mit Kugelschreiber in Kurve dokumentieren) • Tgl. Dokumentation der fallbezogenen Medikamente („Teure Medikamente"-Ordner im Stützpunkt) • ‚Reiter' für den ganzen Tag ziehen • Apothekenbestellung (Infusionen, Ampullen, Tabletten, ...)
1:00	2. Zimmerdurchgang: • Infusionen + Perfusorkontrollen • Blutzucker + Vitalwertkontrollen
1:15	• Kontrolle der Reanimations-Einheit + tragbarem Sauerstoff (Hz!) • Aufräum-/bzw. Auffüllarbeiten im Stützpunkt und im Pflegearbeitsraum (Laborabnahmen für den nächsten Tag richten) • Aufräumen und säubern der Küche
3:00	3. Zimmerdurchgang: • Infusionen + Perfusorkontrollen • Blutzucker + Vitalwertkontrollen
3:15	• Fäkalräume aufräumen • gefüllte Wäschesäcke erneuern • Sammelurin + Bilanztöpfe richten; mit vorhandenen Laborscheinen/Laboretiketten und Röhrchen vergleichen • Infusionen und Systeme für den letzten Durchgang vorbereiten
4:45	4. Zimmerdurchgang: • Blutzucker + Vitalwertkontrollen • Wechseln bzw. Leeren von Drainagen, Urinbeuteln und ähnlichem • Patienten auf Untersuchungen (z. B. Coloskopie) vorbereiten bzw. verschiedene Tests durchführen • Urintöpfe in die Patiententoiletten stellen, Ein- + Ausfuhrzettel vorbereiten
6:00	• Kaffee + Tee für Frühdienst vorbereiten • Pflegedokumentation schreiben • Bilanzen im Kurvenblatt eintragen
6:30	• Dienstübergabe
6:50	Nachtdienstende: Das Kopfkissen ruft schon!

4. Allgemeine Richtlinien

Aufnahme	• Kontrolle, ob der Patient schon in der Aufnahme war, ansonsten zur Aufnahme schicken, außer sein Zustand lässt es nicht zu. • Voruntersuchungen mitgebracht? • Patienten im SAP-System aufnehmen, Etiketten* drucken, Kurve anlegen. Nach Anordnung evtl. Blutbasis, EKG, Thorax, Sonographie *) Bei Infektionserkrankungen (z. B. HIV, Virushepatitis – Gelbe Etiketten!) • Bett zuweisen und mit Mitpatienten bekannt machen • Aufnahmegespräch im Patientenzimmer, oder auch im Aufenthalts-Raum/Pflegedienstzimmer. RR, Puls, Temp., Größe, Gewicht • Patienteninformation im Zimmer zeigen • Räumlichkeiten auf der Station erklären • Pflegemaßnahmen anhand von Pflegeproblemen erstellen (ATLs)
Apotheke	• Anforderung online genehmigen • Arzneimittelliste und Rote Liste im Intranet (Infothek)

Bestellungen	**Genehmigungen (EDV)** • Apotheke: Stationsarzt • Sonderanforderungen: Oberarzt • allgemeine Bestellungen: Stationsleitung/Vertreter **Bestelltage** • Apotheke: Montag bis Freitag • Wirtschaftslager: Montag • Materiallager: Montag + Donnerstag • Wäsche: Montag + Mittwoch (am Fr. muss selbst geholt werden) • Verpflegungslager: Freitag; Wasser, Tee, Becher etc. • Betten: Dezentrale Aufbereitung auf Station nach schriftlicher Anforderung
Betäubungsmittel-Ausgabe	• Vor- und Zunahme des Patienten eintragen • Anordnender Arzt, eigener Name (des Verabreichenden) • Genaue Dosierung der Medikation • Immer auf Vollständigkeit kontrollieren
Blutdepot	• Anforderungen bis 9:00 Uhr • Einige Untersuchungen nur an bestimmten Tagen und mit Spezialröhrchen • Es muss immer der blutabnehmende Arzt unterschreiben!
Blut (Klinische Chemie)	• Routinediagnostik bis 16:00 Uhr ins Labor mit Laborbüchse. Danach nur über das Notfalllabor • Routinediagnostik Sa/So bis 9:30 • Verfahrensliste für die Klinische Chemie ist online einsehbar
Essenanforderung	• Normalkost, leichte Vollkost (Schonkost): blauer Schein • Diäten: weißer Schein • Bei Verlegungen rosa Verlegungsmitteilung
EKG-Gerät	• Bei Ausleihe bitte Kontrolle, ob das Gerät zurückgebracht wurde
Entlassung	• Im SAP-System entlassen. Korrekte Entlassungsdaten angeben. • Private ärztliche Unterlagen, eigene Röntgenbilder mitgeben • Arztbrief mitgeben • Hat der Patient genügend Medikamente? • Der Essenskarte Entlassungsnotiz beifügen • Kurvenblätter und Pflegeberichte in die Patientenakte und alles ins Arztfach legen • Eventuell Pflegeverlegungsbericht ausfüllen und mitgeben
Hygieneschwester	• Die zuständige Hygieneschwester siehe Intranet
Hygiene	• Siehe Standards (Intranet)
Krankheitsfall (Verhalten im)	• Sofort auf der Station anrufen (auf Station wird eine rote Krankmeldung ausgeschrieben, der Mitarbeiter muss nach Ende der Krankheit eine grüne Gesundmeldung ausschreiben) • Nach dem 3 Kalendertag ärztliche Arbeitsunfähigkeitsbescheinigung vorlegen • Bei Erkrankung während des Urlaubs auch unverzüglich die Station benachrichtigen – bei Erkrankung im Ausland auf der Station anrufen bzw. FAX schicken (Urlaubstage verfallen dann nicht). • Arbeitsunfähigkeitsbescheinigung, Bestätigung über evtl. Krankenhausaufenthalt etc. bei Rückkehr nachreichen.
Material-Aufbereitung (MZD)	• Täglich verschicken, Kontrolle bei der Rücklieferung • Anzahl der verschmutzten Artikel wird online erfasst

Müllentsorgung	• Blauer Müllsack: Krankenhausspezifischer Müll + Hausmüll • Plastikbox (blau): Zytostatika (nur wenn Reste übrig geblieben sind,sonst in separater Plastiktüte in den Blauen Müllsack) • Plastikbox (gelb) für infektiösen Aszites • Gelbe Boxen/5 l-Kanister: Spitze Gegenstände (Kanülenabwurf)
Perfusoren und Infusomaten	• Immer nach Gebrauch an der Steckdose anschließen (Akku laden) • Vor Inbetriebnahme Check nach MPG
Rohrpost-verzeichnis	• Hängt im Stützpunkt an der Rohrpost
Patiententelefon	• Informationsschreiben erhalten Patienten bei der Aufnahme • Telefonkarte an Automaten erhältlich. Tel.Nr. steht auf der Karte.
Pflegewagen	• Täglich Oberflächen desinfizieren. Tgl. kontrollieren, reinigen und auffüllen durch Stationshilfe
Waage	• Vor dem Wiegen Nullabgleich durchführen! • Patientenwaage nach Gebrauch desinfizieren • Bei Beginn eines neuen Kurvenblattes immer wiegen
Wäschesäcke	• Gelber Streifen Personalwäsche (Ausnahme: dunkelblaue Oberteile) • Weiss-blaue Streifen: dunkelblaue Oberteile • Roter/grüner Streifen: Bettwäsche, Handtücher, Felle, Molltontücher • Blauer Netzsack: AE-Strümpfe, elastische Binden • Durchsichtiger Plastiksack+Gelber Wäschesack: Infektiöse Wäsche • Gelber Sack mit Plastikübersack: Zytostatikawäsche (sofort entsorgen)
Tragbares Sauerstoffgerät	• Kontrolle auf Benutzbarkeit durch den Nachtdienst • Nach dem Benutzen ggf. Auswechseln der Flasche (Druck <100 bar)
Zentraler Venenkatheter	• VW + Systemwechsel alle 48 Std. • Bei Verwendung von Bakterienfiltern ist ein Systemwechsel nur alle 96 Stunden notwendig.

5. Anlagen

A) Tätigkeitskatalog für die Stationsassistentin der F7

1.	8:05	Welche Termine sind für welche Patienten heute geplant? Dazu
		• Ausgefüllte Anträge im Sonographiefach? • Röntgen-Scheine + EKG-Scheine aus den Fächern nehmen und verschicken bzw. der Stationshilfe mitgeben • Sind Untersuchungsunterlagen notwendig, diese zusammenstellen Z. B.: Akte, Optiplan, Etiketten, Anträge, Einverständniserklärung, Sandsack etc. • Personal nach Aktualitäten fragen (Vorbereitung für Untersuchungen abgeschlossen? Venöse Zugänge gelegt? Zustand des Patienten)
2.	8:15	Kommen noch aktuelle Termine für Konsile oder ähnliches hinzu?
		• Welche Patienten gehen zur Sonographie? • Mit den jeweiligen Ärzten und Schwestern absprechen • Wichtige Termine sofort telefonisch vereinbaren
3.	8:30–9:15	Blutproben verschicken
		• Routine werktags bis ca. 16:00 Uhr, WE bis 9:30 Uhr • Leukämiediagnostik RP 3703 bis 10:00 Uhr

		• Mikrobiologie nach Beendigung der Versendung an die Klinische Chemie • Blut, das auf dem Postweg verschickt wird, verpacken und verteilen • Material, das außerhalb Münchens versandt werden soll, kommt ins Postausgangsfach • Eilsendungen werden per Taxi in die Innenstadt transportiert • Material für die Innenstadt (Goethestr., Ziemsenstr., etc.) mit Stempel und Transportschein versehen – bringt Stationshilfe zum Auswärtstransport
4.	9:15–10:00	Neue Patienten aufnehmen
		• Aufnahme im EDV-System – In welches Zimmer soll der Patient kommen? • Unterlagen sind hergerichtet, wenn nicht dann: • Kurve, Pflegeblätter, Verordnungsbogen (mit Bleistift anstehende Untersuchungen und Basis-Blutentnahme eintragen) • Patientenakte mit dem Aufnahmeblatt und den mitgebrachten Unterlagen anlegen • Laborbasis richten (wenn angeordnet) und etikettieren, Blutröhrchen stellen • Scheine für Basis-Untersuchungen etikettieren und soweit möglich ausfüllen. Ins Unterschriftenfach der Ärzte legen
5.	10:00–12:00	
		• Genehmigungen von Stations- und Oberarzt erfolgt? (Bestellungen) • Konsilscheine, Nuklearmedizin-Scheine mit Rohrpost verschicken • Verteilung der Post in entsprechende Arztfächer • Telefonisch Termine für Patienten vereinbaren, mit Bleistift in der Kurve vermerken • Bei vorzeitigen Entlassungen bereits vereinbarte Termine absagen • Archiv-Anforderungen mit Rohrpost verschicken • Einmal wöchentlich (Montag) einscannen der fallbezogenen Medikamentenerfassung
6.		Arbeiten ohne festzulegende Zeiten:
		• Bedienen der Telefone (kann mit dem Handy alle Gespräche übernehmen) • Fallbezogene Materialerfassung • Bedienung der Rohrpostanlage • Blaue Bombe gehört zur Mikrobiologie RP 6805 • Rote Bombe gehört zum Labor – immer sofort zurück RP 9805 • Gelbe Bombe gehört zur Post – immer sofort zurück RP 7805 • Eiskompressen, die zur Materialversendung verwendet wurden, mit Flächendesinfektionsmittel reinigen und ins Eisfach zurücklegen • Notfallbefunde sofort den zuständigen Ärzten vorlegen! • Patiententransporte bei Verlegung, Heimtransport oder Transport zu Untersuchungen in d. Innenstadt stets einen Tag vorher beim Krankentransport anmelden • Patienten zu Untersuchungen schicken bzw. rechtzeitig Transport bestellen • Ins Untersuchungsbuch eintragen, wer wann wohin geschickt wurde, bzw. wann der Transport angefordert wurde
7.		Mindestens zwei mal pro Woche
		• Aussortieren der Röntgenbilder von entlassenen Patienten • Patientenakten für Lebertransplantationen kommen in die Arztzimmer. Die anderen ins Archiv
8.		Einmal im Monat
		• Kühlschrank im Arbeitsraum kontrollieren (Besonders teure Medikamente)

B) Tätigkeitskatalog für die Stationshilfe (keine Pflegeausbildung)

- Wäscheanforderung ausfüllen und mit Fax versenden (<u>Mo + Mi</u>)
- Reinigungsaufgaben nach Hygieneplan
- Reinigung
  - der Arbeitsflächen im Bad, Labor und Fäkalraum
  - Blutentnahmetabletts
  - der Bettschüsseln und Urinflaschen
  - der Nachtkästchen und Tische in den Patientenzimmern
- Essensverteilung nach Rücksprache mit den Schwestern
- Abräumen von Geschirr aus den Zimmern
- Einkaufen des Frühstücks
- Selbstbedienungsberich (heißes Wasser, Zwieback, ...) für die Patienten auffüllen
- Wäschesäcke leeren
- Auffüllen der Zimmer mit frischen Betten und Nachtkästchen
- Entsorgung schmutziger Betten
- Aufräumen der gelieferten frischen Wäsche (Freitags muss die benötigte Wäsche aus der Wäscherei geholt werden)
- Reinigung der Spiegelschränke und Patientenschränke bei Entlassung von Patienten
- Reinigung der medizinischen Geräte und Infusionsständer
- Einräumen der gelieferten Materialbestellungen
- Tgl. reinigen und auffüllen der Pflegewagen
- Urlaubsvertretung auf G7 nach Vertretungskatalog

C) Checkliste zur Einarbeitung neuer Mitarbeiter

1.	Organisation und Aufbau des Klinikums	*besprochen*	gesehen
	Ärztliche-, Verwaltungs- und Pflegedirektion		
	Räumliche Gliederung:		
	Verwaltungs-, Direktionstrakt		
	Bettenhaus		
	Operationstrakt		
	Untersuchungs- und Behandlungtrakt		
	Hörsaaltrakt		
	Wegeführung im Klinikum		
2.	Organisation des Pflegedienstes in Grosshadern	*besprochen*	*gesehen*
	Pflegedirektor		
	Ständiger Vertreter		
	7 Bereichsleiter		
	Zuständige Bereichsleitung		
	Pflegebereich1; I., II., III. med. Klinik		
3.	Bereichsrelevante Abteilungen	*besprochen*	*gesehen*
	Apotheke		

		besprochen	gesehen
	Blutdepot		
	Röntgen A/B		
	Poliklinik II. Medizinische Klinik		
	EKG, Lungenfunktion		
	Intensivstationen F2b/c		
	Medizinisches Lager		
	MZD (Materialaufbereitung)		
	Wirtschaftslager		
	Zahlstelle		
	Telefonzentrale		
4.	Informationen über die Station	*besprochen*	*gesehen*
	Zugehörigkeit		
	Fachgebiet		
	Planstellen		
	Dienstzeiten		
	Dienstplan		
	Tagesablauf		
	Unterstellungsverhältnis/Vorgesetzte		
	Oberarzt/Stationsärzte		
	Funk/Notruf		
	Sonstige Berufsgruppen (Krankengymnasten, Krankentransport, Schüler, Reinigungsdienst etc.)		
	Urlaubsregelung		
5.	Räumlichkeiten der Station	*besprochen*	*gesehen*
	Stützpunkt		
	Computer		
	Gegensprechanlage		
	Telefon/Gesprächsvermittlung		
	Personenrufanlage (Funk)		
	Rohrpostanlage		
	Datenschutzkiste		
	Formularschränke/Ordner		
	Teeküche		
	Spülmaschine		

	Elektrische Geräte/Standwaage (Seca)		
	Arztzimmer		
	Arbeitsraum		
	Untersuchungsraum (Notfallkoffer)		
	Reanimationseinheit		
	Reanimations-Brett		
	Geräteraum		
	Pflegewagen		
	Personaltoiletten		
	Bad		
	Dusche		
	4 Einzelzimmer		
	10 Dreibettzimmer		
	Flure		
	Feuerlöscher/Brandmelder		
	Laborrohrpost		
	Krankenzimmer		
	Funktion des Patientenbettes		
	Nachtkästchen		
	Patientenruf am Bett		
	Herzalarm auslösen		
	Radio		
	Sauerstoff- und Druckluftanschluss		
	Steuerung Sonnenrollo		
6.	Abfallentsorgung (siehe Müllverordnung)	*besprochen*	*gesehen*
	Krankenhausspezifischer Müll		
	Sondermüll (Wilfa-Boxen)		
	Wertstoffsammlung (Papier, Glas etc.)		
7.	Wäscheentsorgung	*besprochen*	*gesehen*
	Sack mit grünem/rotem Ring		
	Sack mit gelbem Ring		
	Blau-weißer Sack (dunkelblaue Personalwäsche)		
	Gelber Sack mit Plastikübersack (Zytostatikawäsche)		

8.	Wichtige Vorschriften	*besprochen*	*gesehen*
	Müllverordnung		
	Brandschutzordnung		
	Katastrophenplan		
9.	Anwesenheit bei folgenden Untersuchungen	*besprochen*	*gesehen*
	Coloskopie		
	Gastroskopie		
	ERCP		
10.	Essensbestellung	*besprochen*	*gesehen*
	Normalkost		
	Diäten		
	Verlegungsmitteilung		
11.	Bestellen des Krankentransports	*besprochen*	*gesehen*
	Hausintern: Onlineorderung (ersatzweise Tel. 114)		
	21:00–7:00 Uhr: Sprechfunk 115-12 (hausintern)		
	Auswärtstransporte/Verlegungen: Tel. 3398		
	‚Bus' in die Innenstadtklinik: Tel. 3398		
	Abteilungen mit eigenem Transport: Röntgen (ab 16:30 Funk 123-3506) EKG/Strahlentherapie/Endoskopie/Herzkatheter		
12.	Untersuchungsanträge/Anforderungen für	*besprochen*	*gesehen*
	Konsile		
	Röntgen		
	EKG/Langzeit-EKG		
	Coloskopie + Einverständniserklärung + Anästhesiebogen		
	Gastroskopie + Einverständniserkl. + Anästhesiebogen		
	ERCP + Einverständniserklärung + Anästhesiebogen		
	EMG/EEG/NLG		
	Leberblindpunktion + Einverständniserklärung		
	Aszitespunktion		
	Lungenfunktion und Ergometrie		
	Sonographie		
	Sozialdienst		
	KG (Krankengymnastik)		
	Untersuchungsvorbereitung und Nachsorge siehe Intranet „Plegedienst"? „Diagnostik und Therapie"		

13.	Bestellungen	*besprochen*	*gesehen*	
	Apotheke/Sonderanforderungen			
	Wäsche			
	Sterillager			
	Betten/Bettgitter/Verlängerungen/Therarestmatratzen			
14.	Umsetzung der MPG und MPBetreibV (Dokumentation im Gerätehandbuch)			
	Perfusor secura®			
	Perfusor fm®			
	Infusomat fmS®			
	Asena MK III®			
	Alaris GP®			
	PCA 3300 *SimsGraseby*®			
	Atlas Monitor *WelchAllyn*®			
	Defibrillator HEARTSTART XL *Phillips*®			
	Ohrthermometer FirstTemp Genius3000A®			
	Glucometer Elite®			
	Absauggerät Compakt30 II *Egnell*®			
	Inhalog 2 (Atemtrainingsgerät)®			
	Ernährungspumpe Applix smart *Fresenius*®			
	Solux 750 Rotlicht®			
	Sonstige Geräte	*besprochen*	*unter Anleitung*	*Selbständig durchgeführt*
	Druckluftvernebler			
	Sauerstoffgerät normal/tragbar			
	EKG Mac1200XT *GE MedicalSystem*®			
	Vibrax®			
15.	Herrichten bzw. Wechsel von ...	*besprochen*	*unter Anleitung*	*Selbständig durchgeführt*
	Infusionen			
	Perfusorspritzen			
	Systemwechsel mit Bakterienfilter			
	Systemwechsel ohne Bakterienfilter			
16.	Verbandswechsel bei ...	*besprochen*	*unter Anleitung*	*Selbständig durchgeführt*
	Zentraler Venenkatheter			

	Venenverweilkanüle			
	Suprapubische Blasenfistel			
	Drainagen			
17.	Lebertransplantation	*besprochen*	*unter Anleitung*	*Selbständig durchgeführt*
	Vorbereitung			
	Nachsorge			
18.	Labor- und Funktionsdiagnostik auf der Station	*besprochen*	*unter Anleitung*	*Selbständig durchgeführt*
	BKS durchführen			
	Blutzucker-Entnahme kapillar für Laborkontrolle			
	Blutzucker-Schnellbestimmung mit Glucometer.			
19.	Laboranträge und Materialversand KLCH	*besprochen*	*unter Anleitung*	*Selbständig durchgeführt*
	Standort der Klinischen Chemie			
	Untersuchungsanforderung online			
	Anforderungsscheine			
	Röhrchen			
	Abgabezeiten			
	Verpackung			
	Umgang Verfahrensliste			
20.	EDV	*besprochen*	*unter Anleitung*	*Selbständig durchgeführt*
	SAP: Patientenverwaltung			
	Intranet: Informationssystem			
	Bestellwesen online			
	MZD Aufbereitung			
	iMED/ZPS (KTD, Befunde, Pat.-Suche, etc.)			
	Klinische Chemie			
	Zenzy			
	QS			
21.	Proben und Versand für Mikrobiologie/Transfusionszentrum	*besprochen*	*unter Anleitung*	*Selbständig durchgeführt*
	Scheine, Untersuchungsanträge			
	Untersuchungsgefäße			
	Versand Innenstadt			

		besprochen	unter Anleitung	Selbständig durchgeführt
	Transfusionszentrum: Anträge, Etiketten, Röhrchen, Besond. bei Transfusionen, FFP			
22.	Umgang mit dem Dokumentationssystem	besprochen	unter Anleitung	Selbständig durchgeführt
	Kurve			
	Eintragungen: Wie?, welche Farbe?			
	Verordnungsblatt			
	Pflegeblatt			
	Pflegebericht			
	DRG Medizin			
	Bradenskala			
	Wunddokumentation			
	Lagerungsplan			
	Reiterbedeutung			
	Kategorisierung			
	Pflegeverlegungsbericht (online)			
23.	Sitzwachen		besprochen	gesehen
	Bestellung			
	Arbeitsnachweis			
	Vorgehen wenn sie nicht benötigt wird			
	Rechtliche Stellung			
24.	Vorgehen, wenn ein Patient verstirbt		besprochen	gesehen
	Pflegerische und verwaltungstechnische Maßnahmen			
	Stationseigenes Angebot der Versorgung			

Vorgespräch:

Zwischengespräch:

Endgespräch:

7 Checkliste zur Einarbeitung neuer Mitarbeiter (ambulant)

Anlage 5.5-A2	**Augustinum** Φ

Checkliste zur Einarbeitung neuer Mitarbeiter 1/9

Ambulanter Pflegedienst Augustinum: _____

Name des Mitarbeiters: _____

Qualifikation: _____

Eintrittsdatum: _____

Name des Anleiters: _____

Unzutreffende Tätigkeiten bitte streichen!

Nach Abschluss des Einarbeitungszeitraums wird die Liste in der Personalakte abgelegt.

1. Arbeitstag

Tätigkeiten	Erfolgt am	Hdz. MA/Anleiter
Gespräch mit der PDL über Augustinum Unternehmen und Kultur – Aushändigen von Prospektmaterial (Leitbild, Flyer) Unternehmensphilosophie HB Kap. 1		
Informationen über den Tagesablauf		
Dienst- und Urlaubsplan, Arbeitszeiten HB Kap. 5.6 – 5.9		
Umkleideräume, Dienstkleidung, Schlüssel		
Ansprechpartner		
Möglichkeiten, am Essen teilzunehmen		
Brandschutz/Hausbegehung HB Kap. 8.1.2		
Appartement betreten: Läuten – Warten – Eintreten		
Unterschriftenprobe auf Handzeichenliste HB VA 2.1.5.1		
Rauchen, Alkohol am Arbeitsplatz (Anlage zum Dienstvertrag)		
Schweigepflicht (Anlage zum Dienstvertrag)		
Annahme von Geschenken (Anlage zum Dienstvertrag)		
Handhaben der Telefon- und Notrufanlage		
Vorstellen in anderen Arbeitsbereichen		

Checkliste zur Einarbeitung 2/9

1. Monat

Tätigkeiten	Erfolgt am	Hdz. MA/Anleiter
Einarbeiten in die einzelnen pflegerischen Tätigkeiten und Schichten im Tagdienst HB Kap. 2.3 -> siehe auch Anlagen 5.5-A3 und A4		

Inhalt der Schränke im Dienstzimmer		
Umgang mit Medikamenten HB Kap. 2.2.2		
Pflegedokumentation und Arbeitsblätter HB Kap. 2.1.5.1		
Qualitätsmanagement des APG – Inhalt HB		
Kenntnisse vermitteln über das Leistungsangebot des APA (Preislisten, Pflegeverträge, Kostenvoranschläge) -> Qualitätsordner		
Führung und Beratungsgespräch durch Vertriebsmitarbeiterin (spätestens nach 10 Tagen)		
Pflegekonzept HB Kap. 2.1.3		
Bezugspflege HB Kap. 2.1.4		
Tourenplanung HB Kap. 5.7		
EDV-Anwendung ausschließlich dienstlich		
Umgang mit der Pflege-EDV HB Sinfonie		
– Ungeplante Leistungen eingeben		
– Nicht erbrachte Leistungen stornieren		
– Funktion des Feldes „Rückgängig" kennen		
– Änderungen der vorgegebenen Uhrzeiten (Planungszeit) vornehmen		
– Bestätigte Leistungen kontrollieren		
– Unterschied kennen zwischen „ungeplanter Einsatz" und „ungeplant"		
Dienstwege HB Kap. 2.1		
Vorgehen bei NotfällenNotfallstandards HB Kap. 2.2.5		
Appartementversiegelung bei Abwesenheit des Bewohners		
Verbandbuch BgW HB Kap. 8		
Notfallkoffer HB Kap. 2.2.5		
Nutzung der Aufzüge		
Hinweis auf Sicherheitsbeauftragte/n HB Kap.8		
Hinweis auf MAV		
Informieren über Termine: Besprechungen, Treffen HB Kap.4.3		

Checkliste zur Einarbeitung 3/9		
Fortsetzung 1. Monat		
Tätigkeiten	**Erfolgt am**	**Hdz. MA/Anleiter**
Handhabung technischer Geräte -> Gebrauchsanweisung		
Appartementservice – technischer Ablauf		

Umgang mit Verordnung häuslicher Krankenpflege HB Kap. 2.3.1		
Umgang mit Rezepten/Apotheke HB Kap. 2.2.2		
Einweisung/Entlassung Krankenhaus HB Kap. 2.1.8		
Krankentransporte HB Kap. 2.1.8		
Bestellwesen HB Kap. 2.2.2 und 2.2.3 und Kooperationsverträge		
Ablagen/Formulare HB Kap. 2.1.5.1		

Checkliste zur Einarbeitung 4/9

2. Monat

Tätigkeiten	Erfolgt am	Hdz. MA/Anleiter
Gottesdienste HB Kap. 6 und Kulturkalender		
Vorstellen der Seelsorger		
Erreichbarkeit der Seelsorger		
Patientenverfügung HB Kap.2.2.5		
Kulturelles Angebot -> Kulturkalender		
Präsenzdienste		
Handwerker – technischer Ablauf		
Einblick in andere Arbeitsbereiche		
Desinfektions-/Hygieneplan HB Kap. 7		
Wirtschaftlichkeitsgebot der Arbeit -> Stellenbeschreibung		
Info und Wissenswertes zum CASchema der Organisationsform HB Kap. 1		
Einführungsveranstaltung mit den Gruppenleitern und dem Direktor spätestens nach 3 Monaten		

Checkliste zur Einarbeitung 5/9

1. Zwischengespräch nach 10 Arbeitstagen	Erfolgt am	Hdz. MA/Anleiter
Woran muss der MA noch arbeiten?		

Welche Informationen benötigt der Mitarbeiter noch?

Sonstiges:

Checkliste zur Einarbeitung 6/9

2. Zwischengespräch nach 6 Wochen	Erfolgt am	Hdz. MA/Anleiter
Woran muss der MA noch arbeiten?		

Welche Informationen benötigt der Mitarbeiter noch?

Sonstiges:

Checkliste zur Einarbeitung 7/9

3. Zwischengespräch nach 4 Monaten	Erfolgt am	Hdz. MA/Anleiter
Woran muss der MA noch arbeiten?		

Welche Informationen benötigt der Mitarbeiter noch?

Sonstiges:

Checkliste zur Einarbeitung 8/9

Protokoll Abschlussgespräch

Name: _____

Datum: _____

Teilnehmer: _____

Pünktlichkeit: _____

Fehlzeiten: _____

Vorstellung des erreichten Wissensstandes mit Hilfe des Einarbeitungskataloges:

_____

Gemeinsame Reflexion der Einarbeitungsphase. Welche Schwierigkeiten sind bisher aufgetreten?

_____

Persönliches Verhalten gegenüber Bewohnern und Angehörigen?

_____

Checkliste zur Einarbeitung 9/9

Protokoll Abschlussgespräch

Persönliches Verhalten gegenüber Mitarbeitern und Vorgesetzten:

Besonderheiten:

Unterschriften der Gesprächsteilnehmer:

Eine Info-Mappe mit folgendem Inhalt wurde bei Einstellung ausgehändigt:

- Prospekt APG/WSA
- Pflegeleitbild
- Schweigepflichtserklärung
- Leitlinien des Collegium Augustinum
- Brandschutzordnung

8 Tagesablauf auf einer Sozialstation

Dienstzeiten:
- Frühdienst: 6.15 Uhr – tourenabhängig oder konstant nach Wochenstunden (z. B. 25 h, 30 h oder 40 h)
- Spätdienst: 15.00 Uhr – 21.30 Uhr
- Geteilter Dienst am Wochenende/Feiertag: Beginn 6.30 Uhr –12.00 Uhr; 16:15 Uhr –21:00 Uhr

Frühdienst (Regelarbeitsablauf):
- 6.15 Uhr: Vorbereitungszeit in der Sozialstation
- 6.30 Uhr – tourenabhängig: unterwegs im Schichtdienst, einschl. Nachbereitungs- und Umkleidezeit
  - Sonderaufgaben: dienstags: leere Dosierboxen zurückbringen; donnerstags: Fahrzeugpflege (wenn keine Zivildienstleistende diese Arbeiten übernehmen)
- 30 Min Pause: Einteilung im Tourenplan

Spätdienst (Regelarbeitsablauf):
- 15.00 Uhr – 15.15 Uhr: Vorbereitungszeit in der Sozialstation
- 15.15 Uhr – 21.30 Uhr: unterwegs im Schichtdienst einschl. Nachbereitungs- und Umkleidezeit:
  - Sonderaufgaben: donnerstags Medikamente stellen für MSHD
  - oder freitags Wochenblister aus der Apotheke abholen
- 30 Min Pause: Einteilung im Tourenplan

Frühdienst (Mitarbeiterbesprechung):
- 6.15 Uhr – 6.30 Uhr: Vorbereitungszeit in der Sozialstation
- 6.30 Uhr – Tourenende im Schichtdienst einschl. Nachbereitungs- und Umkleidezeit, Sonderaufgaben
- 14.00 Uhr – 15.30Uhr Mitarbeiterbesprechung

Spätdienst (Mitarbeiterbesprechung):
- 14.00 Uhr – 15.30 Uhr: Mitarbeiterbesprechung
- 15.30 Uhr – 21.30 Uhr: unterwegs im Schichtdienst einschließlich Nachbereitungs- und Umkleidezeit
  - 30 Min. Pause: Einteilung im Tourenplan

Sonderaufgaben:
- Die Arbeitsinhalte der Vor- und Nachbereitungszeit liegen ebenso wie die Arbeitszeitregelung schriftlich in der Station vor.

Aufgaben während der Vorbereitungszeit:
Tourenspezifischen elektronischen Tourenplaner (Palm®, Psyon®, Factis®) kontrollieren
- Anrufbeantworter abhören und auf Tagschaltung stellen
- Telefonnotizen anfertigen und weiterleiten
- Dienstplan, Übergabebuch, Patientendokumentation und Protokolle von Mitarbeiterbesprechungen einsehen
- Schlüsseltasche richten
- Fahrzeugabsprache
- Dienstkleidung anziehen
- Absprache wegen notwendiger Besorgungen
- Gruppenraum und Küche aufgeräumt hinterlassen

Aufgaben während der Nachbereitungszeit:
- Betankung der Kraftfahrzeuge (wenn Tank nur noch 25 % gefüllt ist) bei Bedarf Kfz-Mängelbericht schreiben und der Einsatzleitung aushändigen
- Dokumentation
- Eintragungen ins Übergabebuch
- Rücksprache mit der Leitung/Kollegen bei Pflegeproblemen
- telefonische Nachfrage bei nicht angetroffenen Patienten
- Anrufbeantworter abhören
- Telefonnotizen anfertigen/weiterleiten
- Spülmaschine füllen, anstellen, ausräumen
- Gruppenraum und Küche aufgeräumt hinterlassen
- Teilnahme an Mitarbeiterbesprechungen
- Schlüsselrückgabe
- Elektronische Tourenplaner zum Datentransfer, zur Leistungserfassung, Arbeitszeiterfassung und Neuprogrammierung in die Ladestationen stecken
- der letzte Mitarbeiter abends schließt alle Schränke, Türen und Fenster
- Anrufbeantworter auf Nachtschaltung stellen

Bei der Gestaltung des Tagesablaufs/der Patiententour werden die zeitlichen Wünsche der Kunden berücksichtigt. Die Patienten werden kontinuierlich, zu einer mit ihnen vereinbarten Zeit versorgt. Kleine Zeitverschiebungen (max. 30 Min.) ergeben sich aus Zwischenfällen wie Staus, längeren Pflegezeiten oder Notfällen beim vorherigen Patienten.

Die Kontinuität der Pflege- bzw. Behandlungszeiten wirkt sich positiv auf die Kunden aus. Insgesamt wird kundenorientiert gearbeitet.

(Quelle: http://pflege-klinikum-grosshadern.de/campus, aktualisiert und überarbeitet 9/2008 von W. Schäfer)

9   Muster: Kostenstellenbericht (stationär)

Der folgende stark gekürzte Kostenstellenbericht bezieht sich auf die Ausgaben einer Station innerhalb eines Zeitraums von fünf Jahren. Die Station ist eine innere Allgemeinstation einer Universitätsklinik mit 33 Planbetten und einer Bettenauslastung von ca. 75 %. Die Station hat 13 Planstellen für die Pflege. Es sind reale, aber anonymisierte Zahlen.

Kostenstellen-Aufriss	2003	2004	2005	2006	2007
600110 Pflegedienst-Hauptbezug	331.781	371.576	345.253	360.129	397.457
600115 Pflegedienst-Zulagen	38.555	42.834	37.189	37.446	25.882
600120 Pflegedienst-Mehrarbeit	1.282				
600125 PD-Bereitschaftsd.	2.484	2.788	2.551	2.388	2.063
600130 PD-Überstd. Arb.nehmer		1.068	970	1.602	929
600132 PD-Überstd. FZA Arb.nehmer		722	468	577	208
600140 Pflegedienst-Hilfsleistungen	3.796	4.549	2.483	2.757	1.459
600162 Sitzwachen (ärztl.verordnet)	1.019	546	857		856
600170 PD Aush.kr./Erz.Url.		7.824	4.363		2.068
600210 Med.techn.Dienst-Hauptbezug	25.119	27.393	29.148	26.155	28.121

Kostenstellen-Aufriss	2003	2004	2005	2006	2007
600215 Med.techn.Dienst-Zulagen	3.711	3.697	3.852	3.465	2.351
600415 Klin.Hauspersonal-Zulagen	900	882	664	1.229	1.115
600480 KH Klin.Wirt.-Dienst	20.130	15.222	10.434	23.537	23.435
601160 SP Zivildienstleist.		2.925	3.316	4.395	2.988
610110 Pflegedienst-Sozialabgaben	88.809	94.767	84.700	88.455	90.022
610210 Med.techn.Dienst-Sozialabgaben	7.096	7.018	7.482	6.834	6.756
610410 KH-Sozialabgaben	5.208	3.816	2.411	6.142	5.534
611410 PD-Zusatzversorgung VBL		30.458	28.091	29.047	31.944
611420 PD-Sanierungsgeld VBL		7.944	6.809	5.278	5.937
611430 PD-Unfallversicherung		1.820	1.645	1.682	1.816
611510 MD-Zusatzversorgung VBL		2.512	2.698	2.446	2.523
611520 MD-Sanierungsgeld VBL		620	629	415	444
611530 MD-Unfallversicherung		131	141	128	132
611710 KH-Zusatzversorgung VBL		1.237	1.004	1.956	1.928
611720 KH-Sanierungsgeld VBL		310	226	345	348
611730 KH-Unfallversicherung		81	47	116	105
640130 Pflegedienst-13. Monatsgehalt	25.019	25.805	17.754	16.533	25.549
640140 Pflegedienst-Urlaubsgeld	4.109	4.763	2.769	1.938	
640230 MD-13.Monatsgehalt	3.944	1.880	1.975	2.229	2.431
640240 Med.techn.Dienst-Urlaubsgeld	332	332	332	332	
640430 KH-13.Monatsgehalt	1.407	996	643	1.726	1.811
660010 Arzneien	276.120	230.511	225.604	276.611	283.732
660080 Arzneien-Hämophilietherapie	3.071		9.415		4.810
660220 Blutprodukte	41.957	33.778	32.186	27.814	63.515
660230 Blutersatzmittel	63	134	118	259	394
660310 Verbandmittel	5.253	6.487	1.842	3.210	4.107
660410 Ärz.u.Pfl.Verbr.Mat.	16.058	22.574	19.174	19.086	22.628
660420 Instrumente (Einmalartikel)	3.258	3.085	4.711	5.232	4.612
660610 Narkose-,OP-Bedarf	206	332	1.057	549	478
660630 OP-Bedarf	828	919	1.287	935	1.271
660810 Laborbedarf	7.868	9.376	14.337	7.221	7.655
660910 Untersuch.(Univers.)	142.792	153.393	148.144	133.368	138.571
660920 Untersuch.(a.Univ.)	234	356	1.712	490	966
660930 Untersuch.(fr.Inst.)	1.169	3.293	1.851	712	930
661210 Eigenherstellung-Apotheke	526	268	448	6.812	2.006
661220 Desinfektionsmittel	328	390	306	481	548
661790 Sonstiger medizinischer Bedarf	9.402	9.877	4.954	4.903	4.346
680010 Rein.-Desinf.-Mittel	752	572	601	360	408
680220 Haushaltsverbrauchsmittel	535	662	425	477	558
680910 Sonstiger Wirtschaftsbedarf	581	377	1.791	1.139	421
690010 Büromaterialien	2.781	1.207	1.715	1.190	2.737
690310 Druckarbeiten (Formulare)	2.188	1.955	1.769	2.370	2.375
698110 Verbrauchsmat.f.DV	2.267	2.546	1.857	1.920	2.712

Kostenstellen-Aufriss	2003	2004	2005	2006	2007
720320 Inst.Wirt.-Bed.	616	4.038	1.075	1.504	182
763010 Abschreibungen auf Forderungen	2.584	1.940	1.249		
782080 Mieten f.sonst.Anl.	1.082	7.097	2.321	3.350	3.509
810012 Personalkosten Technik	3.737	3.688	3.154	3.820	1.528
880116 ILV Krankentransport GRH	26.229	44.671	52.062	53.853	53.988
881400 ILV OP-Arztminuten	8.495	7.480	9.542	9.911	
881401 ILV OP-Pflegeminuten	16.313	15.626	20.313	21.882	
881410 ILV OP-Sachkosten	10.790	11.406	12.710	11.961	
882230 ILV KLCH ROUT MED B	55.571	51.976	50.726	50.926	44.594
882231 ILV KLCH ROUT PK	55.035	54.770	51.331	52.542	46.197
882232 ILV KLCH ROUT SK	3.610	3.389	3.312	3.324	2.910
882233 ILV KLCH NOTF MED B	5.793	8.083	6.812	4.754	4.441
882234 ILV KLCH NOTF PK	9.636	13.351	11.439	7.928	7.657
882235 ILV KLCH NOTF SK	377	527	444	310	288
882402 ILV Radiologie PK	106.688	152.799	18.522		
882403 ILV Radiologie SK	67.134	96.160	11.656		
882410 ILV RAD KonRönt			19.021	14.512	13.877
882412 ILV RAD PRIV KonRönt			735	759	307
882415 ILV RAD CT			38.907	50.678	51.612
882420 ILV RAD MR			58.855	73.574	
882421 ILV RAD MR					65.082
882422 ILV RAD PRIV MR			1.484	2.284	
882425 ILV RAD ANGIO			35.744	49.787	43.309
882435 ILV RAD SONO			7.092	17.161	13.339
882437 ILV RAD PRIV SONO			196	678	324
882440 ILV RAD CT INTERVENTION			2.162	5.969	10.250
882445 ILV RAD PET/CT			336	5.779	12.076
882447 ILV RAD PRIV PET/CT					404
883304 ILV Med 2 GASTRO	278.564	269.256	275.699	232.374	214.552
883401 ILV Med 3 KNOCHDG	4.015	1.554	544	11.223	5.554
883402 ILV Med 3 LFL				8.670	5.611
884120 ILV Lab. Immungen.	6.160	19.500	11.448		
885101 ILV OROTHPOLI	2.613	2.897	1.559	1.225	1.639
885201 ILV URO Poliklinik	6.164	6.266	4.405	5.694	5.233
885202 ILV URO Nierenstein	107	958	612		1.728
886301 ILV Strahlenth Persk	1.444	98	2.244		260
886302 ILV Strahlenth Sachk	589	48	821		100
886402 Nuklearmedizinleistungen GRH					39.686
886601 ILV NRO EMG/HIST	794	447	1.460	2.415	189
886602 ILV NRO DSONO	291	190	380	6.422	636
886604 ILV NRO EEG/ENG	1.088	1.360	494	7.556	354
886801 ILV Anästhesieleistungen OP	38.536	36.792			
886802 Anästhesie Schmerzbehandlung	865	3.169	1.652	2.954	4.164

Kostenstellen-Aufriss	2003	2004	2005	2006	2007
886810 ILV ANA OP Basislei.			3.659	2.918	2.941
886811 ILV Planmäßige OP (RAZ)			8.882	5.521	3.963
886812 ILV Planmäßige OP (nicht RAZ)			1.513	948	1.084
886813 ILV Nichtplanmäßige OP (RAZ)			6.315	2.070	5.545
886814 ILV Nplanm OP (nRAZ)			11.071	12.454	13.446
886816 ILV Aufwachraum			2.104	1.095	952
886820 ILV Labor für Immungenetik				3.842	2.486
886830 ILV Labor Transfusionsmedizin			7.919	15.380	8.881
886831 ILV Blutdepot GRH					12.443
886910 ILV PM Rehateams	15.988	13.531	14.976	13.888	16.862
887901 ILV MVP Bakteriologie	55.190	71.321	66.447	64.488	51.039
887902 ILV MVP Virologie	43.656	39.136	30.525	29.629	36.148
887910 ILV Pathologie	23.434	37.369	49.357	39.929	27.150

ILV = Interne Leistungsverrechnung
Die ersten sechs Zahlen sind die Kennzeichnung für die Kostenartengruppe. Es ist möglich jede Kostenartengruppe weiter aufzugliedern, bis zum einzelnen Buchungsbeleg.

10 Muster für eine Dienstvereinbarung über den Umgang mit Suchtkranken und Suchtgefährdeten

Universitätsleitung und Personalvertretung sind sich darin einig, dass die Aufklärung über Suchtkrankheiten und deren Verhütung und Bekämpfung ein wichtiges Anliegen der Dienststelle ist. Zwischen dem Klinikum der Universität München und dem Personalrat der Universität München wird daher gemäß Art. 73 in Verbindung mit Art. 75 Abs. 4 Nr. 8 Bayerisches Personalvertretungsgesetz folgende Dienstvereinbarung abgeschlossen:

§ 1 Geltungsbereich
(1) Diese Dienstvereinbarung gilt für alle Arbeiter, Angestellten und Beamten der Universität München, auch so weit sie nicht Beschäftigte im Sinne des Bayerischen Personalvertretungsgesetzes sind.
(2) So weit in dieser Dienstvereinbarung die männliche oder weibliche Form gewählt ist, gilt sie gleichermaßen für das andere Geschlecht.

§ 2 Ziel der Dienstvereinbarung
(1) Ziel der Dienstvereinbarung ist es,
• die Gesundheit der Beschäftigten zu erhalten, das Gesundheitsverhalten zu fördern und die Arbeitssicherheit zu gewährleisten,
• alle Beschäftigten über die Gefahren von Suchtmittelgebrauch aufzuklären,
• den Missbrauch von süchtig machenden Mitteln zu verhindern,
• den Suchtkranken und Suchtgefährdeten unter den Beschäftigten möglichst frühzeitig ein Hilfsangebot zu unterbreiten, das zur Wiedergenesung führt,
• die Gleichbehandlung aller Betroffenen durch ein einheitliches Handlungskonzept sicherzustellen.

(2) Zu diesem Zweck wird eine Arbeitsgruppe „Suchtprobleme am Arbeitsplatz" gebildet, bestehend aus Mitgliedern der an der Universität bestehenden Personal-, Schwerbehinderten- und Jugendvertretungen sowie Mitarbeitern der Zentralen Universitätsverwaltung (Personalabteilung), des Perso-

nalreferates des Klinikums Innenstadt und des Personalreferates des Klinikums Großhadern. Andere fachkundige Personen, insbesondere Mitarbeiter des Betriebsärztlichen Dienstes sowie ehrenamtliche Mitarbeiter, können jederzeit hinzugezogen werden. Die Arbeitsgruppe bestimmt, wer die Sitzungen leitet und die Geschäfte führt.

Die Arbeitsgruppe hat insbesondere die Aufgabe, umfassend und systematisch über Suchtmittelmissbrauch und dessen gesundheitliche Folgen sowie über Möglichkeiten der Hilfe aufzuklären. Alle Mitarbeiter sind dabei auf ihre Mitverantwortung gegenüber Suchtgefährdeten und Suchtkranken hinzuweisen. Die Arbeitsgruppe berät die Vorgesetzten und die Betroffenen. Sie arbeitet mit externen Beratungsstellen zusammen.

§ 3 Hilfsangebote und Maßnahmen

Grundlage für die Vorgehensweise beim Umgang mit suchtkranken und suchtgefährdeten Beschäftigten ist die beiliegende Handlungsanleitung, die Bestandteil dieser Dienstvereinbarung ist. Abweichende Maßnahmen in begründeten Einzelfällen, z. B. bei befristeten Arbeitsverhältnissen, werden einvernehmlich zwischen Dienststelle und Personalvertretung geregelt.

§ 4 Nachsorge

Betroffene Beschäftigte sollen nach Abschluss einer Therapie bei der Wiedereingliederung unterstützt werden. Insbesondere haben Vorgesetzte dafür Sorge zu tragen, dass das Bemühen der Betroffenen um lebenslange Abstinenz von anderen Beschäftigten unterstützt wird.

§ 5 Wiedereingliederung

Können Betroffene nach ihrer Entlassung aus dem Arbeitsverhältnis zu einer abstinenten Lebensweise finden, so wird ihre Bewerbung bei gleicher Eignung vorrangig berücksichtigt, um eine Wiedereingliederung zu ermöglichen. Das Arbeitsverhältnis kann, insbesondere zur Erprobung der gesundheitlichen Eignung, befristet werden.

§ 6 In-Kraft-Treten

Diese Dienstvereinbarung tritt mit Wirkung vom 1. Mai 1998 an die Stelle der Dienstvereinbarung vom 15. April 1996.

Handlungsanleitung gemäß § 3 der Dienstvereinbarung für den Umgang mit Suchtkranken und Suchtgefährdeten

1. Vorbemerkung

Diese Handlungsanleitung soll
- Hilfe den durch Alkohol oder andere Suchtmittel gefährdeten Beschäftigten anbieten,
- Hilfe für die Vorgesetzten sein, damit geeignete Maßnahmen ergriffen werden können,
- eine Gleichbehandlung aller Betroffenen hinsichtlich der zu treffenden Maßnahmen (Hilfsangebote, arbeits- und dienstrechtliche Konsequenzen) sicherstellen,
- die Arbeitssicherheit gewährleisten.

2. Kurzfristige Maßnahmen

Im akuten Einzelfall hat der Vorgesetzte in eigener Verantwortung unter Hinzuziehung eines geeigneten Mitarbeiters auf Grund der Umstände (z. B. Sprechweise, Körperbewegungen, Geruch) festzustellen, ob der Beschäftigte unter Einfluss von Alkohol oder anderen Suchtmitteln steht. Würde die Weiterbeschäftigung zu einer Eigengefährdung oder Gefährdung anderer führen oder ist die Weiterbeschäftigung unzumutbar, so ist die Annahme der Arbeitsleistung abzulehnen. Bei Eigengefährdung oder Gefährdung anderer ist der Heimtransport zu veranlassen (Abholung durch Angehörige, andernfalls Begleitung durch Mitarbeiter auf Kosten des Betroffenen).

Im Fall des Arbeitsausfalls ist der Sachverhalt, insbesondere die Dauer der versäumten Arbeitszeit, dem zuständigen Personalreferat mitzuteilen, sofern nicht nachgearbeitet wird.

3. Langfristige Maßnahmen

3.1 Erste Stufe

3.1.1 Wird festgestellt, dass ein Beschäftigter seine Arbeits- bzw. Dienstpflichten nicht mehr ordnungsgemäß erfüllt oder bestimmte Auffälligkeiten zeigt und dass dies möglicherweise auf Suchtmittelmissbrauch zurückzuführen ist, führt der Vorgesetzte oder ein von ihm beauftragter Mitarbeiter – im Folgenden Vorgesetzter – hierüber mit dem Betroffenen ein erstes Gespräch.

3.1.2 In diesem Gespräch werden gegenüber dem Betroffenen die Auffälligkeiten am Arbeitsplatz sachlich festgestellt. Zugleich wird deutlich gemacht, dass ein Zusammenhang mit Suchtmitteln vermutet wird. Wird die Vermutung nicht widerlegt, wird der Betroffene aufgefordert, sein Verhalten zu ändern. Er wird insbesondere aufgefordert, den Alkoholkonsum vor und während der Arbeitszeit und während der Pausen zu unterlassen. Darüberhinaus werden ihm die Gefahren des Alkohols oder anderer Suchtmittel erläutert. Er wird darauf hingewiesen, dass künftig verstärkt auf sein Verhalten geachtet wird und hierüber auch Aufzeichnungen geführt werden. Der Betroffene wird aufgefordert, sich an den Betriebsarzt oder an eine Beratungsstelle für Suchtkranke und Suchtgefährdete zu wenden. Ihm wird zugleich Hilfe und Unterstützung durch den Vorgesetzten zugesichert. Das Merkblatt „Suchtmittelgebrauch am Arbeitsplatz" wird ausgehändigt und erläutert. Eine Kopie des Merkblattes mit der Empfangsbestätigung des Betroffenen ist vom Vorgesetzten aufzuheben.

3.1.3 In den Aufzeichnungen sind insbesondere festzuhalten: Datum des Vorfalls; Beschreibung der Umstände, aufgrund derer Alkohol- oder Suchtmittelkonsum angenommen wird; Zeugen; Folgen für die Arbeitsleistungen, z. B. langsame oder fehlerhafte Arbeitsweise mit näherer Beschreibung. Diese Aufzeichnungen werden während des weiteren Verfahrens fortgeführt. Der Vorgesetzte sorgt dafür, dass am Arbeitsplatz kein Alkohol oder andere Suchtmittel vorhanden sind, der Zugriff auf Suchtmittel erschwert ist und dass die Kollegen mitwirken, den Suchtmittelkonsum am Arbeitsplatz zu vermeiden.

3.1.4 Dieses erste Gespräch meldet der Vorgesetzte in der Regel nicht der Personalverwaltung. Wird jedoch Arbeitszeit versäumt, ist Ziff. 2 letzter Satz zu beachten. Die Personalverwaltung wirkt an den zu treffenden Maßnahmen mit, wenn ihr Alkohol- oder Suchtmittelmissbrauch bekannt wird.

3.2 Zweite Stufe

3.2.1 Ist im Verhalten des Mitarbeiters keine positive Veränderung festzustellen, führt der Vorgesetzte ein weiteres Gespräch mit ihm. Hat sich der Verdacht auf Alkohol- oder Suchtmittelmissbrauch auf Grund eines konkreten Ereignisses verdichtet, soll dieses Gespräch unverzüglich nach dem Ereignis geführt werden. An dem Gespräch nimmt ein Mitglied der Arbeitsgruppe „Suchtprobieme am Arbeitsplatz" teil, wenn beide Beteiligte hiermit einverstanden sind.

3.2.2 Der Vorgesetzte wiederholt die Ausführungen vom ersten Gespräch (vgl. Ziff. 3.1.2), erläutert die ggf. geführten Aufzeichnungen und verweist auf die weiteren in diesem Stufenplan vorgesehenen Maßnahmen. Der Betroffene wird aufgefordert, innerhalb einer Woche einen Gesprächstermin beim Betriebsarzt oder bei einer Beratungsstelle für Suchtkranke zu vereinbaren. Liegen häufige kurzfristige Fehlzeiten vor, ordnet der Vorgesetzte an, dass bereits für den ersten Krankheitstag eine Arbeitsunfähigkeitsbescheinigung vorzulegen ist (vgl. § 37a Abs. 1 Satz 3 BAT, § 42a Abs. 1 Satz 3 MTArb).

3.2.3 Der Vorgesetzte fertigt über das Gespräch einen schriftlichen Vermerk. Der Betroffene hat dem Vorgesetzten unverzüglich eine Bestätigung über das Gespräch beim Betriebsarzt oder bei einer Beratungs- und Behandlungsstelle für Suchtkranke vorzulegen. Lehnt der Betroffene es ab, die genannten Stellen aufzusuchen – z. B. weil er die Suchterkrankung bestreitet – oder legt er trotz Mahnung keinen diesbezüglichen Nachweis vor, richtet sich das weitere Verfahren nach Ziff. 3.3.3.

3.3 Dritte Stufe

3.3.1 Ist im Verhalten des Betroffenen keine positive Veränderung festzustellen oder hat er keine Therapie aufgenommen und sich auch nicht für eine Therapie angemeldet, führt der Vorgesetzte spätestens nach 3 Monaten ein drittes Gespräch; Ziff. 3.2.1 Satz 2 und 3 gilt entsprechend.

3.3.2 Der Betroffene wird in dem Gespräch nochmals aufgefordert, sich sofort einer Therapie zu unterziehen, wobei sowohl die Anmeldung zur Therapie als auch der Beginn der Therapie dem Vorgesetzten nachzuweisen ist. Dem Betroffenen werden zugleich konkrete arbeits- bzw. dienst-rechtliche Konsequenzen aufgezeigt.

3.3.3 Lehnt der Betroffene ab, sich einer Therapie zu unterziehen, oder weist er die Anmeldung zur Therapie nicht unverzüglich nach, schaltet der Vorgesetzte die Personalverwaltung ein. Er legt dieser hierbei die Aufzeichnungen zusammen mit einer vom Betroffenen angeforderten Stellungnahme vor, außerdem eine Aufstellung der Fehlzeiten in den letzten Jahren. Die Personalverwaltung hört den Betroffenen an und erteilt ihm eine Abmahnung oder Belehrung. Hierbei wird das aus den Aufzeich-nungen hervorgehende Fehlverhalten dargestellt und die Aufforderung, die arbeitsvertraglichen Pflichten ordnungsgemäß zu erfüllen und sich zu diesem Zweck einer Therapie zu unterziehen, wiederholt.

3.4 Vierte Stufe

Meldet sich der Betroffene hierauf nicht unverzüglich zu einer Therapie an oder weist er den Beginn der Therapie nicht nach und ändert er auch sein Verhalten nicht in positiver Weise, berichtet der Vorgesetzte dies der Personalverwaltung. Diese erteilt dem Betroffenen nochmals eine Abmahnung oder Belehrung und droht hierbei die Kündigung an.

3.5 Fünfte Stufe

Ist der Betroffene nicht krankheitseinsichtig und lehnt er trotz der Abmahnungen und Belehrungen die angebotenen Hilfsmaßnahmen ab, verzögert er die Vereinbarung oder den Antritt einer Therapie oder beendet er eine schon begonnene Therapie vorzeitig, wird die Kündigung des Arbeitsverhält-nisses durch die Personalverwaltung ausgesprochen, sofern die allgemeinen Kündigungsvorausset-zungen vorliegen. Bei Beamten richten sich die Maßnahmen nach der Bayerischen Disziplinarord-nung.

3.6 Nachsorge

3.6.1 Nach Abschluss einer erfolgreichen Therapie führen der Vorgesetzte und ein Mitglied der Arbeitsgruppe „Suchtprobleme am Arbeitsplatz" mit dem Beschäftigten ein Gespräch. Ziel dieses Gespräches ist es, die Wiedereingliederung zu unterstützen.
Der Vorgesetzte soll insbesondere dafür Sorge tragen, dass der Betroffene nach einer Behandlung wieder voll im Kollegenkreis integriert und in seinem Bemühen um lebenslange Abstinenz von allen unterstützt wird.

3.6.2 Ist der Betroffene nach einer Therapie mindestens 5 Jahre lang nicht rückfällig geworden, sollen auf seinen Antrag alle Hinweise auf seine Abhängigkeit aus der Personalakte entfernt werden. Die Aufzeichnungen der Dienststelle sind zu vernichten.

3.7 Rückfall

Bei Rückfall nach einer Therapie oder sonstigen Hilfsmaßnahmen entscheidet die Personalverwal-tung nach Rücksprache mit der Arbeitsgruppe „Suchtprobleme am Arbeitsplatz" über das weitere Verfahren.

Merkblatt Suchtmittelgebrauch am Arbeitsplatz

Wegen Auffälligkeiten im Dienst, die im Zusammenhang mit dem Gebrauch von Alkohol oder anderen Suchtmitteln gesehen werden, sind Sie heute von Ihrem bzw. Ihrer Vorgesetzten angesprochen worden und haben dieses Merkblatt erhalten.
Die Universität München möchte Ihnen hiermit Hilfe anbieten.
Personalrat der Universität und Universitätsverwaltung haben gemeinsam ein Konzept entwickelt, das die Gleichbehandlung aller Betroffenen hinsichtlich der erforderlichen Maßnahmen (Hilfsangebote einerseits, arbeits- und dienstrechtliche Konsequenzen andererseits) sicherstellen und die Arbeitssicherheit erhöhen soll.
Darüberhinaus wurde an der Universität München eine Arbeitsgruppe „Suchtprobleme am Arbeitsplatz" gebildet, die Ihnen jederzeit für Informationen und Beratung im Zusammenhang mit Suchtproblemen am Arbeitsplatz zur Verfügung steht.
Auf der Rückseite dieses Schreibens finden Sie die Namen der Mitglieder sowie Adressen von Beratungsstellen für Suchtprobleme, an die Sie sich wenden sollten.
Bei dem heutigen Gespräch wurden Sie auf die Notwendigkeit, Ihr Verhalten zu ändern, hingewiesen. Außerdem wurden Sie aufgefordert, sich an den Betriebsarzt oder eine Suchtberatungsstelle zu wenden. Sie haben erfahren, dass in Zukunft über Ihr Arbeitsverhalten Aufzeichnungen geführt werden, falls Sie Ihr Verhalten nicht ändern. Über das Ergebnis dieser Aufzeichnungen wird ggf. Ihr Vorgesetzter bzw. Ihre Vorgesetzte in absehbarer Zeit mit Ihnen ein weiteres Gespräch führen.
Das heutige erste vertrauliche Gespräch hat keine personalrechtlichen Konsequenzen. Es werden hierüber weder Informationen an andere Stellen weitergegeben noch erfolgt eine Eintragung in die Personalakte.
Wenn sich Ihr Verhalten nicht positiv verändert und Sie von den Hilfsangeboten keinen Gebrauch machen, müssten jedoch arbeits- bzw. dienstrechtliche Maßnahmen (z. B. Abmahnung, Einstellung der Bezüge bei Arbeitsausfall durch Suchtmittelmissbrauch) seitens der Dienststelle oder Personalverwaltung ergriffen werden, die letztlich zur Beendigung des Arbeits- bzw. Dienstverhältnisses führen könnten.

Merkblatt erhalten am   Unterschrift

11 Praktikumsleitfaden für das Stationspraktikum des Stationsleitungskurses

(Entwurf: Sr. Renate Winter/Wolfgang Schäfer)

Vorbereitungen des Stationsleitungspraktikanten:
Festlegung von Einsatzzielen für den Praktikumseinsatz auf einer Station anhand der
• Aufgabenstellung des Ausbildungsinstituts wie zum Beispiel Beobachten und Reflektieren der Leitungsarbeit einer Stationsleitung und die Zuordnung zu einem Führungsstil,
• Kennen lernen der praktischen Umsetzungsmöglichkeiten von Führungsinstrumenten wie Delegation, Motivation oder situative Gesprächsführung (Konflikte, Beurteilungen, interdisziplinäre Zusammenarbeit usw.),
• Definition eigener Zielsetzungen.

Vorbereitungen der Stationsleitung (die den Praktikanten betreut):
Frühzeitig ein Vorgespräch mit dem Praktikanten führen, dabei
• Kennen lernen der Einsatzziele,

- Aushändigung des Handbuchs über die Stationsorganisation,
- Aushändigung des Praktikumleitfadens mit folgenden Themenschwerpunkten:
  - Pflegesystem (Funktionspflege/Gruppenpflege/Bezugspflege) erläutern
  - Qualitätssicherung
  - Delegation
  - Einsatz von Pflegerichtlinien/-standards
  - Planung und Durchführung einer Stationsbesprechung
  - Interdisziplinäre Zusammenarbeit
  - Dienstplanung
  - Urlaubsplanung
  - Stationsbesprechung
  - Personalfluktuation im Zusammenhang mit der Leitungsarbeit
  - Führungsstil und seine Grenzen bei der praktischen Umsetzung
  - Umgang mit Stresssituationen
  - Planung von Personalfortbildung – Einsatz von Literatur auf Station
  - Einsatz von Schülermentoren
  - Umgang im Führungsteam (Stationsleitung/Vertretung)
  - Budgetierung
  - Einsatz von elektronischer Datenverarbeitung (EDV) und Informationstechnologie (IT)
  - Pflegedokumentation
  - Beurteilungs-, Kritik-, Konfliktgespräche
  - Soziogramm der Mitarbeiter
  - Belastungen einer Stationsleitung und die Grenzen des Machbaren
  - Einarbeitung von neuen Mitarbeitern
  - Besonderheiten der Station, je nach Aufgabenschwerpunkt der Pflege
- Festlegung eines Termins für den Praktikumseinsatz.

Das Praktikum:
- Stationsleitung und Praktikant vereinbaren anhand des Praktikumsleitfaden der Station und den Zielsetzungen des Ausbildungsinstituts die Einsatzziele.
- Im ersten Teil des Praktikums werden die Einsatzziele detailiert besprochen.
- Im zweiten Teil des Praktikums
  - nimmt der Praktikant am Stationsalltag teil und beobachtet die Stationsleitung bei ihrer Führungsarbeit. Am Ende der Schicht reflektiert er gemeinsam mit der Stationsleitung seine Beobachtungen,
  - erprobt ihm unbekannte Arbeitsabläufe (zum Beispiel Übergabe am Krankenbett).

Am Ende des Praktikums:
Gemeinsame Reflexion des Praktikumseinsatzes.

Pratikumsauftrag:
Mit dem Praktikanten kann eventuell ein Praktikumsauftrag vereinbart werden wie zum Beispiel:
- Auswertung der Pflegedokumentation,
- Erstellung eines Praktikumsleitfaden (wenn noch nicht vorhanden),
- Analyse der Qualität der Übergabe.

12   Muster: Entlastungsschreiben

Personalsituation in der Abteilung XX

Sehr geehrte Frau Meier,

unter Bezugnahme auf mein Schreiben vom 20. Januar 2004 muss ich auf Grund der immer schlechter werdenden Personalsituation in der Abteilung XX erneut auf tatsächliche und mögliche Konsequenzen aus dieser Situation hinweisen.

Seit Beginn des Jahres sind in der Abteilung von 30 Planstellen sechs nicht besetzt. Drei weitere Stellen sind infolge Mutterschafts- bzw. Erziehungsurlaub nicht besetzt.

Dadurch mussten der Spät- und Aufwachraumdienst um je eine Pflegekraft, von vier auf drei gekürzt werden. Diese Kürzungen sind notwendig geworden, um in der Frühschicht eine Personalbesetzung planen zu können, die einen einigermaßen reibungslosen Ablauf des Operationsprogrammes ermöglicht. Selbst dabei ist der Frühdienst personell immer noch so reduziert, dass eine Schwester/ein Pfleger für bis zu drei OP-Säle verantwortlich ist.

Die derzeitige Personalsituation erlaubt kaum noch die Kompensation von krankheitsbedingten Ausfällen. So kann beispielsweise bei plötzlicher Erkrankung der Nachtdienst nur noch mit einer Pflegekraft besetzt werden.

Angesichts dieser Situation muss ich darauf aufmerksam machen, dass bei der personellen Mangelsituation in der Abteilung XX trotz sofort durchgeführter organisatorischer Umstrukturierungen Zwischenfälle nicht ausgeschlossen werden können.

Ich muss daher erneut darauf hinweisen, dass unter den geschilderten Umständen ein sicheres Arbeiten vonseiten der Anästhesiepflege nicht mehr zu gewährleisten ist.

Ich betone ausdrücklich, dass ich auch weiterhin alle mir zur Verfügung stehenden Mittel nutzen werde, um Zwischenfälle zu vermeiden. Allerdings sind die Grenzen hier eng gesteckt, sollte der Krankenhausträger seiner Organisationspflicht nicht nachkommen.

Mit freundlichem Gruß

R. Schmitz

13 Standard für das pflegerische Erstgespräch eines ambulanten Pflegedienstes

Version 2	Handbuch Pflege	**Augustinum Φ**

2.1.6 Pflegerisches Erstgespräch

Zweck/Ziele:
- Der subjektive Pflegebedarf ist geklärt, erste objektive Informationen über Erwartungen, Fähigkeitsdefizite und Pflegeerfordernisse liegen vor
- Die Finanzierung der Leistung(en) wird sichergestellt
- Ein schriftlicher Pflegevertrag nebst Leistungsvereinbarung und Kostenvoranschlag werden erstellt

Betrifft: PDL, stellv. PDL

Prozessbeschreibung/-ablauf:
Das pflegerische Erstgespräch findet grundsätzlich zu Beginn einer kontinuierlichen Pflegeleistung innerhalb von 24 Stunden nach der ersten Kontaktaufnahme statt, unabhängig von der Art der Beauftragung. Am Erstgespräch sind möglichst folgende Personen beteiligt:
- Kunde (Pflegebedürftiger)
- PDL oder deren Stellvertretung
- Gesetzliche Betreuer, sofern vorhanden
- Weitere Vertrauenspersonen auf Wunsch des Pflegebedürftigen

Die PDL erläutert das Leistungsspektrum und die Möglichkeiten der pflegerischen Betreuung. Die Erwartungen des Kunden an den Pflegedienst werden erfragt. Wichtige Informationen (Stammdaten, Wünsche, Erwartungen) werden in jedem Fall schriftlich fixiert.

Die folgenden Strukturdaten werden erfasst
- Personalien
- Bezugsperson(en) und/oder Angehörige
- Hausarzt
- Vorliegen einer Patientenverfügung, Betreuungsvollmacht
- Pflegestufe/Stand der Beantragung
- Ärztliche Verordnungen
- Ärztliche Diagnose(n)
- Laufende Medikamenteneinnahme
- Kostenträger
- Vorhandene Hilfsmittel

Ein entsprechender Pflegevertrag einschließlich Kostenvoranschlag wird unmittelbar nach Abschluss des Gespräches erstellt und schnellstmöglich dem Kunden ausgehändigt. Die gewünschten und planbaren Besuchszeiten und die Besuchsfrequenz sind abgesprochen, der Kunde wurde informiert über das Pflegesystem, die Pflegedokumentation und die Ansprechsituation.

Mitgeltende Dokumente/Formulare
2.1.6-A1 Checkliste zum pflegerischen Erstgespräch
2.1.6-A2 Muster Auflistung Leistungskomplexe
2.3.3.1-A1 Screening nach Lachs
Pflegeflyer

14   Formular Überprüfung Teilzeitbeschäftigung

Klinikum der Universität München

Großhadern – Innenstadt
Pflegedirektion

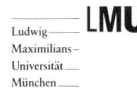

Ludwig ——
Maximilians –
Universität ——
München ——

Klinikum der Universität München • Pflegedirektion
Maistraße 11 • D – 80337 München

Prüfung und Stellungnahme
zur
Beschäftigung einer Teilzeitkraft
nach dem Teilzeit- und Befristungsgesetz

Fristenregelung:
(§ 8(2) + (5) TzBfG---Der AN muss die Verringerung der Arbeitszeit 3 Monate vor gewünschten Beginn geltend machen. Der AG muss sich einen Monat vor gewünschten Beginn schriftlich geäußert haben.) (Es bleiben 2 Monate „Bearbeitungszeit")

Datum: Eingang Stellungnahme	Datum: Eingang Pflegedirektion----Eingangsstempel

Angaben zum/zur MitarbeiterIn.

_____
Name, Vorname, Geburtsdatum, Nennung des Pflegebereiches bzw. Station aus der die MitarbeiterIn kommt

_____
Qualifikation

_____
Angabe zur Teilzeitbeschäftigung und gewünschte Verteilung der Arbeitszeit—siehe Antrag der Beschäftigten

Stellungnahme:

% Anteil der Teilzeitbeschäftigen im
- Pflegebereich: _____
- auf der speziellen Station/Abteilung: _____

FAZIT: Teilzeitstelle ja   /   nein

_____   _____
Pflegebereichsleitung   Datum

Stichwortverzeichnis

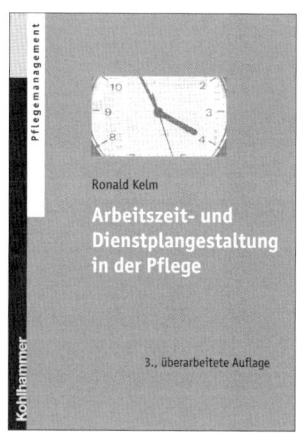

Ronald Kelm

Arbeitszeit- und Dienstplangestaltung in der Pflege

3., überarbeitete Auflage 2007
262 Seiten, 26 Abb., 42 Tab., 6 Übersichten
Kart. € 22,–
ISBN 978-3-17-019741-1

Die Missachtung von Arbeitszeitrecht und Tarifverträgen führt in Krankenhäusern und Pflegeeinrichtungen häufig zu Konflikten und Demotivation. Diesem Problem entgegenzuwirken stellt daher eine bedeutende Herausforderung für alle Pflegedienst- und Stationsleitungen dar. Vor diesem Hintergrund vermittelt der Autor zunächst das erforderliche rechtliche Basiswissen und behandelt dann umfassend und ausführlich die gesetzlichen und tariflichen Vorschriften zu Arbeitszeit, Arbeitszeitmodellen sowie Erholungsurlaub in ihren Auswirkungen auf die Dienstplangestaltung. Anhand zahlreicher Fall- und Berechnungsbeispiele zeigt der Autor dabei auf gut verständliche Weise, wie die Vorschriften in die Praxis umzusetzen sind. Weitere Themen sind der Zusammenhang zwischen Dienstplan und Arbeitsorganisation und die Mitbestimmungsrechte der Betriebs- und Personalräte.

Die 3. Auflage dieses bewährten Werkes berücksichtigt durchgehend den Tarifvertrag für den öffentlichen Dienst (TVöD). Eine wesentliche Erweiterung erfuhr das Buch außerdem durch die Aufnahme der MDK-Richtlinien.

Ronald Kelm, Krankenpfleger mit der Weiterbildung zur Stations- und Pflegedienstleitung, ist seit vielen Jahren in der Fort- und Weiterbildung mit den Schwerpunkten Arbeits- und Tarifrecht, Arbeitszeit- und Dienstplangestaltung tätig.

▶ **www.kohlhammer.de**

W. Kohlhammer GmbH · Verlag für Medizin, Psychologie, Pflege und Krankenhaus
70549 Stuttgart · Tel. 0711/7863 - 7280 · Fax 0711/7863 - 8430

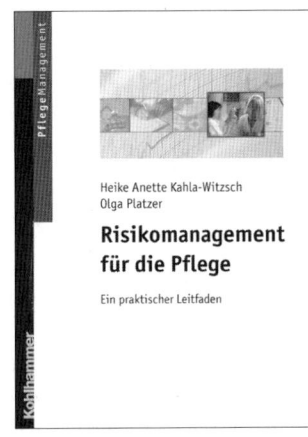

Heike A. Kahla-Witzsch/Olga Platzer

Risikomanagement für die Pflege

Ein praktischer Leitfaden

2007. 192 Seiten, 40 Abb., 6 Tab. Kart.
€ 24,80
ISBN 978-3-17-019400-7

Dieser Leitfaden bietet Hinweise und Hilfen zur Einführung, Umsetzung und Weiterentwicklung eines Risikomanagement-Systems für Pflegende in Krankenhäusern, (teil)stationären und ambulanten Pflegeeinrichtungen. Ein besonderes Anliegen der Autorinnen ist es, neben der Darstellung allgemeiner theoretischer Grundlagen zum Thema (z. B. Risikomanagementprozess, Instrumente des Risikomanagements sowie juristische Gegebenheiten) die Pflegenden für die zentralen Risikobereiche im Pflegealltag zu sensibilisieren. Praxisnahe Informationen zu den Themengebieten Dekubitus, Sturz, Ernährung und Delegation von Tätigkeiten bieten eine Hilfestellung zum Verständnis der gesetzlichen, fachlichen und organisatorischen Zusammenhänge.

Dr. med. Heike A. Kahla-Witzsch, MBA, Fachärztin für Urologie, QM-Auditorin, freie Beraterin. 2004 Gründung der Dr. Kahla-Witzsch Beratung im Gesundheitswesen, eines auf Qualitäts- und Risikomanagement spezialisierten Beratungsunternehmens.

Olga Platzer, Krankenschwester, Diplom-Pflegewirtin (FH), seit 2002 im Qualitätsmanagement (Krankenhaus) tätig. Qualitätsbeauftragte und interne Auditorin (DGQ) sowie Mitglied im Bundesverband Deutscher Sachverständiger und Fachgutachter e.V. (BDSF).

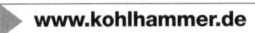 **www.kohlhammer.de**

W. Kohlhammer GmbH · Verlag für Medizin, Psychologie, Pflege und Krankenhaus
70549 Stuttgart · Tel. 0711/7863 - 7280 · Fax 0711/7863 - 8430